FACHWÖRTERBUCH
Veterinärmedizin
Englisch–Deutsch–Französisch–Russisch

DICTIONARY
Veterinary Medicine
English–German–French–Russian

DICTIONARY

Veterinary Medicine

English
German
French
Russian

With about 13,000 entries

Edited by
Dr. med. vet. Gotthard Ilchmann

V ERLAG A LEXANDRE H ATIER   BERLIN-PARIS

FACHWÖRTERBUCH

Veterinärmedizin

Englisch
Deutsch
Französisch
Russisch

Mit etwa 13000 Wortstellen

Herausgegeben von
Dr. med. vet. Gotthard Ilchmann

VERLAG ALEXANDRE HATIER   BERLIN-PARIS

Autoren:
Prof. Dr. med. vet. *Thomas Blaha*
Dr. med. vet. *Gotthard Ilchmann*
Dr. med. vet. *Tonfik Mohamed Nedjari*
OVR Dr. sc. med. vet. *Helmut Splisteser*

Die Deutsche Bibliothek — CIP-Einheitsaufnahme

Fachwörterbuch Veterinärmedizin: Englisch, Deutsch,
Französisch, Russisch; mit etwa 13 000 Wortstellen / hrsg. von
Gotthard Ilchmann. [Autoren: Thomas Blaha . . .]. – 1. Aufl. –
Berlin; Paris: Hatier, 1993
  Parallelt.: Dictionary veterinary medicine
  ISBN 3-86117-037-X
NE: Ilchmann, Gotthard [Hrsg.]; Blaha, Thomas; PT

ISBN 3-86117-037-X

1. Auflage
© Verlag Alexandre Hatier GmbH, Berlin – Paris, 1993
Printed in Germany
Satz: Satz-Rechenzentrum Berlin
Druck: Druckhaus Thamhayn GmbH, Gräfenhainichen
Lektoren: Dipl. phil. *Gitta Koven*, Dipl.-Russ. *Ursula Scherler*

Vorwort

Die Veterinärmedizin als Zweig der Naturwissenschaften — angesiedelt zwischen den weitaus umfangreicheren Gebieten der Medizin und der Landwirtschaft — hat sich in den letzten Jahrzehnten zwar weniger stürmisch entwickelt als andere Fachdisziplinen, ihr Umfeld aber erscheint zum Teil erheblich verändert. Querverbindungen zu verschiedenen Wissensgebieten wurden geschaffen (Tierschutz, Umweltschutz, Verbraucherschutz), neu gestaltet (Tierzüchtung) oder erheblich intensiviert (Immunologie, Ethologie); ihr Verantwortungsbereich gewinnt stetig an Bedeutung und Größe.

Darüber hinaus werden Tierärzte und Laien angesichts stark erweiterter und vertiefter internationaler Beziehungen mit der dringenden Notwendigkeit eines permanenten aktuellen Informationsaustausches konfrontiert. Dieser erfolgt auf vielfältige Weise: durch Buch- und Zeitschriftenveröffentlichungen, Vorträge auf internationalen Kongressen, durch direkte multinationale Zusammenarbeit in Forschung, Entwicklung und Lehre sowie in der tierärztlichen Praxis, z. B. bei der Tierseuchenbekämpfung und der Kontrolle des zwischenstaatlichen Tierhandels.

Auf der Grundlage international anerkannter Hand- und Lehrbücher sowie Zeitschriften in den vier enthaltenen Sprachen wurden vorrangig Termini aus den klinischen Gebieten der Veterinärmedizin und der paraklinischen Fächer wie Parasitologie, Pathologie, Pharmakologie, Epidemiologie und Tierhygiene sowie der veterinärmedizinischen Lebensmittelhygiene erarbeitet. Begriffe aus den Grundlagenfächern und angrenzenden Gebieten wurden aus Umfangsgründen nur im notwendig erscheinenden Maße aufgenommen. Nicht berücksichtigt wurden Wortstellen, die in allgemeinsprachigen Wörterbüchern nachgeschlagen werden können sowie Internationalismen, soweit sie in den vier Sprachen gleich lauten.

Dank schulde ich meinen Mitautoren, die in mühevoller Kleinarbeit den Fachwortschatz ermittelt und bearbeitet haben, den Verlagslektorinnen, Frau *G. Koven* und Frau *U. Scherler* für die lexikographische Betreuung und die vielen Hinweise zur Gestaltung sowie allen Mitarbeitern, die an der Herausgabe des Buches beteiligt waren. Mein Dank gilt auch dem Verlag Alexandre Hatier für die Förderung und Unterstützung des Vorhabens.

Fachwörterbücher, zumal in 1. Auflage, können nie frei von Unzulänglichkeiten sein, die sich erst in der praktischen Nutzung herausstellen. Herausgeber und Verlag sind an konstruktiven Hinweisen zur Gestaltung weiterer Auflagen interessiert und bitten, diese an den Verlag Alexandre Hatier, Detmolder Straße 4, D-10715 Berlin, zu richten.

G. Ilchmann

Preface

Though its development has been less rapid than that of other disciplines in the past few decades, veterinary medicine — which is placed between the much more extensive fields of medicine and agriculture — has witnessed what have in some cases been major changes in its context. Links with other areas of knowledge have emerged (animal welfare, environmental protection, consumer protection), been put on a new footing (stockbreeding) or greatly intensified (immunology, ethology). Their importance and range of application are growing all the time.

The major extension and intensification of international contacts in the field has confronted veterinary surgeons and laymen with the urgent need to equip themselves to the requirements for an ongoing exchange of information. This is carried out through publications in books and periodicals, papers delivered at international conferences, direct multinational cooperation in research, development and training and, last but not least, in veterinary practice, e.g. in fighting animal epidemics and performing checks on livestock moved across borders.

Internationally acknowledged manuals, textbooks and periodicals in the four included languages were used for the collection of terms mainly from the clinical areas of veterinary medicine as well as paraclinical disciplines like parasitology, pathology, pharmacology, epidemiology and animal hygiene as well as food hygiene in the veterinary profession. For reasons of space terms from the fundamental and adjacent disciplines have been included only to the extent thought essential. Words which can be found in general dictionaries have been omitted, as have internationalisms which are identical in all four languages.

I would like to thank my co-authors for their untiring efforts in collating the specialist terms, the publisher's readers Mrs. *G. Koven* and Mrs. *U. Scherler* for their lexicographical supersivion and advice on manuscript design, and all other staff who contributed to the volume's publication. My thanks also go out to Verlag Alexandre Hatier for sponsoring and supporting the project. No specialist dictionary, particularly in the first edition, can be free of shortcomings which emerge in its practical use. The editor and publishers would be grateful for suggestions and remarks on future editions, which should be sent to Verlag Alexandre Hatier, Detmolder Straße 4, D-10715 Berlin.

G. Ilchmann

Benutzungshinweise · Directions for Use

1. Beispiele für die alphabetische Ordnung · Examples of Alphabetization

squid	Infektion der Harnwege
stab cell	Infektion des Nagelbettes
stab culture	Infektion / durch Milch übertragene
stabilize / to	Infektion durch Staub
stable	Infektionserreger
stable animals / to	Infektionszeitpunkt
stabled cattle	Infektion über das Wasser
stable fly	Infektion zuziehen / sich eine
stables	infektiöse Serositis der Enten
stable unit	infektiöses Verhalten
stabling	infektiöse Tröpfchen
stab wound	Infiltrationsanästhesie

cage de transport	сухая повязка
cage d'expédition	сухое вещество
cage individuelle	сухожильный рефлекс
cageot pour mise bas	сухой антиген
cage pour chat	сухостойная корова
caille	сухостойный период
cailler / se	сушенное мясо
caillet sanguin	сушествующий при рождении дефект / уже
caillette	сфинктер
caillette / de la	С-форма
caillette déplacée	схватки
caillot	съедобная рыба

2. Zeichen und Abkürzungen · Signs and Abbreviations

( )	calcium antagonist (blocker) = calcium antagonist *or* calcium blocker
[ ]	haemostatic [agent] = haemostatic *or* haemostatic agent
/	drape / to = to drape
( )	Diese Klammern enthalten Erklärungen These brackets contain explanations
s.	= siehe / see
s. a.	= siehe auch / see also
(US)	Amerikanisches Englisch / American English

Englisch-Deutsch-Französisch-Russisch

A

	English	German	French	Russian
A 1	**abacterial disease,** non-bacterial disease	abakterielle Krankheit *f*	maladie *f* non bactérienne	небактериальная болезнь
A 2	**abacterial inflammation**	abakterielle Entzündung *f*	inflammation *f* non bactérienne	небактериальное (абактериальное) воспаление
A 3	**abandon an animal / to**	ein Tier aussetzen	abandonner un animal	высадить (отпустить) животное
A 4	**abasia**	Abasie *f*, Laufunfähigkeit *f*	abasie *f*, incapacité *f* de marcher	абазия, неспособность передвигаться
A 5	**abasia atactia,** atactic abasia	ataktische Laufunfähigkeit *f*	incapacité *f* ataxique de marcher	атактическая неспособность передвигаться, атактическая абазия
A 6	**abatement of pain,** relief of pain	Nachlassen *n* des Schmerzes, Schmerzlinderung *f*	rémission *f* des douleurs	снижение (утоление) боли
	abattoir	*s.* S 373		
A 7	**abdomen,** belly	Abdomen *n*, Bauch *m*	abdomen *m*, ventre *m*	живот
A 8	**abdominal airsac**	Bauchluftsack *m (Vogel)*	sac *m* aérien abdominal	брюшной воздушный мешок
A 9	**abdominal aorta,** abdominal part of aorta	Bauchaorta *f*	aorte *f* abdominale	брюшная аорта
A 10	**abdominal breathing**	Bauchatmung *f*	respiration *f* abdominale	брюшное дыхание
A 11	**abdominal carcinomatosis**	Karzinomatose *f* der Bauchhöhle	carcinomatose *f* abdominale	карциноматоз брюшной полости
A 12	**abdominal cavity**	Bauchhöhle *f*, Bauchraum *m*	cavité *f* abdominale	брюшная полость
A 13	**abdominal cryptorchidism**	abdominaler Kryptorchismus *m*, Bauchhoden *m*	cryptorchisme *m* abdominal	абдоминальный (брюшной) крипторхизм
	abdominal delivery	*s.* C 13		
A 14	**abdominal distension**	Bauchdehnung *f*	distension *f* abdominale	растяжение брюшной стенки
A 15	**abdominal enlargement**	Anschwellung (Umfangsvermehrung) *f* des Bauches	gonflement *m* abdominal	вздутие (увеличение) живота
A 16	**abdominal fissure**	abdominale Fissur *f*	fissure *f* abdominale	абдоминальная трещина
A 17	**abdominal hernia,** ventral hernia	Bauchwandbruch *m*, Bauchwandhernie *f*, Hernia ventralis	hernie *f* ventrale	грыжа брюшной стенки
A 18	**abdominal lavage**	Spülung *f* der Bauchhöhle, Bauchhöhlenspülung *f*	lavage *m* de la cavité abdominale	промывание брюшной полости
A 19	**abdominal muscle**	Bauchmuskel *m*	muscle *m* abdominal	мышца живота, брюшной мускул
A 20	**abdominal muscle ischaemia**	Blutleere *f* der Bauchmuskeln	ischémie *f* des muscles abdominaux	бескровность (ишемия) брюшных мускулов
A 21	**abdominal pain**	Bauchschmerz *m*	douleur *f* abdominale	боль живота
	abdominal part of aorta	*s.* A 9		
	abdominal pregnancy	*s.* E 37		
A 22	**abdominal prelum,** abdominal press	Bauchpresse *f*	presse *f* abdominale	брюшно пресс
	abdominal tension	*s.* T 77		
A 23	**abdominal transverse presentation** *(foetus)*	Bauchquerlage *f*	présentation *f* transverse ventrale	вентральная позиция с поперечным положением
	abdominal typhus	*s.* T 348		
A 24	**abdominal wall**	Bauchwand *f*, Bauchdecke *f*	paroi *f* abdominale	брюшная стенка
A 25	**abdominohysterotomy**	abdominale Hysterotomie *f*, [operative] Gebärmuttereröffnung *f* durch die Bauchhöhle	hystérotomie *f* abdominale	абдоминальная гистеротомия, [оперативное] вскрытие матки через брюшную полость
	abdominoscopy	*s.* L 54		
A 26	**abdominovaginal**	abdomino-vaginal, Bauch[höhlen] - Scheiden...	abdomino-vaginal	абдомино-вагинальный, брюшно-влагалищный
A 27	**abduce / to,** to abduct	abduzieren, abspreizen	exécuter le mouvement d'abduction, mettre en abduction, écarter	отводить
A 28	**abducent,** abducting	abduzierend, wegführend	écartant	отводящий
	abduct / to	*s.* A 27		
	abducting	*s.* A 28		
A 29	**abduction**	Abduktion *f*, Abspreizung *f*	abduction *f*	отведение, абдукция
A 30	**aberrating host,** exceptional host	Fremdwirt *m*	hôte *m* étranger	чужой хозяин, неспецифический хозяин
	ability to see	*s.* V 159		
A 31	**ability to smell**	Riechvermögen *n*	capacité *f* olfactive	способность обоняния
	abiogenesis	*s.* S 568		
A 32	**abiotic**	abiotisch	abiotique	абиотический
A 33	**abirritant**	reizmildernd	diminuant l'excitation	уменьшающий (смягчающий) раздражение
	ablactation	*s.* W 37		
A 34	**ablate / to**	abtragen, operativ entfernen *(Chirurgie)*	amputer	срезать, удалять, ампутировать
A 35	**ablation**	Entfernung *f*	ablation *f*	удаление
	ablation of the retina	*s.* D 180		
	abluent	*s.* D 182		

	English	German	French	Russian
A 36	abnormal behaviour, behavioural disorder	Fehlverhalten *n*, Verhaltensstörung *f*	trouble *m* du comportement	ненормальное поведение, нарушение поведения
A 37	abnormal congenital membrane	angeborene Membranmißbildung *f*	malformation *f* congénitale de la membrane	прирожденное мембранное уродство
	abnormality	*s.* D 86		
A 38	abnormality of dentition	Gebißfehler *m*	anomalie *f* de dentition	порок зубов
	abnormal presentation	*s.* M 57		
A 39	abomasal	Labmagen...	de l'abomasum, de la caillette	сычужный
A 40	abomasal atony	Labmagenatonie *f*, Trägheit *f* des Labmagens	atonie *f* de la caillette	атония сычуга
A 41	abomasal bloat, abomasal tympany	Labmagentympanie *f*, Aufblähung *f* des Labmagens	tympanisme *m* de l'abomasum	тимпания (вздутие) сычуга
A 42	abomasal dilatation	Labmagendilatation *f*, Erweiterung *f* des Labmagens	dilatation *f* de la caillette	дилатация (расширение) сычуга
A 43	abomasal displacement	Labmagenverlagerung *f*	déplacement *m* de l'abomasum	перемещение сычуга
A 44	abomasal fluid	Labmagenflüssigkeit *f*, Labmagensaft *m*	suc *m* de la caillette	сычужная жидкость, сычужный сок
A 45	abomasal impaction	Labmagenverstopfung *f*	bouchage *m* de l'abomasum	запор (закупорка) сычуга
A 46	abomasal reflux	Rückfluß *m* aus dem Labmagen	reflux *m* de la caillette	обратный поток из сычуга
A 47	abomasal torsion	Labmagen[ver]drehung *f*	torsion *f* de la caillette	перекручивание (поворот) сычуга
	abomasal tympany	*s.* A 41		
A 48	abomasal ulcer	Labmagengeschwür *n*	ulcère *m* de l'abomasum	сычужная язва, язва сычуга
A 49	abomasitis	Abomasitis *f*, Entzündung *f* des Labmagens	abomasite *f*, inflammation *f* de la caillette	воспаление сычуга, абомазит
A 50	abomasopexy	Abomasopexie *f*, Fixierung *f* des Labmagens nach Reposition	fixation *f* de la caillette après replacement	фиксирование (прикрепление) сычуга после репозиции
A 51	abomasotomy	Labmageneröffnung *f*	ouverture *f* de la caillette	раскрытие (вскрытие) сычуга
A 52	abomasum, rennet, fourth stomach, true stomach, rede	Abomasum *n*, Labmagen *m*	abomasum *m*, caillette *f*	сычуг
	aborad	*s.* A 53		
A 53	aboral, aborad	aboral, mundfern	éloigné de la bouche	аборальный, отдаленный от рта
A 54	abort / to, to miscarry	abortieren, einen Abort haben, verwerfen; verfohlen *(Pferd)*; verkalben *(Rind)*; verferkeln *(Schwein)*	avorter, faire un avortement	абортировать, иметь аборт, выкидывать *(плод)*
	abort	*s.* A 57		
A 55	abort a disease / to	eine Krankheit unterdrücken	faire avorter une maladie	подавлять заболевание (болезнь)
A 56	abortifacient	Abortivum *n*, abortauslösendes Mittel *n*	abortif *m*	абортивное средство, абортивум, средство, вызывающее аборт
A 57	abortion, miscarriage, abort, foetus loss	Abort *m*, Fehlgeburt *f*	avortement *m*	аборт, выкидыш
A 58	abortion storm	massenhafter Abort *m*, akutes Abortgeschehen *n* *(in einem Bestand)*	avortement *m* massif	массовый аборт, острые аборты
A 59	abortive course of a disease	abgekürzter (leichter) Verlauf *m* einer Krankheit	cours *m* abortif d'une maladie	сокращенное (легкое) течение болезни
	abortive host	*s.* F 36		
A 60	abortus ring test	Abortus-Bang-Ringprobe *f*	abortus-ring-test *m*	кольцевая проба на бруцеллез
	abrade / to	*s.* P 337		
	abscessation	*s.* A 61		
A 61	abscess formation, abscessation	Abszeßbildung *f*, Abszedierung *f*	formation *f* d'un abcès	образование абсцесса, абсцедирование
A 62	absent reflex	fehlender Reflex *m*	réflexe *m* manquant (absent)	отсутствующий рефлекс
A 63	absorbable suture	absorbierbares Nahtmaterial *n*	matériel *m* de suture absorbable	шовный рассасывающийся материал
A 64	absorbed dose	aufgenommene Dosis *f*	dose *f* absorbée	принятая (абсорбированная) доза
A 65	absorbefacient [agent], absorbent [agent]	aufsaugender Stoff *m*, Absorptionsmittel *n*	tissu (agent) *m* d'absorption	всасывающее вещество, абсорбирующее средство
	absorbent gauze	*s.* A 647		
A 66	abulse / to	abdrehen *(Nerv, Gefäß)*	fermer	откручивать, торсировать
A 67	acanthoma	Akanthom *n*, Tumor *m* der Stachelzellen	acanthome *m*, tumeur *f* de l'élément de la couche filamenteuse de l'épiderme	рак шиповидных клеток, акантома
A 68	acariasis, acari[n]osis	Akarinose *f*, Milbenbefall *m*, *(auch)* Zeckenbefall *m*, Befall *m* mit Milben oder Zecken, Milben- oder Zeckenbefall *m*	acariose *f*, acarapiose *f*, infestation *f* d'acariens	акароз, поражение клещами, поражение чесоточными и пастбищными клещамм

	acaricidal drug	*s.* A 69		
A 69	**acaricide**, acaricidal drug	Akarizid *n*	acaricide *m*	акарицид, акарицидный препарат
A 70	**acarid**	Vertreter *m* der Unterklasse Acari, Acari *(Milbe, Zecke)*	représentant *m* de la sous-classe des acarides	представитель подкласса акари *(чесоточный и пастбищный клещ)*
A 71	**acarine mite**	Bienenmilbe *f*, Acarapis woodi	mite *f* des abeilles	пчелиный (трахейный) клещ, акарапис
	acarinosis	*s.* A 68		
	acariosis	*s.* A 68		
	accelerated pulse	*s.* Q 28		
A 72	**acceptability of food**	Annahme (Akzeptanz) *f* des Futters	acceptation *f* de l'aliment	прием корма
	acceptable daily dose	*s.* A 73		
A 73	**acceptable daily intake**, acceptable daily dose	höchste annehmbare Tagesdosis *f*	dose *f* maximale quotidienne acceptable	максимальная доза в сутки, максимально предлагаемая суточная доза
	access	*s.* A 555		
A 74	**accessory**, additional	akzessorisch, zusätzlich; Anhangs...	accessoire, additionnel	акцессорный, добавочный, придаточный
A 75	**accessory carpal bone**	Erbsenbein *n*, Os pisiforme	os *m* pisiforme	гороховая добавочная кость
A 76	**accessory food factor**	Nähr- und Wirkstoff *m*	substance *f* nutritive et fonctionnelle	питательное и действующее вещество, действующее начало
A 77	**accessory nasal sinus**, paranasal sinus	Nasennebenhöhle *f*	sinus (parasinus) *m* nasal	придаточные носовые пазухи
A 78	**accessory sex glands**	akzessorische Geschlechtsdrüsen *fpl*	glandes *fpl* génitales accessoires	придаточные половые железы
	accessory symptom	*s.* C 690		
	accessory thyroid gland	*s.* P 78		
A 79	**accidental host**, incidental host	Zufallswirt *m*, zufälliger Wirt *m*	hôte *m* accidentel	случайный хозяин
	accidental parasite	*s.* I 73		
A 80	**accidental symptom**	Zufallssymptom *n*	symptôme *m* accidentel	случайный симптом
A 81	**acclimate / to**, to acclimatize to	sich akklimatisieren, sich anpassen an	s'acclimatiser, s'adapter	акклиматизироваться, привыкать, приспосабливаться
A 82	**acclimatization**	Akklimatisation *f*, Umweltanpassung *f*, Klimaanpassung *f*	acclimatisation *f*	акклиматизация, приспособление к окружающей среде, приспособление к климату
	acclimatize to / to	*s.* A 81		
A 83	**accommodation**, adjustment *(of the eye)*	Akkommodation *f*, Anpassung *f*, Angleichung *f*	accommodation *f*	аккомодация, приспособление, приравнивание *(глаза)*
A 84	**accumulation**	Anschoppung *f*, Ansammlung *f*, Anhäufung *f*	accumulation *f*	сбор, аккумуляция, скопление, набивание, накопление
	accumulation disease	*s.* S 728		
A 85	**accuracy** *(of a method)*	Genauigkeit *f*	exactitude *f*, précision *f*, minutie *f*	точность, аккуратность
A 86	**acetic acid**	Essigsäure *f*	acide *m* acétique	уксусная кислота
	acetonaemia	*s.* K 21		
A 87	**acetone**	Aceton *n*	acétone *m*	ацетон
	acetone bodies	*s.* K 20		
A 88	**ache / to**, to cause pain	schmerzen	faire mal, causer des douleurs	болеть
	ache	*s.* P 13		
A 89	**Achilles jerk**, Achilles tendon reflex, ankle jerk	Reflex *m* der Achillessehne	réflexe *m* du tendon d'Achille	рефлекс ахиллов (ахиллова сухожилия)
A 90	**Achilles tendon**, tendon of Achilles	Achillessehne *f*	tendon *m* d'Achille	ахиллово сухожилие
	Achilles tendon reflex	*s.* A 89		
	achlys	*s.* C 815		
A 91	**acid-base balance**	Säure-Basen-Gleichgewicht *n*	équilibre *m* acide-base	кислотно-щелочное равновесие
A 92	**acid-base metabolism**	Säure-Basen-Haushalt *m*	métabolisme *m* acide-base	кислотно-щелочной обмен
A 93	**acid diet**	Futter *n* mit niedrigem pH-Wert	aliment *m* avec un bas pH	кислый корм, корм с низким pH
A 94	**acid-fast**, acid-proof, acid-resistant, aciduric	säurefest	résistant aux acides	кислотоустойчивый
A 95	**acid-fast rod**, acid-proof rod *(bacteriology)*	säurefestes Stäbchen *n*	bâtonnet *m* résistant aux acides	кислотоустойчивая палочка
A 96	**acidic**	säurebildend	acidifiant	кислотообразующий
A 97	**acidic urine**	saurer Harn *m*	urine *f* acide	кислая моча
A 98	**acidification**	Säuerung *f*	acidification *f*	окисление
	acidifier	*s.* A 100		
A 99	**acidify / to**	[an]säuern, mit Säure versetzen	acidifier	прикислять

A 100	**acidifying agent,** acidifier	Säuerungsmittel *n*	agent *m* acidifiant (d'acidification)	средство для окисления
A 101	**acidifying solution**	säuernde Lösung *f*	solution *f* acidifiante	кислящий раствор
A 102	**acidity,** degree of acidity	Azidität *f*, Säuregrad *m*, Säuregehalt *m*	acidité *f*	ацидность, степень окисления, содержание кислоты
A 103	**acidophilic, acidophilous**	azidophil, säureliebend	acidophile	ацидофильный, кислотолюбящий
A 104	**acidosis**	Azidose *f*	acidose *f*	ацидоз
A 105	**acidotic**	azidotisch, Azidose...	acide	ацидозный
	acid-proof	*s.* A 94		
	acid-proof rod	*s.* A 95		
	acid-resistant	*s.* A 94		
A 106	**acidulated milk,** slightly sour milk	ansaure Milch *f*	lait *m* acidulé	подкисленное молоко
A 107	**aciduria**	Azidurie *f*, Säureausscheidung *f* im (mit dem, über den) Harn	acidurie *f*	ацидурия, выделение кислоты с мочой
	aciduric	*s.* A 94		
	acoustic nerve	*s.* C 548		
A 108	**acoustic percussion,** auscultatory percussion	auskultatorische Perkussion *f*	percussion *f* auscultatoire	аускультаторная перкуссия, выстукивание
A 109	**acquire a disease / to,** to contract a disease	sich eine Krankheit zuziehen	contracter une maladie	заболевать, заражаться
A 110	**acquired,** non-hereditary	nicht erblich, erworben	non héréditaire	не передающийся, приобретенный
	acquired reflex	*s.* C 700		
A 111	**acral lick dermatitis** *(dog)*	Dermatitis *f* an den Pfoten durch Belecken	dermite *f* au niveau des extrémités par léchage	дерматит лап вследствие облизывания
A 112	**actinobacillosis,** woody (wooden) tongue *(cattle, sheep)*	Aktinobazillose *f*, Holzzunge *f*	actinobacillose *f*	актинобациллез, проактиномикоз, псевдоактиномикоз
	actinobacillus pleuropneumoniae infection	*s.* I 125		
A 113	**actinomycosis of the mandible,** lumpy jaw *(cattle)*	Aktinomykose *f* des Unterkiefers	actinomycose *f* de la maxillaire inférieure	актиномикоз нижней челюсти
A 114	**activated charcoal**	Aktivkohle *f*	charbon *m* activé (actif)	активированный уголь
A 115	**activated sludge**	aktivierte Gülle *f*	putrin *m* activé	активированный жидкий навоз, активированная жижа
A 116	**active agent,** active substance (principle, ingredient), principle of action	Wirkstoff *m*	substance *f* active	действующее начало (вещество)
A 117	**active carrier,** shedder	Keimausscheider *m*	sécréteur *m* de germes	источник возбудителя, животное, которое выделяет возбудителя
A 118	**active congestion**	aktive Hyperämie *f*	hyperémie *f* active	активная гиперемия
A 119	**active immunization**	aktive Immunisierung *f*	immunisation *f* active	активная иммунизация
	active ingredient	*s.* A 116		
	active principle	*s.* A 116		
A 120	**active site** *(biochemistry)*	Bindungsort *m*, Reaktionsort *m*, Bindungsstelle *f*	point *m* de liaison (réaction)	место связи (реакции, соединения); активное место *(у протеинов)*
	active substance	*s.* A 116		
	activity	*s.* M 342		
A 121	**acuity**	Sinnesschärfe *f*	acuité *f*	острота чувств
A 122	**acuity of a disease**	akuter Zustand *m* einer Krankheit	état *m* aigu d'une maladie	острое состояние болезни
A 123	**acute abdomen,** surgical abdomen, acute abdominal pain	akute Bauchschmerzen *mpl*	douleurs *fpl* abdominales aiguës	острые боли в животе
A 124	**acute abdominal emergency**	„akuter Bauch" *m*	colique *f* aiguë	«острый живот»
	acute abdominal pain	*s.* A 123		
	acute death syndrome	*s.* F 113		
A 125	**acute respiratory distress**	akute Atemnot *f*	dyspnée *f* aiguë	острая одышка
A 126	**adamantine,** dental enamel	Adamantin *n*, Zahnschmelz *m*	adamantine *f*, émail *m* des dents	зубная эмаль
A 127	**adaptability**	Anpassungsfähigkeit *f*	adaptabilité *f*	приспособляемость, способность приспособления
A 128	**adaptation**	Adaptation *f*, Anpassung *f*	adaptation *f*	адаптация, приспособление
A 129	**adaptation disease**	Anpassungskrankheit *f*	maladie *f* d'accommodation	адаптационное заболевание
A 130	**adaptive behaviour**	Anpassungsverhalten *n*	conduite *f* d'adaptation	адаптационное поведение
	additional	*s.* A 74		
A 131	**additional host**	Additionalwirt *m*, Zusatzwirt *m*	hôte *m* additionnel (de remplacement)	дополнительный хозяин
A 132	**additivity** *(pharmacology)*	additive Wirkung *f*	effet *m* additif	аддитивное (сочетанное) действие
A 133	**adenoid**	drüsenähnlich, drüsenförmig, adenoid	adénoïde, adénoïdien	железоподобный
A 134	**adenomatosis**	Adenomatose *f*	adénomatose *f*	аденоматоз

A 135	**adenomatous**	adenomatös, Adenom...	adénomateux	аденоматозный
A 136	**adenomatous goitre,** nodular goitre	Knotenstruma *f*, noduläre Struma *f*, Knotenkropf *m*	goitre *m* nodulaire	узелковый зоб, нодулярная струма
A 137	**adenopathy, adenosis**	Adenose *f*, Erkrankung *f* der Drüsen	adénopathie *f*, maladie *f* adénopathique (des glandes)	аденоз, аденопатия, заболевание желез
A 138	**adhesion**	Verwachsung *f*, Verklebung *f* *(Serosa)*	adhésion *f*	срастание, склеивание
A 139	**adhesive bandage,** strapping	Pflasterverband *m*, Heftpflasterverband *m*	bandage *m* au sparadrap	пластырная повязка, повязка пластырем
A 140	**adhesive pericarditis**	adhäsive Perikarditis (Herzbeutelentzündung) *f*	péricardite *f* adhésive	адгезивный перикардит, адгезивное воспаление сердечной сумки
	adhesive plaster	*s.* S 688		
A 141	**adhesive pleurisy (pleuritis)**	adhäsive Pleuritis *f*	pleurésie *f* adhésive	адгезивный плеврит
A 142	**adipocellular**	Fettzellen...	adipocellulaire	жироклеточный
A 143	**adipocere,** grave wax, lipocere	Adipocire *f*, Leichenwachs *n*	adipocire *f*, gras *m* de cadavre	трупный воск
	adipocyte	*s.* A 151		
A 144	**adipogenesis**	Fettbildung *f*	adipogénie *f*	образование жира
	adipogenic	*s.* A 145		
A 145	**adipogenous,** adipogenic	fettbildend	adipogène	жирообразующий
A 146	**adipohepatic**	Fettleber...	du foie gras	адипогепатический
A 147	**adipolysis,** lipolysis	Fettspaltung *f*	adipolyse *f*	расщепление жира
A 148	**adipolytic,** lipolytic	fettspaltend, lipolytisch	lipolytique	липолитический, жирорасщепляющий
A 149	**adipose**	verfettet; Fett...	gras; adipeux	ожиревший; жиро...
	adipose	*s. a.* O 1		
A 150	**adipose capsule of the kidney,** renal adipose capsule	Fettkapsel *f* der Niere	capsule *f* adipeuse rénale	жировая капсула почки
A 151	**adipose cell,** adipocyte, fat cell, lipocyte	Fettzelle *f*	cellule *f* adipeuse	жировая клетка
A 152	**adipose tissue,** fatty tissue	Fettgewebe *n*	tissu *m* adipeux	жировая ткань
	adiposis	*s.* A 153		
A 153	**adiposity,** obesity; adiposis	Adipositas *f*, Fettsucht *f*	adiposité *f*, obésité *f*	ожирение
	adipsia	*s.* A 154		
A 154	**adipsy,** adipsia	Adipsie *f*, Durstlosigkeit *f*	adipsie *f*	адипсия, отсутствие жажды
A 155	**adjust / to**	einstellen, eichen *(z.B. ein Gerät)*	ajuster	настроить
	adjustment	*s.* A 83		
A 156	**adjuvant**	Adjuvans *n*, Hilfsmittel *n*, unterstützendes Mittel *n* *(Pharmazeutik, Immunologie)*	adjuvant *m*	адъювант, вспомогательное средство
	ad. lib.	*s.* A 157		
	ad lib. feeding	*s.* U 52		
A 157	**ad libitum,** ad. lib., to any extent, at pleasure, as required *(feeding)*	ad libitum, nach Belieben	ad libitum	вволю
A 158	**administer medicine / to,** to drug, to give	Arznei eingeben (verabreichen, verabfolgen)	administrer un médicament	задавать лекарство
A 159	**administration of drugs,** drug administration, medication, delivery	Verabreichung *f* von Arzneimitteln, Arzneimittelapplikation *f*, Arzneimittelverabreichung *f*	administration *f* médicamentaire	дача (аппликация) лекарств
	admission to clinic certificate	*s.* C 315		
A 160	**admit to a clinic / to**	in eine Klinik einweisen	diriger vers une clinique	отправлять в клинику
A 161	**adrenal**	Nebennieren...	surrénale	надпочечный, адренальный
	adrenal body	*s.* A 163		
A 162	**adrenal cortex**	Nebennierenrinde *f*	substance *f* corticale surrénale	кора надпочечников
	adrenal cortical	*s.* A 165		
A 163	**adrenal gland,** adrenal body, suprarenal gland	Nebenniere *f*	capsule *f* surrénale	надпочечник
A 164	**adrenal gland disease**	Erkrankung *f* der Nebenniere	maladie *f* de la capsule surrénale	заболевание надпочечника
A 165	**adrenocortical,** adrenal cortical	Nebennierenrinden...	corticosurrénale	адренокортикальный
A 166	**adrenocorticoid**	Adrenokortikoid *n*, Hormon *n* der Nebennierenrinde	hormone *f* corticosurrénale	гормон коры надпочечника
A 167	**adult animal,** full-grown (grown-up) animal	erwachsenes Tier *n*	animal *m* adulte	взрослое животное
A 168	**adult control**	Bekämpfung *f* der adulten Parasiten	lutte *f* contre les parasites adultes	борьба с половозрелыми паразитами
A 169	**adulteration of feed,** falsification of feed	Verfälschung *f* von Futtermitteln	falsification *f* des aliments	фальсификация кормов
A 170	**adulterator of milk**	Milchpanscher *m*, Milchfälscher *m*	falsificateur *m* de lait	фальсификатор молока

A 171	adulthood	Erwachsenenalter n, Erwachsensein n	âge m adulte	взрослый возраст
A 172	adulticide	Adultizid n, Mittel n gegen adulte Parasiten	adulticide m	адультицид, средство, действующее против взрослых паразитов
	adult insect	s. I 14		
	adult male goat	s. G 155		
	adult sow	s. B 520		
A 173	advanced case	fortgeschrittener Krankheitsfall m	état m (stade m) avancé d'une maladie	далеко зашедший случай заболевания
A 174	advanced fry, alevin	Jungfisch m	jeune poisson m	молодь сеголеток
A 175	advance disinfection	Vordesinfektion f	prédesinfection f	предварительная дезинфекция
A 176	advanced pregnancy / in, in late pregnancy, heavily pregnant, heavy in ... (foal,calf)	hochträchtig, hochtragend	en gravidité avancée, prête	высокостельный
	advanced pregnancy	s. L 80		
A 177	adventitia	Adventitia f, Bindegewebshülle f, Tunica adventitia	tunique f adventice (externe)	адвентиция, соединительнотканная оболочка
A 178	adventitious	[zufällig] erworben	accidentel, fortuit	случайно приобретенный, не передаваемый по наследству
	adverse effect	s. A 179		
A 179	adverse reaction, adverse effect	unerwünschte Nebenwirkung f	réaction f secondaire non souhaitée, effet m indésirable	нежелательное побочное действие
A 180	aerate / to	belüften	aérer	вентилировать, проветривать
A 181	aerial dispersion	Ausbringung f mittels Flugzeug (z.B. von Insektiziden)	dispersion f par avion (voie aérienne)	обработка с помощью самолета (инсектициды)
A 182	aerial mycelium (mycology)	Luftmyzel n	mycélium m aérien	воздушный мицелий
A 183	aerial survey (epidemiology)	Überwachung f aus der Luft	surveillance f par air	надзор с воздуха
A 184	aerial treatment	aerochemische (aviochemische) Behandlung f	traitement m aérien	аэрохимическая (авиохимическая) обработка
	aerobe	s. A 185		
A 185	aerobic bacterium, aerobe	Aerobier m, aerober Keim m	aérobie m, germe m aérobie	аэробный возбудитель, аэробная микроба
A 186	aerobic incubation	aerobe Bebrütung f	incubation f en aérobiose	аэробная инкубация
A 187	aerobiosis	Aerobiose f	aérobiose f	аэробиоз
A 188	aerogen, airborne	aerogen, durch Luft übertragen	aérogène	аэрогенный, передаваемый воздухом
A 189	aerogen transmission, airborne transmission	Übertragung f mit der Luft	transmission f par air	аэрогенная передача, передача через воздух, воздушная передача
	aerolar connective tissue	s. L 245		
A 190	aerosol applicator	Aerosolgerät n	instrument m à aérosol	аэрозольный прибор
A 191	aerosol chamber	Aerosolkammer f, Aerosolraum m	chambre f aérosole	аэрозольная камера, аэрозольное помещение
A 192	aerosol clearance (in lungs)	Beseitigung f der Aerosoltröpfchen, Clearance f des Aerosols	clearance f des aérosols	устранение аэрозольных капель
A 193	aerosol deposition	Ablagerung f der Aerosoltröpfchen	dépôt m des gouttes aérosoles	отложение аэрозольных капель
A 194	aerosol nozzle	Aerosoldüse f	buse f aérosole	аэрозольная форсунка (насадка)
A 195	aerosol vaccination	Aerosolschutzimpfung f	vaccination f aérosole	аэрозольная вакцинация
A 196	aestivation, dormancy during summer, summer dormancy	Sommerruhe f	pause f estivale	летняя пауза (спячка), летний покой
A 197	aetiologic[al]	ätiologisch	étiologique	этиологический
A 198	aetiological diagnosis	ätiologische Diagnose f	diagnostic m étiologique	этиологический диагноз
	aetiological treatment	s. S 508		
A 199	aetiology	Ätiologie f, Krankheitsursachen fpl	étiologie f	этиология, причина болезни
A 200	aetiopathogenesis	Ätiopathogenese f	étiopathogènèse f	этиопатогенез
	afebrile	s. A 558		
A 201	afebrile infection	fieberlose Infektion f	infection f sans fièvre	безлихорадочная инфекция
A 202	affected with / to be	befallen sein mit	être affecté (envahi) par	пораженный чем то
A 203	affection, affliction	Erkrankung f, Befallensein n, Leiden n	affection f	заболевание, поражение, страдание
A 204	aflatoxicosis, groundnut poisoning	Aflatoxikose f, Aflatoxinvergiftung f	aflatoxicose f, empoisonnement m par aflatoxine	афлатоксикоз, отравление афлатоксином
A 205	African buffalo	afrikanischer Büffel m, Syncerus caffer	buffle m africain	африканский буйвол
A 206	African horse sickness, equine plague	Afrikanische Pferdesterbe f, Pferdepest f, Pestis equorum	peste f équine [africaine]	африканская чума лошадей
A 207	African swine fever, ASF	Afrikanische Schweinepest f, Pestis suum africana	peste f africaine porcine	африканская чума свиней

A 208	**African trypanosomiasis,** nagana	Afrikanische Trypanosomose f, Nagana-Krankheit f des Rindes	trypanosomiase f africaine, nagana m	африканский трипаносомоз крупного рогатого скота, нагана
A 209	**afterbirth,** placenta, cleansing	Nachgeburt f, Plazenta f	arrière-faix m, délivrance f	послед, плацента
A 210	**afterbrain,** medulla oblongata, bulb	Nachhirn n, Medulla oblongata	moelle f allongée, bulbe m rachidien	мозжечок
A 211	**aftercare,** aftertreatment	Nachbehandlung f	traitement m post-opératoire	повторное лечение
A 212	**aftereffect,** delayed effect	Spätwirkung f, Nachwirkung f	effet m ultérieur, action f tardive	позднее действие, последействие
A 213	**aftermath,** foggage	Grummet n	regain m	осенний сенокос
A 214	**afterpains**	Nachwehen fpl	arrière-douleurs fpl	послеродовые схватки
A 215	**afterstaining**	Nachfärbung f	après-coloration f	дополнительная окраска
A 216	**aftertaste**	Beigeschmack m, Nachgeschmack m	arrière-goût m	привкус
	aftertreatment	s. A 211		
A 217	**agalactia,** lack of milk	Agalaktie f, Milchmangel m	agalactie f, manque m de lait	агалактия, гипогалактия, снижение (прекращение) отдачи молока
A 218	**agar gel immunodiffusion**	Agargelimmunodiffusion f	immunodiffusion f sur gel d'agar	иммунодиффузия в агар-геле
A 219	**agar plate**	Agarplatte f	plaque f d'agar	чашка Петри с агаром
A 220	**agar precipitation test**	Agarpräzipitationstest m	test m de précipitation sur gel d'agar	тест преципитации в агаре
A 221	**age / to,** to grow old, to mature, to season	altern, älter werden	vieillir	стареть
A 222	**age**	Alter n	âge m	возраст
A 223	**age-associated disease**	altersabhängige Krankheit f	maladie f relative à l'âge	возрастное заболевание, болезнь, зависящая от возраста
	age at culling	s. A 224		
A 224	**age at disposal,** age at culling	Abgangsalter n	âge m de réforme	возраст сдачи
A 225	**age class**	Altersklasse f	catégorie f d'âge	возрастная группа
A 226	**aged animal**	altes Tier n	vieil animal m	старое животное
A 227	**age determination**	Bestimmung f des Alters, Altersbestimmung f	détermination f de l'âge	определение возраста
A 228	**age distribution** (epidemiology)	Altersverteilung f	répartition f par âge, distribution f suivant l'âge	распределение по возрасту, возрастное распределение
A 229	**age group**	Altersgruppe f	groupe m d'âge	возрастная группа
A 230	**age-matched control groups**	Altersvergleichsgruppen fpl	groupes mpl d'animaux de même âge	сравнительные возрастные группы
A 231	**agent**	Agens n, Substanz f	agent m, substance f	агент, вещество, субстанция
A 232	**age of first calving**	Erstkalbealter n	âge m du premier vêlage, âge m de première mise bas	возраст первого отела, первотелочный возраст
A 233	**age susceptibility**	Altersempfänglichkeit f	âge m de réceptivité (susceptibilité)	возрастная восприимчивость
A 234	**agglomerate / to**	agglomerieren, zusammenballen	agglomérer	скапливать, свертываться
A 235	**agglomeration** (histology)	Anhäufung f	accumulation f, mise f en tas, entassement m	агломерация, скопление
A 236	**agglutinate / to**	agglutinieren	agglutiner	агглютинировать
A 237	**agglutination**	Agglutination f, Zusammenballung f	agglutination f	агглютинация, скопление, свертывание
A 238	**agglutination test**	Agglutinationstest m	test m d'agglutination	реакция агглютинации, агглютинационный тест
A 239	**agglutinin**	Agglutinin n	agglutinine f	агглютинин
	aggravate / to	s. D 183		
	aggravated state	s. D 184		
A 240	**aggravated symptoms,** augmented symptoms	verstärkte Symptome npl	symptômes mpl fortifiés	усиленные симптомы
	aggravation	s. W 134		
A 241	**aggressiveness**	Aggressivität f, Angriffslust f	agressivité f	агрессивность
A 242	**aggressive posture**	Angriffshaltung f, Drohgebärde f	attitude f agressive	наступательная (угрожающая) поза
A 243	**aging**	Alterung f, Altern n	vieillissement m	старение
A 244	**agitation**	Aufgeregtsein n, Ruhelosigkeit f	agitation f, énervement m	возбуждение, беспокойство
	agonadal animal	s. A 245		
A 245	**agonadal animal,** agonadal animal	Tier n ohne Keimdrüsen	animal m sans gonades	животное без половых желез
A 246	**agonal**	agonal, im Todeskampf	agonique	агональный
A 247	**agonistic behaviour**	Kampfverhalten n	comportement m de combat	боевое (конкурирующее) поведение
A 248	**agricultural chemicals**	Agrochemikalien fpl	produits mpl agrochimiques	агрохимикаты
A 249	**agricultural fair**	Landwirtschaftsmesse f	foire f agricole	сельскохозяйственная ярмарка
A 250	**agricultural show**	Landwirtschaftsausstellung f	exposition f agricole	сельскохозяйственная выставка

A 251	aided parturition	Geburt *f* unter Hilfestellung, Geburt mit Hilfeleistung	parturition *f* assistée	роды с родовспоможением
	ailing animal	*s.* A 408		
	A.I. operator	*s.* A 629		
	airborne	*s.* A 188		
	airborne infection	*s.* D 454		
	airborne transmission	*s.* A 189		
A 252	airborne virus	luftübertragenes Virus *n*	virus *m* transmis par l'air	распространенный воздухом вирус, вирус, передающийся воздухом
A 253	air cell *(egg)*	Luftkammer *f*, Luftblase *f*	chambre *f* d'air	воздушная камера, воздушный пузырь
A 254	air cleaning, air purification	Luftreinigung *f*	purification *f* de l'air	очистка воздуха
A 255	air dressing	offene Wundbehandlung *f*	traitement *m* ouvert d'une lésion	открытое лечение раны
A 256	air embolism	Luftembolie *f*	embolie *f* gazeuse	воздушная эмболия
A 257	air-heated incubator	luftbeheizter Brutapparat *m*	incubateur *m* à air chaud	инкубатор, отапливаемый теплым воздухом
	air passage	*s.* A 263		
	air purification	*s.* A 254		
A 258	air sac, alveolus	Lungenalveole *f*, Lungenbläschen *n*	alvéole *f* pulmonaire	легочная алвеола, легочный мешок (пузырек)
A 259	air sac *(bird)*	Luftsack *m*	sac *m* aérien	воздушный мешок
A 260	air-sacculitis	Luftsackentzündung *f*	aérosacculite *f*, inflammation *f* des sacs aériens	воспаление воздушного мешка
A 261	air-sac mite	Luftsackmilbe *f*, Cytodites nudus	mite *f* du sac aérien	клещ воздушного мешка, куриный цитодид
A 262	airspace per animal	Luftraum *m* je Tier *(Tierhaltung)*	espace *m* aérien par animal	воздушное пространство для животного
A 263	airway, air passage	Luftweg *m*, Atemweg *m*	voie *f* respiratoire	дыхательный (воздушный) путь
A 264	airway obstruction	Verschluß *m* der Luftwege	obstruction *f* des voies respiratoires	закупорка дыхательных путей
	A.I. technician	*s.* A 629		
	A.J.	*s.* A 627		
A 265	alarm call	Alarmruf *m*, Alarmlaut *m*	cri *m* d'alarme	тревожный крик
A 266	alarm reaction	Alarmreaktion *f*	réaction *f* d'alarme	тревожная реакция
A 267	albinism	Albinismus *m*	albinisme *m*	альбинизм
A 268	albino	Albino *m*	albinos *m*	альбинос
A 269	albumen, egg-white	Eiklar *n*, Eiweiß *n*	albumen *m*, blanc *m* d'œuf	белок, яичный белок
A 270	albumen formation	Eiweißbildung *f*	formation *f* d'albumen	образование белка
	albuminous	*s.* P 654		
A 271	albuminous degeneration, cloudy swelling	trübe Schwellung *f*, körnige Degeneration *f*	dégénération *f* granulaire, tuméfaction *f* trouble	мутное набухание, зернистая дегенерация
A 272	alcoholic fermentation	alkoholische Gärung *f*	fermentation *f* alcoolique	алкогольное брожение
A 273	alertnes, wakefulness, wakeful state	Wachzustand *m*	éveil *m*	бодрое состояние, бодрствование
A 274	Aleutian mink disease, mink plasmacytosis	Aleutenkrankheit *f* der Nerze, Plasmazytose *f* der Nerze	plasmacytose *f* des visons	алеутская болезнь норок, плазмоцитоз норок
	alevin	*s.* A 174		
A 275	alfalfa, lucerne	Luzerne *f*	luzerne *f*	люцерна
A 276	algor mortis, postmortem body heat loss	Totenkälte *f*	froid *m* cadavérique	посмертное охлаждение
A 277	alien to a species, unrelated to a species	artfremd	étranger à l'espèce	видонеспецифический
A 278	alimentary	alimentär, ernährungsbedingt; Verdauungs..., Ernährungs...	alimentaire	алиментарный, перевариемый, питательный
A 279	alimentary bolus	Futterbissen *m*, Bissen *m*	bol *m* alimentaire	комок корма
	alimentary canal	*s.* A 280		
	alimentary system	*s.* D 268		
	alimentary toxicosis	*s.* F 456		
A 280	alimentary tract, alimentary canal, digestive tract	Verdauungstrakt *m*, Verdauungskanal *m*	tube *m* digestif	пищеварительный тракт (канал)
A 281	alimentation, nutrition, nourishment	Nahrungszufuhr *f*, Ernährung *f*	alimentation *f*, nutrition *f*	прием пищи, питание
	alkali disease	*s.* S 143		
A 282	alkalinization	Alkalisierung *f*	alcalinisation *f*	омыление, алкализация
A 283	alkali reserve *(blood)*	Alkalireserve *f*	réserve *f* alcaline	щелочной резерв
A 284	alkalosis	Alkalose *f*	alcalose *f*	алкалоз, щелочная интоксикация
	all-coats suture	*s.* A 292		
A 285	allergenic	allergen, Allergie auslösend	allergène, allergénique, provocant une allergie	аллергенный, вызывающий аллергии
A 286	allergen skin test, allergic skin test	allergischer Hauttest *m*	test *m* d'allergie de la peau	аллергическая внутрикожная проба

A 287	**allergic caudal fold test,** tail-fold test	[allergischer] Schwanzfalten-test *m*	test *m* d'allergie des rides caudales	внутрикожный аллергичес-кий тест на хвостовой складке
A 288	**allergic dermatitis**	allergische Dermatitis (Haut-entzündung) *f*	dermite *f* allergique	аллергический дерматит, ал-лергическое воспаление кожи
	allergic disease	*s.* H 367		
A 289	**allergic inhalant dermatitis**	allergische Inhalationsderma-titis *f*	dermite *f* allergique par inhala-tion	аллергический ингаляцион-ный дерматит
	allergic reaction	*s.* H 368		
	allergic skin test	*s.* A 286		
	allergization	*s.* S 177		
	allergy	*s.* H 366		
	alligator forceps	*s.* G 207		
	all-in-all-out policy	*s.* A 290		
A 290	**all-in-all-out principle,** all-in-all-out policy	Alles rein-alles raus-Prinzip *n*	élevage *m* par lots distincts, principe *m* du tout dedans-tout dehors	принцип «пусто-занято»
A 291	**all-layer closure** *(surgery)*	Allschichtennahtverschluß *m*	fermeture *f* de suture de toutes les couches	всеслойное закрытие раны, закрытие раны всеслой-ным швом
A 292	**all-layer suture,** all-coats su-ture *(surgery)*	Allschichtennaht *f*	suture *f* de toutes les couches	всеслойный шов
A 293	**all-or-nothing law**	Alles-oder-Nichts-Gesetz *n*	loi *f* du tout ou du rien	закон все или ничего
A 294	**alopecia areata,** focal loss of hair	umschriebene Alopezie *f*, um-schriebener Haarausfall *m*	alopécie *f* en aires	очерченная алопеция, мест-ное выпадение волос
A 295	**alopectic breed,** hairless breed	haarlose Rasse *f*	race *f* sans poils	безволосая (голая) порода
A 296	**alpine pasture**	Almweide *f*	pâturage *m* alpestre	высокогорное пастбище
	Alsatian	*s.* G 83		
A 297	**alternate grazing**	Wechselweide *f*	pâturage *m* alternatif	загонное (сменное) паст-бище
	alternation of hosts	*s.* C 348		
	altitude disease	*s.* H 222		
A 298	**alveolar cell carcinoma**	Alveolarzellkarzinom *n*, Alveo-larkrebs *m*	carcinome *m* alvéolaire	альвеолярный рак, карцином альвеолярных клеток
A 299	**alveolar macrophage**	Alveolarmakrophage *f*	macrophage *m* alvéolaire	альвеолярный макрофаг
	alveolus	*s.* A 258		
A 300	**ambisexual,** ambosexual, bi-sexual, intersexual, her-maphroditic	zwittrig	hermaphrodite	двухполый, гермафродитный
A 301	**amble, amble gait**	Paßgang *m*	amble *m*	иноход
A 302	**ambler,** pacer	Paßgänger *m*	cheval *m* ambleur	иноходец
	ambosexual	*s.* A 300		
A 303	**amelification,** formation of enamel	Bildung *f* des Zahnschmelzes	formation *f* de l'émail des dents, formation de l'ada-mantine	образование зубной эмали
	American foulbrood	*s.* M 49		
A 304	**amino acid**	Aminosäure *f*	acide *m* aminé	аминокислота
A 305	**amino-acid sequence**	Aminosäurensequenz *f*	séquence *f* d'acides aminés	порядок следования амино-кислот
A 306	**amino group**	Aminogruppe *f*	groupe *m* aminé	аминогруппа
A 307	**amino sugar**	Aminozucker *m*	sucre *m* aminé	аминосахар
A 308	**ammonia**	Ammoniak *n*	ammoniac *m*	аммиак
A 309	**ammonia poisoning**	Ammoniakvergiftung *f*	intoxication *f* par l'ammoniac	отравление аммиаком, ам-миачное отравление
A 310	**amnion** *(foetal membrane)*	Amnion *n*, Wasserhaut *f*, Schafhaut *f*	enveloppe *f* amniotique	амнион, яйцевая (водная) оболочка
	amniotic fluid	*s.* P 329		
	amniotic liquor	*s.* P 329		
	amniotic pouch	*s.* A 311		
A 311	**amniotic sac,** amniotic pouch	Amnionsack *m*, Eihautsack *m*	sac *m* amniotique	амниотический мешок, ам-ниотическая полость
A 312	**amoebic**	Amöben...	amibien	амебный
A 313	**amoeboid movement**	amöboide Bewegung *f*	mouvement *m* amiboïde	амебоидное движение
A 314	**among-herd health analysis**	Gesundheitsanalyse *f* von Be-ständen	analyse *f* de santé pour trou-peaux, analyse médicale pour troupeaux	анализ состояния здоровья стад
	among-herd health pro-gramme	*s.* H 183		
A 315	**ampoule, ampul,** vial, phial	Ampulle *f* *(Gefäß)*	ampoule *f*	ампула
	ampulla of Henle	*s.* A 317		
A 316	**ampulla of the rectum,** rectal ampulla	Rektumampulle *f*, Mastdarm-ampulle *f*	ampoule *f* rectale	ампула прямой кишки
A 317	**ampulla of the vas deferens,** ampulla of Henle	Samenleiterampulle *f*	ampoule *f* du canal déférent	ампула семяпровода
A 318	**ampullar anomaly**	Ampullenanomalie *f*	anomalie *f* de l'ampoule	аномалия ампулы

A 319	ampullar pregnancy, tubal pregnancy	Eileiterträchtigkeit *f*	gravidité (gestation) *f* tubaire	беременность яйцевода, трубная (яйцеводная) беременность
A 320	amputate	amputieren	amputer	ампутировать
	amputated limb	*s.* P 240		
A 321	amyloid deposition	Amyloidablagerung *f*, Amyloideinlagerung *f*	dépôt *m* de substance amyloïde	амилоидное отложение
	amyloid disease	*s.* A 323		
A 322	amyloid liver, waxy liver	Amyloidleber *f*	foie *m* amyloïde	амилоидная печень
A 323	amyloidosis, amyloid disease	Amyloidose *f*	amyloïdose *f*	амилоидоз
	amyloid spleen	*s.* B 14		
A 324	anabolic	anabol, anabolisch	anabolique	анаболический
	anabolic	*s. a.* G 258		
	anabolic agent	*s.* G 258		
A 325	anabolic steroid	anaboles Steroid *n*	stéroïde *m* anabolique	анаболический стероид
A 326	anaemia	Anämie *f*, Blutarmut *f*	anémie *f*	анемия, малокровие
A 327	anaemic	anämisch, blutarm; Anämie...	anémique	анемичный, малокровный
A 328	anaemic pallor	Anämieblässe *f*	pâleur *f* anémique	анемическая бледность
	anaerobe	*s.* A 329		
A 329	anaerobe bacterium, anaerobe	anaerober Keim *m*, Anaerobier *m*	anaérobie *m*, germe *m* anaérobie	анаэробная бактерия
A 330	anaerobe chamber	Anaerobierkammer *f*	chambre *f* d'anaérobie	анаэробная камера
A 331	anaerobic incubation	anaerobe Bebrütung *f*	incubation *f* anaérobie (en anaérobiose)	анаэробная инкубация
A 332	anaerobic infection	Anaerobierinfektion *f*	infection *f* anaérobie	анаэробная инфекция
A 333	anaesthesia	Anästhesie *f*, Schmerzunempfindlichkeit *f*, Empfindungslosigkeit *f*	anesthésie *f*	анестезия, [местное] обезболивание
A 334	anaesthesia, narcosis, narcotization	Anästhesie *f*, Betäubung *f*, Narkose *f*, Schmerzausschaltung *f*, Betäuben *n*	anesthésie *f*, narcose *f*	наркоз, оглушение, общая анестезия, центральное отключение боли, наркотизация, обезболивание
A 335	anaesthesiology	Anästhesiologie *f*, Lehre *f* von der Schmerzausschaltung, Betäubungslehre *f*	anesthésiologie *f*	анестезиология, учение об обезболивании
	anaesthetic	*s.* N 8		
A 336	anaesthetic accident	Narkosezwischenfall *m*	accident *m* anesthésique	несчастный случай при наркозе
A 337	anaesthetic risk	Narkoserisiko *n*	risque *m* anesthésique	риск при наркозе
A 338	anaesthetize / to, to narcotize	betäuben, narkotisieren	anesthésier, narcotiser	глушить, наркотизировать, обезболить
A 339	anal atresia	Analatresie *f*, Fehlen *n* der Analöffnung, Atresia ani	aproctie, atrésie *f* anale	анальная атрезия, отсутствие анального отверстия
A 340	anal disease	Krankheit *f* im Analbereich	maladie *f* de la région anale	заболевание в области ануса
A 341	analeptic (drug), narcotic antagonist	Analeptikum *n*, Anregungsmittel *n*, Exzitans *n*, Weckmittel *n*	analeptique *m*	аналептик, возбуждающее средство
A 342	anal fin	Afterflosse *f*	nageoire *f* finale	анальный плавник
A 343	anal fissure	Analfissur *f*	fissure *f* anale	фиссура ануса
A 344	anal fistula, perianal fistula	Analfistel *f*, Afterfistel *f*, Anusfistel *f*	fistule *f* anale	анальная фистула, фистула ануса
A 345	analgesia, freedom from pain	Analgesie *f*, Analgie *f*, Schmerzfreiheit *f*, Schmerzunempfindlichkeit *f*	analgésie *f*	анальгезия, анальгия, безболезненность
A 346	analgesic (agent)	Analgetikum *n*, schmerzstillendes Mittel *n*	analgésique *m*, analgique *m*	анальгетик, обезболивающее средство
A 347	analgize / to	den Schmerz ausschalten	provoquer une analgésie	исключать боли
A 348	anal gland	Analdrüse *f*	glande *f* sébacée périanale	анальная железа
A 349	anal itch, anal itching (itchiness), anal pruritus	Afterjucken *n*, Pruritus ani	prurit *m* anal	зуда анального отверстия
A 350	anal prolapse	Analprolaps *m*, Aftervorfall *m*	prolapsus *m* anal	выпадение анального отверстия
	anal pruritus	*s.* A 349		
A 351	anal reflex	Analreflex *m*	réflexe *m* anal	анальный рефлекс
A 352	anal sac (dog, cat)	Analbeutel *m*, Sinus paranalis	sac *m* anal	анальный мешок
A 353	anal sphincter splitting	Spaltung *f* des Afterschließmuskels	fissuration *f* du sphincter de l'anus	иссечение сфинктера ануса
A 354	anal swab, perianal scraping	Analabstrich *m*	frottis *m* anal	прианальный соскоб
A 355	anal verge	Analrand *m (Schleimhautgrenze)*	bordure *f* anale	край анального отверстия
A 356	anamnesis, case (clinical) history	Anamnese *f*, Krankheitsgeschichte *f*, Vorgeschichte *f*	anamnèse *f*	история болезни, анамнез
A 357	anamnestic response, secondary response, booster effect	anamnestische Reaktion *f*, Booster-Effekt *m*	réponse *f* anamnestique, effet *m* de booster	анамнестическая реакция, бустерный эффект
A 358	anaphylactic shock	anaphylaktischer Schock *m*	choc *m* anaphylactique	анафилактический шок
A 359	anaphylaxis	Anaphylaxie *f*, Überempfindlichkeitsreaktion *f*	anaphylaxie *f*	анафилаксия

A 360	**anaplasmosis,** gall sickness	Anaplasmose *f*	anaplasmose *f*	анаплазмоз
A 361	**anasarca**	Anasarka *f*, Unterhautödem *n*	anasarque *f*	анасарка, подкожный отек
A 362	**anastomose / to**	miteinander verbinden *(Blutgefäße)*, eine Anastomose schaffen	réaliser une anastomose	создать анастомоз
A 363	**anastomosis**	Anastomose *f*	anastomose *f*	анастомоз, соединение между сосудами
A 364	**anatid, anatine bird**	Entenvogel *m (Familie Anatidae)*	anatidé *m*	утиная птица
A 365	**anatomic theatre,** dissecting room	Präpariersaal *m*	salle *f* de dissection	анатомический зал
A 366	**anatomist**	Anatom *m*	anatomiste *m*	анатом
A 367	**anatomy**	Anatomie *f*	anatomie *f*	анатомия
	ancestral cell	*s.* S 669		
A 368	**anchorage**	Befestigung *f*, Anheftung *f (eines Organs)*	fixation *f*	прикрепление, пришивание
A 369	**androgenesis** *(embryo transfer)*	Androgenese *f*, Verfahren *n* zur Gewinnung männlicher Tiere	androgenèse *f*	способ по получению животных мужского пола, андрогенез
A 370	**angiology**	Angiologie *f*, Gefäßkunde *f*	angiologie *f*, angéiologie *f*	ангиология, учение о сосудистом системе
A 371	**angiopathy**	Angiopathie *f*, Gefäßerkrankung *f*	maladie *f* vasculaire	заболевание сосудов
A 372	**angiosclerosis**	Angiosklerose *f*	angiosclérose *f*	ангиосклероз, склероз сосудов
A 373	**angiospasm**	Angiospasmus *m*, Gefäßspasmus *m*, Gefäßkrampf *m*	angiospasme *m*	ангиоспазм, спазм сосудов
A 374	**angiotelectasis,** teleangiectasis	Teleangiektasie *f*, Hautgefäßerweiterung *f*	télangiectasie *f*	телеангиосклероз
A 375	**angora cat**	Angorakatze *f*	chat *m* angora	ангорская кошка
A 376	**angora goat**	Angoraziege *f*	chèvre *f* angora	ангорская (пуховая) коза
A 377	**angora rabbit**	Angorakaninchen *n*	lapin *m* angora	пуховый (ангорский) кролик
A 378	**angular deformity**	Gelenkdeformation *f*	déformation *f* articulaire	деформация сустава
A 379	**animal at risk,** at-risk (high-risk) animal	gefährdetes Tier *n*, akut (stark) gefährdetes Tier	animal *m* en danger, animal à danger aigu, animal à haut risque	животное, находящееся под угрозой, остро угрожаемое животное, сильно угрожаемое животное
A 380	**animal behaviour**	Verhalten *n* der Tiere, Tierverhalten *n*	comportement *m* des animaux	поведение животных
A 381	**animal bite**	Tierbiß *m*, Biß *m* durch ein Tier	morsure *f* par un animal	укус животного
A 382	**animal boarding establishment**	Tier[pflege]heim *n*	pension *f* pour animaux	дом животных
A 383	**animal breeding,** stock breeding	Tierzucht *f*	élevage *m* d'animaux	животноводство
A 384	**animal by-product**	tierisches Nebenprodukt *n*, Nebenprodukt der Tierproduktion	sous-produit *m* animal	животный субпродукт, побочный продукт животноводческого производства
A 385	**animal capture**	Tierfang *m*	capture *f* animale (d'animaux)	отлов животных
	animal care system	*s.* A 404		
A 386	**animal charcoal**	Tierkohle *f*	noir *m* animal	костный уголь
	animal clinic	*s.* V 128		
A 387	**animal clothing**	Schutzbedeckung *f* für Tiere	couverture *f* pour animaux	защитная одежка для животных
A 388	**animal conservation**	Erhaltung *f* bedrohter Tierarten	conservation *f* d'espèces animales	сохранение исчезающих видов животных
	animal dextrin	*s.* G 149		
A 389	**animal disease**	Tierkrankheit *f*	maladie *f* animale	заболевание животных
A 390	**animal disease control**	Tierseuchenbekämpfung *f*	lutte *f* épizootique	борьба с болезнями животных
A 391	**animal disease indemnity**	Tierseuchenentschädigung *f*	indemnité *f* d'une épizootie	страховка заразных заболеваний животных
	animal dislocation	*s.* A 392		
A 392	**animal displacing,** animal dislocation	Tierumsetzung *f*	déplacement *m* d'animaux	перевоз (перегон) животных
	animal drug	*s.* V 118		
A 393	**animal ecology**	Zoo-Ökologie *f*	écologie *f* animale	зооэкология
A 394	**animal experiment**	Tierversuch *m*	expérience *f* sur des animaux	опыт на животных, эксперимент на животных, биологическая проба, биопроба
A 395	**animal fat,** grease	tierisches Fett *n*	graisse *f* animale	жир животного произхождения
	animal feed	*s.* F 138		
A 396	**animal feeding**	Tierfütterung *f*	alimentation *f* animale	кормление животных
	animal feeds	*s.* F 162		
A 397	**animal feedstuff industry**	Futtermittelindustrie *f*	industrie *f* d'alimentation du bétail	кормовая промышленность
A 398	**animal fertilizer**	Dünger *m* tierischer Herkunft	engrais *m* d'origine animale	удобрение животного произхождения

A 399	animal food	Nahrungsmittel *n* tierischer Herkunft	aliment *m* d'origine animale	пищевые продукты животного происхождения
A 400	**animal for slaughter,** slaughter animal, fit for slaughter animal, fat stock	Schlachttier *n*, schlachtfähiges Tier *n*	animal *m* de boucherie	убойное животное, животное в убойной кондиции
A 401	**animal healer**	Heilkundiger *m* für Tiere	guérisseur *m* pour animaux	знахарь животных
	animal healing art	*s.* V 122		
A 402	**animal health**	Tiergesundheit *f*	santé *f* animale	здоровье животных
A 403	**animal health certificate,** [zoo-]sanitary certificate	Tiergesundheitsbescheinigung *f*, Tiergesundheitsattest *n*, Tiergesundheitszeugnis *n*	certificat *m* vétérinaire de santé, certificat *m* zoosanitaire	справка о состоянии здоровья, ветеринарная (ветеринарно-санитарная) справка, ветеринарно-санитарный сертификат
A 404	**animal health service,** animal care system	Tiergesundheitsdienst *m*	service *m* de santé animale	ветеринарная служба
A 405	**animal husbandry,** livestock management (farming), husbandry	Tierhaltung *f*, Viehhaltung *f*	élevage *m* d'animaux	содержание животных
A 406	**animal identification**	Tiererkennung *f*; Tierkennzeichnung *f*	identification *f* animale; marquage *m* d'animaux	идентификация животных; маркирование животных
A 407	**animal in heat**	brünstiges Tier *n*	animal *m* en chaleur	животное в охоте
	animal in labour	*s.* P 104		
A 408	**animal in poor health,** not robust animal, ailing animal, animal of weak health	kränkelndes Tier *n*	animal *m* de santé délicate, animal maladif	ослабленное животное
A 409	**animal keeper,** stockman, stock keeper	Tierhalter *m*	animalier *m*, détenteur *m* de bétail, gardeur *m* de bestiaux	владелец животного
A 410	**animal kingdom**	Tierreich *n*	règne *m* animal	животный мир, животное царство
A 411	**animal losses**	Tierverluste *mpl*	pertes *fpl* animales	отход животных
	animal management	*s.* Z 13		
A 412	**animal migration**	Tierwanderung *f*	migration *f* animale	миграция животных
A 413	**animal movement**	Tierbewegung *f*	mouvement *m* d'animaux	передвижение животных
	animal nurse	*s.* P 81		
A 414	**animal nursery**	Jungtierstall *m*	étable *f* pour jeunes animaux	помещение для молодняков
	animal of weak health	*s.* A 408		
A 415	**animal origin / of**	tierischen Ursprungs	d'origine animale	животного происхождения
A 416	**animal population**	Tierpopulation *f*	population *f* animale	популяция животных
A 417	**animal product,** livestock product	Produkt *n* von Tieren, Produkt tierischer Herkunft, tierisches Erzeugnis *n*	produit *m* provenant d'animaux	продукт животного происхождения
A 418	**animal production,** livestock industry	Tierproduktion *f*	production *f* animale	животноводство
A 419	**animal protection,** protection of animals	Tierschutz *m*	protection *f* animale	охрана животных
A 420	**animal protein**	tierisches Protein (Eiweiß) *n*	protéine *f* animale	животный протеин (белок), белок животного происхождения
A 421	**animal rearing**	Tieraufzucht *f*	élevage *m* d'animaux	выращивание животных
A 422	**animal safety**	Sicherheit *f* für das Tier	sécurité *f* pour l'animal	безопасность для животного
A 423	**animal shifting**	Tierumstellung *f*	déplacement *m* d'animaux	перемещение животных
	animal species	*s.* S 500		
	animal starch	*s.* G 149		
A 424	**animal subjected to treatment**	behandlungsbedürftiges Tier *n*	animal *m* ayant besoin d'un traitement	животное, нуждающееся в лечении
A 425	**animal suspected of a disease**	krankheitsverdächtiges Tier *n*	animal *m* suspecté malade	подозрительное по заболеванию животное, животное, подозреваемое в заболевании
A 426	**animal suspected of infection**	ansteckungsverdächtiges Tier *n*	animal *m* suspecté de contagion	животное, подозреваемое в заражении
A 427	**animal technician**	Zootechniker *m*	zootechnicien *m*	зоотехник, животновод
A 428	**animal-to-animal spread**	Tier-zu-Tier-Ausbreitung *f* (Mikroorganismen)	propagation *f* d'animal à animal	передача от животного к животному
	animal to be vaccinated	*s.* V 10		
A 429	**animal trade,** trade in animals	Tierhandel *m*	commerce *m* d'animaux, commerce *m* des animaux	торговля животными
A 430	**animal use**	Tiernutzung *f*	utilisation *f* animale	использование животных
A 431	**animal utility**	Nutzen *m* der Tiere	utilité *f* des animaux	полезность животных
A 432	**animal wastes**	Abfälle *mpl* tierischer Herkunft, tierische Abfälle *mpl*	résidus *mpl* d'origine animale	отходы животного происхождения
A 433	**animal welfare**	Tierfürsorge *f*, Tiergesundheitspflege *f*	protection *f* animale	ухаживание за животными
A 434	**animate / to**	beleben, anregen	animer	возбуждать
	ankle jerk	*s.* A 89		
A 435	**ankylose / to**	[im Gelenk] versteifen	ankyloser	фиксировать [в суставе]

A 436	**ankylosis**	Ankylose f, Gelenkversteifung f	ankylose f	анкилоз, неподвижность
A 437	**annealing** *(sterilization)*	Ausglühen n	flambage m	выжигание
A 438	**anopheline**	Anophelesmücke f *(Familie Culicidae)*	anophèle m	малярийный комар
	anorchia	*s.* A 440		
A 439	**anorchid**	Tier n ohne Hoden	animal m avec anorchidie	анорхид[ное животное], животное без мошонки
A 440	**anorchidism, anorchism,** anorchia	Anorchismus m, Anorchie f, angeborenes Fehlen n der Hoden	anorchidie f innée	врожденное отсутствие мошонки
A 441	**anorectal abscess**	Anorektalabszeß m, Perirektalabszeß m	abcès m périrectal	околоректальный абсцесс
A 442	**anorectal fistula**	anorektale Fistel f	fistule f anorectale	аноректальная фистула
A 443	**anorectic**	appetitlos	sans appétit	анорексигенный, безаппетитный
A 444	**anorexia,** loss of appetite	Appetitverlust m, Appetitmangel m, Anorexie f	anorexie f, perte f d'appétit	анорексия, потеря аппетита
A 445	**anovaginal fissure**	anovaginale Fissur f	fissure f anovaginale	ановагинальная щель
A 446	**anseriform,** anserine	Gänsevogel m *(Ordnung Anseriformes)*	ansériforme m	гусиная птица *(гусиные)*
A 447	**antamoebic [agent]**	Amöbenmittel n	agent m contre les amibes	амебное средство, средство против амеб
	antebrachium	*s.* F 476		
A 448	**ante-mortem inspection,** inspection of live animals	Schlachttieruntersuchung f, Lebendbeschau f	inspection f avant abattage	прижизненный осмотр, исследование убойных животных
A 449	**antenatal,** prenatal	pränatal, vorgeburtlich	prénatal	пренатальный, до родов, перед рождением
A 450	**antenna,** feeler	Fühler m	antenne f	щупалец, антенна *(насекомые)*
	antepartal	*s.* A 452		
A 451	**antepartal recumbency**	Festliegen n vor der Geburt	position f couchée avant la mise bas	предродовое залеживание, предродовой парез
A 452	**antepartum,** antepartal	Vorgeburts...; ante partum, präpartal	prénatal	предродовой
A 453	**anterior**	vorn, vorderer; Vorder...	antérieur	передний
A 454	**anterior abdominal pain**	Schmerz m im kranialen Bauchbereich	douleur f au niveau de la zone abdominale antérieure	боль в краниальной области живота
A 455	**anterior chamber**	vordere Augenkammer f	chambre f antérieure de l'œil	передняя глазная камера
A 456	**anterior presentation,** head (forward) presentation *(foetus)*	Vorderendlage f, Kopfendlage f	présentation f antérieure (de la tête)	головное предлежание
	anthelminthic	*s.* A 457		
A 457	**anthelmintic,** anthelminthic	anthelmintisch, wurmbekämpfend	anthelmintique	антгельминтический, антгельмнтный, противоглистный
A 458	**anthelmintic drug,** vermicide	Anthelmintikum n, Wurmmittel n, wurmtötendes Mittel n	anthelmintique m, vermicide m, vermifuge m	антгельминтик, противоглистное (червеубивающее, вермицидное) средство
A 459	**anthelmintic resistance**	Resistenz f gegen Anthelmintika	résistance f contre les anthelmintiques	резистентность к антгельминтикам, антгельминтная резистентность
A 460	**anthrax,** splenic fever, charbon, milzbrand	Anthrax m, Milzbrand m	anthrax m, charbon m bactéridien, fièvre f charbonneuse	сибирская язва
A 461	**anthrax carbuncle,** malignant pustule (carbuncle)	Milzbrandkarbunkel m	pustule f maligne	карбункул сибирской язвы
A 462	**anthropoid ape,** ape	Menschenaffe m	singe m anthropoïde	человекообразная обезьяна
	antibabesialdrug	*s.* B 2		
A 463	**antibacterial activity**	antibakterielle Wirkung f	effet m antibactérien	антибактериальное действие
A 464	**antibiotic [agent]**	Antibiotikum n	antibiotique m	антибиотик
A 465	**antibiotic cover**	Antibiotikaschutz m	couverture f antibiotique	защита антибиотиками
A 466	**antibiotic of choice**	Antibiotikum n der Wahl	antibiotique m de choix	антибиотик по выбору
A 467	**antibiotic resistance**	Antibiotikaresistenz f	résistance f antibiotique	резистентность к антибиотикам
	antibiotic sensitivity	*s.* S 175		
A 468	**antibiotic spectrum**	Antibiogramm n	antibiogramme m	антибиограмма
A 469	**antibiotic therapy**	Antibiotikatherapie f	thérapie f antibiotique	антибиотикотерапия
A 470	**antibloat agent,** antifoam (antifrothing) agent	Antitympanikum n, Mittel n gegen Tympanie	agent m contre le tympanisme	средство (лекарство) против тимпании
A 471	**antibody formation**	Antikörperbildung f	formation f d'anticorps	образование антител
A 472	**antibody response**	Antikörperreaktion f, Antikörperantwort f	réponse f des anticorps	реакция антител
A 473	**antibody titer**	Antikörpertiter m	titre m des anticorps, taux m d'anticorps	титр антител

A 474	**anticestodal [agent]**, cestocid	Zestozid *n*, Mittel *n* gegen Bandwürmer, Bandwurmmittel *n*	agent *m* contre les cestodes	цестоцид, средство против цестод (ленточных червей), антицестодное средство
A 475	**anticipatory care**	Gesundheitsüberwachung *f* *(mittels diagnostischer Tests)*	surveillance *f* de la santé, contrôle *m* de santé	охрана здоровья с помощью диагностических исследований
A 476	**anticoagulant**, coagulation inhibitor	Antikoagulans *n*, Gerinnungshemmer *m*	anticoagulant *m*	антикоагулянт, противосвертывающее средство
A 477	**anticoagulated blood**	Blut *n* mit Antikoagulanszusatz	sang *m* additionné d'un anticoagulant	кровь с противосвертывающей (антикоагулирующей) добавкой, стабилизированная кровь
A 478	**anticoccidial agent**, coccidiostatic agent (drug), coccidiostat	Antikokzidum *n*, Kokzidiostatikum *n*, Antikokzidienmittel *n*, Mittel *n* zur Kokzidienbekämpfung	coccidiostatique *m*	кокцидиостатик
	antidiarrhoeal agent	*s.* A 479		
A 479	**antidiarrhoeic agent**, antidiarrhoeal agent	antidiarrhöisches Mittel *n*, Antidiarrhoikum *n*, durchfallbekämpfendes Mittel *n*	agent *m* contre la diarrhée	антидиаретик, противопоносное средство
A 480	**antidotal**, antidotic	Antidot..., Gegengift...	antidote	антидотный, противоядный
A 481	**antidotal therapy**	Antidottherapie *f*	thérapie *f* par antidote	антидотная терапия
A 482	**antidote**	Antidot *n*, Gegenmittel *n*	antidote *m*	антидот, противоядие
	antidotic	*s.* A 480		
A 483	**antiemetic**	antiemetisch	antiémétique	противорвотный
	antifebrile	*s.* F 130		
A 484	**antifertility agent**, contraceptive agent	Kontrazeptivum *n*, Substanz *f* zur Konzeptionsverhütung	contraceptif *m*	вещество для предотвращения концепции, противозачаточное вещество
	antifoam agent	*s.* A 470		
A 485	**antifootrot footbath**	Fußbad *n* gegen Moderhinke	bain *m* de pieds contre le piétrin contagieux	ножная ванна против копытной гнили
	antifrothing agent	*s.* A 470		
	antifungal drug	*s.* F 591		
A 486	**antigenic**	antigen, Antigen...	antigénique	антигенный
A 487	**antigenically disguised**	antigenmarkiert	marqué antigéniquement	антигенически меченный
A 488	**antigenic determinant**, epitope	Antigendeterminante *f (Immunologie)*	déterminant *m* antigénique	антигенная детерминанта
A 489	**antigenic divergency**	Antigenunterschied *m*	différence *f* antigénique	антигенное различение
A 490	**antigenic drift**	Antigendrift *f*	apport *m* antigénique	миграция антигена
A 491	**antigenic formula** *(serology)*	Antigenformel *f*	formule *f* antigénique	антигенная формула, формула антигена
A 492	**antigenicity**	Antigenität *f*, Antigenwirkung *f*	action *f* (effet *m*) antigénique	антигенность, антигенное действие
A 493	**antigenic relationship**	Antigenverwandtschaft *f*	parenté *f* antigénique	антигенное родство
A 494	**antiinfective agent**	antiinfektiöse Substanz *f*	substance *f* antiinfectieuse	противоинфекционное вещество
A 495	**antiinflammatory**, antiphlogistic	antiphlogistisch, entzündungshemmend	antiphlogistique	антифлогистический, противовоспалительный
A 496	**antiinflammatory agent**	Antiphlogistikum *n*, entzündungshemmendes Mittel *n*	agent *m* antiphlogistique (antiinflammatoire)	противовоспалительное средство
	antilyssic	*s.* A 505		
A 497	**antimetabolite**	Antimetabolit *m*, Stoffwechselantagonist *m*	antimétabolite *m*	антиметаболит
A 498	**antimicrobial [agent]**	antimikrobielles Mittel *n*	agent *m* antimicrobien	антимикробное средство
	antimotility drug	*s.* S 488		
	antimycotic	*s.* F 591		
	antimycotic drug	*s.* F 591		
	antineoplastic agent	*s.* C 1038		
A 499	**antinidatory [agent]**	nidationsverhinderndes Mittel *n*	agent *m* empêchant la nidation	противонидационное средство, средство, препятствующее прикрепление оплодотворенного яйца в матке
A 500	**antioxidant** *(agent)*	Antioxidans *n*	antioxydant *m*	антиоксидант, антиоксидное средство
A 501	**antiparasitic [agent]**	Antiparasitikum *n*, Parasitenbekämpfungsmittel *n*	antiparasitaire *m*	антипаразитик, антипаразитарное средство
A 502	**antiperistalsis**	Antiperistaltik *f*, gegenläufige Darmbewegung *f*	antipéristaltisme *m*	антиперистальтика
	antiphlogistic	*s.* A 495		
A 503	**antiprotozoal drug**, antiprotozoic [agent]	Antiprotozoikum *n*, antiprotozoäres Medikament *n*, Mittel *n* gegen Protozoen	médicament *m* antiprotozoaire	антипротозонное средство, средство против простейших
	antipyretic	*s.* F 130		
A 504	**antipyretic analgesic**	antipyretisches Analgetikum *n*	analgésique *m* antipyrétique	антипиретический анальгетик

A 505	antirabic, antilyssic	tollwutbekämpfend, tollwut- wirksam	antirabique	антирабический, действую- щий против бешенства
A 506	antirabies vaccine, rabies vaccine	Tollwutvakzine f, Tollwutimpf- stoff m	vaccin m antirabique	вакцина против бешенства
A 507	antisecretory agent	sekretionshemmendes Mittel n	agent m diminuant la sécré- tion	противосекреторное средство
A 508	antisepsis	Antisepsis f, Antiseptik f	antisepsie f	антисептика
A 509	antiseptic	antiseptisch, keimtötend	antiseptique	антисептический
A 510	antiseptic [agent]	Antiseptikum n, Mittel n gegen Wundinfektionen	antiseptique m	антисептик, антисептическое средство
A 511	antiseptic wound treatment	antiseptische Wundbehand- lung f	traitement m antiseptique d'une blessure	антисептическая обработка ран
A 512	antiserum	Antiserum n, Immunserum n	antisérum m, immun-sérum m, sérum m immunisant	антисыворотка, иммунная сыворотка
A 513/4	antitoxin rash, serum rash	Serumausschlag m	éruption f d'antitoxine	сывороточная сыпь
	antitrematode agent	s. F 381		
	antitrematode drug	s. F 381		
	antitrichomonal agent	s. T 276		
A 515	antitupping apron, apron	Bockschürze f, Sprungschür- ze f (Schafbock)	tablier m empêchant la saillie	фартук
	antitussive	s. C 854		
	antitussive agent	s. C 854		
A 516	antivenin	Antivenin n, Gegengift n, Schlangengegengift n	antivenin m	противояд, сыворотка про- тив змейного яда
A 517	antiviral drug	Virostatikum n	produit m antiviral	противовирусное средство
A 518	antlered ruminants, deers, cervids	Hirsche mpl (Familie Cervidae)	cerfs mpl	олени
A 519	antler formation	Geweihbildung f	formation f de ramure	образование рогов, рого- образование
A 520	antlers, set of antlers	Geweih n	ramure f	рога (у оленей)
A 521	antlers in velvet	Bastgeweih n	dagues fpl	панты
A 522	anus	Anus m, After m	anus m	анус, заднее проходное от- верстие
A 523	anvil, incus	Amboß m (Ohr)	enclume f	наковальня
	anxiety state	s. A 524		
A 524	anxious state, anxiety state	Angstzustand m	état m de peur	состояние боязни
	anyextent / to	s. A 157		
A 525	aortic	Aorta..., Aorten...; aortal	aortique	аортальный
A 526	aortic aneurysm	Aortenaneurysma n, Aussak- kung f der Aorta	anévrisme m de l'aorte	аневризм (выпячивание) аорты
A 527	aortic arch	Aortenbogen m	crosse f de l'aorte	дуга аорты
A 528	aortic bodies	Aortenkörperchen npl	corpuscules mpl aortiques	аортальные тельца
A 529	aortic embolism	Embolie f in der Aorta	embolie f au niveau de l'aorte	эмболия в аорте
A 530	aortic rupture	Aortenruptur f, Zerreißen n (Ruptur f) der Aorta	rupture f de l'aorte	руптура (разрыв) аорты
A 531	aortic sinus	Aortensinus m	sinus m aortique	синус (дуга) аорты
A 532	aortic valve	Aortenklappe f, Valva aortae	valvule f aortique	клапан аорты
	apathogenic	s. N 146		
	apathy	s. D 507		
	ape	s. A 462		
	apery	s. M 361		
A 533	apex beat [of the heart]	Herzspitzenstoß m	choc m de la pointe [du cœur], choc précordial	толчок (удар) верхушки сердца
A 534	apex of the heart, cardiac apex	Herzspitze f	pointe f du cœur	верхушка сердца
A 535	apex of the lung	Lungenspitze f	sommet m du poumon	верхушка легкого
A 536	aphtha, blister, bulla, vesicle	Aphthe f, Blase f	aphte m, apute m	афта, язвочка, пузырь
A 537	aphthous	aphthös; Aphthen...	aphteux	афтозный
	aphthous fever	s. F 466		
A 538	apian	Bienen...	apicole	пчелиный
A 539	apiary	Imkerei f, Bienenstand m	apiculture f	пасека
	apiary	s. a. B 119		
	apical lobe	s. A 540		
A 540	apical lung lobe, apical lobe	apikaler (kranialer) Lungenlap- pen m, Lungenspitzenlap- pen m, Spitzenlappen m	lobe m pulmonaire apical, lobe apical	апикальная (краниальная, верхушечная) доля легких, верхушечная доля
A 541	apiculture	Bienenzucht f, Bienenzüch- tung f	apiculture f	пчеловодство (разведение пчел)
	apiculture	s. a. B 120		
A 542	apiology	Apiologie f, Bienenkunde f	apiculture f	наука о пчелах, пчело- водство
A 543	aplasia	Aplasie f	aplasie f	аплазия
A 544	aplastic anaemia	aplastische Anämie f	anémie f aplastique	апластическая анемия
	apnoea	s. R 226		
A 545	apocrine gland	apokrine Drüse f	glande f apocrine	апокринная железа
A 546	apoplexy	Apoplexie f, Schlaganfall m, Gehirnschlag m	apoplexie f	апоплексия

A 547	apparent death	Scheintod *m*	mort *f* apparente	гипотоксия [новорожденных], мнимая смерть
	apparently affected animal	*s.* S 893		
	appease / to	*s.* T 225		
A 548	appendage	Anhang *m*, Anhängsel *n*, Anhangsgebilde *n*	appendice *m*, annexe *m*, appendices *mpl*	придаток, отросток, добавочное образование
A 549	appetite	Appetit *m*, Freßlust *f*	appétit *m*	аппетит
A 550	appetite centre	Appetitszentrum *n*	centre *m* d'appétit	центр аппетита
A 551	appetite disorder	Appetitsstörung *f*	trouble *m* de l'appétit	нарушение аппетита
A 552	appetite stimulant, appetizer	appetitsteigerndes (appetitanregendes) Mittel *n*	stimulant *m* d'appétit	средство для повышения аппетита, аппетитповышающее средство
	application method	*s.* M 346		
A 553	apposition *(pathology, histology)*	Auflagerung *f*, Anlagerung *f*	apposition *f*	отложение
A 554	appraisal	Beurteilung *f*, Bewertung *f* *(von Tieren)*	appréciation *f*	оценка, бонитировка
	appraisal of conformation	*s.* J 20		
A 555	approach, access	Zugang *m* *(bei einer Operation)*	voie *f* d'accès	доступ
	apron	*s.* A 515		
A 556	aproned ram	Bock *m* mit Schürze	bouc *m* avec tablier	баран с фартуком
A 557	aptitude test	Eignungsprüfung *f*	test *m* d'aptitude	проверка на пригодность
A 558	apyretic, afebrile, free from fever	fieberlos, fieberfrei	apyrétique	безлихорадочный
	aquaculture	*s.* F 277		
A 559	aquarium fish, fancy fish	Aquariumfisch *m*, Zierfisch *m*	poisson *m* d'aquarium	аквариумная (декоративная) рыба
A 560	aquatic animal medicine	Veterinärmedizin *f* für Tiere im aquatischen Lebensraum	médicine *f* vétérinaire pour animaux aquatiques	ветеринария для животных водного ареала
A 561	aquatic snail	Wasserschnecke *f*	escargot *m* aquatique	водный моллюск
A 562	aqueous chamber, [vitreous] chamber	Augenkammer *f*	chambre *f* de l'œil	глазная камера, камера глаза
A 563	aqueous humour	Augenkammerwasser *n*, Kammerwasser *n*	liquide *m* de la chambre de l'œil	вода глазной камеры
A 564	aqueous solution, liquor	wäßrige Lösung *f*	solution *f* aqueuse	водный раствор
A 565	aqueous solvent	wäßriges Lösungsmittel *n*	solvant *m* aqueux	водный (водяной) растворитель
A 566	aqueous suspension	wäßrige Suspension *f*	suspension *f* aqueuse	водная суспензия
A 567	Arab horse, Arabian horse	Arabisches Vollblut *n*, Araber *m*	cheval *m* arabe, arabe *m*	арабская полнокровная (лошадь)
	arabian camel	*s.* O 69		
	Arabian horse	*s.* A 567		
A 568	arable land	kulturfähiges Land *n*, Ackerland *n*, landwirtschaftliche Nutzfläche *f*	terre *f* arable (labourable)	пашня, сельскохозяйственное угодье
A 569	arachnid	Arachnide *f*, Spinnentier *n* *(Klasse Arachnida)*	arachnide *m*	арахнида, паукообразное животное
	arbovirus	*s.* A 607		
A 570	arched back	[auf]gekrümmter Rücken *m*	dos *m* arqué	выпуклая спина
A 571	arctic fox	Polarfuchs *m*, Eisfuchs *m*, Alopex lagopus	renard *m* polaire	песец
A 572	area eradication *(of a disease)*	flächenhafte Tilgung *f*	éradication *f* territoriale	сплошная ликвидация
A 573	area of dullness, region of dullness	Dämpfungsbezirk *m*	région *f* de matité	область притупления
A 574	area of hunting	Jagdgebiet *n*	terrain *m* de chasse, chasse *f*	охотничий район
A 575	area of inhibition	Hemmhof *m* *(Bakteriologie)*	aire *f* d'inhibition	поле задержки [роста]
	area of spreading	*s.* S 588		
	argasid tick	*s.* S 447		
	argentaffine	*s.* A 576		
A 576	argentophil, argentaffine	argentophil, argyrophil, silberanlagernd	argentifère	сереброфильный, аргирофильный
	armed tapeworm	*s.* P 426		
A 577	armour[ed] heart, bony heart	Panzerherz *n*	péricardite *f* calcifiante	панцирное сердце
A 578	army dog	Militärhund *m*	chien *m* de l'armée	армейская собака
A 579	arsenic	Arsen *n*	arsenic *m*	мышьяк
	arsenic	*s. a.* A 580		
A 580	arsenical, arsenic	arsenisch, Arsen...	arsenique	мышьяковистый
A 581	arsenic compound	Arsenpräparat *n*, Arsenverbindung *f*	préparation *f* à base d'arsenic	препарат мышьяка
A 582	arsenic poisoning	Arsenvergiftung *f*	empoisonnement *m* à l'arsenic	отравление мышьяком
	artefact	*s.* A 622		
	arteria	*s.* A 591		
A 583	arterial	arteriell; Arterien...	artériel	артериальный
A 584	arterial blood	arterielles Blut *n*	sang *m* artériel	артериальная кровь

A 585	**arterial circulation**	arterieller Kreislauf m	circulation f sanguine artérielle	артериальное кровообращение
	arterial clamp	s. A 592		
A 586	**arterial pressure**	arterieller Blutdruck m	tension f artérielle	артериальное кровяное давление
A 587	**arterial pulse**	arterieller Puls m	pouls m artériel	артериальный пульс
A 588	**arterial tremor**	Gefäßschwirren n	tremblement m artériel	артериальное жужжание
A 589	**arteriole,** muscular artery	Arteriole f	artériole f	артериола
A 590	**arteritis**	Arteriitis f, Arterienentzündung f	artérite f	артериит
A 591	**artery,** arteria	Arterie f, Arteria f, Schlagader f	artère f	артерия
	artery clamp	s. A 592		
A 592	**artery forceps,** artery (arterial) clamp	Arterienklemme f	pince f hémostatique [à torsion]	артериальный зажим
A 593	**artery resistance**	arterieller Widerstand m	résistance f artérielle	артериальное сопротивление
A 594	**arthritis**	Arthritis f, Gelenkentzündung f	arthrite f	артрит, воспаление сустава
A 595	**arthrodial joint,** gliding joint	Schiebegelenk n, Schlittengelenk n	articulation f à surface sphérique	скользящий сустав
A 596	**arthrodysplasia**	Gelenkdysplasie f	dysplasie f articulaire	суставная дисплазия, дисплазия сустава
A 597	**arthrography**	Arthrographie f, Kontraströntgenaufnahme f des Gelenkes	arthrographie f	артрография, контрастный рентгеновский снимок сустава
A 598	**arthrolith,** loose body in the joint, joint mouse	Arthrolith m, Gelenkkörper m, Gelenkmaus f	arthrophyte m, souris f articulaire	артролит, суставная мышь, свободно подвижное тело в суставе
A 599	**arthrology**	Arthrologie f, Lehre f von den Gelenken	arthrologie f	артрология, учение о суставах
A 600	**arthropathia,** joint (articular) disease	Arthropathie f, Gelenkerkrankung f	arthropathie f	артропатия, заболевание сустава
A 601	**arthroplastic**	gelenkbildend, arthroplastisch	arthroplastique	суставообразующий
A 602	**arthroplasty**	Arthroplastik f, Gelenkplastik f	arthroplastie f	артропластика, суставная пластика
A 603	**arthropod**	Arthropode m, Gliederfüßer m, Arthropoda	arthropode m	артропод, членистоногий
A 604	**arthropodal allergy**	Allergie f durch Arthropodenallergene	allergie f due à l'allergène des arthropodes	аллергия артроподными аллергенами
A 605	**arthropodal ectoparasite**	ektoparasitärer Arthropode m	arthropode m ectoparasitaire	эктопаразитарный артропод (членистоногий)
A 606	**arthropod-borne disease**	von Arthropoden übertragene Krankheit f	maladie f transmise par les arthropodes	передающееся артроподами заболевание
A 607	**arthropod-borne virus,** arbovirus	von Arthropoden übertragenes Virus n, Arbovirus n	virus m transmis par les arthropodes, arbovirus m	передающийся артроподами вирус, арбовирус
A 608	**arthroscopy**	Arthroskopie f, röntgenologische Gelenkdarstellung f	arthrographie f	артроскопия, рентгеновское исследование сустава
A 609	**arthrosis**	Arthrose f, degenerative Gelenkerkrankung f	arthrose f	артроз
A 610	**Arthus' reaction**	Arthus-Reaktion f	réaction f d'Arthus	феномен Артуса
A 611	**articular**	artikulär; Gelenk...	articulaire	суставной, артикулярный
A 612	**articular cartilage**	Gelenkknorpel m	cartilage m articulaire	суставной хрящ
	articular cavity	s. J 18		
A 613	**articular disc**	Diskus m, Zwischengelenkknorpel m	disque m articulaire	диск, межсуставной хрящ
	articular disease	s. A 600		
A 614	**articular erysipelas,** erysipelas arthritis	Gelenkrotlauf m	érysipèle m articulaire	суставная форма рожи свиней
A 615	**articular facet**	Gelenkgrube f	cavité f glénoïde	суставная впадина (яма)
	articular fossa	s. S 439		
A 616	**articular fracture**	Gelenkbruch m	fracture f articulaire (intra-articulaire)	перелом сустава
A 617	**articular gout**	Gelenkgicht f	goutte f d'articulation	суставная водянка
A 618	**articular process,** joint process	Gelenkfortsatz m	apophyse f (prolongement m) articulaire	суставной отросток
A 619	**articular surface,** joint surface	Gelenkfläche f	surface f articulaire	суставная площадка (поверхность)
A 620	**articulate / to**	gelenkig verbinden, sich in Gelenkverbindung befinden	articuler	суставосвязывать, находиться в суставной связи
A 621	**articulation,** joint, junction	Gelenk n, gelenkige Verbindung f, Knochenverbindung f	articulation f, jointure f	сустав, соединение (сочленение) костей
	articulus sellaris	s. S 5		
A 622	**artifact,** artefact	Artefakt n, Kunstprodukt n	produit m artificiel (cellule)	артефакт
A 623	**artificial digestion for trichinosis**	künstliche Verdauung f (Methode)	digestion f artificielle	искусственное переваривание
A 624	**artificial drying**	künstliche Trocknung f	séchage m artificiel	искусственная сушка
A 625	**artificial feeding**	künstliche Ernährung f	alimentation f artificielle	искусственное питание
A 626	**artificial host**	experimenteller Wirt m	hôte m expérimental	экспериментальный хозяин
A 627	**artificial insemination,** A.J.	künstliche Besamung f, KB	insémination f artificielle	искусственное осеменение

A 628	artificial insemination station	künstliche Besamungsstation f	station f d'insémination artificielle	станция искусственного осеменения
A 629	artificial insemination technician, A.I. technician, Inseminator, A.i. operator	Besamungstechniker m	technicien m d'insémination artificielle	осеменатор
A 630	artificial labour, induced labour	künstlich eingeleitete Wehen fpl	douleurs fpl de l'accouchement provoquées artificiellement	искусственные потуги
A 631	artificial lighting	Lichtregime n, künstliche Beleuchtung f	éclairage m artificiel	искусственное освещение
A 632	artificial organ	künstliches Organ n, Organersatz m	organe m artificiel	искусственный орган
A 633	artificial rearing, raising by hand, orphan rearing	mutterlose Aufzucht f	élevage m artificiel	безматочное выращивание
	artificial respiration	s. A 635		
A 634	artificial vagina	künstliche Vagina (Scheide) f	vagin m artificiel	искусственная вагина, искусственное влагалище
A 635	artificial ventilation, artificial respiration	künstliche Beatmung f	respiration f artificielle	искусственное дыхание
	artiodactyle	s. C 515		
A 636	ascariasis, maw-worm disease, ascaridosis	Askaridose f, Ascariasis f, Spulwurmbefall m, Askaridiasis f, Askarididose f	ascaridiose f	аскаридоз
A 637	ascarid	Askaride m, Spulwurm m (Familie Ascarididae)	ascaride m	аскарида
	ascaridosis	s. A 636		
A 638	ascend / to	aufsteigen	monter, s'élever	восходить, подниматься
A 639	ascending colon, large colon	aufsteigendes Kolon n	côlon m ascendant	восходящее колено ободочной кишки
A 640	ascending infection	aufsteigende Infektion f	infection f ascendante	нарастающая инфекция
A 641	ascites	Aszites f, Hydroperitoneum n, Bauch[fell]wassersucht f	ascite f	асцид, водянка брюшины
A 642	ascitic fluid	Aszitesflüssigkeit f	liquide m ascitique	асцидная жидкость
A 643	Ascoli reaction	Ascoli-Reaktion f (Milzbranddiagnostik)	réaction f d'Ascoli	реакция по Асколи
A 644	ascorbic acid	Ascorbinsäure f, Vitamin n C	acide m ascorbique, vitamine f C	аскорбиновая кислота
A 645	asepsis	Asepsis f, Keimfreiheit f	asepsie f	асептика
A 646	aseptic fever	aseptisches Fieber n	fièvre f aseptique	асептическая лихорадка (горячка)
A 647	aseptic gauze, mull, absorbent gauze	Verbandmull m	gaze f à pansement	марля, бинт
A 648	aseptic operation, clean operation	aseptische Operation f	opération f aseptique	асептическая операция
A 649	aseptic technique	Aseptik f, aseptische Maßnahme f	mesure f d'asepsie	асептика, асептическое мероприятие
A 650	asexual	asexuell	asexuel, asexué	асексуальный, бесполовый
	ASF	s. A 207		
	asiderobic anaemia	s. I 287		
A 651	asinine	Esel...	asinien	ослиный
A 652	aspect of illness	Krankheitsbild n	aspect m clinique	картина болезни
A 653	aspermatic	aspermatisch, spermienlos, samenlos	aspermatique	аспермагический, бессемянный
A 654	aspermia	Aspermie f, Fehlen n der Samenzellen	aspermie f	аспермия, отсутствие сперматозоидов
	asphyxia	s. R 226, S 836		
A 655	aspiration biopsy	Aspirationsbiopsie f	biopsie f par aspiration	аспирационная биопсия
A 656	aspiration pneumonia, inhalation pneumonia	Aspirationspneumonie f, Eingießpneumonie f, Verschluckpneumonie f	pneumonie f d'inhalation	аспирационная (вдыхательная, ингаляционная) пневмония
A 657	aspirator	Aspirator m, Ansaugapparat m	aspirateur m	аспиратор
	as required	s. A 157		
	ass	s. D 383		
A 658	assay / to	prüfen, analysieren, bestimmen	analyser, contrôler	анализировать
A 659	ass breeding	Eselzucht f	élevage m asinien	ословодство
A 660	asses milk, donkey milk	Eselsmilch f	lait m d'ânesse	ослинное молоко, молоко от ослицы
A 661	assessment of slaughter quality	Beurteilung f der Schlachtkörperqualität	appréciation f de la qualité de la carcasse	оценка качества туши
A 662	assign / to (taxonomy)	zuordnen	attribuer	относить
A 663	assignment (taxonomy)	Zuordnung f	attribution f	отношение
	associated lymph node	s. R 142		
	asternal rib	s. F 44		
A 664	astringent [agent]	Adstringens n (Wundbehandlung)	agent m astringent	вяжущее средство
A 665	astrocyte	Astrozyt m, Sternzelle f	astrocyte m, cellule f en étoile	астроцита, звездочная клетка

	English	German	French	Russian
A 666	asymmetric udder	Stufeneuter *n*	mamelle *f* déséquilibrée vers l'arrière	ступенчатое вымя
A 667	asymptomatic infection	symptomlose (asymptomatische) Infektion *f*	infection *f* asymptomatique (sans symptôme)	бессимптомная инфекция
	atactic abasia	*s.* A 5		
A 668	atavism, reversion	Atavismus *m*	atavisme *m*	атавизм
A 669	ataxia of foals, wobbler syndrome, wobbles, equine sensory ataxia	Fohlenataxie *f*	ataxie *f* du poulain	атаксия жеребенка
A 670	atheroma	Atherom *n*, Grützbeutel *m*	athérome *m*, loupe *f*	атерома
	athletic horse	*s.* S 575		
A 671	atlas	Atlas *m*, erster Halswirbel *m*	atlas *m*	атлант, первый шейный позвонок
	atony of the rumen	*s.* R 315		
	atoxic	*s.* N 162		
	at pleasure	*s.* A 157		
A 672	atretic follicle	atretischer Follikel *m*	follicule *m* atrétique	атретический фолликул
	atrialappendage	*s.* A 704		
A 673	atrial dissociation *(heart)*	getrenntes Schlagen *n* der Vorhöfe	dissociation *f* des battements auriculaires	раздельное биение предсердий
A 674	atrial fibrillation, auricular fibrillation	Vorhofflimmern *n*	fibrillation *f* auriculaire	мерцание предсердий
A 675	atrial flutter	Vorhofflattern *n*	flutter *m* auriculaire (d'attrium)	трепетание предсердий
	atrioventricular bundle	*s.* B 570		
	atrioventricular node	*s.* N 122		
	at-risk animal	*s.* A 379		
	atrium of infection	*s.* E 207		
	atrophic kidney	*s.* C 771		
A 676	atrophic rhinitis	Schnüffelkrankheit *f*, Rhinitis atrophicans	rhinite *f* atrophique	атрофический ринит
A 677	atrophy / to	atrophieren, schrumpfen, schwinden	atrophier	атрофировать
A 678	attachment	Anheftung *f (z.B. eines Parasiten)*	attachement *m*	прикрепление
A 679	attachment cell	Haftzelle *f*	cellule *f* de contact	клетка прикрепления
	attachment of a muscle	*s.* M 457		
A 680	attachment site	Ort *m* der Anheftung	endroit (point) *m* d'insertion	место прикрепления
A 681	attack, fit, seizure	Anfall *m*	attaque *f*	приступ
A 682	attack of coughing, fit of coughing	Hustenanfall *m*	crise *f* de toux, quinte *f* [de toux]	приступ кашли
	attack of fever	*s.* F 134		
A 683	attack rate	Prävalenz *f* einer Krankheit in einem bestimmten Zeitraum	prévalence *f* d'une maladie dans un temps déterminé	превалентность заболевания в определенном периоде
A 684	attenuate / to	verdünnen, abschwächen	atténuer	разбавлять, ослаблять
A 685	attenuated strain	attenuierter (virulenzgeschwächter) Stamm *m*	souche *f* atténuée	аттенуированный (ослабленный в вирулентности) штамм
A 686	attenuated vaccine	abgeschwächter Impfstoff *m*, attenuierte Vakzine *f*	vaccin *m* atténué	ослабленная живая вакцина, аттенуированная вакцина
A 687	attenuated virus	attenuiertes (virulenzgeschwächtes) Virus *n*	virus *m* atténué	аттенуированный (ослабленный в вирулентности) вирус
A 688	attenuation	Attenuierung *f*, Abschwächung *f*	atténuation *f*	аттенуирование, ослабление
A 689	attest / to	attestieren, bescheinigen	attester, certifier	аттестировать, выписать справку
A 690	attest	Attest *n*, Bescheinigung *f*	certificat *m*, attestation *f*	аттестат, справка
A 691	attestation of health *(food inspection)*	Genußtauglichkeitsbescheinigung *f*	attestation *f* d'aptitude à la consommation	справка о пригодности в пищу
A 692	attractant	Attraktans *n*, Lockstoff *m*, anlockender Stoff *m*	appât *m*	аттрактант, привлекающее вещество
A 693	attribute / to *(losses to a disease)*	zurechnen	imputer, attribuer	относить, причислять
A 694	attrition murmur, friction murmur	Reibegeräusch *n*	bruit *m* de frottement	шумы трения
A 695	atypical disease	atypische Krankheit *f*	maladie *f* atypique	атипичное заболевание, атипичная болезнь
A 696	auditory behaviour	Gehörverhalten *n*, Hörverhalten *n*	comportement *m* auditif	слуховое поведение, слуховая реакция
A 697	auditory canal, ear canal	Gehörgang *m*	conduit *m* auditif	слуховой проход
A 698	auditory centre	Hörzentrum *n*	centre *m* acoustique cortical, sphère *f* auditive	слуховой центр
	auditory nerve	*s.* C 548		
A 699	auditory ossicle	Gehörknöchelchen *n*	osselet *m* de l'ouïe	слуховая косточка
A 700	auditory perception, hearing	Gehör *n*	ouïe *f*	слух
	augmented symptoms	*s.* A 240		

A 701	**Aujeszky's disease,** pseudorabies, mad itch	Aujeszkysche Krankheit f, Pseudowut f, Morbus m Aujeszky, Pseudorabies, Paralysis bulbaris infectiosa	maladie f d'Aujeszky, pseudorage f	болезнь Ауески, псевдобешенство, инфекционный бульбарный паралич
A 702	**aural,** auricular	Ohr..., Außenohr...	auriculaire	ушной
A 703	**auricle,** earflab, pinna	Ohrmuschel f	pavillon m de l'oreille	ушная раковина
	auricle	s. a. A 704		
	auricular	s. A 702		
A 704	**auricular appendix,** auricle, atrial appendage	Herzohr n	auricule m [du cœur], appendice m auriculaire	сердечное ушко
	auricular fibrillation	s. A 674		
A 705	**auscultation**	Auskultation f, Abhören n	auscultation f	аускультация, выслушивание
	auscultatory percussion	s. A 108		
	autochthonal parasite	s. R 210		
	autochthonous	s. I 98		
	autochthonous parasite	s. R 210		
A 706	**autoclave / to**	autoklavieren, im Autoklaven keimfrei machen	autoclaver	автоклавировать
A 707	**autoclave**	Autoklav m, Dampfsterilisationsapparat m	autoclave m	автоклав
A 708	**autogenous vaccine**	autogene Vakzine f	vaccin m autogène	аутогенная вакцина
A 709	**autoinfection,** self-induced infection	Autoinfektion f, Selbstinfektion f	autoinfection f	аутоинфекция, самозаражение
A 710	**autolysate**	Autolysat n, Produkt n der Autolyse	produit m de l'autolyse	продукт автолиза (распада)
A 711	**autolysis**	Autolyse f	autolyse f	автолиз
A 712	**autolytic tissue**	autolytisches Gewebe n	tissu m autolytique	автолитическая ткань
	automatic drinking bowl	s. A 716		
A 713	**automatic feed dispenser, automatic feeder**	Futterautomat m, Fütterungsautomat m	automate m pour aliment	кормовой автомат, кормораздатчик
A 714	**automatic feeding,** machine feeding	automatische Fütterung f	alimentation f automatique	автоматическое кормление
A 715	**automatic inoculator**	automatisches Impfgerät n, Impfpistole f	inoculateur m automatique	автоматический прибор для прививки, пистолет для прививки
	automatic syringe	s. M 423		
A 716	**automatic waterer,** automatic drinking bowl	Selbsttränke f	abreuvoir m automatique	автопоилка
A 717	**autonomic nervous system,** involuntary nervous system	autonomes (vegetatives) Nervensystem n	système m nerveux autonome	автономная нервная система
A 718	**autophagy**	Autophagie f, Auffressen n eigener Körperteile	autophagie f	автофагия, самопожирание
A 719	**autopsy,** necropsy, dissection	Sektion f, Zerlegung f, Obduktion f	autopsie f, nécropsie f, dissection f	[патологическое] вскрытие
A 720	**autopsy-confirmed diagnosis**	durch Sektion bestätigte Diagnose f	diagnose f confirmée par autopsie	подтвержденный вскрытием диагноз
	autopsy findings	s. P 441		
A 721	**autosite**	Autosit m (Teil einer asymmetrischen Doppelmißbildung)	autosite m	автозит
	autotransfusion	s. R 259		
A 722	**autovaccine**	Autovakzine f, Eigenimpfstoff m	autovaccin m	автовакцина
A 723	**autumn lambing**	Herbstlammung f	agnelage m d'automne	осенний окот
A 724	**auxiliary host**	Hilfswirt m	hôte m auxiliaire	вспомогательный (вставочный) хозяин
A 725	**average life expectancy**	mittlere Lebenserwartung f	expectative f moyenne de vie	средняя ожидаемая продолжительность жизни
A 726	**average livestock**	Durchschnittstierbestand m	moyenne f du cheptel	среднее поголовье
A 727	**avian**	Vogel..., Geflügel..., Hühner..., aviär	de volaille	птичий
A 728	**avian artificial insemination**	künstliche Besamung f beim Geflügel	insémination f artificielle chez la volaille	искусственное осеменение птиц
A 729	**avian chlamydiosis**	Chlamydieninfektion f des Geflügels	infection f aviaire par les chlamydies	хламидиозная инфекция птиц
A 730	**avian coccidiosis**	Geflügelkokzidiose f	coccidiose f aviaire	кокцидиоз птиц
A 731	**avian coryza,** roup, infectious coryza of chickens	Geflügelschnupfen m	coryza m aviaire	насморк птиц
A 732	**avian infectious bronchitis**	infektiöse Bronchitis f des Huhnes	bronchite f infectieuse du poulet	инфекционный бронхит кур
A 733	**avian infectious hepatitis**	infektiöse Leberentzündung f des Huhnes	hépatite f infectieuse de la volaille	инфекционное воспаление печени птиц
A 734	**avian infectious laryngotracheitis**	infektiöse Laryngotracheitis f des Huhnes	laryngotrachéite f infectieuse du poulet	инфекционный бронхит кур
A 735	**avian influenca,** fowl plague	Virusgrippe f der Vögel, aviäre Influenza f, Influenza-A-Infektion f des Geflügels	virus m grippal des oiseaux	вирусный грипп птиц, инфлюэнца птиц, инфлуэнца-А птиц
A 736	**avianized vaccine,** chicken embryo vaccine	avianisierte Vakzine f	vaccin m avianisé	вакцина, получена на эмбрионах цыплят

A 737	avian leukosis	Leukose f des Huhnes, Geflügelleukose f	leucose f aviaire	лейкоз птиц
A 738	avian malaria	Vogelmalaria f	malaria f aviaire	малярия птиц
A 739	avian monocytosis, pullet (blue comb) disease	aviäre Monozytose f, Blaukammkrankheit f	monocytose f aviaire	авиарный моноцитоз, болезнь синего гребня
A 740	avian mycoplasmosis	Mykoplasmose f des Geflügels	mycoplasmose f aviaire, maladie f respiratoire chronique	микоплазмоз птиц
	avian pasteurellosis	s. F 510		
	avian plague	s. F 513		
	avian pox	s. F 514		
A 741	avian trichomoniasis, roup	Trichomoniasis f (Geflügel), „gelber Kropf" m	trichomonase f	трихомоноз (птиц), «желтый зоб»
A 742	avian tuberculosis	Geflügeltuberkulose f, Vogeltuberkulose f	tuberculose f aviaire	туберкулез птиц
A 743	aviary	Voliere f	volière f	вольер
A 744	aviary bird	Volierenvogel m, Ziervogel m	oiseau m à volière	вольерная птица
A 745	aviculture	Ziervogelzucht f	aviculture f	декоративное птицеводство
A 746	avirulence	Avirulenz f	alvirulence f	авирулентность
A 747	avirulent	avirulent	avirulent	авирулентный
A 748	avitaminosis	Avitaminose f, Vitaminmangelkrankheit f	avitaminose f	авитаминоз
A 749	avoidance, avoidance behaviour	Meidung f, Ausweichverhalten n	action f d'éviter	обходное поведение
A 750	avulsion fracture	Abrißfraktur f, Abscherfraktur f; Sehnenausrißfraktur f	fracture f par (en) arrachement, fracture par déchirement	отрывной перелом; перелом (фрактура) с отрывом связок
A 751	awn	Granne f	barbe f	ость, усик
A 752	awned grass	grannentragendes Gras n	herbe f portant des arêtes	остистая трава
	axenic animal	s. G 86		
A 753	axis, second cervical vertebra	zweiter Halswirbel m, Epistropheus m	deuxième vertèbre f cervicale, vertèbre axis	эпистрофей, второй шейный позвонок
A 754	azo dye	Azofarbstoff m	colorant m azoïque	азокраситель, азокраска
A 755	azoospermia	Azoospermie f (Fehlen von Spermien im Ejakulat)	azoospermie f	отсутствие сперматозоидов в эякуляте
A 756	azotaemia	Azotämie f (N-Anreicherung im Blut)	azotémie f	азотемия, обогащение крови азотом

B

B 1	babesial vaccine	Babesiosevakzine f, Impfstoff m gegen Babesiose	vaccin m contre la babésiose (babésiellose)	бабезиозная вакцина, вакцина против бабезиоза
B 2	babesicidal drug, babesicide, antibabesial drug	Babesizid n	babésicide m	бабезицид, средство против бабезиоза
	baby beef	s. V 41		
B 3	baby-beef cattle, beefling	Mastjungrind n	jeune bovin m d'engraissement, taurillon m d'engraissement	откормленный на мясо крупный рогатый скот, откормочный молодняк
	baby duck	s. D 502		
	baby pig	s. S 822		
	baby pigeon	s. S 596		
B 4	backache, pain in the back, back pain	Rückenschmerz m	douleur f dorsale	боль в спине
	backbone	s. V 89		
B 5	back-cross / to, to cross back	rückkreuzen, rückpaaren	rétro-accoupler, croiser (accoupler) en retour	возвратно скрещивать, скрещивать возвратно
B 6	back-crossing	Rückkreuzung f, Rückkreuzen n	croisement m de retrempe, croisement en retour, recroisement m	возвратное скрещивание
B 7	back fat	Rückenspeck m, Rückenfett n	gras m du dos	спинной шпик
B 8	back-fat depth, back-fat thickness	Rückenfettdicke f	épaisseur f de la graisse du dos	толщина спинного жира
	back leg	s. H 228		
B 9	back-line treatment	Behandlung f entlang der Wirbelsäule	traitement m le long de la colonne vertébrale	лечение (обработка) вдоль позвоночника
	back pain	s. B 4		
B 10	back-passaged germ	rückpassagierter Keim m	germe m traité par passages	обратно пассажированный возбудитель
B 11	back rubber	Rückenreiber m, Backrubber m (Ektoparasitenbekämpfung)	frictionneur m de dos	мочалка, щетка для обработки спины
B 12	backtag	Rückenmarkierung f, Markierung f auf dem Rücken eines Tieres	marquage m sur le dos d'un animal	маркировка на спине [животного]
B 13	baconer, bacon pig	Baconschwein n (90 kg)	porc m baconien	беконная свинья
B 14	bacon spleen, amyloid spleen, waxy spleen	Speckmilz f, Amyloidmilz f, Amyloidose f der Milz	amyloïdose f de la rate	амилоидоз селезенки

B 15	**bacteria count**	Keimzahl f	nombre m de bactéries	число возбудителей
	bacterial balanoposthitis	s. S 260		
B 16	**bacterial colonization,** bacterial invasion	Keimbesiedlung f	colonisation f bactérienne	бактериальное обсеменение
B 17	**bacterial contamination**	bakterielle Verunreinigung (Kontamination) f	contamination f bactérienne	бактериальное загрязнение, бактериальная контаминация
B 18	**bacterial content**	Keimgehalt m	teneur f en germes	содержание возбудителей
	bacterial count	s. B 19		
B 19	**bacterial counting,** bacterial count	Bakterienzählung f, Keimzahlbestimmung f	dénombrement m bactérien	вычисление бактерий, определение количества бактериальных клеток
B 20	**bacterial culture**	Bakterienkultur f	culture f bactérienne	бактериальная культура
B 21	**bacterial flora,** microbial flora	Bakterienflora f, Keimflora f, Keimbesiedlung f	flore f bactérienne	бактериальная флора
	bacterial invasion	s. B 16		
B 22	**bacterial plate count**	Keimzählung f nach Plattenverfahren	comptage m des bactéries par la méthode de plaques, formule f bactérienne par la méthode de plaques	подсчет возбудителей чашечным способом
B 23	**bacterial pneumonia**	bakterielle Pneumonie (Lungenentzündung) f	pneumonie f bactérienne	бактериальная пневмония, бактериальное воспаление легких
B 24	**bacterial spectrum**	Erregerspektrum n (Bakteriologie)	spectre m d'activité bactérienne	спектр возбудителей
B 25	**bacteria-proof filter**	bakteriendichtes Filter n, Bakterienfilter n	filtre m bactérien	фильтр, непропускаемый бактерии, бактериальный фильтр
B 26	**bactericidal**	bakterizid, bakterien[ab]tötend	bactéricide	бактерицидный
B 27	**bactericidal activity**	Bakterizidie f, bakterizide Aktivität f	activité f bactéricide	бактерицидность, бактериальная активность
B 28	**bacteriological meat inspection**	bakteriologische Fleischuntersuchung f	analyse f bactériologique de la viande	бактериологическое исследование мяса
B 29	**bacteriologic loop,** platinum loop	Platinöse f	anse f de platine	платиновая петля
B 30	**bacteriology**	Bakteriologie f	bactériologie f	бактериология
B 31	**bacteriostat**	Bakterienhemmstoff m, Bakteriostatikum n	bactériostatique m	бактериостатик
B 32	**bacterium**	Bakterium n	bactérie f	бактерия
B 33	**bactrian camel,** two-humped camel	zweihöckriges Kamel n, Trampeltier n, Camelus bactrianus	chameau m à deux bosses	двугорбый верблюд
B 34	**bad breath**	[übler] Maulgeruch m, [übler] Mundgeruch m, Foetor ex ore	haleine f buccale, mauvaise haleine, fétidité f de l'haleine	запах из рта
	bad doer	s. R 340		
B 35	**badger**	Dachs m, Meles meles	blaireau m	барсук
B 36	**badly bled carcass**	schlecht ausgebluteter Schlachtkörper m	carcasse f mal saignée	плохо обескровленная туша
B 37	**baffle board**	Ablenkbrett n (Instrument zur Lenkung und Bewegung von Tieren, vor allem im Zoo)	bâton m de détournement	щит для отвлекания
	bag	s. S 104		
B 38	**bagasse**	Bagasse f, Zuckerrohrrückstand m, Begasse f	bagasse f	остаток сахарного тросника
B 39	**bagging up** (before calving)	Aufeutern n	enveloppement m des mamelles, développement m de la mamelle avant la mise bas	разрастание вымени до отела
B 40	**bait / to**	ködern, einen Köder auslegen	appâter	приманивать, разложить приманку
B 41	**bait**	Köder m	appât m, amorce f	приманка
B 42	**bait trap**	Köderfalle f	piège m à appât	ловушка с приманкой
B 43	**bait vaccination**	Vakzinierung f mittels Köder	vaccination f par appât	вакцинация приманкой
	balanceddiet	s. B 44		
	balance disturbance	s. V 106		
B 44	**balanced ration,** complete ration, balanced diet	ausgewogene (ausbalancierte) Futterration f, vollwertige Ration f	ration f équilibrée	уравновешенный (сбалансированный) рацион
B 45	**balanic**	Glans..., Eichel...	glandé	пенисный
B 46	**balanitis**	Balanitis f, Entzündung f der Eichel	balanite f	баланит, воспаление головки полового члена
B 47	**balantidal infection,** balantidiosis	Balantidieninfektion f	balantidiose f	инфекция балантидиами, балантидиоз
B 48	**baldy calf syndrome**	Haarlosigkeit f (Kalb)	absence f de poils	лысость, безволосость
	balk / to	s. S 301		

	English	German	French	Russian
B 49	**ball / to** *(horse)*	Pillen eingeben, einen Bolus eingeben	donner des pilules	задавать пилюли
	ball	s. B 367		
B 50	**ball-and-socket joint,** thorough joint	Kugelgelenk *n*	articulation *f* orbiculaire, énarthrose *f*	шаровидный сустав
B 51	**balling gun**	Pillenstock *m*, Pilleneingeber *m*	instrument *m* à donner les pilules	пилюлодаватель
B 52	**ball of the foot,** digital cushion, foot pad	Fußballen *m*	coussinet *m*, pelote *f* plantaire	пальцевой мякиш
B 53	**ballooning degeneration**	ballonierende Degeneration *f* (Pathologie)	dégénération *f* en ballonnement	баллонирующая дегенерация
	balls of horse dung	s. H 292		
B 54	**bandage / to,** to bind, to dress	bandagieren, verbinden, einen Verband anlegen	bander, placer une bande, placer un bandage	перевязать, делать повязку, бинтовать
B 55	**bandage**	Binde *f*	bande *f*, bandage *m*	бинт
	bandage	s. a. D 435		
B 56	**bandaging material,** dressing material	Verbandmaterial *n*, Verbandstoff *m*, Verbandzeug *n*	matériel *m* de bandage (pansement)	перевязочный материал
	Bang's disease	s. B 407		
B 57	**banked blood**	Blutkonserve *f*	conserve *f* de sang	консервированная кровь
B 58	**banteng**	Banteng *n*, Balirind *n*, Bibos banteng	bœuf *m* de Bali	бали-бантинг скот, бали скот *(порода крупного рогатого скота)*
	barber's pole worm	s. T 338		
B 59	**bark / to**	bellen	aboyer	лаять, гавкать
B 60	**barn**	Scheune *f*	grange *f*	сарай, крытый ток
	barn itch	s. S 63		
B 61	**barn sheet**	Stallbuch *n*	régistre *m* d'étable	племенная книга животноводческого помещения
B 62	**barnyard fowl**	Wirtschaftsgeflügel *n (Hühner, Enten, Gänse)*	volaille *f* d'exploitation	домашняя (хозяйственная) птица
B 63	**Barr body**	Barr-Körperchen *n*, Sex-Chromatin *n*	corpuscules *mpl* de Barr	частица Барра, сексхроматин
B 64	**barrel** *(horse)*	Rumpf *m*, Mittelhand *f*	tronc *m*	туловище
B 65	**barren,** infertile, not fertile, sterile, farrow	unfruchtbar, güst	stérile, infertile	безплодный, яловый
	barren	s. a. N 149		
	barren ewe	s. Y 7		
	barrenness	s. S 678		
B 66	**barren sow**	unfruchtbare Sau *f*, „leere" Sau	truie *f* stérile	бесплодная свиноматка, «холостая» свиноматка
B 67	**barrier husbandry**	Isolierhaltung *f* von Tieren, isolierte Tierhaltung *f*	élevage *m* isolé d'animaux	изолированное содержание
B 68	**barrier vaccination**	Barriereimpfung *f*	vaccination *f* de barrière	барьерная прививка
B 69	**barrow,** hog	kastriertes männliches Schwein *n*, Borg *m*	porc *m* mâle castré, porc châtré	боров, кастрированный хряк
B 70	**basal anaesthesia**	Basisnarkose *f*	narcose *f* de base	базисный (основной) наркоз
B 71	**basal body**	Basalkörperchen *n (bei Ziliaten und Flagellaten)*	corpuscule *m* basal	базальное тельце
B 72	**basal cell**	Basalzelle *f*	cellule *f* basale	базальная клетка
B 73	**basal cell tumour of the ovary**	Granulosazelltumor *m (Eierstockgeschwulst)*	tumeur *f* des cellules basales de l'ovaire	рак гранулезных клеток
B 74	**basal ganglion**	Basalganglion *n*, grauer Kern *m* des Großhirns	ganglion *m* basal, noyau *m* gris du cerveau	базальный ганглий, серая клетка коры большого мозга
	basal membrane	s. B 77		
B 75	**basal metabolic rate**	Grundstoffwechselrate *f*, Basalumsatz *m*	métabolisme *m* basal	основной (базальный) обмен, процент обмена основных веществ
B 76	**basal metabolism**	Grundstoffwechsel *m*, Ruhestoffwechsel *m*	métabolisme *m* basal (repos)	основной обмен [веществ]
B 77	**basement membrane,** basal membrane	Basalmembran *f (des Epithels)*	membrane *f* basale	базальная мембрана
B 78	**base-narrow conformation** *(horse)*	bodenenge Stellung *f*	pose (position) *f* en jambes étroites	сближенная к низу постановка
B 79	**base of the horn**	Hornbasis *f*	base *f* de la corne	основа рога
	base of the tail	s. T 14		
B 80	**base-wide conformation** *(horse)*	bodenweite Stellung *f*	pose (position) *f* en jambes écartées	расставленная постановка
B 81	**basis fracture**	Schädelbasisbruch *m*	fracture *f* de la base du crâne	базисная фрактура, перелом основы черепа
B 82	**basophil[e]** *(cell)*	basophiler Granulozyt *m*, Basophiler *m*	granulocyte *m* basophile	базофильный гранулоцит
B 83	**basophilic**	basophil, basenfreundlich	basophile	базофильный
B 84	**basophilic halo** *(histology)*	basophiler Hof *m*	aire *f* basophile	базофильное кольцо
B 85	**basophilic stippling** *(erythrocytes)*	basophile Tüpfelung *f*	pointillé *m* basophile	базофильная крапчатость (зернистость)

B 86	bat	Fledermaus f (Ordnung Chiroptera)	chauve-souris f	летучая мышь
B 87	batch	Charge f (pharmazeutische Industrie)	charge f	серия, выпуск
B 88	batch lambing	Gruppenablammung f, Ablammung f in Gruppen	agnelage m en groupe	групповой окот, окот по группам
B 89	bat rabies	Tollwut f bei Fledermäusen	rage f chez les chauve-souris	бешенство летучих мышей
B 90	battery husbandry	Batteriehaltung f, Haltung f von Tieren in Batterien	élevage m en batterie	батарейное содержание животных, содержание животных в клетках
B 91	battery in tiers	Etagenbatterie f	batterie f en étages	этажная батарея
	baulk / to	s. S 301		
B 92	bay (horse)	Brauner m	bai m	гнедой
B 93	beak	Schnabel m (besonders Greifvögel)	bec m	клюв
	beak amputation	s. D 39		
B 94	beak avulsion	Abriß m des Schnabels	arrachement m du bec	отрыв клюва
B 95	beaker, cup, glass	Becherglas n	verre m gobelet	стакан
B 96	beak overgrowth	Schnabelhypertrophie f	hypertrophie f du bec	гипертрофия клюва
B 97	beak trimming	Kürzen n des Schnabels	débecquage m	сокращение клюва
	bear a foetus / to	s. P 504		
B 98	beard (goat)	Bart m	barbiche f	борода
	beast of prey	s. P 490		
B 99	become clinically apparent / to, to become ouvert (clinical signs)	klinisch manifest werden, apparent werden	devenir manifestement clinique, devenir apparent	быть клинически выраженным, быть исчезанным
	become diseased / to	s. F 31		
B 100	become impacted / to	eingeklemmt werden	être étranglé (coincé)	быть ущемленным
	becomeinflamed / to	s. I 131		
	become ouvert / to	s. B 99		
B 101	become pregnant / to	tragend werden	remplir	становиться беременной
	become worse / to	s. D 183		
B 102	bed	Liegeplatz m	couche f	стойло, бокс для отдыха
	bedding	s. L 187		
	bedding material	s. L 187		
	bed down / to	s. L 186		
	bed-sore	s. D 58		
B 103	bee	Biene f (Familie Apidae)	abeille f	пчела
B 104	bee bread	Bienenbrot n, Pollentracht f	aliment m d'abeilles	пчелиный хлеб, перга
B 105	bee disease	Bienenkrankheit f	maladie f des abeilles	заболевание пчел
B 106	beef	Rindfleisch n	viande f bovine	говядина
B 107	beef, beefy	fleischig, mastig	charnu	мясистый
B 108	beefalo	Kreuzung f zwischen Rind und Büffel	croisement m entre bœuf et buffle	скрещивание между крупным рогатым скотом и буйволом
B 109	bee farmer	Großimker m, Berufsimker m	apiculteur m	[профессиональный] пчеловод, пасечник
B 110	beef breed, meat strain, meat-type breed	Fleischrasse f, Mastrasse f	race f à viande	мясная порода
B 111	beef cattle	Fleischrindvieh n, Fleischrinder npl	bœufs mpl de boucherie	мясной скот
	beef fat	s. B 116		
B 112	beef grading	Einstufung f von Rindfleisch	classement m de la viande bovine	классификация говядины
B 113	beef industry	Produktionsstrecke f für Rindfleisch, Rindfleisch verarbeitende Industrie f	chaîne f de production pour viande bovine	производственный конвейер говядины
B 114	beefiness, meatiness	Fleischigkeit f, Mastigkeit f	abondance f de viande, état m charnu (de viande)	мясистость
	beefling	s. B 3		
	beef measles	s. B 408		
B 115	bee forage, bee pasture	Bienenweide f, Bienenfutter n	pâturage m apicole	пасека, пчелиный корм
B 116	beef suet (tellow), beef fat, bovine tallow	Rinderfett n, Rindertalg m	graisse f de bœuf, suif m bovin	говяжий жир
B 117	beef tapeworm, unarmed tapeworm	Rinder[finnen]bandwurm m, unbewaffneter Bandwurm m des Menschen, Taenia saginata	ténia m du bœuf, ténia non armé	бычий цистицеркозный ленточный червь, невооруженный ленточный червь человека
	beefy	s. B 107		
B 118	beehive	Bienenkorb m, Bienenstock m, Beute f	ruche f	[плетеный] улей, кош, сапетка ровни улей-колода
B 119	bee house, apiary	Bienenhaus n	rucher m	улей, пчеловодный павильон
B 120	beekeeping, apiculture	Bienenhaltung f, Imkerei f	apiculture f	пчеловодство, разведение пчел, пасека
B 121	bee louse	Bienenlaus f, Braula coeca	pou m d'abeille	пчелиная вошь
	bee pasture	s. B 115		
B 122	bee-proof	bienensicher	résistant aux abeilles	пчелонепроходимый
	beestings	s. C 614		

B 123	**beeswax**	Bienenwachs *n*	cire *f* d'abeilles	пчелиный воск
B 124	**bee toxicity**	Bienentoxizität *f*, Toxizität *f* für Bienen	toxicité *f* pour abeilles	токсичность для пчел
B 125	**bee venom**	Bienengift *n*	venin *m* d'abeille	пчелиный яд
	behavioural change	*s.* C 345		
	behavioural disorder	*s.* A 36		
B 126	**behavioural factor**	Verhaltensfaktor *m*	facteur *m* de comportement	фактор поведения
	behavioural science	*s.* E 286		
B 127	**behavioural seizure,** psycho-motor seizure (epilepsy)	epileptischer Anfall *m*	crise *f* épileptique	эпилептический припадок
B 128	**behavioural thermoregula-tion**	Temperaturregulation *f* durch Verhalten	thermorégulation *f* (régulation *f* de la température) par le comportement	регуляция температуры поведением
B 129	**behaviour pattern**	Verhaltensweise *f*, Verhaltens-muster *n*	nature *f* de comportement	поведение
	behaviour reflex	*s.* C 700		
	be in fever / to	*s.* F 131		
	be in heat / to	*s.* S 110		
	belching	*s.* E 272		
B 130	**bell-horse, bell-mare**	mit Glocke markiertes Pferd *n*	cheval *m* marqué à la cloche	лошадь, маркированная колоколом
B 131	**bell-wether**	Leithammel *m*	sonailler *m*, mouton *m* conducteur, meneur *m*	вожак
	belly	*s.* A 7		
B 132	**belly board**	Warnbrett *n (an Drahtweide-zäunen)*	panneau *m* d'alarme	доска объявления (предупреждения)
	belly stalk	*s.* U 18		
	bellystruck	*s.* M 221		
B 133	**beneficial animal,** useful ani-mal	Nutztier *n*, Nützling *m*	animal *m* utile	полезное животное
	beneficial mineral	*s.* E 281		
B 134	**benign**	gutartig, benigne	bénin	доброкачественный
B 135	**benign course of a disease**	gutartiger Krankheitsverlauf *m*	évolution *f* bénigne d'une ma-ladie	благополучное течение болезни
B 136	**benign theileriosis,** Tsaneen disease	gutartige Theileriose *f*, Pseu-doküstenfieber *n*	theilériose *f* bénigne	доброкачественный тейлериоз
	beriberi	*s.* T 114		
	betweenbrain	*s.* D 239		
B 137	**bezoar,** hairball, wool (felt) ball	Bezoar *m*, Haarball *m*, Haarge-schwulst *f*, Hirschkugel *f*	bézoard *n*, concrétion *f* gas-trointestinale	волосяной сверток, безоар
	bicuspid valve	*s.* M 334		
	bifurcation	*s.* R 40		
B 138	**big game**	Großwild *n*, Hochwild *n*	gros gibier *m*	крупная дичь
	big knee	*s.* C 95		
	big neck	*s.* G 161		
B 139	**bile,** gall	Galle *f*	bile *f*	желчь
B 140	**bile acid,** cholic acid	Gallensäure *f*	acide *m* cholique	желчная кислота
	bile duct	*s.* B 145		
B 141	**bile pigment**	Gallenpigment *n*	pigment *m* biliaire	желчный пигмент
B 142	**bile salt**	Gallensalz *n*	sel *m* biliaire	желчная соль
	bile-stone	*s.* G 8		
B 143	**biliary**	biliär, Gallen...	biliaire	желчный
	biliary calculus	*s.* G 8		
B 144	**biliary colic,** gallstone colic	Gallenkolik *f*	colique *f* biliaire	желчная колика
B 145	**biliary duct,** biliferous (bile, gall) duct	Gallengang *m*, Gallenweg *m*	canal *m* biliaire (cholédoque)	желчный проход
B 146	**biliary lithiasis,** cholelithiasis	Cholelithiasis *f*, Gallenstein-krankheit *f*	cholélithiase *f*, calculose *f* (lithiase *f*) biliaire	холелитиаз, желчнокаменная болезнь
	biliferous duct	*s.* B 145		
B 147	**bill**	Schnabel *m (Wassergeflügel)*	bec *m*	клюв
	billy goat	*s.* G 155		
B 148	**biltong,** jerked beef, jerky	Trockenfleisch *n*, Biltong *m*	viande *f* séchée	сушенное мясо
	bind / to	*s.* B 54		
B 149	**binder**	Bauchbinde *f*, Gürtel *m*	bandage *m* abdominal	[брюшной] пояс
B 150	**binding [agent]**	Bindemittel *n*, Binder *m (Fleischindustrie)*	agent *m* de liaison, agglomé-rant *m*	вяжущее вещество
B 151	**binocular field**	binokulares Gesichtsfeld *n*	champ *m* visuel binoculaire	бинокулярное поле зрения
	binovular twins	*s.* D 359		
B 152	**bioactive ration**	Futter *n* mit Anteil an tieri-schem Gewebe	ration *f* bioactive	биоактивный рацион, корм с долей животной ткани
B 153	**bioamine,** biogenic amine	biogenes Amin *n*	amine *f* biogène	биоамин, биогенный амин
B 154	**bioassay,** biological test	biologischer Test *m*, biologi-sche Prüfung (Probe) *f*, Bio-assay *m*	contrôle *m* (test *m*) biologique	биологическое исследование, биологический тест, биологическая проба

B 155	bioavailability	Bioverfügbarkeit f, biologische Verfügbarkeit f	disponibilité f biologique, bio-disponibilité f	биологическое распоряже-ние, бионаличиé (часть ле-карства, которая перехо-дит в кровяное русло пос-ле применения)
	biocenosis	s. B 160		
B 156	biochemical pathway, meta-bolic pathway	Stoffwechselweg m	parcours m métabolique	путь обмена веществ
B 157	biochemical property	biochemische Eigenschaft f	propriété f biochimique	биохимическое свойство
B 158	biochemistry	Biochemie f	biochimie f	биохимия
	biocidal	s. B 159		
	biocidal agent	s. B 159		
B 159	biocide, biocidal [agent]	Biozid n	biocide m	биоцид
B 160	biocoenosis, biocenosis	Biozönose f, Lebensgemein-schaft f aller Organismen	biocénose f, biocœnose f	биоценоз, сосуществование всех организмов в опре-деленном пространстве
B 161	biodegradable	biologisch abbaubar, biode-gradabel	biodégradable	биологически разрушаемый (разложимый)
B 162	biodegradation, biodeterio-ration	biologischer Abbau m, Biode-gradation f	biodégradation f, dégradation f biologique	биологическое разложение, биодеградация
B 163	biogas generating plant	Biogasanlage f	installation f à biogaz, unité f de production de biogaz, usine f de gaz de fumier	установка биогаза
	biogenic amine	s. B 153		
B 164	biohelminth	Biohelminthe f (parasitischer Wurm)	biohelminthe m	биогельминт
	bio-indicator	s. B 169		
B 165	biological clock	biologischer Tagesrhythmus m	rythme m quotidien biologique	биологический суточный (дневной) ритм
B 166	biological control	biologische Bekämpfung f (z.B. Parasiten)	combat m biologique	биологическая борьба
B 167	biological environmental monitoring	biologische Umweltkontrolle f	contrôle m de l'environne-ment biologique	биологический контроль окружающей среды
B 168	biological half-life	biologische Halbwertszeit f	demi-vie f biologique	биологический период полу-распада
B 169	biological indicator, bio-indi-cator	biologischer Indikator m, Bio-indikator m	bio-indicateur m, indicateur m biologique	биологический индикатор, биоиндикатор
B 170	biological preparation	Biopräparat n	préparation f biologique	биопрепарат
	biological products	s. B 173		
	biological test	s. B 154		
B 171	biological threshold limit	biologischer Grenzwert m	valeur f limite biologique	биологический предел, био-логическое предельное число
B 172	biological vector	biologischer Vektor m	vecteur m biologique	биологический (живой) пе-реносчик
B 173	biologics, biological products	biologische Produkte npl	produits mpl biologiques	биологические продукты
B 174	biologic safety test	biologischer Sicherheitstest m	test m biologique de sûreté	биологический тест на-дежности
B 175	biomembrane	Biomembran f	biomembrane f	биомембрана
B 176	biometrics, biometry	Biometrie f	biométrie f	биометрия
B 177	bionics	Bionik f	bionique f	бионика
B 178	biophysics	Biophysik f	biophysique f	биофизика
	biopsy material	s. B 179		
B 179	biopsy specimen, biopsy ma-terial	Bioptat n, Biopsieprobe f	prélèvement m de biopsie	биоптат, проба биопсией
B 180	bioptome	Biopsiegerät n	bioptome m	прибор для биопсии
B 181	bioreversible	biologisch reversibel (z.B. Arzneimittel)	bioréversible	биологически реверсивный (обратимый)
	biosterol	s. V 166		
B 182	biotechnical method to con-trol reproduction	biotechnisches Verfahren n der Fortpflanzungslenkung	méthode f biotechnique de contrôle de la reproduction	биотехнический способ управления воспроиз-водством
B 183	biotechnology	Biotechnologie f	biotechnologie f	биотехнология
B 184	biotelemetry	Biotelemetrie f, Biofernmeß-technik f	biotélémétrie f	биотелеметрия, биодистан-ционная техника измере-ния
B 185	biotic factor	biotischer (lebender) Faktor m	facteur m biotique	биотический фактор
B 186	biotope	Biotop n, Lebensraum m	biotope m	биотоп, место обитания
B 187	biotoxin	biologisches Toxin n	toxine f biologique	биологический токсин
B 188	biotype	Biotyp m (Gruppe genetisch identischer Individuen)	biotype m	биотип
B 189	biparous	zwillingsgebärend	mettant bas des jumeaux	двойнеродящий, родящий близнецов
B 190	bipolar lead	bipolare Ableitung f (EKG)	dérivation f bipolaire	биполярное (двухполюсное) отведение
B 191	bipolar staining (gram-nega-tive rods)	bipolare Anfärbung f	coloration f bipolaire	биполярная окраска
	bird-breeder's lung	s. F 56		

	bird fancier's lung	s. F 56		
B 192	bird migration	Vogelzug m	migration f d'oiseaux	перелет птиц
B 193	bird of prey, raptor	Greifvogel m, Raubvogel m	oiseau m rapace	хищная птица
B 194	bird sanctuary	Vogelschutzgebiet n	zone f de protection des oiseaux	район охраны птиц, заповедник птиц
B 195	birth	Geburts...	natal	родовой
	birth	s. a. P 108		
B 196	birth canal	Geburtsweg m	canaux mpl pelviens	родовые пути
B 197	birth cohort	Kohorte f Gleichaltriger	cohorte f de même âge	группа равесников
B 198	birth injury, birth trauma, parturient injury	Geburtsverletzung f, Geburtstrauma n	traumatisme m de mise bas, traumatisme obstétrical	травма при рождении, родильная травма
B 199	birth interval	Geburtsintervall n	intervalle m des naissances (mises bas)	интервал рождения
B 200	birth order	Reihenfolge f der Geburten (bei Mehrlingen)	ordre m des mises bas	очередь родов (при полиродах)
B 201	birth rate, natality	Geburtsrate f, Natalität f	natalité f	процент родов, наталитет, коэффициент рождаемости
	birth trauma	s. B 198		
B 202	birth weight	Geburtsgewicht n	poids m à la naissance	вес при рождении
	bisexual	s. A 300		
B 203	bistoury	Bistouri m, langes Operationsmesser n	bistouri m	бистури, длинный операционный нож
B 204	bit (horse)	Gebiß n (Teil des Zaumzeugs)	denture f	удила, мундштук
	bit	s. a. S 421		
B 205	bitch	Hündin f	chienne f	сука
B 206	bitch eclampsia, puerperal tetany	Puerperaltetanie f der Hündin, Krampfsyndrom n der Hündin nach der Geburt	tétanie f puerpérale de la chienne	родовая тетания, эклампсия после родов у собаки
B 207	bite / to	beißen	mordre	кусать
B 208	bite	Biß m	morsure f, coup m de dent	укус
	bite	s. a. S 704		
B 209	bite wound	Bißwunde f	plaie f par morsure, morsure f	укушенная рана
B 210	biting louse	Haarling m, Laus f	pou m, mallophage m	власоед, маллофага
B 211	biting site	Stichstelle f, Einstichort m	point m de piqûre	место укуса
B 212	bitter	Bitterstoff m	substance f amère	горечь
B 213	biuret reaction	Biuretreaktion f	réaction f du biuret	биуретная реакция
B 214	black (horse)	Rappe m	cheval m noir	вороная лошадь
B 215	black and white principle	Schwarz-Weiß-Prinzip n	principe m »noir-blanc«	черно-белый принцип
	black disease	s. G 82		
	black fever	s. K 1		
B 216	black fly, buffalo gnat	Kriebelmücke f (Familie Simuliidae)	mouche f noire, simulie f	симулида, мошка
B 217	black head, histomoniasis, infectious enterohepatitis	Typhlohepatitis f, Schwarzkopfkrankheit f	histomonose f, maladie f de la tête noire (dindon)	тифлогепатит, черноголовая болезнь птиц, гистомоноз
B 218	blackleg, blackquarter, quarter ill	Rauschbrand m	charbon m symptomatique	шумящий (эмфизематозный) карбункул
B 219	blackquarter metritis, false blackleg, malignant oedema	Pararauschbrand m, Wund- und Geburtsrauschbrand m	œdème m malin	злокачественный отек
B 220	blacktongue (dog)	nekrotisierende Entzündung f der Zunge bei Nikotinamid-Avitaminose	inflammation f nécrotique de la langue par avitaminose en nicot[in]amide	черный язык, некротизирующее воспаление языка при никотинамидовом авитаминозе
B 221	black zone	Schwarzbereich m	zone f noire	черная зона (администрация)
B 222	bladder rupture	Blasenruptur f, Blasenriß m	rupture f de la vessie	разрыв пузыря
B 223	bladder-vaginal prolapse	Harnblasen-Scheiden-Vorfall m	prolapsus m du vagin et de la vessie	пузырно-влагалищная грыжа, выпадение мочевого пузыря во влагалище
B 224	bladder washout	Harnblasenspülung f	lavage m de la vessie	промывание мочевого пузыря
B 225	blade	Klinge f, Schneide f (des Skalpells)	lame f	лезвие
B 226	blade	Spatel m	spatule f, ouvre-bouche m	шпатель
B 227	bland	bland, mild, reizlos	anodin	мягкий, не раздражительный
B 228	bland diet	Futter n frei von reizenden oder stimulierenden Stoffen	aliment m sans tissus d'irritation ou de stimulation	корм без раздражающих или стимулирующих веществ
	bland drug	s. M 260		
B 229	blast (cytology)	Blaststadium n	phase f des blastes	стадия бластулы
B 230	blast cell, blastocyte	Blastzelle f	globule m sanguin	бластовая клетка
B 231	blastulation	Entwicklung f des Blastulastadiums	développement m de la phase de la blastule	развитие стадии бластулы
B 232	blaze	Blesse f	pelote f, étoile f	седина
B 233	bleat / to	blöken (Schaf); meckern (Ziege)	bêler	блеять
B 234	bleed / to, to haemorrhage	bluten; ausbluten	saigner	кровоточить; обескровливать

B 235	bleeder	Bluter *m*	hémophile *m (f)*, animal *m* hémophilique	гемофилик
B 236	bleeding, haemorrhage	Blutung *f*	hémorragie *f*	кровотечение
	bleeding	*s. a.* C 593		
B 237	bleed to death / to	verbluten	saigner à mort	истекать *(кровью)*
B 238	blend / to, to mix	mischen, [ver]mengen *(Lebensmittel)*	mélanger	смешать
B 239	blended butter	Mischbutter *f*	beurre *m* mélangé	смешанное масло
B 240	blesbuck	Bleßbock *m*, Damuliscus albifrons	blessbock *m*	беломордный бубал, бентбок
	blind	*s.* E 380		
B 241	blind fold / to *(horse)*	einem Pferd die Augen verbinden	fermer les yeux à un cheval	завязывать глаза у лошади, закрывать глаза шорами
	blind gut	*s.* C 11		
B 242	blindness	Blindheit *f*	cécité *f*	слепота
B 243	blind passage	Blindpassage *f (Mikrobiologie)*	passage *m* fermé	слепой пассаж
B 244	blind teat	tote Zitze *f*, Blindstrich *m*	téton *m* mort	мертвый сосок
B 245	blind test	Blindtest *m*	test *m* aveugle	слепой опыт
B 246	blind udder	totes Euter *n*	mamelle *f* morte	мертвое вымя
	blister	*s.* A 536, P 710		
B 247	blistered	mit Blasen bedeckt	recouvert de cloques	покрытый пузырями
B 248	blister fly, Spanish fly	„Spanische Fliege" *f*, Lytta vesicatoria *(zu den Blasenkäfern gehörendes Insekt)*	»mouche *f* espagnole«	испанская муха
B 249	bloat, [rumen] tympany, hooven	Tympanie *f*, Aufblähen *n* [des Pansens], Pansenblähung *f*, Pansentympanie *f*	tympanisme *m*, tympanite *f*	тимпания [рубца], вздутие [рубца]
B 250	bloat	Enteritis *f* des Jungkaninchens, verbunden mit Tympanie	entérite *f* du jeune lapin liée à tympanisme	энтерит крольчат с тимпанией
B 251	bloat line	Tympanielinie *f (Pathologie, Ösophagus)*	ligne *f* de tympanisme	тимпаническая линия, граница застоя крови
B 252	bloat whistle	Pansendauertrokar *m (bei Tympanie)*	trocart *m* permanent de la panse	постоянный троакар рубца
B 253	block / to	verschließen, verstopfen, blockieren	bloquer, fermer, constiper, clore, obturer	закрыть, закупорить, блокировать
B 254	block, blockage	Verschluß *m (z.B. Darm, Harnwege)*	occlusion *f*, fermeture *f*	запор, блокада
B 255	block, blockade	Blockierung *f*, Hemmung *f*, Sperre *f (Pharmakologie)*	blocage *m*, inhibition *f*	блокирование, блокада
	block	*s. a.* L 216		
	blockade	*s.* B 255		
	blockage	*s.* B 254		
	block anaesthesia	*s.* C 703, L 216		
B 256	block calving	Gruppenabkalbung *f*	velage *m* par groupe	групповой отел
	blocker	*s.* B 258		
B 257	block heel *(horse)*	stumpfer Stollen *m (am Hufeisen)*	crampon *m* sans pointe	тупой шип
B 258	blocking agent, blocker	blockierende Substanz *f*	substance *f* de blocage	блокирующее вещество
B 259	blocking antibody	blockierender Antikörper *m*	anticorps *m* de blocage	блокирующее антитело
B 260	blood	Blut *n*	sang *m*	кровь
B 261	blood acid-base balance	Säure-Basen-Gleichgewicht *n* im Blut	équilibre *m* acide-base dans le sang	кислотно-щелочное равновесие в крови
B 262	blood agar	Blutagar *m*	gélose *f* sanguine	кровяной агар
B 263	blood-air barrier	Blut-Luft-Schranke *f*	barrière *f* sang-air	кровоздушный барьер
B 264	blood bank	Blutbank *f*, Blutkonservendepot *n*	banque *f* du sang, dépôt *m* de conservation du sang	депо консервов крови, хранилище кровяных консервов
B 265	blood blister	Blutblase *f*	cloque *f* sanguine	гематома
	blood-borne	*s.* H 12		
B 266	blood-brain barrier	Blut-Hirn-Schranke *f*	barrière *f* sanguine cérébrale	кровемозговой барьер
B 267	blood buffers	Blutpuffer *mpl*, Blutpufferkapazität *f*	tampons *mpl* sanguins	кровяные буфферы, буфферный объем крови
B 268	blood cell, haemocyte, blood corpuscle	Blutkörperchen *n*, Blutzelle *f*	globule *m* sanguin	клетка крови, форменный элемент крови
B 269	blood cell count, blood count	Zählung *f* der Blutkörperchen	formule *f* (comptage *m*) des globules rouges du sang	подсчет форменных элементов крови, гемограмма
B 270	blood chemistry	Chemie *f* des Blutes	chimie *f* du sang	химия крови
B 271	blood circulation	Blutkreislauf *m*	circulation *f* sanguine	кровообращение
B 272	blood clot, thrombus, coagulum	Blutgerinnsel *n*, Koagulum *n*, Thrombus *m*	caillet *m* sanguin, thrombus *m*	сверток крови
	blood clotting factor	*s.* B 274		
B 273	blood coagulation disorder	Blutgerinnungsstörung *f*	trouble *m* de la coagulation sanguine	нарушение свертывания крови
B 274	blood coagulation factor, [blood] clotting factor	Gerinnungsfaktor *m*	facteur *m* de coagulation [sanguine]	фактор свертывания крови
B 275	blood constituent	Blutbestandteil *m*	constítuant *m* sanguin	составная часть крови
	bloodcorpuscle	*s.* B 268		

	blood count	s. B 269, H 19		
B 276	blood culture	Blutkultur f, Hämokultur f (Bakteriologie)	hémoculture f	культура крови, кровяная культура
	blood disc	s. E 274		
B 277	blood disorder	hämatologische Störung f	trouble m hématologique	гематологическое нарушение
B 278	blood donation	Blutspende f	don m de sang	отдача крови
	blood effusion	s. H 16		
	blood examination	s. B 309, H 15		
B 279	blood feeding	Blutaufnahme f (bei blutsaugenden Parasiten)	aspiration f de sang	способность насасывания (насыщения) крови
	blood film	s. B 301		
B 280	blood flow	Blutfluß m, Blutströmung f, Durchblutung f	flux m de sang, débit m sanguin	течение крови, кровоток
	blood fluke	s. L 103		
B 281	blood-forming, haemoplastic, haemopoietic	blutbildend	hématopoïétique	кровообразующий
B 282	blood-forming organs, haemopoietic organs	blutbildende Organe npl	organes mpl hématopoïétiques	кровообразующие органы
	blood-group / to	s. T 347		
B 283	blood group	Blutgruppe f	groupe m sanguin	группа крови
B 284	blood group determination, blood typing (grouping)	Blutgruppenbestimmung f	détermination f du groupe sanguin	определение групп крови
	blood horse	s. T 130		
	bloodless anaemia	s. H 27		
	bloodless castration	s. C 862		
B 285	blood letting, venesection, phlebotomy	Aderlaß m	saignée f	кровопускание
B 286	bloodline	Blutlinie f	ligne f sanguine	линия крови
B 287	blood loss, loss in blood	Blutverlust m	perte f de sang	кровопотеря, потеря крови
B 288	blood meal	Blutmahlzeit f (Parasitologie)	repas m sanguin	прием крови
B 289	blood meal	Blutmehl n	farine f de sang	кровяная мука
B 290	blood mixing pipette	Blutmischpipette f	mélangeur m de sang	меланжер крови
	blood mole	s. H 17		
B 291	blood nodule	Blutknoten m (in der Haut bei Infektion mit Parafilaria spp.)	nodule m sanguin	кровяные узлы, точечные кровоизлияния в коже
B 292	blood parasite	Blutparasit m, Hämoparasit m	parasite m sanguin, hémoparasite m	кровяной паразит, гемопаразит
	blood picture	s. H 19		
	blood plasma	s. P 344		
	blood platelet	s. P 359		
B 293	blood pressure	Blutdruck m	pression f sanguine (artérielle)	кровяное давление
B 294	blood products	stark bluthaltige Nebenprodukte npl der Fleischindustrie	produits mpl dérivés riches en sang de l'industrie des viandes	субпродукты мясной промышленности с высоким содержанием крови
B 295	blood progesterone	Progesterongehalt m im Blut, Blutprogesteron n	quantité f de progestérone dans le sang	содержание прогестерона в крови, кровяной прогестерон
	blood relationship	s. K 38		
B 296	blood relative, next of kin	Blutsverwandter m	consanguin m	кровный родственник
B 297	blood sample, blood specimen	Blutprobe f	échantillon m sanguin	проба крови
B 298	blood sample tube	Blutröhrchen n	tube m pour sang	пробирка
B 299	blood sampling	Entnahme f von Blutproben, Blutprobennahme f	prélèvement m sanguin	получение (взятие, отбор) проб крови
B 300	blood sedimentation, erythrocyte sedimentation	Blut[körperchen]senkung f	sédimentation f sanguine	оседание красных кровяных телец, оседание эритроцитов
B 301	blood smear, blood film	Blutausstrich m	frottis m de sang	мазок крови
B 302	blood solutes	im Blut befindliche Stoffe mpl (z.B. Mineralstoffe, Hormone)	tissus mpl se trouvant dans le sang	находящиеся в крови вещества
	blood specimen	s. B 297		
	blood stock	s. R 9		
B 303	bloodstream, blood stream, flowing blood	Blutstrom m	courant m sanguin	кровяное русло
B 304	blood substitute	Blutersatz m, Blutersatzmittel n	succédané m sanguin	заменитель крови
	blood sucker	s. L 103		
B 305	blood-sucking parasite, haematophagous parasite	blutsaugender Parasit m	parasite m hématophage (suceur de sang)	кровососущий паразит
B 306	blood sugar	Blutzucker m	sucre m sanguin	сахар крови
B 307	blood sugar level	Blutzuckerspiegel m	taux m de la glycémie	уровень сахара в крови
B 308	blood supply	Blutversorgung f, Durchblutung f	approvisionnement m en sang	кровоснабжение, снабжение кровью
	blood-taking	s. C 593		

B 309	**blood testing**, blood examination	Blutuntersuchung f	analyse f sanguine	исследование крови
B 310	**blood transfusion**	Bluttransfusion f	transfusion f sanguine	переливание крови
	blood tumour	s. H 16		
	blood typing	s. B 284		
B 311	**blood urine**, bloody urine, haematuria	Blutharn m, Hämaturie f	hématurie f	кровавая моча, гематурия
B 312	**blood-veining** (slaughter house)	gefüllte Venen fpl	veines fpl pleines (congestionnées)	наполненные вены
B 313	**blood vessel**	Blutgefäß n	vaisseau m sanguin	кровяной сосуд
B 314	**blood volume**	Blutvolumen n, Blutmenge f	volume m sanguin	объем крови
B 315	**blood volume expander**	Blut[volumen]expander m, Plasmaexpander m	extenseur m de plasma, extenseur du volume sanguin	растворитель крови, увеличитель объема плазмы
	bloody urine	s. B 311		
B 316	**blow / to**	bombieren (Konserve)	bomber	бомбировать
B 317	**blow dart**	Narkosegeschoß n	balle f d'anesthésie	наркотический снаряд
B 318	**blowfly**, strike-fly, calliphorid	Myiasis erzeugende Fliege f, Myiasisfliege f (Familie Calliphoridae)	mouche f provoquant une myase	миазная муха, муха, вызывающая миаз
	blow-fly infestation	s. C 1001		
	blow-fly strike	s. C 1001		
B 319	**blowing**, insufflation	subkutane Inflation f (von Schlachtkörpern zur Erleichterung der Enthäutung)	insufflation f sous-cutanée	подкожное вдувание воздуха
B 320	**blowing**	Bombage f (Konserve)	bombage m	бомбаж
B 321	**blow off**	Abdrift f	ventilation f vers l'extérieur	рассеивание ветром
B 322	**blow-out**	Vorfall m (der Legeröhre bei Hennen)	prolapsus m	выпадение
B 323	**blowpipe**	Blasrohr n (für Narkosegeschoß)	tube m d'insufflation	духовое ружье
	blow-strike	s. W 137		
B 324	**blubber**	Walspeck m	blanc m de baleine	китовый жир
B 325	**blue bottle flies**	Blaue Schmeißfliegen fpl, Calliphora spp.	mouches fpl bleues	синие мясные мухи
	blue comb disease	s. A 739		
B 326	**blue line**, tidemark	Grenzlinie f zwischen Gelenkknorpel und knöcherner Unterlage	ligne f de démarcation entre cartilage articulaire et support osseux	синяя линия, граница между суставным хрящем и костной подкладкой
B 327	**blue louse of sheep**, sheep body louse	Blaue Laus f, Linognathus oviformis	pou m bleu	синяя вошь
B 328	**bluenose** (horse)	photosensitive Dermatitis f im Gesicht	dermite f photosensitive au visage	фотосенситивный дерматит лица
B 329	**blue tick**	Blaue Zecke f, Boophilus decoloratus	tique f bleue	боофилус, синий клещ
B 330	**bluetongue**, mouth sickness	Bluetongue f, Blauzungenkrankheit f, Febris catarrhalis ovium	fièvre f catarrhale maligne du mouton, maladie f de la langue bleue	блутанг, синий язык, катаральная лихорадка овец
B 331	**blunt dissection**	stumpfes Präparieren n, stumpfe Präparation f (Anatomie)	dissection f mousse	тупое прерарирование, тупая препаровка
B 332	**blunt hook** (surgery)	stumpfer Haken m	crochet m émoussé (sans pointe)	тупой крючок
B 333	**blunt-pointed knife**	stumpfes Messer n	couteau m émoussé	тупой нож
B 334	**boar**, hog	Eber m, Keiler m	verrat m	хряк
B 335	**boarding kennel**	kommerzielles Tierheim n (Hunde, Katzen)	chenil m commercial	коммерческий дом [для хранения животных]
B 336	**board spleen**	Brettmilz f	rate f en forme de planche	панельная селезенка
	boar odour	s. B 341		
B 337	**boar pigling**	Eberferkel n	porcelet m mâle	хрячок
B 338	**boar shield**, shield of a boar	Schild n des Ebers	défense f du sanglier (verrat)	щит хряка
B 339	**boar-sow ratio**	Eber-Sau-Verhältnis n	relation f verrat-truie	соотношение хряк-свиноматка
B 340	**boar sty**	Eberstand m	box m à verrat	бокс для хряка
B 341	**boar taint**, boar odour	Ebergeruch m, Geschlechtsgeruch m des Ebers	odeur f de verrat	[половой] запах хряка
	bob	s. B 342		
B 342	**bobby calf**, bob	wenige Tage altes Schlachtkalb n	veau m d'abattage de quelques jours	убойный теленок в возрасте нескольких дней
B 343	**bobby calf veal production**	Bullenkälbermast f	engraissement m des taurillons	откорм телок бычков
B 344	**bobtail**, dock	Stummelschwanz m, gestutzter Schwanz m, Schwanzstummel m	queue f en moignon, troussequeue m	сильно купированный хвост, бобтель, культа хвоста
	bodily secretion	s. B 350		
B 345	**body** (of an animal)	Tierkörper m, Körper m [eines Tiers]	corps m [de l'animal]	тело [животного]
B 346	**body** (of an organ)	[größter und wichtigster] Teil n eines Organs	plus grosse et plus importante partie f d'un organe	[самая большая и важная] часть органа

№	English	German	French	Russian
B 347	body burden	Ganzkörpergehalt m (Pharmakologie)	contenu m corporel entier	цельноклеточное содержание
B 348	body cavity	Körperhöhle f	cavité f corporelle	полость тела, полость органа
B 349	body condition	Allgemeinzustand m, körperliche Verfassung f	état m général	общее состояние
	body conformation	s. H 4		
B 350	body fluid, succus, bodily secretion, juice, humour, liquor	Körperflüssigkeit f, Körpersaft m, Saft m	liquide m corporel, sécrétion f corporelle	жидкость тела, сок тела, секрет
B 351	body heat loss	Wärmeverlust m des Körpers	perte f calorifique du corps	потеря тепла тела
	bodymange	s. P 679		
	body mass	s. B 360		
B 352	body measurements	Körpermaße npl	indices mpl du corps	размеры тела
B 353	body part	Körperteil m	partie f du corps	часть тела, орган
B 354	body posture	Körperhaltung f	position (attitude) f corporelle	поза
B 355	body region	Körperregion f, Körperbereich m	région f du corps	область тела
B 356	body reserves	Körperreserven fpl	réserves fpl corporelles	резервы тела
	body shape	s. C 709		
B 357	body size	Körpergröße f	taille f corporelle	величина тела, рост
B 358	body temperature	Körpertemperatur f	température f corporelle	температура тела
B 359	body temperature regulation	Regulation f der Körpertemperatur	régulation f de la température corporelle	регуляция температуры тела
B 360	body weight, body mass	Körpergewicht n, (korrekt) Körpermasse f	poids m corporel (du corps)	масса тела, вес тела
B 361	body weight gain	Körpergewichtszunahme f	prise f de poids	повышение веса
B 362	bog spavin, tarsal hydrarthrosis (horse)	Gelenkspat m	éparvin m d'articulation	суставной шпат, шпат сустава
B 363	boil, furuncle	Furunkel m, Beule f	furoncle m	фурункул, язва
B 364	boiling test	Kochprobe f	test m de cuisson	проба варки
B 365	boil out instruments / to, to sterilize instruments	Instrumente auskochen (sterilisieren)	stériliser les instruments	стерилизовать (прокипятить) инструменты
B 366	bolt / to	durchgehen (Pferd)	s'emballer	срываться, понести
B 367	bolus, ball (pharmacology)	Bolus m, große Pille f	bol m, grosse pilule f	болюс
B 368	bone ash	Knochenasche f	cendre f d'os	костная зола
B 369	bone bending moment	Knochenbiegungsmoment n	moment m de la flexion (courbure) des os	момент сгибания костей
B 370	bone consolidation, consolidation	Knochenfestigung f	consolidation f des os	укрепление (упрочнение) костей
	bone cutting forceps	s. B 376		
B 371	bone cyst	Knochenzyste f	kyste m osseux	костная киста
B 372	bone density (roentgenology)	Dichte f des Knochens	densité f de l'os	плотность кости
B 373	bone file, bone rasp (skid)	Knochenschaber m (Chirurgie)	racleur m pour os	костный распатор, скребок
B 374	bone flap	Knochenlappen m (Chirurgie)	lobe m d'os	костный лоскут
B 375	bone flour, bone meal	[feines] Knochenmehl n	farine f d'os, poudre f d'os	костная мука
B 376	bone forceps, bone cutting forceps	Knochenzange f	pince f à os, pince-gouge f	костные клещи (щипцы)
B 377	bone fragility	Knochenbrüchigkeit f	ostéopsathyrose f, maladie f de Lobstein	хрупкость (ломкость) костей
	bone fragment	s. S 553		
B 378	bonelet, ossicle	Knöchelchen n	osselet m	косточка
B 379	bone marrow	Knochenmark n	moelle f osseuse	костный мозг
	bone meal	s. B 375		
	bone rasp	s. B 373		
B 380	bone screw	Knochenschraube f	vis m pour os	костный болт
	bone sealant	s. B 383		
	bone skid	s. B 373		
B 381	bone spavin (horse)	Knochenspat m	éparvin m de l'os	костный шпат
B 382	bone-spavin test	Spatprobe f (Pferd)	test m de l'éparvin	проба на шпат
B 383	bone wax, bone sealant	Knochenwachs n	cire f osseuse	костный воск
B 384	bont-leg tick	Buntfußzecke f, Haemaphysalis aegypticum	tique f au pied coloré	гемафизалис
B 385	bont tick	Buntzecke f, Amblyomma hebraeum	tique f colorée	пестрый клещ, амблиома
	bony	s. O 126		
B 386	bony birth canal	knöcherner Geburtsweg m	filière f pelvienne osseuse	костный родовый путь
B 387	bony curb (horse)	Knochenhasenhacke f	courbe f osseuse	костная заячья пятка
	bony heart	s. A 577		
B 388	bony pelvis	knöchernes Becken n, Beckenring m	anneau m pelvien	костный таз, тазовое кольцо
B 389	bony tissue, osseous tissue	Knochengewebe n	tissu m osseux	костная ткань
B 390	booster dose	Boosterdosis f, Wiederholungsdosis f	dose f de booster	повторная доза
	boostereffect	s. A 357		
	booster injection	s. B 391		
B 391	booster vaccination, booster injection	Boosterimpfung f, Auffrischungsimpfung f	vaccination f de booster	повторная (обновленная) вакцинация

B 392	**boost immunity / to**	die Immunität verstärken, den Impfschutz erhöhen	élever l'immunité, raviver l'immunité	усилить иммунитет, повисить иммунную защиту
B 393	**boot**	Schuh *m (Schutzüberzug für den Huf)*	soulier *m*	башмак, защитный покров копыта
B 394	**boot dip**	Desinfektionsbecken *n* für Stiefel, Becken *n* für Stiefeldesinfektion	bassin *m* de désinfection pour bottes	дезинфекционная ванна для сапог, бачок для дезинфекции сапог
B 395	**border disease,** hairy shaker disease *(sheep)*	Border disease *f*, Border-Krankheit *f*	Border disease du mouton, maladie *f* de la frontière	
B 396	**borderline case**	Grenzfall *m*	cas *m* limite	пороговый (спорный) случай
B 397	**Borna disease,** equine encephalomyelitis	Bornasche Krankheit *f*, infektiöse Meningoenzephalitis *f* der Pferde	méningoencéphalite *f* infectieuse du cheval, maladie *f* de Borna	Борнаская болезнь, инфекционный менинго-энцефаломиелит лошадей
	born dead	*s.* S 697		
B 398	**boss**	Buckel *m* an der Hornbasis	bosse (gibbosité) *f* à la base de la corne	горб (выпуклость) на основе рога
B 399	**boss animal,** leader	Leittier *n*, Vortier *n*	animal *m* meneur	ведущее животное, предводитель стада
B 400	**bosselated horn**	mit Buckel versehenes Horn *n*	corne *f* avec bosse	рог с горбом, горбатый рог
B 401	**bot-fly**	Dasselfliege *f (Familien Oestridae und Gasterophilidae)*	mouche *f* du varron	овод, оводовая муха
B 402	**bottle-brush growth** *(bacteriology)*	Gläserbürstenwachstum *n*	croissance *f* en rince-bouteilles	рост стеклянных щеток
B 403	**bottle rearing**	Jungtieraufzucht *f* mit Flasche	élevage *m* de jeunes animaux à la bouteille, élevage *m* de jeunes animaux au biberon	выращивание теленка бутылкой
B 404	**botulism,** limberneck	Botulismus *m*	botulisme *m*	ботулизм
B 405	**bought-in animal**	zugekauftes Tier *n*	animal *m* acheté en complément	дополнительно купленное (приобретенное) животное
B 406	**bounding gait**	hüpfender Gang *m*	pas *m* en bonds	прыгающая (скачущая) походка
	bovine animals	*s.* C 236		
B 407	**bovine brucellosis,** Bang's disease	Rinderbrucellose *f*, infektiöses Verhalten *n*, Brucella-abortus-Infektion	brucellose *f* bovine, avortement *m* épizootique, maladie *f* de Bang	бовинный бруцеллез
	bovine catarrhal fever	*s.* M 47		
B 408	**bovine cysticercosis,** beef measles	Bovis-Zystizerkose *f*, Befall *m* mit Cysticercus bovis, Rinderzystizerkose *f*, bovine Zystizerkose *f*	cysticercose *f* bovine	бычий цистицеркоз, цистицеркоз крупного рогатого скота
B 409	**bovine ephemeral fever,** three-day sickness	Dreitagekrankheit *f* des Rindes	fièvre *f* éphémère bovine	трехдневная (эфемерная) лихорадка крупного рогатого скота
B 410	**bovine farcy,** bovine nocardiosis	Hautnocardiose *f* des Rindes, Rinderrotz *m*, Hautwurm *m* des Rindes	farcin *m* du bœuf	кожный нокардиоз крупного рогатого скота
B 411	**bovine footrot,** interdigital necrobacillosis, foul-in-the foot, infectious footrot, interdigital phlegmon, fouls	Klauennekrobazillose *f (Rind)*	nécrobacillose *f* interdigitale	некробациллез копытец, межкопытцевая флегмона, копытная гниль
B 412	**bovine leukosis**	enzootische Rinderleukose *f*	leucose *f* bovine enzootique	энзоотический лейкоз крупного рогатого скота
B 413	**bovine lungworm,** cattle lungworm	Rinderlungenwurm *m*, Dictyocaulus viviparus	ver *m* pulmonaire des bovins	легочный червь крупного рогатого скота, диктиокаулус
	bovine malignant catarrhal fever	*s.* M 47		
B 414	**bovine mastitis**	Rindermastitis *f*	mammite *f* bovine	мастит крупного рогатого скота
B 415	**bovine measle,** measle of beef	Rinderfinne *f*, Cysticercus bovis	ladrerie *f* du bœuf, ladre *f* bovine	финна крупного рогатого скота, бычий цистицерк
B 416	**bovine mucosal disease,** bovine virus diarrhoea	Mucosal disease *f* [des Rindes], [bovine] Virusdiarrhö[e] *f*, Schleimhautkrankheit *f* des Rindes	maladie *f* des muqueuses des bovines, diarrhé *f* virale bovine	вирусная диарея крупного рогатого скота, бычья вирусная диарея
	bovine nocardiosis	*s.* B 410		
B 417	**bovine papillomatosis,** warts in cattle	Papillomatose *f* des Rindes	papillomatose *f* bovine	папилломатоз крупного рогатого скота
B 418	**bovine pleuropneumonia,** contagious peripneumonia, lung plague	Lungenseuche *f* des Rindes	péripneumonie *f* contagieuse (des bovins)	контагиозная плевропневмония крупного рогатого скота
	bovines	*s.* C 236		
B 419	**bovine smallpox,** cowpox, vaccinia	Kuhpocken *fpl*, Rinderpocken *fpl*	vaccine *f*, variole *f* bovine	оспа коров, бычья оспа, оспа крупного рогатого скота
	bovine tallow	*s.* B 116		
	bovine virus diarrhoea	*s.* B 416		
	bowed tendon	*s.* S 741		
	bowel	*s.* I 256		

	bowel movement	s. P 219		
	bowels	s. V 155		
B 420/1	bowel scissors	Darmschere f	ciseaux mpl d'entérotomie	кишечные ножницы
B 422	bowel sound	Darmgeräusch n	son m intestinal	шум кишечника
	Bowman's capsule	s. G 141		
B 423	box udder	Kasteneuter n (Euterform)	mamelle f carrée	коробкообразное вымя
	brachygnathia	s. O 160		
B 424	brackish water	Brackwasser n	eau f saumâtre	солноватая вода, морская вода, смешанная с пресной
B 425	bradytocia	langsame (langsam verlaufende) Geburt f	mise bas f lente	замедленные (медленно протекающие) роды
B 426	brailing	Immobilisierung f von Wildvögeln mittels Lederriemen	immobilisation f des oiseaux sauvages à l'aide de lanières en cuir	иммобилизация диких птиц ремнем
	brain	s. C 314		
	brain case	s. S 360		
B 427	brain concussion	Gehirnerschütterung f	commotion f cérébrale	сотресение мозга
B 428	brain lesion	Gehirnschädigung f; Gehirnveränderung f	lésion f cérébrale	поражение (изменение) мозга
B 429	brain membrane, cerebral membrane, cranial meninx	Hirnhaut f, Gehirnhaut f, Meninx f	méninge f	мозговая оболочка, оболочка мозга
B 430	brain stem	Stammhirn n, Hirnstamm m	tronc m cérébral	ствол мозга
B 431	brain tumour	Gehirntumor m	encéphalome m, tumeur f cérébrale	рак мозга, опухоль головного мозга
B 432	brain ventricle, cerebral ventricle	Gehirnventrikel m, Hirnkammer f	ventricule m du cerveau	желудочек головного мозга
	brainwater disease	s. H 127		
B 433	bran	Kleie f	son m	отруби
B 434	branch / to	sich aufzweigen	se bifurquer, se ramifier, se séparer	разветвляться
B 435	branch	Geweihsproß m	andouiller m	отросток рога оленя
	branching	s. R 40		
B 436	branch off / to	abzweigen	dériver	разветвить
B 437	brand cancer	Brandkrebs m, chronische Entzündung f an Brandzeichen	cancer m de gangrène	рак тавра, хроническое воспаление выженного тавра
B 438	branding iron	Brenneisen n, Brandeisen n	fer m embrasé	тавро для горячего таврения, тавро для прижигания, термокаутер
B 439	brand mark	Brandzeichen n	marque f de brûlure	тавро, клеймо
B 440	brawn	Eberfleisch n	viande f de verrat	мясо от хряка
	brawner	s. S 613		
B 441	braxy, Nordic bradsot	Labmagenpararauschbrand m, Nordischer Bradsot m	œdème m malin de la caillette	брадзот, ложный злокачественный отек сычуга, северный брадзот
	braxy like disease	s. H 29		
B 442	braxy sheep	an Pararauschbrand erkranktes Schaf n		овца, заболевшая злокачественным отеком
	bread and butter pericarditis	s. V 147		
B 443	break a horse / to	zureiten, einfahren	dresser	обкатывать, тренировать
B 444	break down / to	zusammenbrechen	s'effondrer	разрушить, разложить
B 445	break down / to, to compost	kompostieren (Mist)	former du compost	компостировать
B 446	breakdown form	Niederbruchsform f	forme f dégénérative	повальная форма
B 447	breaking-in, schooling (horse)	Zureiten n	dressage m	выездка, заездка
B 448	breast (horse, birds)	Vorderbrust f, Brust f	poitrail m	предгрудок, грудь
	breastbone	s. S 686		
B 449	breath	Atem m	souffle m	дыхание
B 450	breath, gasp	Atemzug m	mouvement m de respiration	вдох
B 451	breathe / to, to respire	atmen	respirer	дышать
	breathe in / to	s. I 152		
	breathe out / to	s. E 341		
	breath-holding	s. R 226		
	breathing	s. R 222		
B 452	breathing pause, breathing space	Atempause f, Pause f zwischen den Atemzügen	pause f entre les mouvements de respiration	дыхательная пауза
B 453	breathing rate, respiration rate, respiratory frequency	Atemfrequenz f	fréquence f respiratoire	частота дыхания
	breathing space	s. B 452		
	breathlessness	s. S 291		
B 454	breath odour	Geruch m der Atemluft, Atemgeruch m	odeur f de l'air courant	запах дыхательного воздуха
B 455	breath sound	Atemgeräusch n	bruit (murmure) m respiratoire	дыхательный шум
B 456	breech presentation (foetus)	Steißlage f	présentation f du (par le) siège	ягодичное предлежание, заднее положение
	breech strike	s. C 939		
	breed / to	s. R 83, S 208		
B 457	breed, race	Rasse f	race f	порода, раса

	breed aim	s. B 463		
B 458	breed characteristic	Rassemerkmal n	caractéristique f raciale	признак породы
B 459	breeder	weibliches Zuchttier n	animal m femelle de reproduction	женское племенное животное
B 460	breeder flock	Elterntierbestand m (Geflügel)	cheptel m de reproducteurs	поголовье родителей
B 461	breeder queen, breeding queen	Zuchtkönigin f	reine f de reproduction	племенная матка
B 462	breeder's medical chest, dispensary	Stallapotheke f	pharmacie f d'écurie, pharmacie d'étable	аптека фермы, ручная аптека
B 463	breed ideal, breed aim, breeding purpose	Zuchtziel n	but m de reproduction, but d'élevage	цель разведения
B 464	breeding	Züchtung f, Zucht f	élevage m	разведение, бридинг
	breeding	s. a. S 209		
B 465	breeding display, courtship display (birds)	Balz f	pariade f nuptiale (sexuelle)	брачный танец
	breeding ewe	s. E 302		
B 466	breeding ground, breeding site	Brutstätte f	lieu m d'incubation	место выплода
B 467	breeding hygiene	Zuchthygiene f, Deckhygiene f	hygiène f d'élevage	гигиена воспроизводства, санитария покрытия
	breeding injury	s. M 124		
	breeding interval	s. C 57		
	breeding line	s. L 162		
	breeding maturity	s. N 184		
B 468	breeding organization	Zuchtorganisation f	organisation f d'élevage	организация [системы] племенного дела, организация воспроизводства
B 469	breeding performance	Zuchtleistung f	performance f de reproduction	воспроизводственная продуктивность
B 470	breeding permit	Deckerlaubnis f	permis m d'accouplement	разрешение к покрытию (случке)
	breeding plan	s. B 471		
B 471	breeding policy, breeding plan	Zuchtprogramm n	plan m d'élevage	племенная программа
	breedingpurpose	s. B 463		
	breeding queen	s. B 461		
B 472	breeding ration	Zuchtration f, Zuchtfutter n	ration f (aliment m) d'élevage	племенной рацион, рацион для племенных животных
	breeding sheep	s. E 302		
	breeding site	s. B 466		
B 473	breeding soundness	Zuchtgesundheit f	santé f animale avant la saillie	воспроизводственное (племенное) здоровье
B 474	breeding soundness examination	Untersuchung f der Tiergesundheit vor der Belegung, Zuchttauglichkeitsuntersuchung f	analyse f de santé animale avant la saillie	исследование здоровья животных до покрытия
B 475	breeding sow	Zuchtsau f	truie f de reproduction	племенная свиноматка
B 476	breeding stallion, stud horse	Zuchthengst m	étalon m	племенной жеребец
B 477	breeding stock	Zuchtbestand m, Zuchttiere npl, Zuchtmaterial n	matériel m d'élevage	племенное стадо, племенные животные, племенной материал
B 478	breeding unit	Zuchtanlage f	unité f de production	племенной комплекс, комплекс выращивания
B 479	breeding value	Zuchtwert m	valeur f d'élevage	племенная ценность
B 480	breed of cattle, race of cattle	Rinderrasse f	race f bovine	порода крупного рогатого скота
B 481	breed pure / to, to breed true	reinzüchten	élever en race pure	чисто разводить
B 482	breed type	Rassetyp m	type m de race	тип породы
B 483	brewer's grains, brewer's stuff	Brauereitreber m, Biertreber m, Schlempe f	drêche f, drague f [de la bière]	пивная дробина, барда, выжимки
	brewer's residues	s. B 485		
	brewer's stuff	s. B 483		
B 484	brewer's yeast	Brauereihefe f, Bierhefe f	levure f de bière	пивные дрожжи
B 485	brewery byproducts, distillers waste, brewer's residues	Brauereiabfallprodukte npl	débris m de distillation	пивоваренные отходы
B 486	bridge of the nose	Nasenrücken m	chanfrein m	спинка носа
B 487	bridle	Zaum m, Zaumzeug n	bride f	узда, недоуздок, [трензельное] оголовье
B 488	bridle injury	Verletzung f durch das Zaumzeug	blessure f provoquée par la bride	повреждение оголовьем
B 489	bridle stricture	Narbenstriktur f	striction f cicatriciel	рубцовая стриктура
B 490	bright-field microscopy	Hellfeldmikroskopie f	microscopie f sur fond clair	микроскопия светлого поля
B 491	brim, pecten of the pubic bone, pubic ridge	Schambeinkamm m	crête f d'os pubien, crête pectinéale	гребешок (гребень) лобковой кости
B 492	brine, pickle	Salzlake f	saumure f	рассол
	bring forth / to	s. G 124		
B 493	brisket	Unterbrust f	bréchet m	подгрудок
	brisket disease	s. H 222		

B 494	bristle	Borste *f*	soie *f* de porc, poil *m*	щетина
B 495	brittleness	Haarbrüchigkeit *f*, Brüchigkeit *f* des Haares	friabilité *f* du poil	ломкость волос
B 496	broad pelvic ligament	breites Beckenband *n*	large ligament *m* pelvien	широкая тазовая связка
B 497	broad-spectrum	Breitband...	de large spectre	широкоспектральный
	broadtail sheep	*s.* F 101		
B 498	broiler	Jungmastgeflügel *n*, Broiler *m* (etwa acht Wochen alt)	poulet *m* à rôtir	молодая откормочная птица
B 499	broken amble	Tölt *m* (Gangart des Pferdes)	passe *m* à cassé	*вид походки у лошади*
B 500	broken mouth (sheep)	Zahnverlust *m*, lückenhaftes Gebiß *n*	perte *f* de dents	потеря зуба
	brokenwind	*s.* C 419		
	broken-winded	*s.* P 735		
	broken windedness	*s.* C 419		
B 501	bronchial	bronchial, Bronchien...	bronchique	бронхиальный
	bronchial lavage	*s.* B 504		
B 502	bronchial spasm, broncho-spasm	Bronchospasmus *m*	bronchospasme *m*	бронхоспазм
B 503	bronchial tree	Bronchialbaum *m*	arbre *m* bronchique	бронхиальное дерево
B 504	bronchial washing, bronchial lavage	Bronchialspülung *f*	lavage *m* bronchique	бронхиальное промывание
B 505	bronchiole	Bronchiolus *m*, Bronchiole *f*	bronchiole *f*	бронхиола
B 506	bronchitic	bronchitisch, Bronchitis...	bronchitique	бронхитный
B 507	broncho-	broncho-..., bronchial...	broncho-	бронхиальный
B 508	bronchogenic spread	bronchogene Verbreitung *f* (Aussaat *f*)	extension *f* bronchogénique	бронхогенное распространение, бронхогенный посев
	bronchospasm	*s.* B 502		
B 509	bronchostenosis	Bronchostenose *f*, Verengung *f* der Bronchien	bronchosténose *f*	бронхостеноз, сужение бронхов
B 510	brood / to, to hatch, to sit	brüten	couver, incuber	насиживать
B 511	brood	Brut *f*, Nachkommenschaft *f*	couvée *f*	расплод
B 512	brood bitch	Zuchthündin *f*	chienne *f* de reproduction	племенная сука
	brood capsule	*s.* G 94		
B 513	brood chamber	Brutraum *m*	chambre *f* d'incubation	кукольная колыбелька, гнездовой корпусулья, гнездоулья, инкубатория
B 514	brood disease	Brutkrankheit *f*, Brutseuche *f* (Bienenbrut)	maladie *f* du couvain	заболевание (инфекция) расплода
B 515	brooder (poultry rearing)	Schirmglucke *f*	couveuse *f*	брудер
B 516	brooder house, hatchery	Brüterei *f*, Brutanstalt *f*	couvoir *m*, station *f* à éclore	инкубатория
	brood-hen	*s.* B 521		
B 517	broodiness	Brutlust *f*, Brütigkeit *f*	envie *f* de couver	инстинкт насиживания
	brooding	*s.* E 55		
B 518	brood mare	Zuchtstute *f*	jument *f* poulinaire	племенная кобыла
B 519	brood rearing (apiology)	Brutgeschäft *n*, Brutaufzucht *f*	élevage *m* (commerce *m*) de couvain	выращивание (вывод) расплода
B 520	brood sow, adult sow	Muttersau *f*, Mutterschwein *n*, Altsau *f*	truie-mère *f*, truie *f* adulte	[основная] свиноматка
B 521	broody hen, sitter, brood-hen	brütende Henne *f*, Glucke *f*	poule *f* couveuse	наседка
B 522	broth culture	Bouillonkultur *f*	culture *f* en bouillon	жидкая (бульонная) культура
B 523	brown adipose tissue	braunes Fettgewebe *n*	tissu *m* adipeux marron	коричневая жировая ткань
B 524	brown dog tick	Braune Hundezecke *f*, Rhipicephalus sanguineus	tique *f* marron du chien	коричневый собачий клещ, рипицефалюс
B 525	brown nose (cattle)	Dermatitis *f* des Flotzmaules	dermite *f* du museau	дерматит носового зеркала
B 526	browse / to	fressen, grasen, abbeißen (Ziege)	brouter	поедать
B 527	browse	[absolutes] Ziegenfutter *n* (junge Zweige, Triebe)	aliment *m* pour caprins exclusivement	[абсолютный] корм для коз
	bruise	*s.* B 528		
B 528	bruising, bruise, contusion	Quetschung *f*	contusion *f*	ушибление
B 529	bruising of the sole (horse)	Quetschung *f* der Hufsohle	écrasement *m* de la plante du sabot	ущемление подошвы копыта
B 530	bruit	abnormes Geräusch *n* (beim Auskultieren)	bruit *m* anormal	ненормальный шум
B 531	brumby	australisches Wildpferd *n*	cheval *m* sauvage australien	австралическая дикая лошадь
B 532	brush boot, brushing boot	Schutzschuh *m* gegen Einhauen (Pferd)	soulier *m* de protection	защитный башмак
B 533	brush border	Bürstensaum *m* (Epithelzellen)	bordure *f* en brosse	щеточная кайма, щетка эпителиальной клетки
	brushing boot	*s.* B 532		
B 534	bubo	entzündeter Lymphknoten *m* (vor allem Achsel- und Lendenlymphknoten)	ganglion *m* lymphatique inflammé	воспаленный лимфатический узел
B 535	bucardia	extreme Herzvergrößerung *f*, Ochsenherz *n*, Cor bovinum	grossissement *m* extrême du cœur	чрезмерное увеличение сердца, бычье сердце
	buccal cavity	*s.* O 105		
B 536	buck (rabbit)	Rammler *m*, Kaninchenbock *m*	lapin *m* mâle, lièvre *m* mâle	самец, кроличий самец

B 537	**bucket feeding,** pail-feeding *(calves)*	Fütterung *f* aus Eimern, Eimerfütterung *f*	alimentation *f* aux bidons, allaitement *m* à l'aide de bidons	выпойка (кормление) из ведер, ведерное кормление
B 538	**buckling** *(goat)*	Jungbock *m*	jeune bouc *m*, bouc âgé d'un à deux ans	баранчик
B 539	**budding**	Sprossung *f*, Knospung *f*	gemmation *f*, blastogenèse *f*, bourgeonnement *m*	образование отростков, почкование
B 540	**budgerigar**	Wellensittich *m*, Melopsittacus undulatus	perruche *f*	волнистый попугай
B 541	**buffalo**	Büffel *m*	buffle *m*	буйвол
	buffalo gnat	s. B 216		
B 542	**buffalo louse**	Büffellaus *f*, Haematopinus bufalieuropeai	pou *m* du buffle	буйвольная вошь
B 543	**buffer / to**	puffern	tamponner	буферовать
	buffer	s. B 545		
B 544	**buffering agent**	Puffersubstanz *f*	substance *f* tampon	буферное средство
B 545	**buffer solution,** buffer *(biochemistry)*	Puffer *m*, Pufferlösung *f*	solution *f* tampon	буфер, буферный раствор
B 546	**buffy coat**	Speckhaut *f (Hämatologie)*	couenne *f*	«сальная» пленка
B 547	**bug**	Wanze *f (Familie Cimicidae)*	punaise *f*	клоп
B 548	**building up** *(of a bee colony)*	Entwicklung *f* des Volkes	développement *m* de la population	развитие семьи (колонии)
	build up / to	s. R 147		
	built-up bedding	s. D 60		
	built-up litter	s. D 60		
	bulb	s. A 210		
	bulbocavernous gland	s. B 549		
	bulb of the hair	s. H 36		
B 549	**bulbourethral gland,** bulbocavernous gland, Cowper's gland	Bulbourethraldrüse *f*, Cowpersche Drüse *f*, Harnröhrenzwiebeldrüse *f*	glande *f* de Mery (Cowper), glande bulbourétrale	бульбоуретральная (Куперовская) железа
B 550	**bulked milk,** composite milk sample	Sammelgemelk *n*, Sammelmilchprobe *f (aus allen Vierteln eines Euters)*	volume *m* laitier, prélèvement *m* de lait de chaque trayon	сборный надой, сборные пробы молока, сборная проба молока
B 551	**bulk milk**	Sammelmilch *f (aus Tanks)*	lait *m* regroupé (amassé)	сборное молоко
B 552	**bull**	Bulle *m*, Stier *m*	taureau *m*	бык
	bulla	s. A 536		
B 553	**bull battery**	Deckkapazität *f* aller Bullen in einer Herde	capacité *f* de saillie de tous les taureaux d'un troupeau	половая мощность быков по покрытию в стаде
B 554	**bull calf**	Bullenkalb *n*	taurillon *m*, veau *m* mâle	теленок мужского рода, бычок
B 555	**bull-cow ratio**	Bulle-Kuh-Verhältnis *n*	relation *f* taureau-vache	соотношение бык-корова
	bulldog	s. N 173		
	bulldog jaw	s. U 31		
	bulldog twitch	s. N 177		
B 556	**buller**	Kuh *f* in Dauerbrunst, Brüller *m*	vache *f* en chaleur permanente	корова в постоянной охоте
B 557	**buller steer**	Bulle *m*, der das Aufspringen duldet	taureau *m* qui tolère la saillie	бык, позволяющий садку
B 558	**bullet wound,** gunshot (missile) wound	Schußwunde *f*	blessure *f* par arme à feu	огнестрельная рана
B 559	**bulling / to be**	rindern	être en chaleur	охотиться
B 560	**bull leader**	Bullenführstab *m*	bâton *m* utilisé à diriger les taureaux	палка-поводка для быков
B 561	**bull mask**	Augenblende *f* für Bullen	œillère *f* pour taureaux	шоры для быков
	bull nose	s. P 421		
B 562	**bullock,** steer, ox, stot	Ochse *m*	bœuf *m*	вол
B 563	**bull ring**	Nasenring *m*, Bullenring *m*	anneau *m* nasal	носовое (бычье) кольцо
	bull ringer	s. B 564		
B 564	**bull ring pliers,** bull ringer	Nasenringzange *f*	pince *f* pour anneau nasal	щипцы для введения носового кольца
B 565	**bull rotation**	Rotation *f* (Austausch *m*) von Deckbullen *(in einer Herde)*	rotation *f* des taureaux pour la saillie	ротация (обмен) племенных быков
B 566	**bull's dam**	Bullenmutter *f*	mère *f* du taureau	мать быка
B 567	**bull service crate**	Deckstand *m*, Sprungstand *m (Bulle)*	stalle *m* de saillie	станок для случки
B 568	**bull stud**	Bullenstation *f*, Bullverwahrstation *f*	taurellerie *f*	станция быков[-производителей]
B 569	**bumble foot** *(hen)*	Ballengeschwür *n*, Ballenabszeß *m*	ulcération *f* (abcès *m*) de la plante des pieds	язва копытного хроща
B 570	**bundle of His,** atrioventricular bundle	Hissches Bündel *n*, Atrioventrikularbündel *n (Herz)*	faisceau *m* atrioventriculaire, faisceau *m* [musculo-nerveux] de His	пучок Гиса, атриовентрикулярный пучок
B 571	**bunny hopping**	Hoppeln *n (abnormer Gang bei Hunden)*	sautillement *m*	скакательная походка
	bunting	s. B 585		
B 572	**bunt order** *(cats)*	Schmuseordnung *f*	hiérarchie *f* de caressement	ласкательный порядок, порядок ласкания

B 573	**Burdizzo castrator, Burdizzo** emasculatome	Burdizzo-Zange *f*	pince *f* à castration de Burdizzo	клещи Бурдиццо, эмаскулятор по Бурдиццо
B 574	**burette with automatic zero** setting	Bürette *f* mit automatischer Nullpunkteinstellung	burette *f* avec réglage automatique au point zéro	бюретка с автоматическим установлением нулевой точки
B 575	**buried suture**	versenkte Naht *f*	suture *f* à points perdus	погруженный (закрытый) шов
	burn	*s.* B 578		
B 576	**burn of first degree**	Verbrennung *f* ersten Grades	brûlure *f* de premier degré	ожог первой степени
B 577	**burn shock**	Verbrennungsschock *m*	choc *m* de brûlure	ожоговый шок
B 578	**burn wound,** burn, scald	Verbrennung[swunde] *f*, Brandwunde *f*	plaie *f* par combustion, brûlure *f*	ожоговая рана, ожог
	burro	*s.* D 383		
B 579	**burrowing mite**	Grabmilbe *f*	mite *f* sarcoptique	зудневой клещ
B 580	**bursal disease,** infectious bursal disease, infectious avian nephrosis, Gumboro disease	Gumboro-Krankheit *f* des Geflügels, infektiöse Bursitis *f* [des Geflügels]	maladie *f* de Gumboro, bursite *f* infectieuse des volailles	болезнь Гумборо (Гамборо), заразный бурсит птиц, инфекционный нефроз птиц, инфекционный нефритонефроз
	bursa of Fabricius	*s.* C 495		
B 581	**burst abdomen**	Platzbauch *m (Chirurgie)*	abdomen *m* ouvert	лопнувший живот
	butcher	*s.* S 376		
B 582	**butter fat,** milk fat (lipid)	Milchfett *n*	matière *f* grasse laitière, graisse *f* du lait	молочный жир
B 583	**butter fat analysis**	Fettbestimmung *f (Milch)*	dosage *m* (estimation *f* du taux) de graisse	определение жира
B 584	**butter fat content**	Milchfettgehalt *m*	teneur *f* en matière grasse	содержание жира в молоке
B 585	**butting,** bunting	Kampfverhalten *n* der Wiederkäuer	attitude *f* combative	бушественное (боевое) поведение жвачных
	buttock	*s.* H 85		
B 586	**"button" ulcer** *(salmonellosis in pigs)*	chronische diphtheroide Kolitis *f*, „Bouton" *m*	colite *f* diphtéroïde chronique	хронический дифтероидный колит, сальмонеллез свиней
B 587	**bypass,** shunt	Nebenweg *m*, Shunt *m*, Nebenschluß *m*, Querverbindung *f*	shunt *m*	побочный путь, поперечная связь, анастомоз
	byre	*s.* C 876		
	byre average	*s.* H 179		

C

C 1	**cab horse disease,** false ringbones	Leist *m*	périostite *f* d'os du pâturon	хронический оссифицирующий периост первой фаланги
C 1a	**cachectic animal,** emaciated animal	kachektisches (abgemagertes, ausgezehrtes, abgezehrtes) Tier *n*	animal *m* cachectique (maigre)	истощенное (кахектическое, изнуренное) животное
C 2	**cachexia,** emaciation	Kachexie *f*, Kräfteverfall *m*, Abzehrung *f*, Abmagerung *f*	cachexie *f*	кахексия, истощение
C 3	**cadaver,** carcass	Kadaver *m*, Tierkörper *m*, Tierleiche *f*	carcasse *f*, cadavre *m*	труп
	cadaver disposal	*s.* C 118		
C 4	**cadaveric,** cadaverous	kadaverös	cadavérique	трупный
	cadaveric lividity	*s.* L 209		
	cadaveric rigidity	*s.* R 272		
	cadaverous	*s.* C 4		
C 5	**cadence** *(horse)*	Schrittrhythmus *m*	cadence *f*	ритм шага, шаговой ритм
C 6	**caecal coccidiosis**	Blinddarmkokzidiose *f*	coccidiose *f* cæcale	кокцидиоз слепой кишки
C 7	**caecal dilatation**	Erweiterung *f* des Blinddarmes, Blinddarmdilatation *f*	dilatation *f* du cæcum	расширение (дилатация) слепой кишки
C 8	**caecal impaction**	Blinddarmanschoppung *f*, Blinddarmverstopfung *f*	congestion *f* (engouement *m*) du cæcum	наполнение слепой кишки
C 9	**caecal motility**	Zäkummotorik *f*, Blinddarmmotorik *f*	motricité *f* cæcale	моторика слепой кишки
C 10	**caecal rupture**	Ruptur *f* des Blinddarmes, Blinddarmriß *m*	rupture *f* du cæcum	разрыв слепой кишки
C 11	**caecum,** blind gut	Blinddarm *m*, Zäkum *n*	cæcum *m*	слепая кишка
C 12	**caesarean-delivered animal**	durch Kaiserschnitt geborenes Tier *n*	animal *m* mis bas par césarienne	животное, рожденное с помощью кесарево сечения
C 13	**caesarean section, caesarotomy,** abdominal delivery, hysterotomy	Kaiserschnitt *m*, Hysterotomie *f*	césarienne *f*, hysterotomie *f*	кесарево сечение
C 14	**cage bird,** caged bird	Käfigvogel *m*	oiseau *m* de cage	клеточная птица
	cage fatigue	*s.* C 15		
C 15	**cage layer fatigue,** cage fatigue	Käfigmüdigkeit *f*, Schwächesyndrom *n* der Hühner bei Käfighaltung	fatigue *f* de cage	клеточная усталость, синдром слабости кур при клеточном содержании

C 16	cage rearing, cage system	Aufzucht f in Käfigen, Käfig-aufzucht f	élevage m en cages	выращивание в клетках
	caked bag	s. U 4		
C 17	calcaneal	Fersenbein..., Calcaneus...	du calcanéum	пяточнокостный, кальканеус-ный
	calcaneum	s. C 18		
C 18	calcaneus, calcaneum, fibular tarsal bone, heel bone	Fersenbein n, Calcaneus m, Os calcis	calcanéum m	пяточная кость
	calcareous	s. C 21		
	calcerous infiltration	s. M 211		
C 19	calciferous	calciumhaltig	calcique	известковый
C 20	calcification	Verkalkung f, Kalkeinlagerung f	calcification f	кальцификация; обызвест-вление, отложение изве-сти
C 21	calcified, calcareous	verkalkt	calcifié	обызвествленный, кальцини-рованный
C 22	calcified foetus, lithopaedion	Steinfrucht f, Lithopädion n	lithopédion m	окаменелый плод
	calcified mole	s. S 724		
C 23	calcify / to	verkalken	calcifier	обызвествляться
C 24	calcinosis	Kalkablagerung f, Calcinose f	dépôt m de calcium, calcinose f	отложение кальция, кальци-ноз
C 25	calcipenia, loss of calcium	Calciummangel m, Kalkmangel m	manque m de calcium	недостаток (дефицит) каль-ция, известковая недоста-точность
C 26	calcium antagonist (blocker), calcium channel blocker	Calciumantagonist m	antagoniste m du calcium	антагонист (блокер) кальция
C 27	calcium blood level	Calciumblutspiegel m	taux m sanguin de calcium	уровень кальция в крови
	calcium channel blocker	s. C 26		
C 28	calcium gout, tumoral calci-nosis	Kalkgicht f, Calcinogranulom n, Calcinosis circumscripta	goutte f calcaire, calcigranulo-matose f	известковый метастаз, из-вестковая подагра
C 29	calcium pump	Calciumpumpe f	pompe f à calcium	кальциевый насос
C 30	calcium supplement	calciumreiches Futtermittel n	aliment m riche en calcium	корма, богатые кальцием
	calculogenesis	s. C 691		
C 31	calculus, stone, concrement	Stein m	calcul m	камень
C 32	calf / to be in	trächtig sein (Rind)	être gravide	быть беременной (стельной)
C 33	calf	Kalb n	veau m	теленок
C 34	calfateria	[künstliche] Mehrfach-Kälber-tränke f	abreuvoir m multiple artificiel pour veaux	искусственная мультипоилка телят
C 35	calf at foot	Kalb n bei Fuß	veau m allaitant	теленок у подножия
	calf box	s. C 40		
C 36	calf crop, calf yield	Kälberaufkommen n (eines Bestandes während einer Saison)	accroissement m des veaux	выход телят
	calf fattening	s. V 43		
C 37	calfhood	Kälberalter n	stade m »veau«	телячий возраст
C 38	calfhood vaccination	Impfung f im Kälberalter	vaccination f en âge de veau	прививка в телячьем возрасте
C 39	calf losses	Kälberverluste mpl	pertes fpl en veaux	отходы (потери) телят
C 40	calf pen, calf box	Kälberbox f, Kälber[ein-zel]bucht f	box m pour veaux	бокс для телят
C 41	calf rearing	Kälberaufzucht f	élevage m de veaux	выращивание телят
C 42	calf scours	Kälberruhr f, Durchfall m der Kälber	dysenterie (diarrhoe) f de veaux	диарея (понос) телят
C 43	calf starter	Starterfutter n, [künstliche] Nahrung f für Kälber	alimentation f artificielle des veaux	искусственное питание телят
C 44	calf thrush, oral candidiasis in calves	Soor m der Saugkälber, Sto-matomykose f	muguet m (moniliase f buc-cale) de veaux	кандидамикоз подсосных телят, монилиоз, молочни-ца, соормикоз, стоматоми-коз
	calf yield	s. C 36		
	calk	s. C 250		
	calkin	s. C 250		
C 45/6	calliper (tuberculin testing)	Kutimeter n	cutimètre m	кутиметр
	calliphorid	s. B 318		
	calliphorine myiasis	s. C 1001		
C 47	callosity	Schwiele f, Hautschwiele f, Verhornung f	callosité f	[кожная] мозоль, ороговение
C 48	callus formation	Kallusbildung f	formation f d'un cal	образование костной мозо-ли, образование культи (каллюса)
C 49	calm down / to	sich beruhigen	se calmer	успокаиваться
C 50	caloric	Kalorien...	calorique	калорийный
C 51	calve / to, to drop a calf	kalben, abkalben	vêler	телиться, отелиться
C 52	calving box	Abkalbebox f	box m de vêlage	бокс для отела
C 53	calving difficulty	Schwierigkeit f beim Kalben	difficulté f à la mise bas	осложнение при отеле
C 54	calving house, calving pen, calving stall	Abkalbestall m	étable f pour mise bas	родильное отделение для крупного рогатого скота
	calving interval	s. C 57		
	calving pen	s. C 54		

C 55	**calving rate**	Abkalberate f	taux m de vêlage	процент отела
C 56	**calving rope,** obstetrical cord	Geburtsstrick m	corde f de vêlage, tire-veaux m	акушерская веревка
	calving stall	s. C 54		
C 57	**calving-to-calving interval,** calving (breeding) interval, intercalving period	Zwischenkalbezeit f	temps m d'intervalle entre des vêlages	интервал от отела до отела, межотелочный период
C 58	**calving-to-conception interval,** days open, non-pregnant ("empty") period	Zwischentragezeit f, Güstzeit f, Leerzeit f, Abkalbe-Konzeptions-Intervall n	intervalle m entre deux gestations, période f de non-gestation	яловый (нестельный) период, интервал от отела до покрытия
	calx	s. Q 27		
C 59	**camel meat**	Kamelfleisch n	viande f du chameau	верблюжье мясо
C 60	**camel pox**	Kamelpocken fpl	varioles fpl des chameaux	оспа верблюдов
	campylobacteriosis	s. V 144		
C 61	**canaliculization, canalization**	Kanali[si]erung f, Kanalbildung f	canalisation f	канализация, образование канала
C 62	**canary, canary bird**	Kanarienvogel m, Serinus canaria	canari m	канарейка
C 63	**cancellous bone tissue**	spongiöses Knochengewebe n, Knochenspongiosa f	tissu m osseux spongieux	спонгиозная костная ткань, спонгиоз костей
	cancer	s. C 126		
C 64	**cancerogenic,** carcinogenic	krebserregend, karzinogen	cancérigène	канцерогенный, карциногенный
	cancerous	s. C 128		
C 65	**cancroid**	Kankroid n, Hautkrebs m	cancroïde m	кожный рак
C 66	**candidiasis, candidosis,** soor	Candidiose f, Candidamykose f, Soor m	candidose f, candidase f, moniliase f, muguet m	кандидоз, кандидамикоз, соор
C 67	**candling**	Schieren n (von Eiern)	mirage m	миражирование, просвечивание, овоскопирование
C 68	**canine**	Hunde..., Hund...	canine	собачий
C 69	**canine acne**	Akne f der Hunde	acné m des chiens	воспаление сальных желез собак
C 70	**canine anthelminthic**	Anthelminthikum (Wurmmittel) n für Hunde	vermifuge (anthelmintique) m pour chiens	антгельминтик (противогельминтозное средство) для собак
C 71	**canine babesiosis,** canine tick fever, malignant jaundice	Babesiose f der Hunde	babésiose f canine	бабезиоз собак
C 72	**canine distemper,** [dog] distemper	Staupe f des Hundes, Hundestaupe f, Febris catarrhalis canum	maladie f de Carré, maladie du jeune âge des chiens	чума плотоядных (собак)
C 73	**canine hip dysplasia**	Hüftgelenkdysplasie f des Hundes	dysplasie f de la hanche du chien	дисплазия тазобедренного сустава собак
C 74	**canine leptospirosis,** Stuttgart disease	Leptospirose f des Hundes, Stuttgarter Hundeseuche f, Hundeleptospirose f, Leptospira canicola	leptospirose f canine, maladie f de Stuttgart	лептоспироз собак, Штуттгартская болезнь собак
	canine tick fever	s. C 71		
	canine tooth	s. C 163		
	canine viral hepatitis	s. C 753		
C 75	**canned food**	Büchsenfutter n	nourriture f en conserve	консервный корм, корм из консервов
C 76	**cannery residues, cannery waste**	Abfälle mpl aus Konservenfabriken (zur Tierfütterung)	résidus mpl des fabriques de conserves	отходы консервных фабрик
C 77	**cannibalism**	Kannibalismus m	cannibalisme m	каннибализм
C 78	**cannon bone** (Equidae, Ruminantia)	Mittelhand f, Mittelhandknochen m, Mittelfuß m, Mittelfußknochen m, Metacarpus m, Metatarsus m	métacarpe f, métatarse f, cannon m	область пясти (плюсны)
	cannula	s. N 49		
C 79	**cannulate / to**	eine Kanüle einführen	introduire une canule	вводить канюлю (иглу)
C 80	**cannulize / to,** to puncture, to needle	punktieren	ponctionner	пунктировать
C 81	**can poisoning**	Konservenvergiftung f	empoisonnement m par des conserves	отравление консервами
C 82	**canthus**	Augenwinkel m, Lidwinkel m, Kanthus m	angle m de l'œil	глазной уголок, угол века
C 83	**cap / to**	[ver]deckeln (Apiologie)	couvrir, capsuler	запечатывать
C 84	**capacity to satisfy**	Sättigungsvermögen n	capacité f de saturation	способность к насыщению
	Cap-Chur gun	s. D 24		
	capillary	s. C 89		
	capillary circulation	s. C 86		
C 85	**capillary filtration**	kapilläre Filtration f	filtration f capillaire	капиллярная фильтрация
C 86	**capillary flow,** capillary circulation	Kapillarendurchblutung f	irrigation f capillaire	капиллярное кровообращение
C 87	**capillary permeability**	Kapillarendurchlässigkeit f	perméabilité f capillaire	капиллярная проходимость (проницаемость)
C 88	**capillary pipette**	Kapillarpipette f	pipette f capillaire	капиллярная пипетка

C 89	capillary tube, capillary	Kapillarröhrchen *n*, Kapillare *f*	capillaire *m*, tube *m* capillaire	капиллярная трубочка, капилляр
C 90	capon	Kapaun *m*	chapon *m*	каплун
C 91	caponization	Kapaunisierung *f*	chaponnage *m*	каплунизирование, кастрирование петухов
C 92	capped elbow, elbow hygroma	Stollbeule *f*, Ellbogenbeule *f*	bosse *f* du crampon	бурсит локтевого сустава, локтевая мозоль
C 93	capped hock *(horse)*	Piephacke *f*	vessigon *m* du jarret, capelet *m*	пипгак
C 94	caprine	Ziegen...	caprin	козий
C 95	caprine arthritis-encephalitis, caprine leukoencephalomyelitis, big knee	Arthritis-Enzephalitis *f* der Ziegen	arthrite-encéphalite *f* de la chèvre, leucoencéphalite *f* caprine	козий артро-энцефалит, лейкоэнцефаломиелит коз
C 96	caprinized vaccine	über Ziegen hergestellter Impfstoff *m*, kaprinisierte Vakzine *f*	vaccin *m* préparé sur caprins	капринизированная вакцина, вакцина, изготовлена на козах
	cap stage	*s.* T 196		
	capsular antigen	*s.* C 100		
C 97	capsular formation	Kapselbildung *f*	formation *f* d'une capsule	образование капсулы
C 98	capsular staining	Kapselfärbung *f*	coloration *f* capsulaire	капсульная окраска, окраска капсулы
C 99	capsule	Kapsel *f*	capsule *f*	капсула
C 100	capsule antigen, envelope (capsular) antigen	Kapselantigen *n*, Hüllenantigen *n*	antigène *m* d'enveloppe	капсульный (оболочковый) антиген
C 101	capsule disintegration	Auflösung *f* der Kapselhülle *(Pharmakologie)*	résolution *f* capsulaire	растворение капсульной оболочки
C 102	capsule-forming	kapselbildend	capsulant	капсулообразующий
C 103	capsule of the kidney	Nierenkapsel *f*	capsule *f* fibreuse du rein	капсула почек
C 104	captive animal	eingesperrtes Tier *n*, Tier in Gefangenschaft	animal *m* en captivité	животное в неволи
C 105	captive-bolt pistol	Bolzenschußgerät *n*	pistolet *m* à boulons	болтовый пистолет *(для оглушения при убое животных)*, оглушитель
	captive host	*s.* F 36		
C 106	capture myopathy, postcapture myopathy	Myopathie (Muskelerkrankung) *f* nach Einfangen *(Wild)*	myopathie *f* après capture	миопатия дичи после ловли, заболевание мышц после облова
	caput	*s.* C 705, H 92		
C 107	carbohydrate	Kohlenhydrat *n*	hydrate *m* de carbone	углевод, карбогидрат
	carbohydrate engorgement	*s.* G 191		
C 108	carbol-fuchsin solution	Carbolfuchsinlösung *f*	solution *f* phénol-fuchsine	карболфуксиновый раствор
C 109	carbolic acid	Carbolsäure *f*, Phenol *n*	acide *m* carbolique (phénique) phénol *m*	карболовая кислота, фенол
C 110	carbolic acid disinfectant	Phenoldesinfektionsmittel *n*	désinfectant *m* phénylique (à base d'acide phénique, à base de phénol)	фенольное дезосредство
	carbon dioxide snow	*s.* D 491		
C 111	carbonize / to	verkohlen	carboniser	обугливать
	carbon monoxide poisoning	*s.* C 531		
C 112	carbuncle	Karbunkel *m (Milzbrand)*	anthrax *m*	карбункул
	carcase	*s.* C 113		
C 113	carcass, carcase	Schlachtkörper *m*	carcasse *f*	туша
	carcass	*s. a.* C 3		
C 114	carcass byproducts	verwertbare Schlachtkörperabgänge *mpl*	produits *mpl* utilisables d'une carcasse	используемые отходы туш
C 115	carcass condemnation	Verwurf *m* eines Schlachtkörpers	condamnation *f* de la carcasse	браковка туши
C 116	carcass contamination	Verunreinigung *f* eines Schlachtkörpers	contamination *f* de la carcasse	загрязнение туши
C 117	carcass dehairing *(pig)*	Enthaarung *f* eines Schlachtkörpers	épilation *f* de la carcasse	снятие щетины с туши
C 118	carcass disposal, cadaver disposal	Tierkörperbeseitigung *f*	enlèvement *m* des carcasses	утилизация трупов
C 119	carcass evaluation (judgement), judging of carcasses	Schlachtkörperbeurteilung *f*	appréciation *f* de carcasse, jugement *m* d'une carcasse	оценка (экспертиза) туш
	carcass rendering plant	*s.* K 45		
C 120	carcass setting	Starre *f* des Schlachtkörpers	rigidité (raideur) *f* de la carcasse	окоченение туши
C 121	carcass store-house	Tierkörperlagerhaus *n*	entrepôt *m* de carcasses	хранилище туш
C 122	carcass traits	Schlachtkörpermerkmale *npl*	caractéristiques *mpl* de la carcasse	признаки туши
C 123	carcass yield, killing-out (dressing-out) percentage, dressed weight	Schlachtkörperertrag *m*, Schlachtkörperausbeute *f*, Schlachtergebnis *n*	exploitation *f* d'une carcasse	убойный выход
C 124	carcinogene	Karzinogen *n*, krebserregender Stoff *m*	cancérogène *m*, cancérigène *m*	канцероген, карцерогенное (раковызывающее) вещество

	English	German	French	Russian
	carcinogenic	s. C 64		
C 125	carcinogenicity	Kanzerogenität f	cancérogénité f	канцерогенность
C 126	carcinoma, cancer	Karzinom n, Krebs m	carcinome m, cancer m	карцинома, рак
C 127	carcinomatosis, carcinosis	Karzinose f, Karzinomatose f, Absiedlung f von Krebsmetastasen	carcinose f	карциноз, карциноматоз
C 128	carcinomatous, carcinous, cancerous	karzinomatös, karzinös, Krebs...	cancéreux	раковый, карциноматозный, канцерозный
	carcinosis	s. C 127		
	carcinous	s. C 128		
C 129	cardia, entrance to stomach, inlet of the stomach, cardiac orifice	Kardia f, Mageneingang m	cardia m, entrée f de l'estomac	вход в желудок, вход желудка
C 130	cardiac	kardial, das Herz betreffend, Herz...	cardiaque	кардиальный, сердечный
C 131	cardiac agent, cardiac drug	Herzmittel n, Kardiakum n	médicament m cardiaque, cardiotonique m, tonicardiaque m	сердечное средство
	cardiac apex	s. A 534		
	cardiac arrest	s. C 144		
C 132	cardiac arrhythmia	Herzrhythmusstörung f	arythmie f cardiaque	нарушение ритма сердца, сердечная аритмия
C 133	cardiac catheter, heart catheter	Herzkatheter m	sonde f cardiaque	сердечный катетер
	cardiac chamber	s. C 338		
C 134	cardiac death, death from heart disease	Herztod m	mort f cardiaque	смерть от остановки сердца
C 135	cardiac defect	Herzfehler m	affection f valvulaire du cœur	порок сердца
	cardiac drug	s. C 131		
C 136	cardiac dullness	Herzdämpfung f	matité f cardiaque	приглушение сердца
C 137	cardiac enlargement	Herzvergrößerung f	cardiomégalie f	увеличение сердца
	cardiac failure	s. H 122		
C 138	cardiac glycosides	Herzglykoside npl (Pharmakologie)	glucosides mpl cardiaques	сердечные глюкозиды
C 139	cardiac insufficiency	Herzinsuffizienz f	insuffisance f cardiaque	сердечная недостаточность
	cardiac liver	s. S 655		
C 140	cardiac lobe (lung)	Herzlappen m	lobe m cardiaque	сердечная долька
C 141	cardiac murmur, heart murmur	Herzgeräusch n	bruit m de souffle du cœur	сердечный шум
	cardiac muscle	s. M 487		
	cardiac orifice	s. C 129		
C 142	cardiac output	Herzminutenvolumen n	volume-minute m du cœur	минутный объем сердца
C 143	cardiac racing syndrome	Herzrasen-Syndrom n, Syndrom n des rasenden Herzens	syndrome m du cœur frénétique	синдром скачущего сердца
C 144	cardiac standstill, cardiac (heart) arrest	Herzstillstand m	arrêt m du cœur	остановка сердца
C 145	cardiac syncope (pig)	[plötzlicher] Herztod m	syncope f cardiaque	[внезапная] сердечная смерть
C 146	cardiac tamponade, pericardial tamponade	Herztamponade f	blocage m ventriculaire	тампонада сердца
C 147	cardiac valve, [heart] valve	Herzklappe f	valvule f du cœur	клапан сердца, сердечный клапан
	cardinal sign	s. C 148		
C 148	cardinal symptom, cardinal sign	Hauptsymptom n, Kardinalsymptom n, Sperrsymptom n	symptôme m cardinal (principal)	сердечный (основной, главный) симптом
C 149	cardiology	Kardiologie f	cardiologie f	кардиология
C 150	cardiopathic, suffering from heart disease	herzkrank	cardiopathique	страдающий болезнью сердца
C 151	cardiopathy, heart disease	Kardiopathie f, Herzkrankheit f, Herzleiden n	cardiopathie f	кардиопатия, болезнь сердца
C 152	cardiopulmonary arrest, cardiorespiratory arrest	Herz- und Atemstillstand m	arrêt m cardiopulmonaire	остановка сердца и дыхания
C 153	cardiotherapy	Herzbehandlung f	cardiothérapie f	лечение сердца
C 154	cardiovascular collaps	Herz-Kreislauf-Kollaps m	collapsus m cardio-vasculaire	сердечно-сосудистый коллапс
C 155	cardiovascular disease	Herz-Kreislauf-Erkrankung f	maladie f cardio-vasculaire	сердечно-сосудистое заболевание
C 156	cardiovascular failure	Herz-Kreislauf-Versagen n	défaillance f cardio-vasculaire	отказ кровообращения и сердца
C 157	cardiovascular system	Herz-Kreislauf-System n	système m cardio-vasculaire	сердечно-сосудистая система
C 158	care / to (animals)	pflegen, versorgen	soigner, prendre soin	ухаживать
C 159	care of animals, tending of animals	Tierpflege f	soin m des animaux	ухаживание за животными
	care of claws	s. C 452		

C 160	care of hooves	Hufpflege f	soin m des sabots	санитария копыта, уход за копытом
C 161	care of young animals	Jungtierpflege f	soin m des jeunes animaux	уход за молодняком
	caribou	s. R 146		
C 162	carina (anatomy)	kielartiges Gebilde n, Knochenleiste f, Knorpelleiste f	bande f cartilagineuse	килевое образование, гребень грудной кости, карина, киль
C 163	carnassial tooth of the dog, dog (sectorial, canine, cuspid, eye) tooth	Reißzahn m [des Hundes], Hakenzahn m, Hundszahn m	canine f, croc m	зацеп [собаки], клык, собачий зуб
C 164	carneous mole, fleshy mole	Fleischmole f	embryon m mort charnu, môle f charnue	мясной (карнеозный) занос
C 165	carnification	Verdichtung f des Lungenparenchyms, Karnifikation f	carnification f, carnisation f	карнификация, утолщение (уплотнение) легочной паренхимы
C 166	carnivore, carnivorous mammal	Fleischfresser m, Karnivore m, Landraubtier n	carnivore m	плотоядное (мясоядное) животное, карниворы, хищные животные
C 167	carnivorous	fleischverzehrend, fleischfressend (Tier)	carnivore	мясоядный, плотоядный
	carnivorous mammal	s. C 166		
C 168	carotid artery, carotis	Halsschlagader f, Karotis f, Arteria carotis	carotide f, artère f carotide	шейная артерия, артерия шеи, сонная артерия, каротис
C 169	carotid body	Karotiskörper m, Karotisknötchen n	corps m carotidien	узелок шейной артерии
C 170	carotid sinus reflex	Karotissinusreflex m	réflexe m dit du sinus carotidien	рефлекс синуса сонной артерии
	carotis	s. C 168		
C 171	carp	Karpfen m, Cyprinus carpio	carpe f	карп
	carpal arthritis	s. C 176		
C 172	carpal bone	Vorderfußwurzelknochen m, Karpalknochen m, Os carpi	os m du carpe	карпальная кость
C 173	carpal joint	Karpalgelenk n, Vorderfußgelenk n	articulation f carpienne	карпальный сустав
	carpal pad	s. T 37		
C 174	carp dropsy complex	Bauchwassersucht f des Karpfens	ascite f de la carpe	[брюшная] водянка карпов
C 175	carpet wool sheep	grobwolliges Schaf n, Schaf mit Teppichwolle (minderwertiger Wolle)	mouton m à laine de tapis	грубошерстная овца, овца ковровой шерстью, овца с малоценной шерстью
C 176	carpitis, carpal arthritis	Carpitis f	arthrite f carpale	карпит
C 177	carrier	Genträger m	porteur m de gènes	геноноситель
C 178	carrier	Halter m, Halteinstrument n, Träger m	portoir m pour instruments	держатель [инструмента]
C 179	carrier pigeon, homing pigeon	Brieftaube f	pigeon m voyageur	почтовый голубь
C 180	carrier protein	Schlepperprotein n, Carrier-Protein n	protéine f de transport	каррьерный протеин
C 181	carrier state	Trägerstatus m, Carrier-Status m (Gendefekt)	état m de porteur	статус носителя, каррьерный статус
C 182	carrier state	Keimträgerstadium n (Infektionskrankheit)	stade m porteur de bacilles	стадия носительства возбудителя
C 183	carrion	Aas n, Tierleichen fpl	charogne f	падаль, труп
	carrion eater	s. S 83		
	carrion feeder	s. S 83		
	carry a foetus / to	s. P 504		
	carry out an experiment / to	s. M 23		
C 184	carry to full term / to	austragen (Fetus)	porter à terme, porter dehors	родить, выводить
C 185	cartilage, cartilaginous tissue	Knorpel m, Knorpelgewebe n	cartilage m, tissu m cartilagineux	хрящ, хрящевая ткань
C 186	cartilagineous, chondromatous	knorpelig	cartilagineux	хрящевой
	cartilaginous tissue	s. C 185		
C 187	caruncle	Karunkel f, Fleischwärzchen n	caroncule f	карункул
C 188	case	Krankheitsfall m, Fall m	cas m	случай [заболевания]
C 189	caseating disease	verkäsende Krankheit f	maladie f caséeuse	казеинизирующее заболевание
C 190	caseation	Verkäsung f	caséification f	казеоз, творожистое перерождение
C 191	case description, description of a case	Fallbeschreibung f	description f d'un cas	описание случая
	case-fatality rate	s. L 117		
C 192	case finding	Fallsuche f	recherche f d'un cas	выяснение случая
	case history	s. A 356		
C 193	casein	Casein n, Kasein n	caséine f	казеин
	case-mortality rate	s. L 117		
C 194	case of emergency	Notfall m	urgence f	экстренный случай

C 195	**caseous focus**	Verkäsungsherd *m (Tuberkulose)*	foyer *m* de caséification	очаг творожистого перерождения
C 196	**caseous necrosis**, cheesy necrosis	käsige Nekrose *f*, Verkäsung *f*	nécrose *f* caséeuse	казеозный некроз, казеоз
C 197	**case population**	erkrankte Tiergruppe *f* in einer Population	groupe *m* d'animaux malades au sein d'une population	заболевшая группа животных в популяции
C 198	**case record**	Krankenbericht *m*	rapport *m* médical	история болезни
C 199	**case recording**	Erfassung *f* der Krankheitsfälle	recensement *m* des cas de maladies	учет (регистрация) случаев заболевания
C 200	**case report**, casuistics	Fallbericht *m*, Kasuistik *f*, Darstellung (Beschreibung) *f* eines Krankheitsfalles	rapport *m* de cas, casuistique *f*	казуистика, история болезни, акт, описание случая заболевания
C 201	**case study**	Fallstudie *f*, Untersuchung *f* eines Krankheitsfalles	analyse *f* d'un cas médical	изучение случая болезни
C 202	**cast**	Wurfgröße *f*, Anzahl *f* der Lämmer in einer Ablammperiode *(Schaf)*	nombre *m* d'agneaux dans une période d'agnelage	величина окота, количество ягнят за приемный период
C 203	**cast**, casting	Ablegen *n (Zwangsmaßnahme)*	dépôt *m*	уложение
C 204	**cast a horse / to**	ein Pferd niederlegen (ablegen, abwerfen)	jeter bas un cheval	валить лошадь
C 205	**cast ewe**	gemerztes Mutterschaf *n*, Merze *f*	brebis *f* sélectionnée	бракованная овцематка
C 206	**cast-for-age animal,** culled-for-age animal	aus Altersgründen gemerztes Tier *n*	animal *m* mis au rebut pour cause de vieillissement	бракованное на основе возрасти животное
	casting	*s.* C 203		
	casting bandage	*s.* P 348		
C 207	**casting equipment**	Wurfzeug *n*	instrumentation *f* pour mettre les animaux à terre	специальный повальный ремень
C 208	**castor-bean tick**, sheep tick	Holzbock *m*, Ixodes ricinus	tique *f*, ixode *m*	иксодовый клещ
C 209	**castrate / to**, to cut, to geld, to emasculate	kastrieren	castrer, émasculer	кастрировать
C 210	**castrate, castrated animal,** gelded (cut, desexed) animal, neuter	Kastrat *m*, kastriertes Tier *n*	castrat *m*, animal *m* castré	кастрат, кастрированное животное
C 211	**castrating knife**, castration knife	Kastriermesser *n*	bistouri *m* de castration, bistouri *m* à castrer	кастрационный нож
C 212	**castration**	Kastration *f*	castration *f*, émasculation *f*	кастрация
C 213	**castration by elastrator,** rubber ring method of castration	Kastration *f* mittels Gummirings *(Schaf)*	castration *f* à l'aide d'un anneau en caoutchouc	кастрация резиновым кольцом
	castration knife	*s.* C 211		
C 214	**castrator**, emasculator	Kastrierzange *f*	émasculateur *m*, pince *f* à émasculer (castrer)	кастрационные щипцы
C 215	**casualty**	Verletzung *f*, Trauma *n*	blessure *f*, traumatisme *m*	повреждение, травма
C 216	**casualty animal**	Unfalltier *n*, verunfalltes Tier *n*, [verletztes] Tier *n* nach Unfall	animal *m* accidenté	аварийное животное, животное, попавшее в аварию, животное после аварии
	casualty slaughter	*s.* E 132		
	casuistics	*s.* C 200		
C 217	**catabolic**	katabol, katabolisch, Katabolismus..., Abbaustoffwechsel...	catabolique	катаболисеский
C 218	**catabolism**	Katabolismus *m*, Abbaustoffwechsel *m*	catabolisme *m*	катаболизм, обмен веществ распада
C 219	**catabolize / to**	abbauen, katabolisieren	cataboliser, effectuer un catabolisme	распадать, катаболизировать
C 220	**catalytic activity**	katalytische Aktivität *f*	activité *f* catalytique	каталитическая активность
C 221	**cataract**, lens opacity (opacification)	grauer Star *m*, Linsentrübung *f*, Katarakt *f*	cataracte *f*	катаракта, помутнение линзы
C 222	**catarrhal**	katarrhalisch, Katarrh...	catarrhal	катаральный
C 223	**cat-bite fever**	Katzenbißfieber *n (Infektion mit Pasteurella multocida)*	fièvre *f* de morsure de chat	пастереллез кошек
	cat cage	*s.* C 231		
	catch a chill / to	*s.* C 224		
C 224	**catch cold / to**, to get a chill, to catch a chill	sich erkälten	s'enrhumer	простужаться
C 225	**catchment area**	Einzugsbereich *m*, Versorgungsbereich *m*	département *m* d'approvisionnement	район обеспечения
C 226	**cat door**	Katzeneinlaß *m*	ouverture *f* pour chats	проход для кошек
	cat family	*s.* C 232		
C 227	**catgut**	Katgut *n (Chirurgie)*	catgut *m*	кетгут
	cathartic bolus	*s.* P 729		
C 228	**catheter drainage**	Drainage *f* durch Dauerkatheter	drainage *m* par cathéter permanent	дренаж постоянным катетером
C 229	**catheterization**	Katheterisierung *f*	cathétérisme *m*	катетеризация
C 230	**catheterize / to**	katheterisieren	sonder	катетеризировать
C 231	**cat holding cage,** cat cage	Katzenkäfig *m*, Katzenhalter *m*	cage *f* pour chat	фиксатор (клетка) для кошек

C 232	**cats,** felines, cat family	Feliden *pl*, echte Katzen *fpl* (*Familie Felidae*)	vrais chats *mpl*, félidés *mpl*	фелиды, кошки
C 233	**cat-scratch disease**	Katzenkratzkrankheit *f (Chlamydieninfektion)*	maladie *f* de griffe de chat	хламидиоз кошек
C 234	**cattery**	Katzen[pflege]heim *n*, Katzenzwinger *m*	pension *f* pour chats	дом кошек
C 235	**cattery**	Katzenfarm *f*	chaterie *f*	ферма кошек
C 236	**cattle,** bovine animals, bovines	Eigentliche Rinder *npl*, Rindvieh *n*, Hornvieh *n (Familie Bovidae)*	bovins *mpl*	бовиды, семейство полорогих, полорогие, крупный рогатый скот
	cattle chute	*s.* C 237		
C 237	**cattle crush,** cattle stock (chute)	Zwangsstand *m* für Rinder	couloir *m* de contention pour bovins	станок для крупного рогатого скота
	cattle dung	*s.* C 241		
C 238	**cattle grubs,** [ox] warbles, hypodermosis, warble maggots infestation	Dassellarvenbefall *m*, Hypodermose *f*	hypodermose *f*	гиподерматоз, поражение подкожным оводом
	cattle hide	*s.* O 191		
C 239	**cattle house,** house for cattle, cattle stall	Rinderstall *m*	étable *f* pour bovins	скотный двор, помещение для крупного рогатого скота
	cattle husbandry	*s.* C 240		
C 240	**cattle keeping,** cattle husbandry	Rinderhaltung *f*	élevage *m* bovin	содержание крупного рогатого скота
	cattle lungworm	*s.* B 413		
C 241	**cattle manure,** cattle dung	Rinderdung *m*	bouse *f* de vache	навоз крупного рогатого скота
	cattle plague	*s.* R 274		
	cattle stall	*s.* C 239		
	cattle stock	*s.* C 237		
C 242	**cattle tick**	Rinderzecke *f*, Boophilus microplus	tique *f* du bœuf	бычий клещ
C 243	**cattle track**	Triftweg *m*	trac *m* du bétail, chemin *m* de passage	трасса, скотопрогонный тракт
C 244	**cattle trailer**	Tiertransporter *m*, Anhänger *m* für Großtiertransporte	véhicule *m* de transport pour animaux	транспорт для животных, прицеп для транспорта крупных животных
C 245	**cattle weighbridge**	Viehwaage *f*	balance *f* pour animaux	весы для животных
	caudad	*s.* C 246		
C 246	**caudal,** caudad	kaudal [gerichtet], schwanzwärts gerichtet	orienté vers la queue, avec l'orientation caudale	каудально, направленно назад
	caudal fin	*s.* T 13		
C 247	**caudal paralysis** *(horse)*	Hammelschwanz *m*	paralysie *f* caudale	«бараний» хвост
C 248	**caudate animal**	Tier *n* mit Schwanz	animal *m* avec queue	животное с хвостом, хвостовое животное
	caul	*s.* O 65		
C 249	**caul fat,** web fat	Netzfett *n*	gras *m* de réseau	кишечный (брыжеечный) жир
C 250	**caulk, caulkin,** calk[in], frost stud	Stollen *m*	crampon *m*	шип
	causal agent	*s.* P 131		
	causal agent of mastitis	*s.* M 113		
C 251	**causal factor**	Kausalfaktor *m*	facteur *m* causal	каузальный фактор
	causative germ	*s.* P 131		
C 252	**cause of a disease**	Ursache *f* einer Krankheit	cause *f* d'une maladie	причина болезни
C 253/4	**cause of death**	Todesursache *f*	cause *f* de la mort	причина падежа (смерти)
	cause pain / to	*s.* A 88		
	caustic	*s.* C 257		
	caustic agent	*s.* C 257		
C 255	**caustic soda,** sodium hydroxide *(NaOH)*	Ätznatron *n*	soude *f* caustique	едкий натрий
C 256	**caustic treated grain**	mit Lauge aufgeschlossenes Körnerfutter *n*	aliment *m* à base de grains décomposé par une base	зерновой корм расщепленный щелочью
C 257	**cauterant,** caustic [agent], cautery	Ätzmittel *n*	caustique *m*, cautère *m*	прижигающее (каустическое) средство
C 258	**cauterization,** cautery	Verschorfung *f*, Verätzung *f*, Kauterisation *f*, Kaustik *f*	cautérisation *f*	струпообразование, прижигание, каустеризация
C 259	**cauterize / to**	kauterisieren, brennen	cautériser	каутеризовать, прижигать
	cautery	*s.* C 257, C 258		
C 260	**cautery**	Brennapparat *m*	cautère *m*	каутеризатор
C 261	**caval vein,** vena cava	Hohlvene *f*, Vena cava	veine *f* cave	полая вена
C 262	**cavernous tissue**	Schwellkörpergewebe *n*	tissu *m* caverneux	ткань пещеристого тела
C 263	**cavitation**	Höhlenbildung *f*, Aushöhlung *f*	formation *f* de cavité	образование пещер (полости)
	cavities	*s.* C 969		
C 264	**cell count**	Zellzahl *f*, Zellgehalt *m*	nombre *m* de cellules	количество клеток
C 265	**cell counting**	Zellzählung *f*	numération *f* cellulaire	вычисление клеток

C 266	cell culture	Zellkultur f	culture f cellulaire	культура клеток, клеточная культура
C 267	cell culture vaccine, tissue culture vaccine	Zellkulturvakzine f, Gewebe-kulturvakzine f	vaccin m sur culture cellulaire	вакцина культуры клеток, вакцина тканевой культуры
C 268	cell damage	Zellschädigung f, Zellschaden m	dommage m cellulaire	повреждение клеток
	cell death	s. N 40		
C 269	cell division	Zellteilung f	division f cellulaire	деление клеток
C 270	cell line	Zellinie f	lignée f cellulaire	линия клеток
C 271	cell-mediated	zellvermittelt	par l'intermédiaire d'une cellule	с помощью клеток
C 272	cell-mediated immunity	T-Lymphozyten vermittelte Sensibilisierung f	sensibilisation f des T-cellules	сенсибилизация Т-лимфоцитами
C 273	cell membrane, cell wall	Zellwand f	membrane f cellulaire	стенка клетки
	cell poison	s. C 1020		
C 274	cell respiration	Zellatmung f	respiration f cellulaire	дыхание клетки
C 275/6	cells of Schwann	Schwannsche Zellen fpl	cellules fpl de Schwann	Шванновские клетки
	cells of the islet	s. P 40		
C 277	cell strain	Zellstamm m	souche f cellulaire	клеточный штамм, штамм клеток
C 278	cellular	Zell..., zellulär	cellulaire	клеточный, целлюлярный
	cellular genetics	s. C 1022		
C 279	cellularity	Zellstruktur f	structure f cellulaire	клеточная структура
	cellular pathology	s. C 1031		
C 280	cellulary infiltration	Zellinfiltration f, zellige Infiltration f	infiltration f cellulaire	клеточная инфильтрация
C 281	cellulitis, phlegmon	[subkutane] Phlegmone f	phlegmon m	подкожная флегмона
C 282	cell ultrastructure	Ultrastruktur f der Zelle	ultrastructure f de cellule, ultrastructure cellulaire	ультраструктура клетки
	cell wall	s. C 273		
C 283	cement substance	Kittsubstanz f (Zytologie)	ciment m intercellulaire	склеивающее вещество
	CEM infection	s. C 756		
C 284	central blood	Blut n, erhalten aus Herzkammern, Lungenvene, Splanchnikusgebiet	sang m récupéré du ventricule du cœur, des veines pulmonaires, de la région splanchnique	центральная кровь, кровь из сердечных камер, легочной вены или из внутренности
C 285	central incisor	Mittelzahn m	incisive f centrale	центральный зуб
C 286	central nervous system, CNS	zentrales Nervensystem n, ZNS n	système m nerveux central	центральная нервная система, ЦНС
	central tarsal bone	s. N 30		
C 287	central venous blood	Blut n, erhalten aus rechter Herzvorkammer oder Vena cava	sang m récupéré de l'oreillette droite du cœur ou de la veine cave	центральная венозная кровь, кровь из правого предсердия или полой вены
C 288	centre tie (cattle)	Anbindemethode f für Kühe (mittels Bügel und Kette)	méthode f d'attache pour vaches (à l'aide d'étrier et de chaîne)	способ привязи коров
C 289	centriciput	zentraler Teil m des Kopfes	partie f centrale de la tête	центральная часть головы
C 290	centrifugate	Zentrifugat n	centrifugat m, produit m d'après centrifugation	центрифугат
C 291	centrifugation	Zentrifugieren n	centrifugation f	центрифугирование
C 292	centrifuge / to	zentrifugieren	centrifuger	центрифугировать
C 293	centrifuge	Zentrifuge f, Schleuder f	centrifugeuse f	центрифуга
C 294	centrolobular necrosis (liver)	zentrolobuläre Nekrose f	nécrose f centrolobulaire	центролобулярный некроз
	cephalad	s. C 879		
C 295	cephalocentesis	Gehirnpunktion f, Hirnpunktion f	ponction f cérébrale	пункция головного мозга, цефалосентез
C 296	cephalopathy, cerebropathy, cerebral disease, encephalopathy	Enzephalopathie f, Erkrankung f des Gehirns, Hirnerkrankung f	encéphalopathie f	энцефалопатия, церебропатия, заболевание мозга
C 297	cercaria	Zerkarie f, Schwanzlarve f (Unterklasse Digenea)	cercaire f	церкария, хвостовая личинка
C 298	cercarial	Zerkarien..., Schwanzlarven...	cercarial	церкарийный
C 299	cercarial stage	Zerkarienstadium n	stade m cercarien	стадия церкарии
C 300	cereal, grain	Getreide n	céréales fpl, grains mpl	зерно, зерновые
C 301	cereal crop grazing	Weiden n auf Stoppelflächen	pâturage m sur chaumes	пастьба на стернях
C 302	cerebellar ataxia	zerebelläre Ataxie f, Kleinhirnataxie f	ataxie f cérébelleuse, ataxie du cervelet	атаксия мозжечка, церебральная атаксия
C 303	cerebellar atrophy	Kleinhirnatrophie f	atrophie f cérébelleuse	атрофия мозжечка
C 304	cerebellar cortex	Kleinhirnrinde f	cortex m cérébelleux	кора мозжечка
C 305	cerebellum, little brain	Zerebellum n, Kleinhirn n	cervelet m	мозжечок, малый мозг
C 306	cerebral	Hirn..., Gehirn..., zerebral	cérébral	мозговой, церебральный
C 307	cerebral apoplexy, stroke	Schlaganfall m	apoplexie f cérébrale, attaque f apoplectique	апоплексический удар, инсульт
C 308	cerebral ataxia	zerebrale Ataxie f	hémiataxie f cérébrale	церебральная атаксия
C 309	cerebral calcification	Hirnverkalkung f	calcification f cérébrale	мозговое обызвествление
C 310	cerebral cortex	Hirnrinde f	cortex m cérébral	кора головного мозга
	cerebral cranium	s. S 360		
	cerebral disease	s. C 296		

C 311	**cerebral hemisphere**	Großhirnhemisphäre *f*	hémisphère *f* cérébrale	полушарие большого мозга
	cerebral membrane	*s.* B 429		
	cerebral softening	*s.* E 147		
	cerebral ventricle	*s.* B 432		
	cerebropathy	*s.* C 296		
C 312	**cerebrospinal fluid**	Zerebrospinalflüssigkeit *f*, Liquor *m*	liquide *m* cérébrospinal	цереброспинальная жидкость, ликвор
C 313	**cerebrospinal fluid pressure**	Liquordruck *m*	pression *f* du liquide cérébrospinal	давление ликвора
C 314	**cerebrum**, telencephalon, brain	Großhirn *n*	cerveau *m*	большой мозг
C 315	**certificate for clinic admission**, admission to clinic certificate	Attest *n* für Einweisung in eine Klinik	certificat *m* d'admission à une clinique	справка для приема в клинику
C 316	**certificate of freedom from an epizootic**	Seuchenfreiheitsbescheinigung *f*	certificat *m* d'exemption de contagion	справка эпизоотического благополучия
C 317	**certified milk**, designed milk	Vorzugsmilch *f*, kontrollierte Milch *f*	lait *m* certifié	молоко высшего качества, исследованное молоко
	cerumen	*s.* E 21		
C 318	**cervical**	Zervix..., Hals...; Gebärmutterhals...	cervical	цервикальный; шейный
C 319	**cervical adhesions**	Verklebungen *fpl* im Bereich des Gebärmutterhalses	adhésions *fpl* dans la région du col de l'utérus	склеивания в области шейки матки
C 320	**cervical canal**	Zervikalkanal *m*, Gebärmutterhalskanal *m*	canal *m* cervical (du col de l'utérus)	цервикальный канал, канал шейки матки
C 321	**cervical fluid**, oestral (oestrous) mucus	Brunstschleim *m*	fluide *m* cervical	цервикальная слизь, слизь течки
C 322	**cervical oesophagus**	Halsteil *n* des Ösophagus	partie *f* cervicale de l'œsophage	шейная часть глотки
C 323	**cervical oesophagus foreign body**	Fremdkörper *m* im Halsteil des Ösophagus	corps *m* étranger dans la partie cervicale de l'œsophage	инородное тело в шейной части глотки
C 324	**cervical swab**	Abstrich *m* aus der Zervix	frottis *m* du col de l'utérus	смыв (проба) с шейки матки
C 325	**cervical vertebra**	Halswirbel *m*	vertèbre *f* cervicale	шейный позвонок
	cervids	*s.* A 518		
	cervix	*s.* N 34		
C 326	**cervix of the uterus**, neck of the uterus, uterine neck	Gebärmutterhals *m*	col *m* de l'utérus, col utérin	шейка матки
	cessation of respiration	*s.* R 226		
C 327	**cesspit, cesspool**	Senkgrube *f*, Klärgrube *f*	fosse *f* d'épuration	отстойная (выгребная, помойная) яма, яма для нечистот
	cestocid	*s.* A 474		
C 328	**cestodal cyst**	Bandwurmzyste *f*	kyste *m* d'un cestode	киста (циста) ленточного червя
	cestode	*s.* T 33		
	CFT	*s.* C 660/1		
	CFU	*s.* C 610		
C 329	**chafe / to**	sich wundreiben (*Haut*)	s'érafler en frottant	протираться (*кожу*)
C 330	**chafe mark**	Scheuerstelle *f*	endroit *m* d'écorchage	ссадина, экскориация
C 331	**chaff**	Häcksel *n*; Spreu *f*, Kaff *n*	paille *f* hachée; bourrier *m*, balle *f*	[соломенная] резка; мякина
C 332	**chain ligature**	Kettenligatur *f* (*Chirurgie*)	ligature *f* en chaînes	цепочная лигатура
	chain of cold storage units	*s.* C 390		
C 333	**chain of infection**	Infektionskette *f*	chaîne *f* d'infection	цепь инфекции
C 334	**chalazion**, inflammation of the meibomian glands	Chalazion *n*, Hagelkorn *n*	chalazion *m*	«ячмень», мейбомит, воспаление мейбомовых желез
C 335	**chalk brood** (*Pericystis apis infection*)	Kalkbrut *f*, Ascophaeriose *f*, Perizystis-Mykose *f*	couvain *m* de chaux, péricystimycose *f* de l'abeille	известковый расплод (приплод), перицистоз, аскосфериоз пчел
C 336	**challenge** (*immunology*)	Belastung *f*, Herausforderung *f*	charge *f*	нагрузка
C 337	**challenge infection**	Belastungsinfektion *f*	infection *f* à charge	нагрузочная инфекция
	chamber	*s.* A 562		
C 338	**chamber of the heart**, cardiac chamber, ventricle of the heart	Herzkammer *f*, Ventrikel *m*	ventricule *m* [du cœur]	камера сердца, сердечная камера, желудочек сердца, вентрикул
C 339	**chamois**	Gemse *f*, Rupicapra rupicapra	chamois *m*	серна
C 340	**chamois mange**	Gamsräude *f*, Sarkoptesräude *f* der Gemsen	gale *f* du chamois	саркоптоз серны, зудневая чесотка серны, саркоптоз горного козла
C 341	**chamois sucking louse**	Gamslaus *f*, Linognathus rupicapra	pou *m* du chamois	вошь серны, вошь горного козла
C 342	**chance of recovery**	Heilungsaussicht *f*	chance (perspective) *f* de guérison	прогноз лечения
C 343	**chance to survive**	Lebenschance *f*, Überlebenschance *f*	chance *f* de survie	шанс выжить

C 344	chancre	„Trypanosomenschanker" m, Graf-Schanker m (dermale Primärläsion bei Trypanosomose)	lésion f primaire dermale d'une trypanosomose	трипаносомозный шанкр, кожные первичные ссадины при трипаносомозе
C 345	change in demeanour, behavioural change	Verhaltensänderung f	changement m de comportement	изменение поведения
C 346	change in feed[ing], change of feed, feed change	Futterwechsel m	changement m d'aliment	смена корма
C 347	change in shape	Formveränderung f	changement m de forme	изменение формы
	change of feed	s. C 346		
C 348	change of hosts, alternation of hosts	Wirtswechsel m	changement m (alternation f) des hôtes	смена хозяина
C 349	change of housing	Umstallung f	changement m d'étable	перемещение (животных)
	change of teeth	s. T 200		
C 350	chap, rhagade, fissure	Riß m (der Haut), Rhagade f, Einriß m	rhagade f, fissure f	трещина, нарыв
C 351	chapped skin	rissige Haut f	peau f crevassée (lézardée)	треснутая кожа
C 352	chapped teat	rissige Zitze f	téton m crevassé (lézardé)	треснутый сосок
C 353	character	Merkmal n (Genetik)	caractère m génétique	признак
C 354	characteristic odour	Eigengeruch m	odeur f caractéristique	характерный (свойственный) запах
C 355	character of selection	Selektionsmerkmal n	critère m de sélection	признак селекции
	charbon	s. A 460		
C 356	chaser ram	zusätzlich in eine Herde eingebrachter Schafbock m	bouc m rajouté à un troupeau	дополнительно включенный в стадо баран
C 357	cheap-meat department, freibank	Freibank f	département m de viande à bon marché	фрейбанк, место продажи условно годного мяса
C 358	cheek, jowl	Backe f, Wange f	joue f	щека
C 359	cheek pouch	Backentasche f	cavité f vestibulaire	щечный карман
	cheek tooth	s. M 353		
	cheese dairy	s. C 360		
C 360	cheese factory, cheese dairy	Käserei f	fromagerie f	сырозавод, сыроваренный завод
	cheesy gland disease	s. Y 8		
	cheesy necrosis	s. C 196		
	cheilochisis	s. H 72		
	chemical food spoilage	s. C 362		
C 361	chemical shearing, defleecing	chemisches Entfernen n der Wolle, Entvliesen n (mit chemischen Mitteln)	isolement m chimique de la laine	химическое удаление шерсти, удаление шерсти химическими средствами
C 362	chemical spoilage, chemical food spoilage	Verderb m (von Lebensmitteln) durch Chemikalien	dépérissage m (pourriture f) par produits chimiques	порча химикалиями (химикатами)
C 363	chemical warfare agent	chemischer Kampfstoff m	arme f chimique	химическое боевое отравляющее вещество
C 364	chemoattractant	chemisches Attraktans n	attirant m chimique	химический аттрактант
C 365	chemoprophylaxis	Chemoprophylaxe f	chimioprophylaxie f	химиопрофилактика
C 366	chemosterilant	Chemosterilans n, chemisches Sterilisationsmittel n	stérilisant m chimique	химостерилант
C 367	chemosterilization	chemische Sterilisierung f, Chemosterilisierung f	stérilisation f chimique	химическая стерилизация, химостерилизация
C 368	chemotherapeutic agent	Chemotherapeutikum n	chimiothérapeutique f	химиотерапевтическое средство
C 369	chemotherapeutic index	chemotherapeutischer Index m, chemotherapeutische Breite f	index m chimiothérapique	химиотерапевтический индекс
C 370	chemotherapy	Chemotherapie f	chimiothérapie f	химиотерапия
C 371	chest, thorax, thoracic cage	Brust f, Brustkorb m	poitrine f, cage f thoracique	грудь, грудная клетка
	chest cavity	s. T 127		
C 372	chest girth (horse, dog)	Brustumfang m	tour m de poitrine	обхват груди
C 373	chest-humped zebu	Brustbuckelzebu n	zébu m à poitrine bossue	грудогорбый зебу
C 374	chestnut (horse)	Fuchs m	alezan m	лошадь рыжей масти
C 375	chest twitch (cattle)	Brustbremse f (Instrument)	instrument m d'immobilisation au niveau de la poitrine	грудная закрутка
C 376	chest wall, thoracic wall	Brustwand f	paroi f thoracique	грудная стенка
C 377	chevon, goat meat	Ziegenfleisch n	viande f de chèvre	козье мясо
C 378	chew / to, to masticate	kauen	mastiquer	жевать
C 379	chewable tablet	Kautablette f	masticatoire m	жевательная таблетка
	chewing of the cud	s. R 336		
C 380	chew off / to, to gnaw off, to nibble	abkauen, abknabbern, abnagen, abfressen	grignoter	откусывать, отгрызать
C 381	chicken embryo	Kükenembryo n	embryon m de poussin	эмбрион цыпленка
	chicken embryo vaccine	s. A 736		
C 382	chicken meat, chick meat	Hühnerfleisch n	viande f de poulet	куриное мясо, курятина
C 383	chicken pox	Hühnerpocken fpl	variole f aviaire	оспа птиц
C 384	chicken sexing, chick sexing	Kükenauslesen n (nach Geschlecht)	sexage m des poussins	определение пола цыплят
	chick meat	s. C 382		
	chick sexing	s. C 384		

C 385	chief cell, principal cell	Hauptzelle f	cellule f principale	основная клетка (желудка)
C 386	chigger	Larve f von Herbstgrasmilben, Herbstgrasmilbenlarve f	aoûtat m, rouget m	личинка клещей осенних
C 387	chigger mite, grain mite, harvest mite	Herbst[gras]milbe f, Erntemilbe f (Familie Trombiculidae)	gale f d'automne	клещ осенний
	chiggers	s. T 288		
	chigoe	s. J 14		
C 388	chilblain, frostbite	Frostbeule f, Erfrierung f	engelure f, érythème m pernio	ознобление, обморожение
	chill	s. C 567		
C 389	chilled meat	Kühlfleisch n, gekühltes Fleisch n	viande f refroidie	охлажденное мясо
C 390	chilling chain, cold chain, chain of cold storage units	Kühlkette f (für Fleisch)	chaîne f frigorifique (de froid)	холодильная цепь
	chill room	s. C 577		
C 391	chimera	Chimäre f	chimère f	химера
C 392/3	chip fracture	Absprengfraktur f, Absprengbruch m	fracture f esquilleuse (par arrachement)	осколочный перелом
	chirurgical animal clinic	s. S 866		
	chlamydial abortion	s. E 226		
C 394	chlamydial arthritis	Chlamydienarthritis f	arthrite f due aux chlamydies	хламидиозный артрит
C 395	chlamydial infection	Chlamydieninfektion f	infection f par les chlamydies	инфекция хламидиями, хламидиозная инфекция
C 396	chloral hydrate	Chloralhydrat n	hydrate m de chloral	хлоралгидрат
C 397	chloralize / to	mit Chloralhydrat betäuben	anesthésier au hydrate de chloral	анестезировать хлоралгидратом
C 398	chloride of lime, chlorinated lime (disinfection)	Chlorkalk m	chlorure m de chaux	хлористый натрий
	chlorinated hydrocarbons	s. O 112		
	chlorinated lime	s. C 398		
C 399	chlorination	Chloren n, Chlorung f	chloration f	хлорирование
C 400	chlorination of water	Chlorierung f des Wassers	chlorage m (chloration f) de l'eau	хлорирование воды
	chlorine	s. C 401		
C 401	chlorine disinfectant, chlorine	Desinfektionsmittel n auf Chlorbasis	désinfectant m à base de chlore	дезинфекционное средство на базе хлора
C 402	chocolate agar	Kochblutagar m, Schokoladenagar m	gélose f chocolat	агар варенной крови, шоколадный агар
C 403	choke, oesophageal obstruction	Schlundverstopfung f	bouchage m de l'œsophage	купорка пищевода
C 404	choke chain	Würgehalsband n	collier m étrangleur	душащий ошейник
C 405	choke on / to	eine Schlundverstopfung herbeiführen, sich eine Schlundverstopfung zuziehen	provoquer une obstruction de l'œsophage	вызывать запор пищевода, получать закупорку пищевода
	choking	s. S 836		
	cholelith	s. G 8		
	cholelithiasis	s. B 146		
	cholic acid	s. B 140		
	chololith	s. G 8		
C 406	chondrify / to	verknorpeln	transformer en cartilage	охрящевать, хондрифицировать
	chondromatous	s. C 186		
	chop	s. C 1004		
C 407	chopped feed	gehäckseltes Futter n	aliment m en paille hachée	измельченный корм
C 408	chopping of feed	Häckseln n (Futter)	hachage m	резка кормов
	chorioptic mange at the base of the tail	s. T 17		
C 409	choroid, choroid membrane	Chorioidea f, Aderhaut f	choroïde f oculaire	сосудистая оболочка
C 410	chromosomal damage	Chromosomenschaden m	dommage m chromosomique	повреждение хромосом
C 411	chromosomal gender	chromosomales Geschlecht n	sexe m chromosomique	хромосомный род
C 412	chromosomal marker	Chromosomenmarker m	marqueur m chromosomique	маркер хромосом
C 413	chromosome analysis	Chromosomenanalyse f	analyse f chromosomique	анализ хромосом
C 414	chromosome coil	Chromosomenspirale f	spirale f chromosomique	спираль хромосом
C 415	chromosome mapping	Chromosomenlokalisation f	localisation f de chromosomes	локализация (расположение) хромосом
C 416	chromosome set, set of chromosomes	Chromosomensatz m	génome m	набор хромосом
	chroniccellulitis	s. E 93		
C 417	chronic course	chronischer Verlauf m	développement m chronique	хроническое течение
C 418	chronic interdigital dermatosis, interdigital fibroma (hyperplasia, papilloma in cattle)	Zwischenklauengeschwulst f, Zwischenklauenwulst m, Zwischenklauenwarze f, Feigwarze f, Limax f	fourchet m, fic m interdigité, dermite f chronique interdigitale, fibrome m interdigital	хронический межпальцевый дерматоз, интердигитальная фиброма, межкопытцевый папилломатоз
C 419	chronic obstructive pulmonary disease, heaves, broken wind[edness], pursiness	Dämpfigkeit f, Hartschlägigkeit f	pousse f	экспираторная одышка, запал, запаленность
C 420	chute, crush, restraining chute	Treibgang m, Fixiergang m	couloir m de contention	трасса, раскол, проход

	English	German	French	Russian
C 421	chyle, chylus	Chylus m	chyle m	хилус
C 422	chyme, chymus	Chymus m, Speisebrei m	chyme m	химус, пищевая кашица
	chymosin	s. R 183		
	chymus	s. C 422		
	cicatrice / to	s. H 103		
C 423	cicatricial, scarred	Narben..., narbig	cicatriciel	рубцовой
C 424	cicatricial contraction, cicatricial contracture	Narbenkontraktion f, Narbenkontraktur f	contraction f cicatricielle	рубцовая контракция
C 425	cicatricial tissue, scar tissue	Narbengewebe n	tissu m cicatriciel	рубцовая ткань
	cicatrix	s. S 78		
C 426	ciliary	Zilien..., ziliar	ciliaire	реснитчатый, ресничный
C 427	ciliate	Wimpertierchen n, Ziliat m (Klasse Ciliata)	cilié m, ciliate m	ресница, цилиат, реснитчатое животное
C 428	ciliated cell, flagellated cell	Flimmerzelle f	cellule f à cils vibratiles	клетка мерцательного эпителия
C 429	ciliated epithelium	Flimmerepithel n	épithélium m vibratile	мерцательный эпителий
	cilium	s. F 311		
	circadian periodicity	s. D 358		
	circadian rhythm	s. D 358		
C 430	circling movement, circulatory movement	Kreisbewegung f, Manegebewegung f	mouvement m circulaire	круговое (манежное) движение
C 431	circulation	Kreislauf m, Zirkulation f	circulation f	круговорот, циркуляция
C 432	circulatory collapse	Kreislaufkollaps m	collapsus m de la circulation	сосудистый коллапс, остановка кровообращения
C 433	circulatory disturbance, disturbed circulation, vascular disturbance	Durchblutungsstörung f, Störung f der Gefäßfunktion	trouble m de la circulation sanguine, trouble de l'irrigation sanguine	нарушение кровообращения (функции сосудов)
C 434	circulatory failure	Kreislaufversagen n	défaillance f de la circulation	остановка кровообращения
	circulatory insufficiency	s. C 435		
	circulatory movement	s. C 430		
C 435	circulatory weakness, circulatory insufficiency	Kreislaufschwäche f	faiblesse f de la circulation	недостаточность кровообращения (циркуляции крови)
C 436	circumanal gland (canine)	Zirkumanaldrüse f	glande f circumanale	круговая анальная железа
C 437	circumcise / to	umschneiden	circoncire	обрезать
C 438	circumcision	Umschneiden n (Wunde)	circoncission f	обрезание
C 439	circumscribed inflammation	umschriebene Entzündung f	inflammation f circonscrite	ограниченное воспаление
	circumscribed peritonitis	s. L 219		
C 440	circus animals	Zirkustiere npl	animaux mpl de cirque	цирковые животные
C 441	cirrhosis	Zirrhose f	cirrhose f	цирроз
C 442	cirrhosis of liver, hepatic cirrhosis	Leberzirrhose f	cirrhose f du foie	цирроз печени
C 443	cirrhotic	Zirrhose..., zirrhotisch	cirrhotique	циррозный
C 444	citrate / to	mit Citrat versetzen	ajouter du citrate	добавить цитрат, окислить
C 445	citrated blood	Citratblut n	sang m citraté	цитратная кровь
C 446	clamp / to	abklemmen	pincer	зажимать
	clamp	s. C 493		
	clarification plant	s. S 230		
C 447	clarify / to	klären (Flüssigkeit)	clarifier	осветлять, отстаивать
	classical fowl plague	s. F 513		
C 448	classical swine fever, hog cholera	klassische Schweinepest f, Pestis suum	peste f porcine classique	классическая чума свиней
C 449	clavicle [bone], clavicula, collarbone	Schlüsselbein n, Clavicula f, Klavikula f, Os claviculae	clavicule f	ключица
C 450	claw, hoof, digit, cleat, cloven foot (hoof)	Klaue f, Huf m der Paarhufer	sabot m	копытце, копыто парнокопытных
C 451	claw at / to, to claw on	sich ankrallen, sich festkrallen	s'agriffer, s'accrocher	прицепляться
C 452	claw care, care of claws	Klauenpflege f	soin m des ongles	уход за копытами, чистка копытец
C 453	claw cushion	Klauenkissen n	coussinet m	подошва копытец
C 454	claw lesion	Klauenverletzung f	lésion f des sabots	повреждение (травма) копытец
	clawon / to	s. C 451		
C 455	claw scissors, claw shears	Klauenschere f	ciseaux fpl à sabots	копытные ножницы
C 456	clay pigeon	Tontaube f	pigeon m artificiel	тарелочка
C 457	clean animal	stubenreines Tier n	animal m propre	чистое животное
	clean operation	s. A 648		
C 458	clean pasture	„saubere" Weide f, parasitenfreie Weide f	pâturage m sain de parasites	свободное от паразитов пастбище
C 459	clean pig	früh kastrierter Eber m	verrat m castré prématurément	рано кастрированный хряк
C 460	cleanse / to	reinigen (Wunde)	nettoyer	расчищать
C 461	cleanse / to	Nachgeburt abstoßen	expulser le délivre	отторгать послед
	cleansing	s. A 209		
C 462	cleansing agent	Reinigungsmittel n	détergent m	детергент, моющее средство
C 463	clean the throat / to	sich räuspern	toussoter, se racler la gorge	откашливаться

C 464	clean wool content, clean wool yield	Wollrendement *n*	rendement *m* en laine	выход чистой шерсти
C 465	clean wool weight	Reinwollgewicht *n*	poids *m* de laine pure	масса чистой шерсти
	clean wool yield	*s.* C 464		
C 466	clear / to, to purify	klären, reinigen *(Wasser)*	clarifier, purifier	чистить
C 467	clear airways	offene Atemwege *mpl*	voies *fpl* respiratoires ouvertes	открытые дыхательные пути
	clearance	*s.* E 95		
	clearance rate	*s.* E 97		
C 468	clear cell	Klarzelle *f (Histologie)*	cellule *f* claire	прозрачная клетка
C 469	clear urine	klarer Harn *m*	urine *f* claire	прозрачная моча
	cleat	*s.* C 450		
C 470	cleavage	Spaltung *f*, Spaltbildung *f*	fissuration *f*	расщепление, образование щели
C 471	cleavage cell	Furchungszelle *f*	blastomère *m*	клетка дробления
C 472	cleavage spindle	Teilungsspindel *f*	fuseau *m* de dissection	шпиндель дробления
C 473	cleft, fissure	Spalte *f*	fissure *f*	щель
C 474	cleft palate	Gaumenspalte *f*	palais *m* fendu, palatoschisis *f*, fissure *f* de la voûte palatine	зевная щель
	cleg	*s.* H 294		
C 475	clerkship	Pflichtassistenz *f*	assistant *m* obligatoire	обязательная стажировка *(младших сотрудников)*
	climate impact	*s.* C 476		
C 476	climatic stress, climate impact	klimatische Belastung *f*, Belastung *f* durch Klima, Klimastreß *m*	impact *m* (charge *f*) climatique, stress *m* dû au climat	климатическая нагрузка, нагрузка климатом, климатический стресс
C 477	clinical	klinisch	clinique	клинический
	clinical cure	*s.* C 485		
C 478	clinical findings	klinischer Befund *m*	résultat *m* clinique	клинический результат
	clinical history	*s.* A 356		
C 479	clinically apparent	klinisch apparent	cliniquement apparent	клинически выраженный
C 480	clinically dead	klinisch tot	cliniquement mort	клинически мертвый
C 481	clinically inapparent, clinically quiescent, silent	klinisch inapparent, latent, klinisch unauffällig	cliniquement non apparent	клинически невыраженный, латентный, клинически незаметный
	clinical monitoring	*s.* C 482		
C 482	clinical observation, clinical surveillance (monitoring)	klinische Überwachung *f*	surveillance *f* clinique	клинический надзор
	clinical pathology	*s.* C 491		
C 483	clinical picture	klinisches Bild *n*	image *f* clinique	клиническая картина
C 484	clinical propaedeutics, propaedeutics	Propädeutik *f*	propédeutique *f*	пропедевтика
	clinical record	*s.* C 486		
C 485	clinical recovery, clinical cure	klinische Heilung *f*	guérison *f* clinique	клиническое излечение
C 486	clinical report, clinical record	Krankenblatt *n*	rapport *m* médical (clinique)	бюллетень, история болезни, лист больного
C 487	clinical sequelae	klinische Auswirkungen *fpl*	conséquences (séquelles) *fpl* cliniques	клинические действия (последствия)
	clinical surveillance	*s.* C 482		
	clinical thermometer	*s.* F 212		
C 488	clinical trial, therapeutic trial	klinischer Versuch (Test) *m*	test *m* clinique, essai *m*	клинический опыт
C 489	clinical veterinary medicine	klinische Veterinärmedizin *f*	médecine *f* vétérinaire clinique	клиническая ветеринария
C 490	clinician	Kliniker *m*	clinicien *m*	клиницист
C 491	clinicopathology, clinical pathology	klinische Pathologie *f*	pathologie *f* clinique	клиническая патология
C 492	clip / to *(teeth)*	abkneifen	serrer	отщипывать
	clip / to	*s. a.* S 254		
C 493	clip, clamp	Klammer *f*	clamp *m*	скоба, зажим
C 494	clipped *(coat)*	geschoren	tondu	стриженный
	clipping	*s.* S 255		
C 495	cloacal bursa, bursa of Fabricius	Bursa *f* Fabricii	bourse *f* de Fabricius	фабрициева (клоакальная) сумка, клоакальная бурса
C 496	cloacal vent *(poultry)*	Kloakenöffnung *f*	ouverture *f* du cloaque	клоакальное отверстие
C 497	clonal	Klon..., klonal	clonal	клоновый
C 498	clonality	Fähigkeit *f* zur Klonbildung	capacité *f* de formation de clone	способность к образованию клонов
C 499	clone / to	klonieren	cloner	клонировать
C 500	clone	Klon *m (genetisch identische Nachkommenschaft)*	clone *m*	клон
C 501	clonic	klonisch	clonal	клонический
	clonic spasm	*s.* C 503		
C 502	cloning	Klonierung *f*	clonage *m*	клонирование
C 503	clonus, clonic spasm	Schüttelkrampf *m*, klonischer Krampf *m*	palmo-spasme *m*	клонические судороги
	close breeding	*s.* I 71		

C 504	**close-coupled conformation,** cobby conformation *(horse, dog, cat)*	kompakter (gedrungener) Körperbau *m*	constitution *f* corporelle compacte	компактное телосложение
C 505	**closed fleece**	geschlossenes Vlies *n*	toison *f* fermée	закрытое руно
C 506	**closed fracture,** simple fracture	geschlossener (unkomplizierter) Knochenbruch *m*	fracture *f* fermée (simple)	закрытый (несложный) перелом костей
	closed gland	*s.* E 161		
C 507	**closed injury**	stumpfes Trauma *n*, stumpfe Verletzung *f*	blessure (lésion) *f* obtuse, traumatisme *m* obtus	тупая травма, тупое повреждение
C 508	**closed plaster treatment**	Ruhigstellung *f* im Gipsverband	immobilisation *f* par bande plâtrée	фиксация гипсовой повязкой
C 509	**closed population**	geschlossene Population *f*	population *f* fermée	закрытая популяция
	close folding	*s.* S 762		
C 510	**close-up dry cow**	Kuh *f* unmittelbar vor dem Kalben	vache *f* prête à mettre bas	корова, непосредственно перед отёлом
C 511	**clostridial vaccine**	Clostridienvakzine *f*, Enterotoxämievakzine *f*	vaccin *m* contre l'entérotoxémie	клостридиозная вакцина, вакцина против энтеротоксемии
	Clostridium-perfringens-type D enterotoxaemia	*s.* P 703		
	closure	*s.* W 135		
	closure of an animal	*s.* I 311		
	clot / to	*s.* C 524		
	clot	*s.* C 529		
C 512	**clotting ability**	Gerinnungsfähigkeit *f*	coagulabilité *f*	способность к свёртыванию
	clotting factor	*s.* B 274		
C 513	**clotting of blood,** coagulation of blood	Blutgerinnung *f*	coagulation *f* sanguine	свёртывание крови
C 514	**clotting time,** coagulation time	Gerinnungszeit *f*	temps *m* de coagulation	время свёртывания
	cloudiness	*s.* T 322		
	cloudy	*s.* T 321		
	cloudy swelling	*s.* A 271		
	cloven foot	*s.* C 450		
	cloven-footed animal	*s.* C 515		
	cloven hoof	*s.* C 450		
C 515	**cloven-hoofed animal,** artiodactyle, even-toed ungulate, even-hoofed animal, cloven-footed animal	Paarhufer *m*, Paarzeher *m*, Spreizzeher *m* (Ordnung Artiodactyla)	ongulé *m*, artiodactyle *m*	парнокопытное
C 516	**clover infertility**	Unfruchtbarkeit *f* durch Klee	infertilité *f* par le trèfle	клеверное бесплодие
	club colony	*s.* S 843		
C 517	**clumping factor**	Verklumpungsfaktor *m*	facteur *m* d'agglutination	фактор комкования (сгущения, агглютинации, флокуляции)
C 518	**clumping of cells**	Verklumpung *f* von Zellen, Zellverklumpung *f*	formation *f* de cellules en grumeaux	скопление (комкование) клеток
C 519	**cluster**	Gruppe *f* von Tieren, die in einem oder mehreren Merkmalen übereinstimmen	groupe *m* d'animaux possédant un ou plusieurs caractères communs	кластер, группа животных с одним или несколькими общими признаками
C 520	**clustering**	Gruppenbildung *f*, Clusterbildung *f*	formation *f* de groupes	групповое образование, образование групп
C 521	**clutch**	Brut *f* (Küken eines Geleges)	couvée *f*	выводок
C 522	**clutch,** setting of eggs	Gelege *n*	ponte *f*, couvée *f*	гнездо [с яйцами]
	clyster	*s.* E 178		
	CNS	*s.* C 286		
C 523	**coagulant** *(agent)*	Koagulans *n*	coagulant *m*	коагулянт, средство для свёртывания
C 524	**coagulate / to,** to clot	gerinnen, koagulieren, ausflocken (Milch durch Lab)	se cailler, coaguler	свёртывать, коагулировать, флокулировать
	coagulated milk	*s.* S 220		
C 525	**coagulation cascade**	Gerinnungskaskade *f*, Gerinnungsablauf *m*	déroulement *m* de la coagulation	каскада (процесс) свёртывания
C 526	**coagulation disorder**	Koagulationsstörung *f*, Gerinnungsstörung *f*	trouble *m* de coagulation	нарушение коагуляции (свёртывания)
	coagulation inhibitor	*s.* A 476		
C 527	**coagulation necrosis,** coagulative necrosis	Koagulationsnekrose *f*	nécrose *f* de coagulation	коагуляционный некроз, некроз свёртывания
	coagulation of blood	*s.* C 513		
	coagulation time	*s.* C 514		
	coagulative necrosis	*s.* C 527		
C 528	**coagulopathy**	Koagulopathie *f*, Gerinnungskrankheit *f*	coagulopathie *f*	заболевание свёртыванием
C 529	**coagulum,** clot, thrombus	Gerinnsel *n*, Koagulum *n*	caillot *m*, coagulum *m*	свёрток
	coagulum	*s. a.* B 272		
C 530	**coal dust anthracosis**	Anthrakose *f*, Kohlenstaublunge *f*	anthracose *f*	угольнопылевой антракоз

C 531	**coal gas poisoning,** carbon monoxide poisoning	Vergiftung *f* durch CO	intoxication *f* au CO	отравление углекислым газом
C 532	**coaptation**	Anpassen *n*, Einrichten *n (von Knochenbrüchen)*	réduction *f*	вправление, костоправление
	coarse feed	*s.* R 296		
	coarse fibre	*s.* C 931		
	coarse fibre content	*s.* C 932		
	coarse fodder	*s.* R 296		
C 533	**coarse hair**	Grannenhaar *n*	poil *m* de jarre	оси
	coarse hair sheep	*s.* H 43		
C 534	**coat,** tunica	membranöse Auskleidung *f*	revêtement *m* membraneux	мембранозное выстилание
	coat	*s. a.* C 537, H 37, P 154		
C 535	**coated tongue,** furred tongue	belegte Zunge *f*	langue *f* chargée (saburrale)	обложенный язык
C 536	**coating**	Überzug *m*, Mantel *m*	revêtement *m*	покров, кожух
C 537	**coating,** coat, lining, film	Belag *m*	enduit *m*	налет
C 538	**coating**	Tablettenüberzug *m*	revêtement *m* des comprimés	покров таблеток
	coating layer	*s.* C 865		
C 539	**cob**	gedrungenes kleines Reitpferd *n*	petit cheval *m* de course, bidet *m*, cob *m*	маленькая верховая лошадь, коб
C 540	**cob**	männlicher Schwan *m*	cygne *m* mâle	мужской лебедь
	cobby conformation	*s.* C 504		
C 541/2	**cobra venom**	Kobragift *n*, Gift *n* der Kobraschlange	venin *m* de cobra	яд кобры
C 543	**coccidial**	Kokzidien...	coccidien	кокцидиозный
C 544	**coccidiosis**	Kokzidiose *f*	coccidiose *f*	кокцидиоз
	coccidiostat	*s.* A 478		
	coccidiostatic agent	*s.* A 478		
	coccidiostatic drug	*s.* A 478		
C 545	**coccus**	Kokke *f*, Kugelbakterium *n*	coccus *m*	кокк, шарообразная бактерия
C 546	**coccygeal vertebra**	Schwanzwirbel *m*, Steißwirbel *m*	vertèbre *f* coccygienne	хвостовой позвонок
C 547	**cochlea**	Schnecke *f* (Ohr)	cochlée *f*	[ушная] раковина
C 548	**cochlear nerve,** auditory (acoustic, vestibulo-cochlear) nerve	Hörnerv *m*	nerf *m* auditif (acoustique)	слуховой нерв
C 549	**cock**	Hahn *m*, männlicher Vogel *m*	coq *m*	петух, птица мужского пола
C 550	**cockerel**	Junghahn *m* (vier Wochen bis fünf Monate)	jeune coq *m*	молодой петух
C 551	**cockle** *(sheep)*	noduläre Dermatitis *f (Nacken, Schulter)*	dermite *f* nodulaire	нодулярный дерматит
C 552	**cock pigeon**	Tauber *m*, Täuberich *m*	pigeon *m* mâle	самец голубя
C 553	**cockroach**	Schabe *f*, Küchenschabe *f* (Ordnung Blattaria)	cafard *m*, blatte *f*	таракан
C 554	**cock semen**	Hahnensperma *n*	sperme *m* de coq	сперма петуха
C 555	**"cock's gait",** stringhalt, spasmodic lifting of hind limb[s] *(horse)*	Hahnentritt *m*, Zuckerfuß *m*	démarche *f* du coq, pas *m* de coq, éparvin *m*	петуший шаг
C 556	**cod**	Dorsch *m*, Gadus morrhua callarias L.	dorsch *m*, petite morue *f*	треска
C 557	**coding strand,** sense strand	kodierender Strang *m* der DNA	brin *m* codé de DNA	кодирующее ответвление ДНК
C 558	**cod-liver oil**	Lebertran *m*	huile *f* de foie de morue	рыбий жир
C 559	**cod-liver oil poisoning**	Lebertranvergiftung *f*	intoxication *f* à l'huile de foie de morue	отравление рыбим жиром
	coeliac plexus	*s.* S 451		
C 560	**coenurosis,** gid, sturdy [water brain]	Zönurose *f*, Drehkrankheit *f* (Schaf)	cœnurose *f*	ценуроз, вертячка
C 561	**coffin** *(horse)*	Hornkapsel *f* des Hufes	paroi *f*, muraille *f*	роговой башмак копыта
C 562	**coffin bone,** pedal bone, phalanx tertia	Hufbein *n*, Os ungulare	os *m* du sabot	копытная кость
C 563	**coffin bone cartilage**	Hufknorpel *m*	cartilage *m* de l'ongle, cartilage du sabot	копытный хрящ
C 564	**coffin joint**	Hufgelenk *n*, Klauengelenk *n*	articulation *f* du sabot	копытный (копытцевый) сустав
C 565	**cohort study,** incidence study	Gruppenuntersuchung *f*	analyse *f* de groupes	групповое исследование
C 566	**coil**	Windung *f* (Bakterien, Kanälchen)	sinuosité *f*, détour *m*	извилина, завиток
C 567	**cold,** chill	Erkältung *f*	refroidissement *m*, froid *m*	простуда
C 568	**cold abscess**	kalter Abszeß *m*	abcès *m* froid	холодный абсцесс (нарыв)
C 569	**cold acclimatization**	Stoffwechselumstellung *f* bei Kälteexposition	acclimatisation *f* du métabolisme à l'exposition au froid	закаливание, акклиматизация к холоду
	cold application	*s.* C 578		
	cold-blooded animal	*s.* P 382		
	cold-blooded horse	*s.* H 149		
	cold cautery	*s.* C 940		
	cold chain	*s.* C 390		
C 570	**cold cuts**	Aufschnitt *m (Lebensmittel)*	viande *f* froide (en tranches)	ассортимент

C 571	cold enrichment	Kälteanreicherung f	enrichissement m au froid	обогащение холодом
C 572	cold haemolytic disease	Hämolyse f durch Kälteagglutinin	hémolyse f par froid d'agglutinine	гемолиз с помощью криоагглютинации
C 573	cold-resistant, cryotolerant	kälterestistent, kältebeständig, kältefest	résistant au froid	холодоустойчивый, морозоустойчивый
C 574	cold-shoeing	Kaltaufziehen n von Hufeisen	ferrage m à froid d'un fer-à-cheval	холодная подгонка подков
C 575	cold storage	Kühl[haus]lagerung f	stockage m à froid, stockage en chambre froide	холодное хранение, хранение в холодильнике (рефрижераторе)
C 576	cold storage egg	Kühlhausei n	œuf m provenant d'un entrepôt frigorifique, œuf provenant d'une chambre froide	холодильное яйцо
C 577	cold store, chill room	Kühlraum m	entrepôt m frigorifique	холодильное помещение
C 578	cold treatment, cryoapplication, cold application	Kältebehandlung f, Anwendung f von Kälte, Kühlung f	application f du froid, traitement m au froid, réfrigération f	лечение холодом, применение холода
C 579	colic	Kolik f	colique f	колика
C 580	colicky agent	Kolik auslösender Stoff m	agent m produisant une colique	агент колики, вещество, вызывающее колику
C 581	colicky sign	Koliksymptom n	symptôme m de colique	симптом колики
C 582	colic with inflammation coli-enterotoxaemia	entzündliche Kolik f s. G 282	colique f inflammatoire	воспалительная колика
C 583	coliform bacteria	koliforme Keime mpl	bactéries fpl coliformes	колиформные возбудители
C 584	coliform mastitis	Escherichia-coli-Mastitis f, Kolimastitis f	mammite f due à E. coli	колибактериальный мастит, Е-коли мастит, колиформный (колиподобный) мастит
C 585	coliform pyometra	Escherichia-coli-Pyometra f, Pyometra f durch E. coli	pyomètre m provoqué par E. coli	колибактериальное воспаление матки
C 586	coliform scours, enteric colibacillosis	Koliruhr f, Kolienteritis f	dysenterie f colibacillaire	коли-инфекция
C 587	coligranuloma, Hjärr's disease (birds)	Koligranulomatose f, Escherichia-coli-Granulomatose f	coligranulomatose f	колигрануломатоз
C 588	collagen disease collagen fibre	Kollagenkrankheit f s. C 589	maladie f due aux collagènes	коллагенная болезнь
C 589	collagenous fibre, collagen fibre	kollagene Faser f, Kollagenfaser f	fibre f de collagène	коллагенное волокно
C 590	collapse collarbone	Kollaps m, Zusammenbruch m s. C 449	collapsus m	коллапс
C 591	collateral circulation	Kollateralkreislauf m	circulation f collatérale	коллатеральное кровообращение
C 592	collect blood / to, to draw blood collecting duct	Blut entnehmen s. C 594	faire une prise de sang, prélever du sang	взять кровь
C 593	collecting of blood, bleeding, blood-taking	Blutentnahme f	prise f de sang	взятие крови
C 594	collecting tubule, collecting duct	Sammelröhrchen n (Niere)	tube m collecteur	сборная трубочка
C 595	collection of urine	Harnentnahme f	prise f d'urine	взятие мочи
C 596	collect samples / to	Proben sammeln	rassembler des prélèvements	собирать пробы
C 597	colliquative necrosis, liquefactive (liquefaction, liquefying) necrosis	Kolliquationsnekrose f, Verflüssigungsnekrose f	nécrose f de liquéfaction	некроз разжижения
C 598	colloid goitre	Kolloidkropf m, zystischer Kropf m, Struma colloides	goitre m colloïdal	коллоидальная струма, коллоидальный (кистозный) зоб
C 599	colon	Kolon n, Grimmdarm m	côlon m	ободочная кишка
C 600	colon dilatation	Kolondilatation f	dilatation f du côlon	расширение ободочной кишки
C 601	colonic	Kolon...	du côlon	ободочнокишечный
C 602	colonic bloat	Kolontympanie f	tympanite f du côlon	тимпания (вздутие) ободочной кишки
C 603	colonic impaction, colonic obstruction	Kolonverschluß m, Verstopfung f des Kolons	obstruction f du côlon	запор (обстипация) ободочной кишки
C 604	colonization (bacteriology)	Besiedlung f	colonisation f	заселение, колонизация
C 605	colonize on a host / to	sich auf einem Wirt vermehren	se reproduire sur un hôte	размножаться на хозяине
C 606	colon mucosa	Kolonschleimhaut f	muqueuse f du côlon	слизистая оболочка толстой кишки
C 607	colony (of bees)	Bienenvolk n	colonie f d'abeilles	пчелиная семья, пчелосемья
C 608	colony (bacteriology)	Bakterienkolonie f	colonie f de bactéries	бактериальная колония
C 609	colony count	Koloniezahl f, Keimzahl f	nombre m de germes	число колоний (возбудителей)
C 610	colony-forming unit, CFU (bacteriology)	koloniebildende Einheit f	unité f formant une colonie	единица, образующая колонию
C 611	colony turning green (bacteriology)	vergrünende Kolonie f	colonie f verdâtre	озеленевшая колония
C 612	colostral antibody	kolostraler Antikörper m	anticorps m colostral	молозивное антитело

C 613	colostral immunity	Kolostralimmunität *f*	immunité *f* colostrale	молозивный (колостраль-ный) иммунитет
	colostral milk	s. C 614		
C 614	colostrum, beestings, colostral milk	Kolostrum *n*, Biestmilch *f*, Kolostralmilch *f*, Erstmilch *f*	colostrum *m*	молозиво
C 615	colostrum-deprived	kolostrumfrei, ohne Kolostrum [aufgezogen]	dépourvu de colostrum	безмолозивый, выращенный без молозива
C 616	colostrum-fed animal	ein mit Kolostrum ernährtes Tier *n*	animal *m* nourri au colostrum	выращенное молозивом животное
C 617	colour-marking bull	farbmarkierter Bulle *m (zum Auffinden brünstiger Kühe)*	taureau *m* marqué à la peinture	бык, маркированный краской
C 618	colour pattern	Farbzeichnung *f*	marque *f* colorée	масть
C 619	colour vision	Farbsehen *n*	vision *f* de la couleur	цветное зрение, зрение в цветах
C 620	colt, colt foal	Hengstfohlen *n*	poulain *m*	жеребенок мужского пола
C 621	colt	Junghengst *m (bis 4 Jahre)*	jeune étalon *m*	молодой жеребец
	colt foal	s. C 620		
C 622	columnar cell, cylindrical cell	Zylinder[epithel]zelle *f*	cellule *f* cylindrique de l'épithélium	клетка цилиндрического эпителия
C 623	columnar epithelium, cylindrical epithelium	Zylinderepithel *n*, Säulenepithel *n*	épithélium *m* à cellules cylindriques	цилиндрический эпителий
C 624	comatose state, comatous state	komatöser Zustand *m*, Zustand *m* der Bewußtlosigkeit	état *m* comateux	коматозное состояние
C 625	comb *(fowl)*	Hahnenkamm *m*, Kamm *m*	crête *f* de coq	петуший гребень
C 626	comb, honeycomb	Wabe *f*	rayon *m* de miel	соты
	combat / to	s. C 780		
	combed wool	s. C 631		
C 627	comb honey	Wabenhonig *m*	miel *m* en rayons	секционный сотовый мед
C 628	combination therapy	Kombinationstherapie *f*	thérapie *f* combinée	комбинированная (комбинационная) терапия
C 629	combined effect	kombinierte Wirkung *f*, Kombinationswirkung *f*	effet *m* combiné	комбинированное (комбинационное) действие
C 630	combined vaccine, mixed (polyvalent) vaccine	Mischvakzine *f*, Kombinationsvakzine *f*, Mehrfachimpfstoff *m*	vaccin *m* combiné (multiple)	смешанная (комбинированная) вакцина, поливакцина, поливалентная вакцина
C 631	combing wool, combed wool	Kammwolle *f*	laine *f* cardée	камвольная шерсть
C 632	combining site	Bindungsstelle *f (Biochemie)*	point *m* de liaison, lieu *m* (point) de fixation, point de combinaison	место связи, связное место
	come in season / to	s. C 633		
C 633	come on heat / to, to come in season	brünstig werden	devenir en rut, devenir en chaleur	прийти в охоту
C 634	comes	begleitendes Blutgefäß *n (Nerven oder ein anderes Blutgefäß)*	vaisseau *m* sanguin accompagnateur	сопровождающий кровяной сосуд
C 635	commensal	Kommensale *m*	commensalisme *m*, métabiose *f*	комменсал
C 636	commercial breeding	Gebrauchszucht *f*	élevage *m* commercial	пользовательное выращивание (разведение)
C 637	commercial feeds	Fertigfutter *n*, Futter *n* aus Futtermischwerken	aliment *m* fini (préparé, commercial)	готовый корм, комбикорм, корм из комбикормовых заводов
C 638	commercial vaccine	Handelsvakzine *f*	vaccin *m* commercial	коммерческая вакцина
C 639	commingle / to	Tierarten mischen	mélanger les espèces animales	смешать виды животных
C 640	comminuted fracture	Trümmerbruch *m*	fracture *f* fragmentée (comminutive)	раздробленный перелом
C 641	comminution	Zersplitterung *f*, Zertrümmerung *f*	écrasement *m*	раздробление, расщепление, разрушение
C 642	common bile duct	Hauptgallengang *m*, Ductus choledochus	canal *m* cholédoque	главный желчный проток
C 643	common cleg	Regenbremse *f*, Haematopota pluvialis	taon *m* de pluie	слепень-дождевка
C 644	common hamster	Hamster *m*, Feldhamster *m*, Cricetus cricetus	hamster *m*	хомяк, обыкновенный хомяк
C 645	common liver fluke, sheep liver fluke	Großer Leberegel *m*, Fasciola hepatica	grande douve *f* du foie	большой печеночный глист, большая двухустка, обыкновенная фасциола
C 646	common name *(pharmacology)*	gebräuchlicher Name *m*, [international] gebräuchliche Bezeichnung *f*	nom *m* usuel (courant, d'usage)	принятое (обычное) название
	common rat	s. N 170		
C 647	common salt, sodium chloride *(NaCl)*	Kochsalz *n*, Natriumchlorid *n*	chlorure *f* de sodium	поваренная соль
	common scab	s. P 679		

C 648	**common source**	Ursprung (Ausgangspunkt) *m* einer Tierseuche	source *f* d'une épizootie	источник заразного заболевания, исходный пункт инфекции
C 649	**common source epizootic**	Tierseuche *f* mit gemeinsamer Quelle	épizootie *f* de source commune	зараза (эпизоотия) с общим источником
	communicability	*s.* I 123		
C 650	**communicable disease,** transmissible disease	übertragbare Krankheit *f*	maladie *f* transmissible	заразное (переносное) заболевание
C 651	**communicable period**	Ansteckungszeitraum *m*, Übertragungsperiode *f*	période *f* de contagion	период заражения
	communication between animals	*s.* C 652		
C 652	**communicative behaviour,** communication between animals	kommunikatives Verhalten *n*, Kommunikationsverhalten *n*	comportement *m* communicatif	коммуникационное поведение
C 653	**compacta, compact bone**	Knochenkompakta *f*, Kompakta *f*	os *m* compacte	компактный слой кости, компакта
	companion animal	*s.* P 251		
C 654	**comparative pathology**	vergleichende Pathologie *f*	pathologie *f* comparée	сравнительная патология
C 655	**compatibility**	Verträglichkeit *f*, Kompatibilität *f*	compatibilité *f*	переносимость
C 656	**compatible,** tolerable	verträglich, kompatibel	tolérable, compatible	переносимый, безвредный
C 657	**compensated acidosis**	kompensierte Azidose *f*	acidose *f* compensatoire	компенсированный ацидоз
C 658	**compensated alkalose**	kompensierte Alkalose *f*	alcalose *f* compensatoire	компенсированный алкалоз
C 659	**compensatory**	kompensatorisch	compensateur	компензаторный
	competition horse	*s.* S 575		
	compile the anamnesis / to	*s.* T 25		
	complement-fixation reaction	*s.* C 660/1		
C 660/1	**complement-fixation test,** CFT, complement-fixation reaction	Komplementbindungsreaktion *f*, KBR	réaction *f* de la fixation du complément	комплементсвязывающая реакция, реакция связывания комплемента, РСК
	complete diet	*s.* S 455		
C 662	**complete fracture**	kompletter Knochenbruch *m*	fracture *f* complète	полный перелом кости
C 663	**complete milking,** whole milk output	volles Gemelk *n*, 4/4-Gemelk *n*	traite *f* complète	полный удой, 4/4-дойка, полное выдаивание
	complete ration	*s.* B 44		
	complex infection	*s.* P 403		
C 664	**complicated fracture,** open (compound) fracture	komplizierter (offener) Knochenbruch *m*	fracture *f* compliquée (ouverte)	сложный (открытый) перелом костей
C 665	**complicating disease**	*(zusätzlich)* komplizierende Krankheit *f*	maladie *f* à complications	осложняющее (дополнительное) заболевание
C 666	**composite joint**	zusammengesetztes Gelenk *n*, Articulus compositus	articulation *f* composée	сложный сустав
	composite milk sample	*s.* B 550		
	compost / to	*s.* B 445		
C 667	**compound**	Verbindung *f* [von mehreren Stoffen]	liaison (fixation) *f* avec plusieurs tissus	соединение [нескольких веществ]
	compound	*s. a.* E 152		
C 668	**compound feed,** compound ration, mixed feed	Mischfutter *n*	fourrage *m* mixte, aliment *m* composé (mixte)	смешанный корм, комбикорм
	compound fracture	*s.* C 664		
C 669	**compound gland**	zusammengesetzte Drüse *f*	glande *f* composée	сложная (составная) железа
	compoundgranular corpuscule	*s.* H 306		
	compound ration	*s.* C 668		
C 670	**compound stomach**	mehrhöhliger Magen *m*	estomac *m* composé	многокамерный желудок
	compressiondressing	*s.* P 557		
C 671	**compression preparation,** crush preparation	Quetschpräparat *n (Mikroskopie)*	préparation *f* par compression	компрессионный (крешованный) препарат
C 672	**compression tube**	Stauschlauch *m*	tube *m* de compression	трубчатый жгут, шланг-жгут
C 673	**compressorium for meat inspection**	Kompressorium *n* zur Fleischuntersuchung	compressorium *m* pour inspection de viande	компрессорий для исследования мяса
C 674	**compromised / to be**	gegenüber Infektionen geschwächt sein	être affaibli par rapport à des infections	быть ослабленным против заражений
	compulsatory vaccination	*s.* C 678		
C 675	**compulsive movement**	Zwangsbewegung *f*	mouvement *m* obligatoire (motrice)	насильственное (вынужденное) движение
C 676	**compulsive walking**	zwanghafter Gang *m*	pas *m* forcé	принужденная походка
C 677	**compulsory notification,** obligation to notify *(a disease)*	Anzeigepflicht *f*	déclaration *f* obligatoire	обязательное сообщения (доложения)
C 678	**compulsory vaccination,** compulsatory (mandatory) vaccination	Pflichtimpfung *f*, obligatorische Vakzination *f*	vaccination *f* obligatoire	обязательная прививка, облигаторная вакцинация
C 679	**computer-assisted diagnosis**	Computerdiagnose *f*	diagnose *f* par ordinateur	компьютерный диагноз
C 680	**computerized diet**	Futter *n* nach Computerprogramm	alimentation *f* d'après programme informatisé	корм по компьютерной программе

	English	German	French	Russian
C 681	computerized record-keeping of health data	computergestützte Speicherung f von Gesundheitsdaten	emmagasinage m de données de santé informatisées à l'aide d'un ordinateur	компьютерный набор данных здоровья
	concealed disease	s. L 73		
C 682	conceive / to	aufnehmen, befruchtet (trächtig) werden	concevoir	оплодотвориться, стать беременным
C 683	concentrate	Kraftfutter n, Konzentrat n	fourrage m concentré	концентраты
C 684	concentrate	Konzentrat n (Pharmakologie, Chemie)	concentré m	концентрат
C 685	concentrating ability	Konzentrierungsfähigkeit f (Niere)	capacité f de concentration	способность к концентрации
	concentration	s. E 192		
	conception	s. F 206		
C 686	conception failure	Konzeptionsstörung f, verminderte Befruchtung f	trouble m de fécondation	нарушение (пониженное) оплодотворение
C 687	conception rate, fecundity rate	Konzeptionsrate f, Befruchtungsrate f	degré m de conception, dividende m de fécondation	процент оплодотворения
	conceptus	s. F 430		
C 688	concomitant cause	Mitursache f	cause f concomitante	побочная (дополнительная) причина
C 689	concomitant immunity, premunition	konkomitierende (begleitende) Immunität f	immunité f concomitante	сопровождающий иммунитет
C 690	concomitant symptom, accessory symptom	Begleitsymptom n	symptôme m concomitant	сопутствующий симптом
	concrement	s. C 31		
C 691	concretion, stone formation, lithiasis, calculogenesis	Steinbildung f, Lithiasis f	lithiase f, formation f de concrétions pierreuses	литиаз, камнеобразование
C 692	concretion	Verfestigung f	consolidation f, solidification f	уплотнение
C 693	concretion	Verwachsung f von zwei Teilen, Zusammenkleben n	soudure f de deux parties	срастание двух частей, склеивание
C 694	condemn / to (meat inspection)	untauglich erklären, verwerfen, konfiszieren	confisquer	объявить непригодным, браковать, конфисковать
C 695	condemnation (meat inspection)	Konfiszierung f, Verwurf m	confiscation f, saisie f	конфискация, браковка
C 696	condemnation of a carcass	Untauglichkeitserklärung f eines Schlachtkörpers	déclaration f d'impropriété d'une carcasse	браковка туши
C 697	condemned meat room	Konfiskatraum m	salle f de confiscation	помещение для конфискатов
	condensed milk	s. E 295		
C 698	condensed water	Schwitzwasser n	eau f de condensation	потовая вода
C 699	condition	Zustand m, Verfassung f	condition f, état m	состояние, кондиция
C 700	conditioned reflex, acquired (behaviour) reflex	bedingter Reflex m	réflexe m conditionné	условный рефлекс
C 701	conduct / to	leiten (Nerven)	conduire	проводить
C 702	conducting system, conduction system (heart)	Reizleitungssystem n	système m de transmission	проводящая система
C 703	conduction anaesthesia, nerve (block) anaesthesia	Leitungsanästhesie f	anesthésie f [locale] par blocage de conduction, anesthésie tronculaire	проводниковая анестезия
C 704	conduction mechanism (heart)	Mechanismus m der Reizleitung	mécanisme m de la conduction de l'excitation nerveuse	механизм потока раздражения, механизм кондукции
	conduction system	s. C 702		
C 705	condyle, caput, head of a bone	Gelenkkopf m	tête f articulaire	головка кости
C 706	confinement	Einschränkung f (Tierbewegung), Einsperren n	limitation f de mouvements des animaux, enfermement m	ограничение [движения животных], загон животных
C 707	confirm a diagnosis / to	eine Diagnose bestätigen	confirmer un diagnostic	поддержать диагноз
C 708	confirmed diagnosis	gesicherte Diagnose f	diagnostic m confirmé	окончательный (уверенный) диагноз
C 709	conformation, body shape	Körperform f, Körpergestalt f, Exterieur n	forme f corporelle, conformation f	телосложение, форма тела
	conformation judging	s. J 20		
	congenital	s. I 67		
C 710	congenital abnormity	angeborene Mißbildung f, konnatale Anomalie f	anomalie f congénitale	прирожденное уродство
C 711	congenital defect	angeborener Defekt m, bereits bei Geburt vorhandener Defekt m	anomalie f congénitale	прирожденный дефект, уже существующий при рождении дефект
C 712	congenital dropsy	angeborene Wassersucht f (Letalfehler)	hydropisie f congénitale	прирожденная водянка
C 713	congenital fissure	angeborene Fissur f	fissure f congénitale	прирожденная трещина
C 714	congenital hernia	kongenitale Hernienbildung f, angeborener Bruch m	hernie f congénitale	конгенитальное образование грыжи, прирожденная грыжа
C 715	congenital malposition	kongenitale (angeborene) Lageanomalie f	anomalie f de présentation congénitale	конгенитальная (прирожденная) аномалия положения
	congested blood vessels	s. I 167		
C 716	congestion	Blutstauung f, Blutanschoppung f, Kongestion f	congestion f	застой крови

	congestion	s. a. I 169		
C 717	**congestive cardiomyopathy,** dilated cardiomyopathy	linksseitige Herzerweiterung f	dilatation f du cœur du côté gauche	левостороннее расширение сердца
C 718	**conjugate / to**	koppeln, konjugieren	coupler	стреножить
C 719	**conjunctival**	konjunktival, Bindehaut...	conjonctival	конъюнктивный
C 720	**conjunctival catarrh**	Bindehautkatarrh m	conjonctivite f	катар конъюнктивы
C 721	**conjunctival swabbing**	Bindehautabstrich m	frottis m de la conjonctive	мазок (соскоб) конъюнктивы
C 722	**connective tissue**	Bindegewebe n	tissu m conjonctif	соединительная ткань
C 723	**connective tissue cell**	Bindegewebszelle f	cellule f conjonctive	соединительнотканная клетка
C 724	**connective tissue mite**	Knötchenmilbe f, Laminosioptes cysticola	ciron m du tissu connectif	клещ легочных мешков кур, ламинозиоптоз
C 725	**connective tissue repair**	bindegewebiger Ersatz m	remplacement m (substitution f) du tissu conjonctif	соединительнотканный заменитель
C 726	**consanguine, consanguineous,** related by blood	blutsverwandt	consanguin	кровный
	consanguinity	s. K 38		
C 727	**conscious**	bei Bewußtsein	ayant conscience, en état de connaissance	при сознании
C 728	**consciousless,** unconscious, faint	bewußtlos	inconscient	без сознания
C 729	**consciousness**	Bewußtsein n	connaissance f, conscient m	сознание
C 730	**conservation of nature**	Naturschutz m	protection f de la nature	охрана природы
C 731	**conservative therapy,** non-operative treatment	konservative Behandlung f	traitement m conservatif, thérapie f de conservation	консервативное лечение
	consolidate / to	s. S 604		
	consolidation	s. B 370		
C 732	**constipate / to**	konstipieren, verstopfen	constiper	закупорить
C 733	**constipation,** obstipation	Konstipation f, Verstopfung f, Obstipation f	constipation f	запор, закупорка
C 734	**constitutional**	den gesamten Körperzustand betreffend	constitutionnel	конституционный
C 735	**constitution of an animal**	Körperzustand m eines Tieres, Körperverfassung f eines Tieres	constitution f corporelle d'un animal	конституция (состояние) животного
	constriction	s. L 146		
	constrictor	s. S 521		
	constrictor muscle	s. S 521		
C 736	**consultation**	Praxisbesuch m (durch einen Tierarzt)	consultation f	консультация
C 737	**consulting room**	Behandlungszimmer n (eines Tierarztes)	salle f de soins	лечебный кабинет
C 738	**consummatory stimulus**	abschaltender Reiz m	stimulus m d'achèvement	отключающее возбуждение
C 739	**consumption**	Verzehr m	consommation f	потребление, поедание
C 740	**consumption** (metabolism)	Verbrauch m	consommation f	расход, потребление
C 741	**consumption**	Schwindsucht f, Tuberkulose f, Auszehrung f	consomption f, phtisie f, tuberculose f pulmonaire	туберкулез, чахотка
C 742	**consumption coagulopathy**	Verbrauchskoagulation f	coagulation f de consommation	потребительская коагуляция
C 743	**consumption habits,** consumption pattern	Verzehrgewohnheiten fpl	habitudes fpl de consommation	привычки потребления (приема корма)
C 744	**consumptive**	konsumierend, [aus]zehrend	rongeur	потребленный
	contact animal	s. I 84		
C 745	**contact dermatitis**	Kontaktdermatitis f, Hautentzündung f nach Kontakt	dermatite f de contact	контактный дерматит, воспаление кожи после контакта
C 746	**contact hypersensitivity**	Kontaktüberempfindlichkeit f, Kontaktallergie f	allergie f de contact	контактная сверхчувствительность (аллергия)
C 747	**contact insecticide**	Kontaktinsektizid n	insecticide m de contact	контактный инсектицид
C 748	**contact metastasis,** drop metastasis	Abklatschmetastase f, Kontaktmetastase f	métastase f de contact (goutte)	контактный (отпечатывающийся) метастаз
C 749	**contact poison**	Kontaktgift n	poison m de contact	контактный яд
C 750/1	**contagion,** contagious matter	Ansteckungsstoff m, Kontagium n	tissu (facteur) m de contagion	контагиозное вещество, заразный агент
	contagion	s. a. C 754, I 114		
	contagious	s. I 116		
C 752	**contagious agalactia** (sheep, goat)	infektiöse Agalaktie f	agalactie f infectieuse	заразная агалактия
C 753	**contagious canine hepatitis,** canine viral hepatitis, infectious canine hepatitis, hepatitis contagiosa canis	Hepatitis contagiosa canis, HCC, ansteckende Leberentzündung f des Hundes	hépatite f contagieuse canine	инфекционный гепатит плотоядных, заразное воспаление печени собак
C 754	**contagious disease,** contagion	ansteckende Krankheit f	maladie f contagieuse	заразное заболевание
C 755	**contagious ecthyma,** contagious pustular dermatitis, orf, sore-mouth (sheep)	Lippengrind m, Pusteldermatitis f	ecthyma m contagieux ovin, dermite f pustuleuse contagieuse du mouton, orf m	контагиозная эктима, пустулезный дерматит

C 756	**contagious equine metritis,** CEM infection	kontagiöse equine Metritis f, kontagiöse (ansteckende) Metritis der Stute, Taylorella-equigenitalis-Infektion f	métrite f équine contagieuse	контагиозный метрит лошадей (кобылы), заразный метрит кобылы
	contagious matter	s. C 750/1		
	contagiousness	s. I 115, I 123		
	contagious peripneumonia	s. B 418		
	contagious pustular dermatitis	s. C 755		
	containing pathogens	s. G 85		
C 757	**contaminant**	kontaminierender (verunreinigender) Keim m	germe m contaminant, contaminant m	контаминирующий (загрязняющий) возбудитель
C 758	**contaminate / to**	[radioaktiv] verseuchen	contaminer [radioactivement]	[радиоактивно] загрязнять, контаминировать
C 759	**contaminate / to**	verunreinigen (mit Keimen)	contaminer	загрязнять, контаминировать
C 760	**contaminating flora** (bacteriology)	Begleitflora f, Verunreinigung f durch Fremdbakterien	flore f contaminante	сопутствующая флора, загрязнение чужыми бактериями
C 761	**contamination**	Kontamination f, Verunreinigung f, [radioaktive] Verseuchung f	contamination f [radioactive]	контаминация, [радиоактивное] загрязнение
	contamination	s. a. I 114		
C 762	**contingency**	kritisches Ereignis n (wie Geburt, Tod, Krankheit)	événement (incident) m critique	критическое событие
	continuous catheter	s. P 231		
C 763	**continuous culture**	kontinuierliche Kultur f, Dauerkultur f	culture f continue (permanente)	непрерывная (постоянная) культура
C 764	**continuous drip infusion**	Dauertropfinfusion f	infusion f en gouttes continue	непрерывное капельное переливание, капельная гемотрансфузия
	continuous grazing	s. P 235		
C 765	**continuous intravenous drip**	intravenöser Dauertropf m	goutte-à-goutte m intraveineux continu	внутривенное капельное вливание
C 766	**continuous load**	Dauerbelastung f	charge f permanente	постоянная нагрузка
C 767	**continuous pain,** permanent pain	Dauerschmerz m	douleur f permanente	постоянная боль
C 768	**continuous parasite,** permanent parasite	permanenter Parasit m	parasite m permanent	постоянный паразит
	continuous suture	s. G 145		
	contraceptive agent	s. A 484		
	contract a disease / to	s. A 109, F 31		
C 769	**contract an infection / to**	sich eine Infektion zuziehen	contracter une infection	получить инфекцию, заразиться
	contracted foot	s. C 770		
C 770	**contracted heels (hoof),** contracted foot (horse)	Zwanghuf m	pied m contracté	суженное копыто
C 771	**contracted kidney,** atrophic kidney	Schrumpfniere f	petit rein m contracté	сморщенная почка
C 772	**contractile proteins**	kontraktile Proteine npl	protéines fpl contractiles	контрактивные протеины
C 773	**contractility**	Kontraktionsfähigkeit f	capacité f de contraction, contractilité f	способность к сокращению, контракционная способность
	contraction of a muscle	s. M 461		
C 774	**contracture**	Kontraktur f (Muskelphysiologie)	contracture f	контрактура, сокращение
C 775	**contraindicated**	kontraindiziert	contre-indiqué	противопоказанный
C 776	**contraindication,** counterindication	Kontraindikation f	contre-indication f	контраиндикация, противопоказание
C 777	**contrast medium**	Kontrastmittel n	produit m de contraste	[рентгено]контрастное вещество (средство)
C 778	**contrast radiogram**	Röntgenkontrastbild n	radiogramme m de contraste	ренгеноконтрастное изображение
C 779	**contrast radiography**	Kontraströntgenographie f	radiographie f à contraste	контрастная рентгенография
	contrast stain	s. C 857		
C 780	**control / to,** to combat	bekämpfen	lutter	бороться
C 781	**control / to**	kontrollieren, überprüfen, regeln	contrôler	контролировать, проверять
C 782	**control**	Bekämpfung f	lutte f	борьба
C 783	**control animal**	Kontrolltier n	animal m de contrôle	контрольное животное
C 784	**control experiment**	Experiment n zur Überprüfung von Ergebnissen, Kontrollexperiment n	expérience f de contrôle [de résultats]	эксперимент по проверке результатов, контрольный эксперимент (опыт)
C 785	**controlled breeding**	kontrollierte Paarung (Bedeckung, Zucht) f	accouplement (élevage) m contrôlé	контролированное спаривание (покрытие), контролированная случка
C 786	**controlled environment**	kontrollierte Umwelt f	environnement m contrôlé	контролированная окружающая среда

C 787	controlled experiment	kontrollierter Test *m*, kontrolliertes Experiment *n*, Experiment *n* unter kontrollierten Bedingungen	expérience *f* de contrôle, expérience sous des conditions contrôlées, expérience contrôlée	контролированный опыт (эксперимент), эксперимент в контролированных условиях
C 788	controlled farrowing	kontrolliertes Abferkeln *n*	mise bas *f* de porcelets contrôlée	контролированный опорос
C 789	controlled field trial	kontrollierter Feldversuch *m*	expérience *f* contrôlée de terrain	контролированный полевой опыт
	controlled grazing	*s.* R 295		
	controlled moult	*s.* F 471		
	controlled-release drug	*s.* S 895		
C 790	Controlled Substance Act	Gesetz *n* über den Umgang mit gefährlichen Substanzen	loi *f* sur les substances dangereuses	закон по обращению с опасными веществами
C 791	control measure	Bekämpfungsmaßnahme *f*	mesure *f* de lutte (défense)	мера борьбы
C 792	control of dogs	Hundesperre *f*	quarantaine *f* pour chiens	карантин на собак, запрещение выпуска собак, содержание собак на привязи
	control of insects	*s.* D 327		
C 793	control of oestrus, regulation of oestrus	Zyklussteuerung *f*	régulation *f* de l'œstrus	управление циклом
C 794	control of parasites, parasite control	Parasitenbekämpfung *f*	lutte *f* des parasites, lutte *f* antiparasitaire	борьба с паразитами
C 795	control strategy	Bekämpfungsstrategie *f*	stratégie *f* de lutte	стратегия борьбы
C 796	contused wound	Quetschwunde *f*	plaie *f* contuse	ушибленная (размозженная) рана
	contusion	*s.* B 528		
	convalescence	*s.* R 102		
C 797	convalescent carrier	[re]konvaleszenter Keimträger *m*	porteur *m* de germes convalescent	реконвалесцентный носитель возбудителя
	convulsive fit	*s.* C 798		
C 798	convulsive seizure, convulsive fit	Krampfanfall *m*	attaque *f* convulsive, cas *m* de convulsion (crampe), crise *f* de convulsions	тетанический припадок, приступ судорок
C 799	cooling hall	Kühlhalle *f*	salle *f* de réfrigération	холодильник, холодильное помещение
C 800	coon-footed (horse)	bärentatzig, bärenfüßig	bas jointe	медвежелапый
	copper bottle flies	*s.* G 225		
C 801	copper poisoning	Kupfervergiftung *f*	empoisonnement *m* au cuivre	отравление медью
C 802	coproantibody	Koproantikörper *m*, im Darminhalt befindlicher Antikörper *m*	anticorps *m* présent dans l'intestin	кишечное антитело, копроантитело, находящееся в содержимом кишечника антитело
C 803	coproculture, faecal culture	Kotkultur *f*	coproculture *f*	культура кала
C 804	coprodaeum (bird)	kranialer Teil *m* der Kloake	partie *f* craniale du cloaque	краниальный отдел клоаки
C 805	coprolith, faecal stone	Kotstein *m*	coprolithe *m*	каловый камень
C 806	coprophagy	Koprophagie *f*, Kotfressen *n*	coprophagie *f*	копрофагия
C 807	coprostasis	Koprostase *f*, Kotstauung *f*	coprostasie *f*	копростаз, запор
	copulation	*s.* M 122, M 394, S 209		
	copulation failure	*s.* I 55/6		
C 808	copulatory apparatus	Paarungsapparat *m*, Kopulationsapparat *m*	appareil *m* de copulation	совокупительный аппарат, аппарат спаривания, копуляционный аппарат
C 809	cord blood	Nabel[strang]blut *n*	sang *m* du cordon ombilical	кровь из пуповины, пупочная кровь
C 810	corditis	Entzündung *f* des Samenstranges	inflammation *f* du cordon spermatique	воспаление семяпровода
C 811	core temperature	Kerntemperatur *f*, Körperinnentemperatur *f*	température *f* du noyau, température centrale	температура внутри тела, внутренняя температура
C 812	corium, dermis	Lederhaut *f*, Korium *n*	corium *m*	основа кожи, кориум
C 813	corn (dog)	druckempfindliche Hyperkeratose *f* am Ballen, Hühnerauge *n*	cor *m*, œil-de-perdrix *m*	чувствительная гиперкератическая мозоль, гиперкератоз
	corn	*s. a.* P 339		
C 814	corneal	korneal, Hornhaut...	cornéen	роговичный
	corneal cloudiness	*s.* C 815		
C 815	corneal clouding, achlys, corneal opacity (cloudiness) (eye)	Hornhauttrübung *f*	opacité *f* de la cornée	помутнение роговицы
C 816	corneal injury	Hornhautverletzung *f*	blessure *f* cornéen	повреждение роговицы
C 817	corneal macula (eye)	Hornhautfleck *m*	leucome *m*, taie *f*	роговое пятно
	corneal opacity	*s.* C 815		
C 818	corneal reflex	Hornhautreflex *m*, Lidschlußreflex *m*	réflexe *m* cornéen	корнеальный (роговичный) рефлекс
C 819	corned beef	Corned beef *n*, Büchsenrindfleisch *n*	singe *m*	корнетбиф, консервное мясо
	corner	*s.* C 820		

C 820	**corner incisor, corner [tooth], fang**	Eck[schneide]zahn *m*, Fangzahn *m*	canine *f*, croc *m*	клык
C 821	**cornification**	Verhornung *f*, Hornbildung *f*	cornification *f*, kératose *f*	ороговение, образование роговой ткани
	cornified epithel	*s.* K 16		
C 822	**cornu, horn, poll**	Horn *n (Anatomie)*	corne *f*	рог [животного]
C 823	**coronary**	Herzkranz[gefäß]...	coronaire	коронарный, сердечновенечный
	coronary band	*s.* C 825		
C 824	**coronary groove**	Herzkranzfurche *f*	sillon *m* de l'artère coronaire	венечная борозда сердца
C 825	**coronet, coronary band**	Kronsaum *m*, Kronrand *m*	couronne *f*, bande *f* coronaire	венчик
C 826	**coronitis**	Entzündung *f* des Kronsaumes	coronarite *f*	воспаление венчика
C 827	**cor pulmonale, pulmonary heart**	Cor pulmonale	cor *m* pulmonaire	легочное сердце *(повешенное давление крови в правом желудке сердца)*
C 828	**corpus albicans**	Corpus albicans *(Ovar)*	corps *m* d'albicans	белое тело *(яичник)*
C 829	**corpus luteum, luteal corpus, yellow body**	Gelbkörper *m*, Corpus luteum	corps *m* jaune	желтое тело
C 830	**corpus luteum formation**	Gelbkörperbildung *f*	formation *f* du corps jaune	образование желтого тела
C 831	**corpus luteum persistence**	Persistenz *f* des Gelbkörpers	persistance *f* du corps jaune	персистенция (присутствие) желтого тела
C 832	**corpus luteum regression**	Rückbildung *f* des Gelbkörpers	régression *f* du corps jaune	инволюция желтого тела
	corral / to	*s.* F 432		
C 833	**corral**	Korral *m*, Pferch *m* mit hohem Holzzaun	corral *m*	корраль, загон с высоким забором *(для скота)*
C 834	**corral system**	Korralhaltung *f (von Rindern während Trockenzeiten, Abkalbens etc.)*	maintien *m* en corral	корральное содержание
C 835	**corrective exercise**	Therapiebewegung *f*, therapeutische körperliche Belastung *f*	épreuve *f* corporelle thérapeutique	терапевтическая нагрузка
C 836	**corrective shoeing**	orthopädischer Beschlag *m*	ferrure *f* orthopédique	ортопедическая подковка
C 837	**Corridor disease** *(Theileria-lawrencei-infection)*	Korridorkrankheit *f*	infection *f* par theiléria lawrencei	корридорная болезнь, тейлериоз
C 838	**corroborate a diagnosis / to**	eine Diagnose erhärten	corroborer un diagnostic	подтверждать диагноз
C 839	**cortical**	kortikal, Rinden..., Kortex...	cortical	корковый
	cor villosum	*s.* V 147		
	coryza	*s.* N 13		
C 840	**cosmopolitan distribution, world-wide distribution, global distribution**	weltweite Verbreitung *f*	propagation *f* mondiale	всемирное (космополитическое) распространение
C 841	**costal**	Rippen...	costal	реберный
C 842	**costal arch**	Rippenbogen *m*	arc *m* costal	дуга ребра, реберная дуга
C 843	**costal pleura, parietal pleura**	Rippenfell *n*	plèvre *f* costale	реберная плевра
C 844	**costive** *(agent)*	die Darmbewegung abschwächendes Mittel *n*, [ver]stopfendes Mittel *n*	agent *m* constipant, agent diminuant la mobilité de l'intestin	средство, ослабляющее движение кишечника, противопоносное средство
C 845	**cot, finger stall, rubber stall**	Fingerling *m*, Gummifinger *m*	doigtier *m*, doigt *m* de gant	резиновый палец, наперстник, напальчник
C 846	**cotted wool** *(sheep)*	verfilzte (verklumpte) Wolle *f*	laine *f* embroussaillée	свойлачивавшая (засоренная, свалянная) шерсть, свалок
C 847	**cotton seed**	Baumwollsamen *m*	grain *m* de coton	семена хлопка
C 848	**cotton swab**	Wattetupfer *m*, Wattebausch *m*	tampon *m* d'ouate	ватный тампон
C 849	**cotton wool**	Watte *f*	ouate *f*	вата
C 850	**co-twin**	Zwillingspartner *m*, zweiter Zwilling *m*	deuxième jumeau *m*	партнер близнецов, второй близнец
C 851	**cough / to**	husten	tousser	кашлять
C 852	**cough**	Husten *m*	toux *f*	кашель
C 853	**cough reflex**	Hustenreflex *m*	réflexe *m* tussigène	кашлевой рефлекс
	cough remedy	*s.* C 854		
C 854	**cough suppressant, antitussive [agent], cough remedy**	hustenreizmilderndes (hustenlinderndes) Mittel *n*	remède *m* calmant la toux, remède antitussif, antitussif *m*	средство утоляющее кашлевое раздражение, кашельутоляющее средство
C 855	**counterimmuno-electrophoresis**	Gegenstromelektrophorese *f*	contre-immuno-électrophorèse *f*	противоточный электрофорез
	counterindication	*s.* C 776		
C 856	**counterstain / to**	gegenfärben *(Histologie)*	faire une coloration différentielle (de contraste)	контрастно красить
C 857	**counterstain, contrast stain**	Kontrastfärbung *f*, Gegenfärbung *f (Histologie)*	coloration *f* de contraste	контрастная окраска
C 858	**counting [cell] chamber** *(e.g. for blood cells)*	Zählkammer *f*	hémocytomètre *m*, hématimètre *m*	счетная (вычислительная) камера

C 859	**course of a disease,** disease course	Verlauf *m* einer Krankheit, Krankheitsverlauf *m*	développement *m* (évolution *f*, déroulement *m*) d'une maladie	течение болезни
C 860	**course of infection**	Infektionsverlauf *m*	cours *m* de l'infection	течение инфекции
	courser	*s.* C 861		
C 861	**coursing hound,** courser	Hetzhund *m (Jagd)*	chien *m* courant	подгоняющая (тренированная охотничья) собака
	courtship display	*s.* B 465		
	cover / to	*s.* S 208		
	cover	*s.* D 426		
	cover cell	*s.* S 863		
C 862	**covered castration,** bloodless castration	bedeckte (unblutige) Kastration *f*	castration *f* couverte (non sanglante)	закрытая (бескровная, некровная) кастрация
C 863	**cover glass,** cover slip	Deckglas *n*, Deckplättchen *n (Histologie)*	lamelle *f*	покровное стекло
C 864	**cover-glass method**	Deckglasmethode *f (Parasitologie)*	méthode *f* de la lame couverte	метод покровного стекла
	covering	*s.* S 209		
C 865	**covering layer,** coating (mantle) layer	Mantelschicht *f*	couche *f* revêtement, couche de l'éponychium	оболочка, оболочковый (наружный) слой
	covering season	*s.* S 214		
C 866	**covering station** *(horse)*	Deckstation *f*, Beschälstation *f*	centre *m* de saillie	станция случки (покрытия)
	cover slip	*s.* C 863		
C 867	**cover-slip culture**	Deckglaskultur *f*	culture *f* sur lamelles	культура покровного стекла
C 868	**cow**	Kuh *f*	vache *f*	корова
	cow barn	*s.* C 876		
	cow becoming dry	*s.* C 872		
C 869	**cow-calf,** female (heifer) calf	Kuhkalb *n*, Färsenkalb *n*	veau *m* femelle, velle *f*	теленок женского пола, телка
	cow cubicle house	*s.* C 952		
C 870	**cow-heifer**	Erstlingskuh *f*	vache *f* primipare	первотелка
C 871	**cow-hocked conformation,** cow hocks *(horse)*	kuhhessige Stellung *f*, Kuhhessigkeit *f*	position *f* en jarrets serrés	косолапость, косолапая постановка [ног]
	cow-house	*s.* C 876		
C 872	**cow in late lactation,** cow becoming dry, stale cow	altmelkende Kuh *f*	vache *f* en lactation tardive, vache en fin de lactation	стародойная корова, корова в конце лактации, корова перед сухостойным периодом
C 873	**cow in milk,** lactating cow	milchgebende Kuh *f*	vache *f* à lait, vache laitière	дойная корова
C 874	**cow milk,** cow's milk	Kuhmilch *f*	lait *m* de vache	коровье молоко
	Cowper's gland	*s.* B 549		
C 875	**cow pool**	zentrales Melkhaus *n*	salle *f* centrale de traite	центральное доильное помещение
	cowpox	*s.* B 419		
C 876	**cowshed,** byre, cow-house, cow barn	Kuhstall *m*	étable *f* à vaches, vacherie *f*	коровник
	cow's milk	*s.* C 874		
C 877	**coypu,** swamp beaver, nutria, myocastor	Sumpfbiber *m*, Nutria *f*, Myocastor coypus	castor *m*	болотный бобр, нутрия
	CPE	*s.* C 1029		
	cracked heels	*s.* G 220		
C 878	**cram / to** *(poultry)*	nudeln, stopfen, mästen	gaver, bourrer	принудительное кормление
C 879	**craniad,** cephalad	kopfwärts gerichtet	orienté vers la tête, crânial	краниально расположенный, в направлении головы
C 880	**cranial floor**	Schädelbasis *f*	base *f* du crâne	основа (база) черепа
	cranial meninx	*s.* B 429		
	cranial suture	*s.* S 897		
C 881	**crated calf**	Kalb *n* in Einzelbox	veau *m* en box individuel	теленок в индивидуальном стойле (боксе)
C 882	**crated fowl**	im Käfig gehaltenes Geflügel *n*, Käfig-Geflügel *n*	oiseau *m* maintenu en cage, volaille *f* maintenue en cage	клеточная птица, птица, содержащаяся в клетках
C 883	**crater teat**	Kraterzitze *f*	trayon *m* en cratère	кратерный сосок
	craw	*s.* C 900		
C 884	**crayon**	Farbstoff *n* für Tiermarkierung	marqueur *m*	окраска для маркировки (мечения) животных
	creamery	*s.* D 5		
C 885	**creaming**	Aufrahmung *f (Milch)*	écrémage *m*	отстой сливок
C 886	**creep**	Sperrgitter *n* mit Durchlässen für Jungtiere	barrière *f* avec portillons pour jeunes animaux	загон с проходами для молодняков
C 887	**creep barrier**	Sperrgitter *n*, Trennzaun *m (Zoo)*	barrière *f* de séparation	загон, барьер, оградительный забор
C 888	**creep grazing**	Weidesystem *n* mit Sperrgittern, Kriechweide *f*	système *m* de pâturage avec enclos	загонная система пастьбы, пастбищная система с загонами
C 889	**creeping disease** *(horse)*	Sommerstreifenekzem *n*	dermite *f* estivale du cheval	миазная (гастрофилезная) экзема
	creeping larva	*s.* L 72		
C 890	**creep ration**	Absetzfutter *n*	ration *f* de serrage	рацион для отъемышей

C 891	crepitation	Krepitation f, Rasselgeräusch n	crépitation f	крепитация, хрип
C 892	crest	Mähnenkamm m	crinière f	гребень гривы
C 893	crest (anatomy)	Kamm m, Leiste f, Crista f	crête f	гребень
C 894	crest (dog)	Genick n, Nacken m s. M 79	nuque f	затылок
C 895	cribber, crib-biter (horse)	Krippensetzer m, Wetzer m	tiqueur m	прикуска
C 896	crib-biting	Krippenbeißen n, Krippensetzen n	tic m à l'appui	кусание кормежки
C 897	critical care medicine, emergency medicine	Notfallmedizin f	médicine f d'urgence	скорая (вынужденная) медицинская помощь
C 898	critical operation, perilous operation, operation dangerous to life	lebensgefährliche Operation f	opération f dangereuse pour la vie, opération de danger de mort	жизнеопасная операция, операция опасная для жизни
	critical state	s. S 194		
C 899	critical temperature	kritische Temperatur f	température f critique	критическая температура
	crooked tail	s. K 37		
C 900	crop, ingluvies, craw, maw (poultry)	Kropf m	jabot m	зоб
C 901	crop atony	Kropflähmung f	paralysie f du goitre	атония зоба
	crop bound	s. I 41		
C 902	crop dilatation, dilatation of the crop	Kropferweiterung f	extension f du goitre	расширение (увеличение) зоба
C 903	crop milk	Kropfmilch f (Taube)	lait m de jabot	зобное [голубиное] молочко
C 904	cross / to	kreuzen (Tierzucht)	croiser	скрещивать
	cross back / to	s. B 5		
C 905	cross-bred	Kreuzungsprodukt n, Hybrid m	produit m de croisement	продукт скрещивания
C 906	cross-breeding	Kreuzungszucht f	élevage m en croisement	разведение скрещиванием, кросс-разведение
C 907	cross-fostering	wechselseitiges Anlegen n (von Jungtieren an verschiedene Muttertiere oder Ammen)	allaitement m mutuel	переменное сосание (телят)
	cross-immunity	s. C 912		
C 908	cross-immunization	Kreuzimmunisierung f	immunisation f croisée	перекрестная иммунизация
C 909	cross-infection	Kreuzinfektion f	infection f croisée	перекрестная инфекция
C 910	cross-matching of blood	Durchführung f der Kreuzprobe	réalisation f de l'épreuve de compatibilité croisée	проведение перекрестной пробы
C 911	cross-match test	Blutkreuzprobentest m, Kreuzprobe f	épreuve f de compatibilité croisée	перекрестный тест крови, перекрестная проба
C 912	cross protection, cross-immunity, heterologous immunity	Kreuzimmunität f	immunité f croisée	перекрестный иммунитет, кросс-иммунитет
C 913	cross-resistance	Kreuzresistenz f	résistance f croisée	перекрестная резистентность
C 914	cross-sectional study	Querschnittsuntersuchung f	examen m de la section transversale	поперечное (кроссовое, среднее) исследование
C 915	croup	Kruppe f (Pferd), Kreuz n	croupe f	крупа
C 916	croup (chicken)	Krupp m, Croup m (diphtheroide Laryngitis)	croup m	дифтероидный ларингит, круп
C 917	croupous, croupy	kruppös	croupal	крупозный
C 918	croupous pneumonia, lobar pneumonia	kruppöse Pneumonie f	pneumonie f croupale	крупозная пневмония
	croupy	s. C 917		
C 919	crowding, overcrowding, overpopulation	Überbelegung f, Crowding n	entassement m, encombrement m, surpeuplement m	переполненность, сверхнормативная плотность (заселения)
C 920	crowding disease	durch Überbelegung ausgelöste Krankheit f	maladie f provoquée par le surpeuplement (surnombre)	заболевание вследствии перегрузки помещения, краудинг-болезнь
C 921	crowding effect	Crowding-Effekt m, Gedrängeeffekt m	effet m de masse	эффект скопления, краудинг-эффект
C 922	crown of the head	Haarscheitel m	sommet m des poils	пробор
C 923	crown of the tooth	Zahnkrone f	couronne f de la dent	корона зуба
C 924	crown-rump length	Nacken-Steiß-Länge f (Fetus)	longueur f entre nuque et croupion	шейно-хвостовая длина
C 925	cruciate knee ligament rupture	Kreuzbandruptur f, Riß m des Kreuzbandes	rupture f du ligament croisé	разрыв крестцовой (крестообразной) связки
C 926	cruciate ligament	Kreuzband n	ligament m croisé	крестцовая связка
C 927	crude	roh, Roh...	cru	сырой
C 928	crude antigen	Rohantigen n	antigène m brut	сырой антиген
C 929	crude drug	natürliche Droge f, Rohdroge f	drogue f naturelle	естественное лекарство, сырое лекарственное вещество
C 930	crude extract	Rohextrakt m	extrait m pur	сырой экстракт
C 931	crude fibre, coarse fibre	Rohfaser f	fibre f brute	сырое волокно
C 932	crude fibre content, coarse fibre content	Rohfasergehalt m	teneur f en cellulose brute	содержание сырого волокна

C 933	crude protein content	Rohproteingehalt *m*	teneur *f* en protéines pures	содержание сырого протеина
C 934	cruelty to animals, zoosadism	Tierquälerei *f*	cruauté *f* envers les animaux	плохое отношение к животному, зоосадизм
	crush	*s.* C 420		
	crush fracture	*s.* I 42		
C 935	crushing, overlying	Erdrücken *n (von Neugeborenen)*	écrasement *m*	задушение
C 936	crushing forceps	Quetschzange *f*	écraseur *m*	щипцы-зажим
	crush preparation	*s.* C 671		
C 937	crutch	Region *f* zwischen Anus und Skrotum, Region ventral der Scheide	partie *f* entre l'anus et le scrotum ventral, partie vagin	область между анусом и мошонкой, область вентральнее влагалища
C 938	crutchings	Wolle *f* nach Schur der Perinealregion	laine *f* après toison de la région périnéale	шерсть после стрижки промежностной области
C 939	crutch strike, breech strike	Hautmyiasis *f* am Hinterkörper *(Schaf)*	my[i]ase *f* cutanée sur la partie antérieure du corps	кожный миаз на задней части тела
	cryoapplication	*s.* C 578		
C 940	cryocautery, cold cautery	Kältekauterisierung *f (mit CO_2)*	cautérisation *f* par le froid	прижигание (каутеризация) холодом
C 941	cryopreservation	Kältekonservierung *f*, Kryopräservation *f*	cryopréservation *f*, conservation *f* par le froid	консервирование холодом, криопрезервация
C 942	cryostat, cryotome	Kryomikrotom *n*, Gefriermikrotom *n*	cryostat *m*, microtome *m* à congélation	криомикротом, замораживающий микротом
	cryostat section	*s.* F 570		
	cryotolerant	*s.* C 573		
	cryotome	*s.* C 942		
C 943	cryptorchid	Kryptorchide *m*	cryptorchide *m*	крипторхид
C 944	cryptorchidectomy	Entfernung *f* eines nicht deszendierten Hodens	ablation *f* d'un testicule non descendu	крипторхидэктомия
C 945	cryptorchidism, cryptorchism	Kryptorchismus *m*, Zustand *m* bei nicht deszendiertem Hoden	cryptorchisme *m*	крипторхизм
C 946	cryptorchid stallion, ridgling	Klopphengst *m*, Spitzhengst *m*	étalon *m* cryptorchide	крипторхид
	cryptorchism	*s.* C 945		
C 947	crypts of Lieberkühn	Lieberkühnsche Krypten *fpl (Darmdrüsen)*	glandes *fpl* de Lieberkühn	либеркюновские железы
C 948	crystalline lens, lens	Linse *f (Auge)*	lentille *f*, cristallin *m*	линза, зрачок
C 949	crystal violet	Kristallviolett *n*	cristal *m* violet	кристаллфиолет, фиолетовая синка
C 950	cub	Junge *n*, Jungtier *n (Fleischfresser, Wild)*	jeune animal *m*	молодняк, щенок
C 951	cubicle *(cow)*	Liegeplatz *m*, Liegebox *f*, Stallplatz *m*	logette *f*, loge *f* individuelle	бокс при боксовом содержании
C 952	cubicle house, cow cubicle house	Boxenlaufstall *m*	étable *f* à boxes libres, étable libre à box	беспривязно-боксовое помещение, боксовое беспривязное помещение
	cubital articulation	*s.* E 71		
C 953	cud *(ruminants)*	wiedergekauter Bissen *m*	bouchée *f* ruminée	пережеванный комок
	cudding	*s.* R 336		
	cud transfer	*s.* R 320		
C 954	cuff	Manschette *f*	manchette *f*, manchon *m*	манжета, обруч
C 955	cuffing	Bildung *f* von zellulären Manschetten um Gefäße	formation *f* de manchettes cellulaires autour de vaisseaux	образование клеточных манжеток вокруг сосудов
C 956	cuffing pneumonia	chronische Pneumonie *f* mit lymphozytären Manschetten um Bronchioli	pneumonie *f* chronique avec manchettes lymphocytaires autour de branchioles	хроническая пневмония с лимфоцитарными манжетами вокруг бронхиол
C 957	culicid, culicine mosquito	Culex-Mücke *f*, Stechmücke *f (Familie Culicidae)*	moustique *m* culicide	кулицидный комар
C 958	culicide *(agent)*	Mittel *n* gegen Stechmücken, Culizid *n*	agent *m* contre les moustiques	кулицид, средство против комаров
	culicine mosquito	*s.* C 957		
C 959	culicoides hypersensitivity, Queensland itch, summer dermatitis, sweet itch *(horse)*	Sommerekzem *n*, allergische Dermatitis *f*	dermite *f* allergique	летняя экзема, аллергический дерматит
C 960	cull / to	merzen, entfernen *(aus einer Herde)*	liquider	браковать
	cull	*s.* C 961		
C 961	cull animal, cull	Ausmerztier *n*, Merze *f*	animal *m* mis au rébut	бракованное животное
	culled-for-age animal	*s.* C 206		
C 962	culling	Merzung *f*	sélection *f*	выбраковка
	culture disk	*s.* P 257		
C 963	culture flask	Zellkulturflasche *f*	flacon *m* pour culture cellulaire	бутылка для клеточной культуры
	culture medium	*s.* M 176		

	English	German	French	Russian
C 964	culture plate	Kulturplatte f	boîte f de culture	чашка культуры
C 965	culture smear (bacteriology)	Kulturausstrich m	ensemencement m de culture	мазок (высев) культуры
C 966	culture supernatant	Kulturüberstand m (Mikrobiologie)	surnageant m de la culture	надосадочная жидкость
	cuneal cushion	s. D 270		
C 967	cuneal spine	Strahlkamm m (Huf)	arête f de la fourchette	гребень стрелки
C 968	cunean bursitis (horse)	Bursitis f der Spatsehne	bursite f des tendons de l'éparvin	бурсит шпатовой связки
	cup	s. B 95		
C 969	cups, cavities, stars (horse)	Kunden fpl, Marken fpl, Bohnen fpl	alvéoles fpl dentaires	чашечки
C 970	cup wear	Abreibung f der Kunde	usure f des alvéoles dentaires	стирание чашек
C 971	curability	Heilbarkeit f	curabilité f	излечимость
	curative	s. R 161		
C 972	curative dose	kurative Dose f	dose f curative	лечебная (куративная) доза
C 973	curative effect, therapeutic result	Heilerfolg m	succès m thérapeutique	успех лечения
C 974	curb (horse)	Hasenhacke f, Kurbe f	courbe f, jarde f, jardon m	шпат
C 975	curb-bit, joint bit	Kandare f, Mundstück n des Zaumes	mors m [de bride]	удила
C 976	curb-groove	Kniefaltengrube f	creux m formé par le pli du genou	яма коленной складки
C 977	curd	Quark m	caillé m, fromage m blanc	творог
C 978	curdle / to	gerinnen (Milch durch Säure)	se cailler	свертывать (молоко кислотой)
	curdled milk	s. S 220		
C 979	cure / to, to treat	heilen, behandeln	traiter	лечить, обрабатывать
C 980	cure / to	haltbar machen (Lebensmittel)	rendre conservable	консервировать пищевые продукты
	cure / to	s. a. S 20		
C 981	cure, healing	Heilung f	guérison f	лечение
C 982	cure, treatment, therapy	Behandlung f	traitement m	обработка
	cure	s. a. D 464		
C 983	cured pig meat	geräuchertes Schweinefleisch n (nach Salzbehandlung)	viande f de porc fumée	копченая свинина
C 984	cure rate	Heilungsrate f	pourcentage m de guérison	процент выздоравливания
C 985	curled tongue (pigeon)	Ringelzunge f (Mißbildung)	langue f enroulée	кольцевой язык
	curved needle	s. R 301		
C 986	curved scissors	gebogene Schere f	ciseaux mpl courbés	согнутые ножницы
C 987	cushion / to	abpolstern	rembourrer	защищать
C 988	cusp	Segel n (Anatomie)	cuspide f	створка, парус, перепонка
C 989	cusp	Zahnhöcker m	canine f	зубной (зубчатый) бугорок
	cuspid tooth	s. C 163		
C 990	cusp of the valve, valvular cusp	Herzklappensegel n	valvule f sigmoïde du cœur	перепонка сердечного клапана
	cut / to	s. C 209, S 254		
C 991	cut, scission, section	Schnitt m	section f	разрез
C 992	cut, incision, cutdown, cutdown	Einschnitt m (in ein Gewebe)	incision f	надрез, разрез
C 993	cut (plant production)	Mahd f, Schnitt m	fauchage m	сенокос
C 994	cut	Schnittwunde f	coupure f	резанная рана
	cut	s. a. S 255		
C 995	cutaneous	Haut..., kutan	cutané	кожный
C 996	cutaneous anthrax	Hautmilzbrand m	charbon m cutané (externe), pustule f maligne	кожная сибирская язва
C 997	cutaneous appendages, epidermal (skin) appendages	Hautanhänge mpl, Hautanhangsgebilde npl	appendices mpl cutanés (de la peau)	придатки кожи
C 998	cutaneous application	dermale Applikation f	application f cutanée	кожная аппликация
	cutaneousglanders	s. S 354		
C 999	cutaneous leishmaniasis	Hautleishmaniose f, Orientbeule f	leishmaniose f cutanée, bouton m d'Orient	кожный лейшманиоз
C 1000	cutaneous lesion	Hautverletzung f	lésion f cutanée	повреждение кожи
C 1001	cutaneous myiasis, [blow-fly] strike, calliphorine myiasis, blow-fly infestation	Hautmyiasis f	my[i]ase f cutanée	кожный миаз
C 1002	cutaneous respiration	Hautatmung f	respiration f cutanée	кожное дыхание
	cutaneous sensation	s. D 158		
	cutaneous test	s. S 358		
	cut animal	s. C 210		
	cut-down	s. C 992		
C 1003	cuticle	Kutikula f, Häutchen n	cuticule f	кутикула, кожица
	cut incision wound	s. I 76		
C 1004	cutlet, chop	Kotelett n	côtelette f	бифштекс
C 1005	cut off / to, to sever, to separate, to detach, to remove	abtrennen, abschneiden, absetzen	séparer, détacher	разделить, отсечь
C 1006	cut open / to, to lance	aufschneiden	ouvrir	разрезать
C 1007	cut surface	Schnittfläche f	section f, coupe f	разрез, поверхность разреза

	cut the umbilical cord / to	s. T 165		
C 1007a	cutting of a carcass	Zerlegen n (Zerteilen n) eines Schlachtkörpers	découpage m d'une carcasse	разделение туши
C 1008	cutting of the umbilical cord, exumbilication	Abnabelung f	omphalotomie f	отделение (перерезание) пуповины
C 1009	cyanotic	zyanotisch	cyanotique	желтушный
C 1010	cyclic activity	Zyklusaktivität f (Reproduktion)	activité f du cycle	циклическая активность, активность цикла
C 1011	cyclopropagative transmission	zyklische Übertragung f mit Erregervermehrung	transmission f cyclique avec propagation du microbe	циклическая передача с размножением возбудителя
	cylindrical cell	s. C 622		
	cylindrical epithelium	s. C 623		
C 1012	cyst	Zyste f, Blase f	kyste m	киста, пузырь, циста
C 1013	cystic	zystisch, Zysten...	cystique, kystique	кистозный, пузырчатый, цистозный
C 1014	cystic acne	Zystenakne f	acné f cystique	кистозное воспаление сальных желез
	cystic calculus	s. V 98		
C 1015	cystic degeneration	zystische Degeneration f	dégénération f cystique	кистозная дегенерация
C 1016	cysticercosis, measles	Zystizerkose f, Finnenbefall m	cysticercose f	цистицеркоз, финноз, поражение финнами
C 1017	cysticercus, measle	Zystizerkus m	cysticerque m	цистицерк, пузырчатый глист
	cystic ovarian disease	s. N 216		
C 1018	cystic placental mole, hydatid mole	Blasenmole f, Traubenmole f, Zystenmole f	môle f vésiculaire, môle hydatiforme	пузырный (гроздевой, кистевой) занос
C 1019	cytochemistry	Zytochemie f	cytochimie f	цитохимия
	cytocidal agent	s. C 1020		
C 1020	cytocide, cytocidal agent, cell poison	Zellgift n	cytotoxine f, poison m cellulaire	клеточный яд
	cytodiagnosis	s. C 1036		
C 1021	cytodifferentiation	Zelldifferenzierung f, Differenzierung f der Zellen (Embryologie)	différentiation f des cellules	дифференциация клеток
C 1022	cytogenetics, cellular genetics	Zytogenetik f, Zellgenetik f	génétique f cellulaire	цитогенетика, генетика клеток
C 1023	cytologic[al]	zytologisch	cytologique	клеточный, цитологический
C 1024	cytological biopsy	Biopsie f für Zelluntersuchung	biopsie f pour analyse cellulaire	биопсия для исследования клеток
C 1025	cytological examination	Zelluntersuchung f (in Körperflüssigkeiten)	analyse f cellulaire	исследование клеток
C 1026	cytology	Zytologie f, Zellenlehre f	cytologie f	цитология, учение о клетках
	cytolysis	s. N 40		
C 1027	cytometer	Zellzählgerät n	cytomètre m	цитометр, счетный прибор для клеток
C 1028	cytomorphology	Zytomorphologie f, Zellmorphologie f	cytomorphologie f, morphologie f de la cellule	цитоморфология, клеточная морфология
C 1029	cytopathic effect, CPE	zytopathischer Effekt m	effet m cytopathique	цитопатологический эффект
C 1030	cytopathogenicity	Zytopathogenität f	cytopathogénicité f	цитопатогенность
C 1031	cytopathology, cellular pathology	Zellpathologie f, Zytopathologie f	pathologie f cellulaire, cytopathologie f	цитопатология, патология клеток, клеточная патология
C 1032	cytoplasm	Zytoplasma n, Protoplasma n	cytoplasme m, protoplasme m	цитоплазма, протоплазма
C 1033	cytoplasmic	zytoplasmatisch, Zytoplasma...	cytoplasmique	цитоплазматический
C 1034	cytoplasmic inclusion body	zytoplasmatischer Einschlußkörper m	corps m inclus cytoplasmique	цитоплазматическое тельце включения
	cytoscopic examination	s. C 1035		
C 1035	cytoscopy, cytoscopic examination	Zytoskopie f, Zellbetrachtung f	cytoscopie f	цитоскопия
C 1036	cytoscopy, cytodiagnosis	Zytodiagnostik f, Zelldiagnostik f	diagnostic m cellulaire	цитодиагностика
C 1037	cytostatic	zytostatisch, die Zellteilung hemmend	retardant la division cellulaire, cytostatique	цитостатический, задерживающий деление клетки
	cytostatic	s. a. C 1038		
C 1038	cytostatic agent, cytostatic, antinéoplastic agent	antineoplastische Substanz f, Kanzerostatikum n, Zytostatikum n	cytostatique m, antinéoplastique m	антинеопластическое (противораковое) средство, канцеростатик, цистостатик
C 1039	cytotoxicity	Zelltoxizität f	cytotoxicité f	клеточная токсичность, цитотоксичность

D

ID	English	German	French	Russian
D 1	dags	mit Kot verschmierte Wolle f, Schmutzwolle f (im Damm-bereich)	laine f salie par des fèces, laine f souillée par des détri-tus	загрязненная калом шерсть, кизячная шерсть
D 2	daily dose	Tages[höchst]dosis f	dose f maximum quotidienne	дневная максимальная доза
D 3	daily gain	Tageszunahme f	gain m quotidien [en poids]	суточный привес
D 4	daily ration	Tagesration f	ration f journalière (quoti-dienne)	суточный рацион
D 5	dairy, creamery	Molkerei f, Milchhof m	laiterie f	молочный завод
D 6	dairy breed	Milchrasse f	race f à lait	молочная порода
D 7	dairy cattle	Milchrinder npl, Milchvieh n	bovins mpl de lait, bétail m lai-tier, bovins laitiers	молочный скот
D 8	dairy cow	Milchkuh f	vache f à lait, vache laitière	молочная корова
	dairy farming	s. D 10		
	dairy husbandry	s. D 10		
	dairy hygiene	s. M 281		
D 9	dairy industry, dairying	Milchwirtschaft f	industrie f laitière, économie f du lait	молочное хозяйство
D 10	dairying, dairy husbandry (farming)	Milchviehhaltung f	élevage m des vaches laitières	содержание доильных коров
D 11	dairy science	Milchkunde f	science f du lait	молоковедение
D 12	dairy sheep	Milchschaf n	brebis f à lait (race)	молочная овца
D 13	dairy unit	Milchviehanlage f	unité f laitière	молочный комплекс
	dairy utensils	s. M 288		
D 14	dairy waste, dairy waste water	Molkereiabwasser n	eaux fpl provenant d'une in-dustrie du lait	сточная вода молочного за-вода
D 15	dam	Muttertier n	femelle f mère	маточное животное, матка
	damage to liver cells	s. H 173		
D 16	dam-daughter-comparison	Mutter-Tochter-Vergleich m	comparaison f mère-fille	сравнивание мать-дочь
	damming ability	s. M 380		
	damming-back of semen	s. S 511		
D 17	dander	Federschuppen fpl	pellicules fpl de plumes	перьевые чешуйки
D 18	dander	Haarschuppen fpl	pellicules fpl de cheveux	волосяные чешуйки
D 19	danger of embolism	Emboliegefahr f	danger m d'embolie	опасность эмболии
	danger of infection	s. R 279		
D 20	danger to life	Lebensbedrohung f	danger m de vie	жизнеопасность
D 21	dark-bay (horse)	Rotbrauner m	bai-sombre m, bai m marron	рыжий
D 22	dark-field microscopy	Dunkelfeldmikroskopie f	microscopie f à fond sombre	микроскопия темным полем
D 23	dart an animal / to	ein Tier mit Pfeilen schießen	tirer sur un animal avec des flèches	стрелять животное из лука, стрелять животное стре-лой
D 24	darting gun, Cap-Chur gun	Narkosegewehr n	pistolet m à narcose, carabine f à injection	наркозное ружье, оружие для наркоза, наркозная винтовка
	darting pain	s. L 49		
D 25	daughter cell	Tochterzelle f	cellule f fille	дочерняя клетка
D 26	daughter herd	Tochterherde f	troupeau m secondaire	дочернее стадо, стадо до-черей
D 27	day blindness	Tagblindheit f	nyctalopie f	дневная слепота, никталопия
D 28	day-old chicken	Eintagsküken n	poussin m d'un jour	однодневный цыпленок, су-точный молодняк
	365-day performance	s. Y 4		
	days in milk	s. L 21		
	days open	s. C 58		
	dead birth	s. S 695		
D 29	deadborn animal, stillborn animal	totgeborenes Tier n	animal m mort-né	мертворожденное животное
D 30	dead-end host	Blindwirt m	hôte m cul-de-sac	слепой хозяин
	dead hair	s. K 8		
	deadly	s. F 83		
D 31	dead vaccine	Totvakzine f	vaccin m mort	убитая вакцина
D 32	dead wool	Wolle f eines toten Schafes	laine f d'un mouton mort	шерсть мертвой овцы
D 33	deaf	taub	sourd	глухой
D 34	deafness	Taubheit f	surdité f	глухость
D 35	deamination, desamination	Desaminierung f	désamination f	дезаминация
D 36	death, exitus, expiration	Tod m	mort f	смерть
	death from heart disease	s. C 134		
D 37	death of fish	Fischsterben n	mort f des poissons	гибель (смертность, умира-ние) рыб
D 38	debarking (dog); debleating (sheep, goat)	Entfernen n der Stimmbänder	extirpation f des cordes vo-cales	удаление голосовых связок
D 39	debeaking, beak amputation	Schnabelkürzen n	débecquage m	сокращение клюва
D 40	debilitating disease, prostrat-ing (wasting) disease	zehrende (schwächende, kräf-tezehrende) Krankheit f	maladie f débilitante (d'affai-blissement, dévastatrice)	ослабляющее (обессили-вающее) заболевание, из-нуряющая (ослабляющая) болезнь
	debilitation	s. P 641		

	debility	s. W 33		
	debleating	s. D 38		
D 41	deboned carcass	entbeinter Schlachtkörper m	carcasse f désossé (sans os)	туша без костей, обваленная туша
D 42	debridement (of a wound), surgical cleansing, wound toilet	Wundversorgung f, Wundtoilette f	toilette f d'une plaie	обеспечение (туалет) раны
D 43	debris	nekrotisches Gewebe n	tissu m nécrotique	некротическая ткань
	debud / to	s. D 295		
D 44	decalcification	Entkalkung f	décalcification f	декальцинация, декальцификация
D 45	decalcify / to, to delime	entkalken	décalcifier	декальцинировать
D 46	decantation method	Dekantierungsmethode f (Parasitologie)	méthode f de décantation	метод декантирования (сливания)
D 47	decapsulation	Entfernen n einer Kapsel	décapsulation f	удаление капсулы, декапсулирование
	decay	s. D 53, R 292		
	deceptive reaction	s. P 675		
D 48	deciduous dentition, milk teeth	Milchgebiß n	dentition f de lait, première dentation	молочные зубы
D 49	deciduous tooth, temporary (milk) tooth	Milchzahn m	dent f de lait	молочный зуб
D 50	decoction	Abkochung f, Dekokt m, medizinischer Tee m	décoction f	отвар, медицинский чай
D 51	decolourization (histology, bacteriology)	Entfärbung f	décoloration f	обесцвечивание, снятие окраски, деколорация
D 52	decombing	Entfernen n des Kammes (Huhn)	extirpation f de la crête	удаление гребня
	decompose / to	s. D 94		
D 53	decomposition, decay, degradation, disintegration	Abbau[prozeß] m, Zersetzung f, Auflösung f	décomposition f, processus m de décomposition	деградация, процесс переработки, разложение, распад[ение]
D 54	decomposition of meat	Fleischfäulnis f, Zersetzung f des Fleisches	putréfaction f de la viande	гниение (разложение) мяса
D 55	decomposition product	Zerfallsprodukt n, Zersetzungsprodukt n	produit m de décomposition	продукт распада
	decontaminate / to	s. D 190		
	decontamination	s. D 323		
D 56	decreased function	Funktionsminderung f, geminderte (eingeschränkte) Funktion f	réduction f fonctionnelle (de la fonction)	снижение функции, уменьшение действия, сниженная функция
D 57	decrement, defervescence	abklingendes Krankheitsstadium n; Dekrement n	état m de diminution de la maladie	исчезающая стадия заболевания
	decubital ulcer	s. D 58		
D 58	decubitus [ulcer], pressure sore, decubital ulcer, bed-sore	Dekubitus m, Wundliegen n, Dekubitalgeschwür n, Liegewunde f	écorchure f, escarre f	декубитус, пролежень, декубитальная язва
D 59	deep freezing method (preservation)	Methode f des Tiefgefrierens	méthode f de congélation	метод глубокого замораживания
D 60	deep litter, built-up litter (bedding)	Tiefstreu f	litière f profonde (épaisse)	глубокая подстилка
D 61	deep-set eye	tiefliegendes Auge n	œil m enfoncé	глубоколежащий глаз
D 62	deer	Hirsch m (Familie Cervidae)	cerf m	олень
D 63	deer farming	Hirschhaltung f, Rotwildhaltung f	élevage m de cerfs	оленеводство
D 64	deer fly	Goldaugenbremse f, Chrysops spp.	mouche f sauvage	золотоглазой овод, кризопс, златоглазка
	deer fly	s. a. H 294		
D 65	deer louse-fly	Hirschlausfliege f, Lipoptena cervi	mouche f du cerf	кровососка оленья, муха-кровососка
	deers	s. A 518		
D 66	defaecate / to	Kot absetzen	déposer des matières fécales, déposer des excréments	выделять кал
D 67	defaecation	Kotabsatz m, Kotentleerung f	défécation f	выделение кала, дефекация, опорожнение
D 68	defat / to, to degrease	entfetten	dégraisser	обезжирить
D 69	defatted feed	fettfreies Futter n	aliment m sans graisse	безжирный корм
D 70	defect	Fehler m, körperlicher Defekt m	défaut m, défection f	ошибка, порок, телесный дефект
	defective absorption	s. M 27		
	defective development	s. M 36		
D 71	defective hoof, faulty hoof	Huffehler m, fehlerhafter Huf m	anomalie f du sabot	порок копыта
D 72	defeminization	Verlust m der weiblichen Geschlechtsmerkmale, Defeminisierung f	perte f des caractères sexuels femelles	потеря женских половых признаков
D 73	defence	Abwehr f, Verteidigung f	défense f	защита, оборона
D 74	defence-decreasing factor	resistenzmindernder Faktor m	facteur m réduisant la résistance	снижающий резистентность фактор

	defence reaction	s. D 77		
D 75	defence reflex	Abwehrreflex m	réflexe m de défense	оборонительный рефлекс
	defence response	s. D 77		
D 76	defensive behaviour	Abwehrverhalten n	comportement m défensif	оборонительное поведение
D 77	defensive reaction, defence reaction (response)	Abwehrreaktion f, Schutzreaktion f	réaction f de défense	оборонительная (защитная, охранная) реакция
	defervescence	s. D 57		
D 78	defibrinate / to	Fibrin entfernen, defibrinieren	défibriner, retirer la fibrine	удалить фибрин, дефибринировать
D 79	defibrinated blood	defibriniertes Blut n	sang m défibriné	дефибринированная кровь
D 80	deficiency disease	Mangelkrankheit f	maladie f de déficience (carence)	болезнь недостаточностей
D 81	deficiency symptom	Mangelsymptom n	symptôme m de déficience (carence)	симптом недостаточности
D 82	deficient diet	Mangeldiät f, Mangelfutter n	déficience (carence) f alimentaire	недостаточный корм
	definitive host	s. F 256		
	defleecing	s. C 361		
D 83	deflight / to (birds)	Flugunfähigkeit verursachen, flugunfähig machen	rendre incapable de voler	вызвать неспособность к взлету
D 84	deformability	Fähigkeit f zur Formveränderung, Formänderungsfähigkeit f	capacité f à la déformation	способность к изменению форм
D 85	deformation	Deformierung f, Deformation f, Verunstaltung f, Entstellung f	déformation f	деформация, деформирование, изуродование
	deformation	s. a. D 86		
D 86	deformity, malformation, deformation, abnormality	Mißbildung f	malformation f	уродство
D 87	defunctionalization symptom	Ausfallerscheinung f	symptôme m de perte de fonction	явление выпадения
D 88	degenerate / to	degenerieren, entarten	dégénérer	дегенерировать, переродить
	degenerative arthropathy	s. D 90		
D 89	degenerative disease	degenerative Krankheit f	maladie f dégénérative	дегенеративное заболевание
D 90	degenerative joint disease, degenerative arthropathy	degenerative Gelenkerkrankung f	arthropathie f dégénérative	дегенеративное заболевание суставов, дегенеративная артропатия
D 91	deglutition, swallowing	Schluckvorgang m, Schlucken n, Abschlucken n	déglutition f	процесс глотания, глотание
D 92	degradability	Abbaufähigkeit f, Abbaubarkeit f	pouvoir m de dégradation	способность деградации
	degradation	s. D 53		
	degradation product	s. S 559		
D 93	degradative enzyme	abbauendes Enzym n	enzyme m de décomposition	деградативный (расщепляющий) энзим
D 94	degrade / to, to decompose	abbauen, zersetzen	décomposer	разложить, расщеплять
D 95	degranulation	Granulaverlust m, Degranulierung f	dégranulation f	потеря гранул, дегрануляция
	degrease / to	s. D 68		
	degreasing	s. G 219		
	degree of acidity	s. A 102		
D 96	dehelminthization, deworming	Entwurmung f, Dehelminthisation f, Wurmkur f	vermifugation f	дегельминтизация
D 97	dehiscence (of a suture)	Auseinanderweichen n von Wundrändern, Nahtdehiszenz f	déhiscence f de la suture	расхождение краев раны
	dehorn / to	s. P 392		
	dehorned animal	s. P 394		
D 98	dehorner	Instrument n zur Enthornung	instrument m à décorner	прибор для обезроживания
D 99	dehorning, polling	Enthornung f	décornage m	удаление рога, обезроживание
D 100	dehydrate / to	entwässern, Wasser entziehen, dehydrieren	déshydrater	обезводить, увалить воду, дегидрировать
D 101	dehydrated alcohol	absoluter Alkohol m	alcool m absolu	абсолютный (чистый) спирт
D 102	dehydration	Wasserentzug m, Wasserverlust m, Dehydration f	déshydratation f	потеря воды, обезвоживание, дегидратация
	deinsectization	s. D 327		
D 103	dejection	Ausscheidung f, Entleerung f (Kot)	déjection f	выделение, опорожнение, испражнение, дефекация
D 104	delayed birth, overdue (delayed) parturition	verzögerte Geburt f, Spätgeburt f	délivrance f tardive (retardée)	поздние (запоздалые, затянувшиеся, замедленные, затяжные) роды
D 105	delayed dentition	verzögerter Zahndurchbruch m, Dentia tarda	éruption f dentaire tardive, sortie f tardive des dents	задержанный прорыв зубов, задержанное прорезывание зубов
	delayed effect	s. A 212		
D 106	delayed onset of action	verzögerter Wirkungseintritt m	début m d'action hésitant, entrée f en action hésitante	медленное (затянутое) наступление действия

	delayed parturition	s. D 104		
D 107	**delayed primary closure**	verzögerter Wundverschluß m	fermeture f retardée da la plaie	замедленное заживление ран
D 108	**delayed suture**	verzögerte Naht f	suture f secondaire	секундарный шов
D 109	**delayed viability syndrome**	Lebensschwächesyndrom n		синдром слабого здоровья
D 110	**delay in parturition,** slow parturition	Geburtsverzögerung f	retard m de la parturition, mise f bas prolongée	задержание родов
	deleterious effect	s. H 74		
D 111	**deleterious substance,** injurious (harmful, noxious) substance	schädliche Substanz f, Schadstoff m, Noxe f	substance f détériorante (nocive)	вредное вещество
	delime / to	s. D 45		
	deliver / to	s. G 124		
D 112	**deliver prematurely / to**	vor dem Termin gebären	mettre bas prématurément	преждевременно (досрочно) родить
	delivery	s. A 159		
D 113	**delivery farm**	Lieferbetrieb m	entreprise f fournisseuse	поставщик, хозяйство-поставщик
D 114	**delouse / to**	entlausen, Läuse bekämpfen	épouiller	дезакаризовать
D 115	**demarcate / to**	demarkieren, abgrenzen	démarquer	демаркировать, ограничить
	demarcation line	s. G 227		
D 116	**deme,** genetic population	geschlossene Tierpopulation f (durch Inzucht aufrecht erhalten)	population f génétique	дим, генетическая популяция [животных]
D 117	**demeanour**	Körpersprache f (Tierverhalten)	comportement m, conduite f	язык тела, разговор телом
D 118	**demineralization**	Demineralisierung f, Verarmung f an Mineralstoffen	déminéralisation f, appauvrissement m en corps minéraux	деминерализация, обеднение минеральными веществами
	demodectic mange	s. D 120		
D 119	**demodectic mite,** hair follicle mite, follicular mite	Haarbalgmilbe f, Demodex spp.	mite f démodectique	угорьный клещ, клещ-возбудитель демодикоза
D 120	**demodicosis,** demodectic mange	Demodikose f (Demodex-Räude)	gale f démodeectique	демодикоз, демодикозная чесотка
	demonstration of pathogens	s. G 89		
D 121	**demulcent** (agent)	einhüllendes Mittel n (Pharmakologie)	émollient m	обволакивающее (вяжущее) средство
D 122	**demyelinate / to,** to demyelinize	entmarken	démyéliniser	демиелизировать
D 123	**demyelinating disease**	Entmarkungskrankheit f, demyelinisierende Krankheit f	maladie f de démyélinisation	болезнь демиелинизации, демиелинизирующая болезнь
	demyelinize / to	s. D 122		
D 124	**denaturant** (agent)	denaturierende Substanz f	substance f dénaturante	денатурирующее средство
	denatured alcohol	s. M 224		
D 125	**denervation**	Denervierung f, Entnervung f, Entfernung f von Nerven	section f d'un nerf	денервация, удаление нерва
D 126	**densely stocked**	dicht belegt (Stall, Weide)	bien occupé	плотно (густо) заселенный
D 127	**dental**	Zahn...	dental	зубной
D 128	**dental age**	Zahnalter n	âge m dentaire	возраст, установленный по зубам
D 129	**dental anlage,** tooth anlage, dental germ	Zahnanlage f	ébauche f dentaire	закладка зубов
D 130	**dental arcade**	Zahnreihe f	arcade f dentaire	зубная аркада, зубной ряд
D 131	**dental calculus,** [dental] scale, dental deposit, tartar	Zahnstein m	tartre m [dentaire]	зубной камень
D 132	**dental caries**	Zahnfäule f, Karies f	carie f dentaire	кариес, костоеда зубов
	dentaldeposit	s. D 131		
	dental enamel	s. A 126		
D 133	**dental formula**	Zahnformel f, Gebißformel f	formule f dentaire	формула зубов
	dentalgerm	s. D 129		
D 134	**dental irregular wear**	unregelmäßiger Zahnabrieb m	friction f dentaire irrégulière, frottement m dentaire irrégulier	неравномерное стирание зубов
D 135	**dental malocclusion**	Gebißfehler m (unphysiologische Stellung von Oberkiefer und Unterkiefer)	défaut m de dentition	порок зубов, зубы с неправильным прикусом
D 136	**dental pad** (ruminants)	Kauleiste f (Oberkiefer)	coussin m dentaire	грызущая часть верхней челюсти, жевательная поверхность
	dental scale	s. D 131		
D 137	**dentate**	zahnförmig, gezähnt	en forme de dent	зубовидный, зубчатый
D 138	**dentification**	Zahnbildung f	dentification f, odontogénie f	образование зуба
	dentification	s. a. D 141		
D 139	**dentine, dentinum**	Dentin n, Zahnbein n, Elfenbein n	dentine f	дентин, зубная (слоновая) кость
D 140	**dentistry,** odontology	Zahnheilkunde f	odontologie f, art m dentaire	одонтология, стоматология

D 141	**dentition,** dentification, teeth-ing	Zahndurchbruch *m*, Zahnung *f*	dentition *f*	прорыв зуба, разрастание зубов
	dentition	*s. a.* S 221		
	denture	*s.* S 221		
	denude / to	*s.* D 144		
D 142	**denuded spot**	haarlose Stelle *f*, Blöße *f*	endroit *m* dépilé	безволосое место, лысина
	denuding	*s.* D 145		
	deossification	*s.* O 129		
D 143	**depigmentation**	Pigmentschwund *m*, Depigmentierung *f*	dépigmentation *f*	депигментация, потеря пигмента
D 144	**depilate / to,** to denude	enthaaren	dépiler	облысеть
D 145	**depilation,** hair removal, denuding	Enthaarung *f*, Haarentfernung *f*	dépilation *f*	облысение, удаление волос
D 146	**depilatory agent**	Enthaarungsmittel *n*	dépilatoire *m*	средство для удаления волос, средство для эпиляции, эпиляционное средство
D 147	**depletion**	Erschöpfung *f*, Verarmung *f*	épuisement *m*, prostration *f*	истощение, изнурение, обеднение
D 148	**depletion of cells**	Zellschwund *m*	déplétion *f* cellulaire	исчезновение клеток
	depluming mite	*s.* F 125		
D 149	**depopulation**	Depopulation *f*, Räumung *f* (Entfernung aller Tiere)	dépopulation *f*	уменьшение численности популяции
D 150	**deposit[ion],** dregs, sediment[ation]	Ablagerung *f*, Niederschlag *m*	dépôt *m*, sédiment *m*	отложение
D 151	**depraved appetite,** pica	perverser Appetit *m*	appétit *m* dépravé, pica *m*	извращенный аппетит
D 152	**depressed fracture,** gutter fracture	Impressionsfraktur *f*	fracture *f* du crâne avec enfoncement de la table interne	импрессионный (вдавленный) перелом
	depressor	*s.* I 25		
D 153	**deprivation,** withdrawal	Entzug *m*, Entziehung *f*	retrait *m*	изъятие, отвыкание
D 154	**deratization**	Rattenvertilgung *f*	dératisation *f*	дератизация, истребление крыс
D 155	**derivation** *(blood)*	Blutumleitung *f*	dérivation *f* sanguine	деривация крови
	derivation	*s. a.* L 95		
D 156	**dermal,** dermatic, dermic	dermal, Haut...	dermique, cutané	кожный
D 157	**dermal layer**	Hautschicht *f*	couche *f* dermale	кожный слой
D 158	**dermal sense,** cutaneous sensation	Hautsinn *m*	sensation *f* cutanée	кожная чувствительность
	dermatic	*s.* D 156		
D 159	**dermatological agent**	dermatologisches Mittel *n*, Hautmittel *n*, Dermatikum *n*	cosmétique *m*	дерматологическое (кожное) средство
	dermatopathy	*s.* S 352		
D 160	**dermatophyte, dermatophyte fungus**	Hautpilz *m*, Dermatophyt *m*	dermatophyte *m*	кожный гриб, дерматофит
	dermatophytosis	*s.* M 480		
	dermic	*s.* D 156		
	dermis	*s.* C 812		
	dermopathy	*s.* S 352		
D 161	**dermoreaction,** skin reaction	Hautreaktion *f*	réaction *f* dermique, cuti-réaction *f*	кожная реакция
D 162	**dermotropic virus**	derm[at]otropes Virus *n*	virus *m* dermotrope	дерм[ат]отропный вирус
D 163	**Derzsy's disease of goslings**	Derzsysche Krankheit *f*, Parvovirose *f* der Gössel	maladie *f* de Derzsy	парвовироз гусей, болезнь Дерчи
	desamination	*s.* D 35		
	descendants	*s.* O 45		
D 164	**descended / to be**	abstammen	descendre	происходить
	descensus testis	*s.* D 165		
	descent	*s.* P 85		
D 165	**descent of testicles,** descensus testis	Hodenabstieg *m*	descente *f* des testicules	свод мошонки
D 166	**description** *(of an animal)*	Signalement *n*	signalement *m*	описание [животного]
	description of a case	*s.* C 191		
D 167	**desensitization,** hyposensitization	Desensibilisierung *f*	désensibilisation *f*	десенсибилизация
D 168	**desensitize / to**	desensibilisieren	désensibiliser	десенсибилизировать
	desexed animal	*s.* C 210		
D 169	**desiccated vaccine,** dried vaccine	Trockenvakzine *f*, Trockenimpfstoff *m*	vaccin *m* sec	сухая вакцина
	designed milk	*s.* C 317		
D 170	**desnooding**	[chirurgisches] Entfernen *n* des Stirnlappens *(bei Puten)*	extirpation *f* chirurgicale de la trompe frontale chez les dindons	[хирургическое] удаление лобной дольки гребня
D 171	**desquamate / to,** to exfoliate	abschilfern	desquamer	шелушиться
D 172	**desquamation,** exfoliation	Desquamation *f*, Abschilferung *f*, Abschuppung *f*	exfoliation *f*, desquamation *f*	десквамация, шелушение
D 173	**desquamative,** exfoliative	desquamativ, abschilfernd	exfoliatif, desquamatif	десквамативный

D 174	**destroy a carcass / to**	einen Schlachtkörper un-schädlich beseitigen	détruire une carcasse	безвредно уничтожить тушу, утилизировать тушу
D 175	**destroy an animal / to**	ein Tier töten (einschläfern, euthanasieren)	tuer (euthanasier) un animal	умерщвлять животное
	destruction of pests	s. D 326		
	detach / to	s. C 1005		
D 176	**detached bone piece**	abgesprengter Knochenteil *m*	partie *f* osseuse sautée (déta-chée)	отщепленная часть кости, ос-колок
D 177	**detached horns,** loose horns	Wackelhörner *npl*, lockere Hörner *npl*	cornes *fpl* branlantes (flot-tantes)	шатающиеся рога
D 178	**detachment**	Ablösung *f*, Loslösung *f*	décollement *m*	отторжение, отделение, от-слоение, расслоение
D 179	**detachment of a tick**	Ablösung (Loslösung) *f* einer Zecke	détachement *m* d'une tique	удаление (отпадение) клеща
	detachment of placenta	s. P 333		
D 180	**detachment of the retina,** ab-lation of the retina, retinal detachment	Netzhautablösung *f*	décollement *m* de la rétine	отслоение (отслойка) сетчат-ки
D 181	**detection of oestrus,** heat de-tection	Brunsterkennung *f*	détection *f* de l'œstrus, détec-tion des chaleurs	выявление (распознавание) охоты, диагностика охоты
D 182	**detergent,** surface active agent, abluent, wetting agent	Detergens *n*, Netzmittel *n*	détergent *m*	смачивающее (омыляющее) средство, детергент, сма-чивающий агент
D 183	**deteriorate / to,** to worsen, to become worse, to aggra-vate	sich verschlechtern, sich ver-schlimmern	se détériorer	ухудшиться, обостриться
D 184	**deteriorated condition,** wors-ened condition, aggravated state	verschlimmerter (verschlech-terter) Zustand *m*	état *m* aggravé (détérioré)	осложненное (ухудшенное) состояние
	deterioration	s. W 134		
D 185	**determination of feeding value**	Futterwertbestimmung *f*	détermination *f* de la valeur de l'aliment	определение питательности корма
D 186	**determination of paternity,** paternity test	Vaterschaftsnachweis *m*	détermination *f* de paternité	установление факта от-цовства
D 187	**detoeing** *(birds)*	Kupieren *n* der Zehen	amputation *f* des doigts de pied	ампутация пальцев
D 188	**detorsion rod**	stabförmiges Instrument *n* zur Unterstützung der Rückdre-hung einer Uterustorsion	instrument *m* en forme de bâ-ton pour l'aide de reposition d'une torsion de l'utérus	вспомогательная костыль для раскручивания заво-рота матки, палкообраз-ный инструмент для под-держки раскручивания за-крученной матки, деторзиоонная костыль (палка)
D 189	**detoxicant** *(agent)*	Entgiftungsmittel *n*	désintoxicant *m*	детоксикант, средство для обезвреживания, детокси-кационное средство
D 190	**detoxicate / to,** to detoxify, to decontaminate	entgiften	désintoxiquer	дегазировать, обезвредить, деконтаминировать
D 191	**detoxication,** detoxification	Entgiftung *f*	désintoxication *f*	детоксикация
	detoxify / to	s. D 190		
	detrimental	s. H 73		
D 192	**detrimental to health,** un-healthy, insanitary	gesundheitsschädlich, ge-sundheitsschädigend	nuisible à la santé	вредный для здоровья
D 193	**detritus**	Detritus *n*, Material *n* des Ge-webezerfalls, Zelltrümmer *pl*	détritus *m*	детритус, вещество распада ткани
D 194	**detusking**	[chirurgisches] Entfernen *n* der Hauer *(Eber)*	extirpation *f* chirurgicale de la défense chez le sanglier	[хирургическое] удаление клыков
D 195	**develop an immunity / to**	eine Immunität ausbilden	développer une immunité	образовать (создать) имму-нитет
D 196	**developmental anomaly**	Entwicklungsanomalie *f*	anomalie *f* de développement	аномалия развития
D 197	**developmental stage,** devel-opment stage	Entwicklungsstadium *n*, Ent-wicklungsstufe *f*	stade *m* de développement	стадия развития
	deviation of penis	s. P 178		
D 198	**deviation to the left,** shift to the left *(blood picture)*	Linksverschiebung *f*	déviation *f* vers la gauche	перемещение влево
D 199	**devitalized animal**	geschwächtes Tier *n*	animal *m* affaibli	ослабленное животное
D 200	**devitalized tissue**	abgestorbenes Gewebe *n*	tissu *m* nécrotique	мертвая ткань
D 201	**devouring of piglets**	Ferkelfressen *n*	dévorage *f* des pourcins	поедание [новорожденных] поросят
D 202	**dewattling** *(poultry)*	Entfernen *n* des Kehllappens	ablation *f* des barbillons	удаление подбородков
D 203	**dew-claw** *(dog, cat)*	[rudimentäre] erste Zehe *f*	ergot *m*	[рудиментарный] первый па-лец
D 204	**dew-claw** *(cattle)*	Afterklaue *f*, Nebenklaue *f*	éperon *m*	рудиментарный палец
D 205	**dewlap**	Wamme *f*, Triel *m* *(Rind)*; Kehle *f* *(Hund)*	panse *f*, fanon *m*; gorge *f*	подгрудок; горло, гортань
D 206	**deworm / to**	entwurmen	vermifuger	дегельминтизировать
	deworming	s. D 96		

	dextrose	s. G 146		
D 207	diabetic	diabetisch, Diabetes...	diabétique	диабетный, диабетический
D 208	diabetic acidosis	Azidose f bei Diabetes	acidose f due au diabète	ацидоз при диабете
D 209	diabetic dog	an Diabetes erkrankter Hund m	chien m atteint de diabète	заболевшая диабетом собака
	diacrisis	s. D 249		
D 210	diagnosable disease	erkennbare Krankheit f	maladie f reconnaissable	распознаваемая (диагносцируемая) болезнь
D 211	diagnose / to, to establish a diagnosis, to make a diagnosis	diagnostizieren, eine Diagnose stellen, eine Krankheit erkennen	diagnostiquer, établir un diagnostic	диагносцировать, ставить диагноз
D 212	diagnosis	Diagnose f	diagnostic m	диагноз
D 213	diagnosis by exclusion	Ausschlußdiagnose f	diagnostic m d'exclusion	диагноз исключения, исключительный диагноз
D 214	diagnostic	diagnostisch	diagnostique	диагностический
D 215	diagnostic aid	diagnostisches Hilfsmittel n	aide f de diagnostique	диагностическое вспомогательное средство
D 216	diagnostic code	Kodewörter npl für Computerdiagnose	mots mpl codifiés pour diagnostic informatisé	коды для компьютерного диагноза
D 217	diagnostic imperative	diagnostische Anforderung f	demande f de diagnostic	диагностическое требование
D 218	diagnostic instrument, diagnostic tool, instrument of diagnosis	Diagnostikinstrument n, diagnostisches Mittel n	instrument m de diagnostic	диагностический инструмент (прибор), прибор для диагноза
D 219	diagnostic key	Diagnoseschlüssel m	clef f diagnostique	диагностический ключ
D 220	diagnostic killing	diagnostische Tötung f	mise f à mort diagnostique	диагностический убой
	diagnostic mistake	s. F 35		
D 221	diagnostics	Diagnostik f	diagnostic m	диагностика
D 222	diagnostic slaughter	diagnostische Schlachtung f	abattage m diagnostique	диагностический убой
	diagnostic tool	s. D 218		
D 223	diagnostic trail	[standardisiertes] diagnostisches Programm n	programme m diagnostique standardisé	[стандартизированная] диагностическая программа
	dial manyplies	s. O 63		
D 224	dialysate	Dialysat n	dialysat m	диализат
D 225	dialysis	Dialyse f	dialyse f	диализ
D 226	diamond-shaped skin lesions of swine erysipelas, skin diamonds	Backsteinblattern fpl, Hautrotlauf m	lésions fpl cutanées dues à érysipèle de porc	рожа [свиней]
D 227	diapedesis	Diapedese f, Gefäßwanddurchtritt m der Blutzellen	diapédèse f	диапедез
D 228	diaphoretic [agent]	schweißtreibendes Mittel n	agent m sudorifique	потогонное вещество
D 229	diaphragm	Zwerchfell n, Diaphragma n (Anatomie)	diaphragme m	диафрагма
D 230	diaphragmatic hernia	Zwerchfellhernie f, Zwerchfellbruch m	hernie f diaphragmatique, diaphragmatocèle f	диафрагмальная грыжа
D 231	diaphysis, shaft	Diaphyse f, Knochenmittelstück n	diaphyse f	диафиз, средняя часть кости
D 232	diarrh[o]ea, scour[ing], scours	Durchfall m, Diarrhö[e] f, Ruhr f	diarrhée f	диарея, понос
D 233	diarrhoeal, diarrhoeic	Durchfall...	diarrhéique	поносный
D 234	diarrhoeic animal	an Durchfall erkranktes Tier n	animal m atteint de diarrhée	заболевшее поносом животное, животное, заболевшее поносом
D 235	diarrhoeic faeces	Durchfallkot m	fèces fpl diarrhéiques	поносный кал
D 236	diastolic pressure	diastolischer Druck m	pression f diastolique	диастолическое давление
D 237	diastolic thrill	diastolisches Schwirren (Vibrieren) n	frémissement m diastolique	диастолическая вибрация
	didymus	s. T 88		
D 238	die / to, to perish	verenden, umkommen, sterben	mourir, décéder	погибать, умереть
D 239	diencephalon, betweenbrain, interbrain	Zwischenhirn n, Dienzephalon n	diencéphale m, cerveau m intermédiaire	промежуточный мозг
D 240	diet, nutritional regime	Ernährungsregime n	régime m nutritionnel	режим питания
	diet	s. a. F 138		
D 241	dietary	Nahrungs..., Futter...	alimentaire	пищевой
D 242	dietary components	digestive Futterkomponenten fpl	composants mpl alimentaires diététiques	дигестивные компоненты корма
D 243	dietary constipation	futterbedingte Verstopfung f	constipation f due à l'aliment	запор, обусловленный кормом
D 244	dietary diarrhoea	futterbedingter Durchfall m, futterbedingte Diarrhö[e] f	diarrhée f due à l'aliment	кормовой понос, кормовая диарея
	dietary energy	s. D 263		
D 245	dietary minerals	Mineralstoffe mpl der Nahrung	minéraux mpl diététiques	минеральные вещества питания
D 246	dietetic	Ernährungs...	nutritionnel	питательный
D 247	dietotherapy	Therapie f durch Diätfütterung	thérapie f par alimentation de régime	диетотерапия, терапия диетным кормлением
D 248	differ clinically / to	sich klinisch unterscheiden	se différencier cliniquement	клинически различаться

D 249	**differential diagnosis,** dia-crisis	Differentialdiagnose *f*	diagnostic *m* différentiel	дифференциальный диагноз
D 250	**differential diagnostic**	differentialdiagnostisch	diagnostiqué différentielle-ment	дифференциально-диагностический
D 251	**differential staining**	Differentialfärbung *f*	coloration *f* différentielle	дифференциальная окраска
	difficult parturition	*s.* D 542		
D 252	**difficult-to-diagnose disease**	schwer diagnostizierbare Krankheit *f*	maladie *f* difficile à diagnostiquer	тяжело диагносцируемое заболевание
D 253	**difficult urination,** dysuria	schwierige Harnentleerung *f*, schwieriger Harnabsatz *m*, Dysurie *f*	dysurie *f*	дизурия, тяжелое мочеиспускание, осложненное выделение мочи
D 254	**difficulty in swallowing**	Schluckbeschwerden *fpl*	difficultés *fpl* d'avaler	затруднение глотания
D 255	**diffuse / to**	diffundieren	diffuser	диффундировать
D 256	**digest / to**	verdauen	digérer	переваривать
D 257	**digest / to** *(wastewater)*	[aus]faulen	pourrir	гнить, портиться
D 258	**digest**	Verdauungsprodukt *n*	produit *m* de digestion	продукт пищеварения
D 259	**digestant** *(agent)*	verdauungsförderndes Mittel *n*	digestif *m*, agent *m* demandant la digestion	средство для повышения переваривания
D 260	**digested sludge**	Faulschlamm *m*, Klärschlamm *m*	sapropel *m*	гнилостный ил
D 261	**digestibility**	Verdaulichkeit *f*	digestibilité *f*	усвояемость
D 262	**digestible crude protein**	verdauliches Rohprotein *n*	protéine *f* crue digestible	переваримый сырой протеин
D 263	**digestible energy,** dietary energy	verdauliche Energie *f*	énergie *f* diététique	переваримая энергия
D 264	**digestion,** process of digestion	Verdauung *f*, Verdauungsvorgang *m*, Digestion *f*	digestion *f*, processus *m* de digestion	пищеварение, процесс пищеварения (переваривания)
D 265	**digestive absorption**	Resorption *f* von Nährstoffen nach Verdauung	résorption *f* de tissus nutritifs après la digestion, absorption *f* digestive	резорбция питательных веществ после переваривания
	digestive disorder	*s.* D 266		
D 266	**digestive disturbance,** digestive disorder (upset)	Verdauungsstörung *f*	trouble *m* digestif	нарушение пищеварения
D 267	**digestive juice**	Verdauungssaft *m*	suc *m* digestif	сок переваривания
D 268	**digestive system,** alimentary system	Verdauungssystem *n*	système *m* digestif	система пищеварения
D 269	**digestive system disease,** gastrointestinal disease	Erkrankung *f* des Verdauungssystems	affectation *f* du système digestif	заболевание пищеварительной системы
	digestive tract	*s.* A 280		
	digestive upset	*s.* D 266		
	digit	*s.* C 450, T 182		
	digital cushion	*s.* B 52		
D 270	**digital cushion,** cuneal cushion	Strahlkissen *n*, Hufkissen *n*	coussin *m* en forme de coin, coussinet *m*	копытная подушка, подушка стрелки
D 271	**digitalization**	Verabreichung *f* von Digitalispräparaten, Digitalisbehandlung *f*	traitement *m* digital, digitalisation *f*	дигитализация, дача препаратов дигиталиса
D 272	**digitigrade**	Zehenspitzengang *m*	digitigrade *m*	походка на пальцах
D 273	**digyny**	Mehrfachbefruchtung *f* eines Eies	fécondation *f* multiple d'un œuf	множественное оплодотворение одного яйца
	dilatation	*s.* E 31		
	dilatation of the crop	*s.* C 902		
D 274	**dilatation of the pupil,** mydriasis	Pupillenerweiterung *f*	dilatation *f* des pupilles	расширение зрачка
D 275	**dilatation stage,** preparatory (opening) stage	Eröffnungsphase *f*, Erweiterungsphase *f* *(Geburt)*	phase *f* de dilatation, stade *f* d'ouverture	фаза раскрытия (расширения)
	dilated	*s.* E 32		
	dilated cardiomyopathy	*s.* C 717		
	dilation	*s.* E 31		
D 276	**diluent**	Verdünnungsmittel *n*	diluant *m*	растворитель, разбавитель, средство для разбавления
D 277	**dilution** *(e.g. serology)*	Verdünnung *f*, Verdünnen *n*	dilution *f*	разведение
D 278	**dingy wool**	glanzlose Wolle *f*	laine *f* mate	шерсть без блеска, не блестящая шерсть
D 279	**dip / to,** to immerse	eintauchen, baden	baigner	купать
D 280	**dip,** dipping bath	Bad *n*, Tauchbad *n* *(Ektoparasitenbekämpfung)*	bain *m*	ванна
D 281	**dip draining yard**	Nachwartehof *m*	parc *m* d'attente	площадка выдержки
	dipping bath	*s.* D 280		
	dipping-out	*s.* R 148		
	dipping solution	*s.* D 287		
D 282	**dipping vat,** dip vat	Badewanne *f*, Badebehälter *m*, Bad *n*	baignoire *f*	ванная
D 283	**dip replenishment**	Auffüllung *f* eines Bades	remplissage *m* d'une baignoire	наполнение ванны
D 284	**diptera**	Dipteren *fpl*, Zweiflügler *mpl*	diptères *mpl*	диптеры, двукрылые
	dipteran	*s.* D 285		
D 285	**dipterous,** dipteran	Dipteren...	diptère	двукрылый

D 286	**dip test, dip testing**	Dipprüfung f, Prüfung f eines Bades (Ektoparasitenbekämpfung)	contrôle m d'un bain	испытание ванны
	dip vat	s. D 282		
D 287	**dipwash,** dipping solution	Badebrühe f, Badeflüssigkeit f, Antiektoparasitikum-Lösung f	liquide m pour bain	рабочий раствор для ванны
D 288	**direction of breeding,** specialization of breeding	Zuchtrichtung f	direction (orientation, spécialisation) f de l'élevage	направление разведения, специализация племенной работы, племенное направление, направление племенной деятельности
D 289	**direct light,** vertical illumination (microscopy)	Auflicht n	rayonnement m vertical	освещение снизу (вертикальной плоскости)
D 290	**direct light electron microscope,** transmission electron microscope	Transmissionselektronenmikroskop n	microscope m électronique de transmission	трансмиссионный электронный микроскоп
D 291	**director**	Führinstrument n (für Messer und andere chirurgische Instrumente)	instrument m conductant, tuteur m	ведущий инструмент
D 292	**direct smear**	Direktausstrich m	frottis m direct	прямой мазок (отпечаток), непосредственный отпечаток
D 293	**dirofilariasis,** heartworm disease	Dirofilariose f, Herzwurmkrankheit f	dirofilariose f	дирофиляриоз сердца
D 294	**disabling disease**	Gebrauchsuntauglichkeit verursachende Krankheit f	maladie f provoquant une incapacité	заболевание, вызывающее непригодность к употреблению
	disappear / to	s. F 12		
D 295	**disbud / to,** to debud, to dishorn (calf)	enthornen, Hörner entfernen	décorner	обезроживать
D 296	**disbudding** (calf)	Entfernen f der Hornanlage	élimination f de la base des cornes	удаление зачатка рога
	disc	s. I 242		
D 297	**discard / to** (material)	verwerfen	rejeter, repousser	исключить, выбрасывать
D 298	**discarded egg**	verworfenes (genußuntaugliches) Ei n	œuf m mal propre à la consommation	бракованное яйцо, яйцо непригодное для употребления в пищу
D 299	**discharge / to,** to emanate, to ooze out	ausfließen	écouler	истекать, вытекать
D 300	**discharge,** outflow, efflux	Ausfluß m	écoulement m	истечение
	discharge of tears	s. L 15		
D 301	**disc of snout**	Rüsselscheibe f	disque m du (de) groin	зеркальце хоботка
D 302	**discolouration**	Verfärbung f, Farbveränderung f	décoloration f	изменение окраски (цвета)
	discontinue a treatment / to	s. S 727		
D 303	**discontinuous cell culture**	diskontinuierliche Zellkultur f	culture f cellulaire discontinue	непостоянная культура клеток
D 304	**disc prolapse,** slipped disc	Bandscheibenvorfall m	prolapsus m du disque, prolapsus des disques	выпадение (грыжа) межпозвоночного диска
D 305	**disc test** (microbiology)	Blättchentest m	test m à lamelles (disques)	дисковый (пластинчатый) тест
D 306	**disease,** illness, sickness, malady, disorder, trouble	Krankheit f, Erkrankung f, Leiden n	maladie f	заболевание, болезнь, страдание
D 307	**disease cluster**	Gruppe f gleichartig erkrankter Tiere	groupe m d'animaux atteints de la même maladie	группа однородно заболевших животных
D 308	**disease control**	Krankheitsbekämpfung f, Bekämpfung f einer Krankheit	lutte f contre une maladie	борьба с заболеванием
D 309	**disease-control programme**	Programm n zur Bekämpfung einer Krankheit	programme m de lutte d'une maladie	программа борьбы с заболеванием
	disease course	s. C 859		
D 310	**diseased animal**	erkranktes Tier n, von einer Krankheit befallenes Tier	animal m malade (atteint d'une maladie)	заболевшее (пораженное) животное
D 311	**disease determinant**	krankheitsbestimmender Faktor m	facteur m déterminant la maladie	основной (определяющий) фактор заболевания
	disease-free	s. F 529		
D 312	**disease-free area**	krankheitsfreies Gebiet n	zone f indemne de maladie	благополучная область
D 313	**disease incidence,** incidence of a disease	Inzidenz f (Vorkommen n) einer Krankheit	incidence f d'une maladie	инцидент (распространение) заболевания
D 314	**disease loss,** loss from a disease	Verlust m durch Krankheit	perte f par (due à une) maladie	ущерб заболеванием
D 315	**disease notifiable by law,** disease reported under law, notifiable disease	meldepflichtige (anzeigepflichtige) Krankheit f	maladie f à déclaration obligatoire	заболевание, подлежащее обязательному извещению (донесению)
D 316	**disease prevalence**	Krankheitsprävalenz f, Vorherrschen n einer Krankheit	prédominance f d'une maladie	превалентность (превалирование) заболевания
D 317	**disease prevention**	Krankheitsvorbeugung f	prévention f d'une maladie	предохранение (профилактика) заболевания

	English	German	French	Russian
	disease reported under law	s. D 315		
D 318	disease resulting from vaccination, vaccination disease	Impferkrankung f	maladie f résultée par la vaccination	поствакцинальное заболевание
D 319	disease surveillance	Krankheitsüberwachung f, Krankheitskontrolle f	surveillance f d'une maladie	надзор за заболеванием, контроль заболеваний
D 320	disease transmission	Krankheitsübertragung f	transmission f d'une maladie	передача заболевания
D 321	dishing (horse)	Streichen n, Streifen n	frottement m, frôlement m	засекание
	dishorn / to	s. D 295		
D 322	disinfectant, disinfecting agent	Desinfektionsmittel n	produit m de désinfection	дезинфекционное средство
D 323	disinfection, decontamination	Desinfektion f, Entseuchung f	désinfection f	дезинфекция
D 324	disinfection of surfaces, overall disinfection	Grobdesinfektion f	désinfection f superficielle	поверхностная (грубая) дезинфекция
D 325	disinfection of the hands (surgery)	Händedesinfektion f	désinfection f des mains	дезинфекция рук
D 326	disinfestation, destruction of pests	Entwesung f, Vernichtung f von Ungeziefer	destruction f des fléaux, désinfestation f	дезинсекция, уничтожение вредителей
D 327	disinsection, disinsectization, deinsectization, control of insects	Insektenvertilgung f, Desinsektion f, Insektenbekämpfung f, Freimachen n von Insekten	désinsectisation f, déstruction f des insectes	дезинсекция, уничтожение насекомых
	disintegration	s. D 53		
D 328	dislocation, luxation	Verrenkung f, Luxation f	luxation f	вывих, луксация
D 329	dismembering of a foetus	Fetotomie f, Absetzen n der Glieder	amputation f des membres, démembrement m du fœtus	фетотомия, отсечение конечностей (у плода)
	disorder	s. D 306		
D 330	disorder of bone ripeness	Störung f der Knochenreifung	trouble m de la maturité des os	нарушение созревания костей
	dispensary	s. B 462		
D 331	dispense / to	Arzneimittel ausgeben (abgeben, verschreiben)	prescrire un médicament	выдать (выписать) лекарство
D 332	displaceability	Verschiebbarkeit f	mobilité f	подвижность, перемещаемость
D 333	displaced abomasum, slipped stomach	verlagerter Labmagen m	caillette f déplacée	перемещенный сычуг
D 334	displacement	Verlagerung f	déplacement m	перемещение
D 335	display (ethology)	Ausdrucksverhalten n		выражение
D 336	disposable, used once only	Einweg..., Einmal..., Wegwerf...	unique	одноразовый, однократный
D 337	disposable needle	Einmalkanüle f, Einwegkanüle f	canule f jetable	разовая игла
D 338	disposable syringe, one-way syringe	Einwegspritze f	seringue f à usage unique	разовый шприц
D 339	dispose without risk / to	unschädlich beseitigen	supprimer sans risque	безвредно уничтожать
	disposition	s. P 497		
D 340	disproportionate dwarfism, dystrophic dwarfism	dystrophischer (unproportionierter) Zwergwuchs m	nanisme m improportionné	дистрофический (диспропорциональный) карликовый рост
	dissect / to	s. P 437		
D 341	dissect free / to	freilegen	dégager, mettre à nu	высвободить, раскрыть
D 342	dissecting forceps	Präparierklemme f	pince f de préparation	препаровальный зажим
D 343	dissecting microscope	Stereomikroskop n	stéréomicroscope m	стереомикроскоп
	dissecting room	s. A 365		
D 344	dissecting room, dissection laboratory	Sektionshalle f, Präpariersaal m	salle f d'autopsie	зал вскрытия, препарационный зал
	dissection	s. A 719		
	dissection laboratory	s. D 344		
D 345	dissector, prosector	Prosektor m, Präparator m (Anatomie, Pathologie)	préparateur m	препаратор, прозектор, специалист по вскрытию
	disseminate / to	s. S 586		
D 346	disseminate germs / to	Keime verstreuen (verbreiten, ausstreuen)	propager des microbes	разносить микроорганизмы, распространить возбудители
D 347	dissemination of germs	Erregerstreuung f, Erregerausbreitung f	dissémination f des germes	рассеивание (распространение) возбудителя
	dissimilar twins	s. D 359		
D 348	distaff	mütterliche Herkunftslinie f (Tierzucht)	lignée f d'origine maternelle	материнская линия происхождения
	distal sesamoid bone	s. N 29		
D 349	distance between animals	Individualdistanz f	distance f (intervalle m) entre animaux	соотношение между животными
	distemper	s. C 72		
D 350	distemper teeth (dog)	Staupegebiß n		чумные зубы
D 351	distemper virus	Virus n der Hundestaupe, Staupevirus n	virus m de la maladie de Carré	вирус чумы собак, чумной вирус
D 352	distended crop	gedehnter (tympanischer) Kropf m	jabot m tympanique	тимпанический (вздутый) зоб
	distension	s. E 31		
D 353	distilled water	destilliertes Wasser n	eau f distillée	дестиллированная вода

	distillers waste	s. B 485		
	distinct sign	s. E 298		
	distortion	s. S 581		
D 354	distribution of a disease	Verbreitung f einer Krankheit	propagation f d'une maladie	распространение заболевания
	disturbed circulation	s. C 433		
	disuse atrophy	s. I 62		
D 355	diuretic	Diuretikum n, harntreibendes Mittel n	diurétique m, agent m diurétique	диуретик, мочегонное средство
D 356	diuretic, uretic	harntreibend	diurétique	мочегонный
D 357	diurnal periodicity	zweiphasige Tagesperiodik f, diurnale Periodizität f	périodicité f quotidienne à deux phases	двухфазная суточная периодичность
D 358	diurnal rhythm, circadian rhythm (periodicity)	Tag-Nacht-Rhythmus m, zirkadianer Rhythmus m, Tagesrhythmus m	rythme m diurne (circadien), périodicité f circadienne	диурнальный (суточный) рифм, циркадианная периодичность
D 359	dizygotic twins, dissimilar (fraternal, binovular, unlike, non-identical) twins	zweieiige Zwillinge mpl	jumeaux mpl biovulaires (dizygotes, non identiques)	двухяйцевые двойни (близнецы)
D 360/1	docile animal (ethology)	friedfertiges (frommes) Tier n	animal m doux (paisible)	миролюбивое (спокойное) животное
	dock / to	s. T 8		
	dock	s. B 344		
	dock a tail / to	s. T 8		
D 362	docking shears	Kupierschere f	ciseaux mpl d'amputation	купировочные ножницы
D 363	doe, doe rabbit, rabbit doe	Häsin f, Zibbe f	lapine f	крольчиха
	doe	s. a. H 226, S 280		
D 364	doe in kindle	trächtige Häsin f	lapine f gravide	беременная зайчиха (крольчиха)
	doe rabbit	s. D 363		
D 365	dog	Hund m, Kanide m (Familie Canidae)	chien m, canin m	собака
D 366	dogcollar, neck collar (band)	Halsband n, Hundehalsband n	collier m	ошейник
	dog compound	s. K 10		
	dog distemper	s. C 72		
D 367	dog door	Hundeeinlaß m	admission f pour chiens	собачий вход, дверь для собак
D 368	dog meat	Fleisch n für Hunde	viande f pour chiens	мясо для собак
D 369	dog rabies	Hundetollwut f, Tollwut f bei Hunden	rage f canine	бешенство собак
D 370	dog-sitting position	hundesitzige Stellung f	position f du chien assis, attitude f en chien assis	положение сидячей собаки
	dog tooth	s. C 163		
	dollar spots	s. T 181		
D 371	domed forehead	vorgewölbte Stirn f	front m bombé	выпуклый лоб
D 372	domestic animal	Haustier n	animal m domestique	домашнее животное
D 373	domestic breed	Kulturrasse f	race f domestique	культурная порода
D 374	domestic cat	Hauskatze f, Felis domestica	chat m domestique	домашняя кошка
D 375	domestic cycle (of a disease)	Haustierzyklus m	cycle m domestique	цикл [заболевания] у домашних животных
D 375a	domestic dog	Haushund m, Canis familiaris	chien m domestique	домашняя собака
	domestic ferret	s. F 199		
D 376	domestic fowl	Haushuhn n, Gallus domesticus	poule f domestique	домашняя птица, кура
D 377	domestic pet	Heimtier n	animal m domestique	домовое животное
D 378	domestic rat, house rat	Hausratte f, Rattus rattus	rat m domestique	домашняя крыса
D 379	domestic rodent	Hausnagetier n	rongeur m domestique	домашний грызун
	domiciliary call	s. H 321		
D 380	domiciliated animal	synanthropes Tier n	animal m fixé	синантропное животное
D 381	dominant character	dominantes Merkmal n	caractère m dominant	доминирующий (доминантный) признак
D 382	dominant lethal assay	Prüfung f auf dominante Letalität (Nachweis dominanter Mutationen, Erbpathologie)	essai m de létalité dominante	испытание доминантной летальности, выявление доминантных мутаций, патология наследственности
D 383	donkey, ass, burro	Esel m, Equus asinus	âne m	осел
D 384	donkey foal, young donkey	Eselfohlen n	ânon m	осленок, жеребенок осла
	donkey milk	s. A 660		
	donkey stallion	s. J 1		
D 385	donor	Spender m, Geber m	donneur m	донор
D 386	donor organ	Spenderorgan n	organe m donneur	орган донора
D 387	dope	Dopingmittel n, Aufputschmittel n	dopant m	средство допинга, возбуждающее средство
D 388	dormancy	Ruhestadium n, Dormanz f, Ruhezustand m	sommeil m	стадия покоя
	dormancy during summer	s. A 196		
D 389	dormant larva, hypobiotic larva	Larve f im Ruhestadium, hypobiotische Larve f	larve f au repos, larve hypobiotique	личинка в абиотической стадии

D 390	**dormant stage,** resting stage	Ruhestadium *n*, Ruhe[ent-wicklungs]form *f*	stade *m* d'immobilisation	стадия покоя
D 391	**dorsal**	Rücken..., dorsal	dorsal	спинной, дорсальный
D 392	**dorsal aspect** *(of an animal)*	Dorsalansicht *f*	aspect *m* dorsal	дорсальная сторона, вид сверху
D 393	**dorsal blaze**	weißer Rückenstreifen *m*	raillure *f* blanche dorsale	белая полоска на спине, белая спинная полоска
D 394	**dorsal fin**	Rückenflosse *f*	nageoire *f* dorsale	спинной плавник
D 395	**dorsal midline**	Rückenlinie *f*	ligne *f* médiane dorsale	спинная (хребтовая) линия
D 396	**dorsal position** *(foetus)*	obere Stellung *f*	position *f* dorsale	дорсальная позиция, верхнее положение
D 397	**dorsal stripe,** eel stripe	Aalstrich *m*	raie *f* noire *(sur la dos d'un cheval)*	черный «ремень», темная полоса на спине однокопытных
D 398	**dorsal transverse presenta-tion** *(foetus)*	Rückenquerlage *f*, hintere Querlage *f*	présentation *f* dorso-transver-sale	дорсальная позиция с поперечным положением, заднее поперечное положение
D 399	**dorsiflex / to**	rückwärts beugen	fléchir vers l'arrière	сгибать назад
D 400	**dosage,** dosage rate	Aufwandmenge *f*, Dosis *f*, Dosierung *f*	dosage *m*	дозировка, доза
	dosage form	*s.* D 472		
	dosage rate	*s.* D 400		
D 401	**dose / to,** to take *(a drug)*	Arzneimittel einnehmen	prendre un médicament	принимать лекарство
	dose effect	*s.* D 406		
D 402	**dose-effect relationship,** up-take-effect, (dose-action) relationship	Dosis-Effekt-Verhältnis *n*, Dosis-Wirkungs-Beziehung *f*	relation *f* dose-effet	соотношение доза-эффект
D 403	**dose level**	Dosis *f* pro Einheit Körper-masse, körpermassebezo-gene Dosis *f*	dose *f* par unité de poids de corps	доза на единицу массы тела
D 404	**dose rate**	Dosis *f*, Dosisrate *f*, Aufwand-menge *f*, Dosisleistung *f*	dose *f*	доза, доля (продуктивность) дозы
D 405	**dose-related**	dosisabhängig, dosierungsab-hängig	dépendant de la dose	зависимый от дозы
D 406	**dose-related effect,** dose ef-fect	dosisabhängige Wirkung *f*	effet *m* relatif à la dose	дозисный эффект, действие, зависящее от дозы
	dotted	*s.* P 124		
	double-blind study	*s.* D 407		
D 407	**double-blind trial,** double-blind study	doppelter Blindtest *m*	double test *m* de cécité, épreuve *f* en double aveugle	двойной слепой тест
D 408	**double fleece**	Vlies *n* nach zweijährigem Wachstum	toison *f* de plus de deux an-nées	руно после двухлетнего роста
D 409	**double fracture**	Doppelfraktur *f*	fracture *f* double	двойной перелом
D 410	**double manger**	Doppelraufe *f*	double-mangeoire *f*, double-râtelier *m*	двойная (двухсторонняя) кормушка
D 411	**double mating**	Doppelbelegung *f*, Doppelbe-deckung *f*, Doppelsprung *m*	accouplement *m* double	двойное покрытие, двукрат-ный запуск в случку
D 412	**double-stranded RNA**	Doppelstrang-RNS *f*	cordon *m* double de ARN	двухствольный РНК
	doubtful reaction	*s.* S 887		
D 413	**dourine**	Beschälseuche *f*, Dourine *f*, Exanthema coitale paralyti-cum	dourine *f*, mal *m* du coït, poly-névrite *f* infectieuse du che-val	случная болезнь, дурина
	dove cote	*s.* L 225		
D 414	**downer cow syndrome**	Syndrom *n* des Festliegens bei Kühen, Downer-cow-Syndrom *n*	syndrome *m* d'immobilisation chez les vaches	синдром залеживания коров
D 415	**down feather**	Daunenfeder *f*, Flaumfeder *f*	duvet *m*	пух, пушинка
D 416	**downgraded / to be** *(meat in-spection)*	minderwertig sein	être de valeur inférieure, être déprécié	быть малоценным (недобро-качественным, неполно-ценным)
D 417	**down hair**	Flaumhaar *n*	duvet *m*, poil *m* de burre	пух, пушок
D 418	**down hill vagina**	kranial abfallende Scheide *f*	vagin *m* tombant cranial	краниально спускающееся влагалище
	draft animal	*s.* D 427		
D 419	**dragging gait**	schleifender Gang *m*	pas *m* traîné	скользящая походка
D 420	**drain / to**	ableiten, abfließen lassen, drainieren	drainer	отводить, дренажировать
D 421	**drain**	Abflußröhrchen *n*	drain *m*	дренаж, отводная трубка (трубочка)
D 422	**drain an abscess / to**	einen Abszeß abfließen lassen	laisser couler un abcès	дренажировать абсцесс
D 423	**drain of nutrients**	Nährstoffentzug *m*	privation *f* des substances nu-tritives	извлечение питательных веществ
D 424	**drake**	Erpel *m*, Enterich *m*	canard *m* mâle	селезень
D 425	**drape / to**	steril abdecken	couvrir stérilement	закрыть стерильно, стериль-но покрыть

D 426	**drape,** sheet, cover, towel, gown	Abdecktuch n *(Chirurgie)*	champ m, drap m	простыня
D 427	**draught animal,** draft animal	Zugtier n	bête f de trait (somme)	запряжное животное
D 428	**draught breed**	Arbeitsrasse f	race f de travail	рабочая порода
	draw blood / to	s. C 592		
D 429	**drawing-knife**	Rinnmesser n, Hufmesser n	rinette f	желобоватый (копытный) нож
	dregs	s. D 150		
D 430	**drench / to**	Medizin eingeben, Flüssigkeit einflößen, drenchen	instiller	задавать вовнутрь
D 431	**drench**	medizinischer Trank m	boisson f, breuvage m, potion f	медицинское пойло, дренч
D 432	**drenching gun**	automatische Drenchpistole f	pistolet m à purge automatique	автоматический пистолет для задавания в рот, автоматический дренч-пистолет
D 433	**dress / to,** to dress out	ausschlachten, zerlegen *(Schlachtkörper)*	analyser, inspecter	разделать
	dress / to	s. a. B 54		
D 434	**dressage horse**	Dressurpferd n	cheval m de dressage	дрессировочная (выезженная) лошадь
	dressedweight	s. C 123		
D 435	**dressing,** bandage, strapping	Verband m, Wundverband m	bandage m, pansement m	повязка
D 436	**dressing,** strapping	Verbinden n	pansement m	наложение повязки
D 437	**dressing change,** redressement	Verbandwechsel m	changement m de pansement (bandage)	замена повязки
D 438	**dressing holder**	Watteträger m	tige f porte-coton	тампонодержатель
	dressing material	s. B 56		
	dressing-out percentage	s. C 123		
D 439	**dressing percentage,** killing-out percentage	Schlachtausbeute f	rendement m à l'abattage	убойный выход
	dress out / to	s. D 433		
D 440	**dribbling urination**	tröpfelnder Harnabsatz m	action f d'uriner par gouttes, miction f par gouttes	капельное мочеиспускание
	dried milk	s. P 478		
D 441	**dried skim milk,** skim milk powder	Magermilchpulver n	poudre f de lait écrémé (non gras)	порошок снятого (обезжиренного) молока
	dried vaccine	s. D 169		
D 442	**drinker**	Tränkeinrichtung f, Tränke f	installation f des abreuvoirs	поилка, устройство для поения
D 443	**drinking bowl, drinking trough**	Tränkbecken n, Tränkgefäß n	abreuvoir m	поилка
	drinking water	s. P 462		
D 444	**drinking-water vaccination**	Vakzination f über das Trinkwasser	vaccination f par eau potable	вакцинация через питьевую воду
D 445	**drinking-water vaccine**	Trinkwasservakzine f	vaccin m dans l'eau potable	вакцина, прививаемая с питьевой водой
D 446	**drip**	langsame Tropfinjektion f	lente injection f de goutte à goutte	медленное капельное вливание
D 447	**dripping**	ständiger Ausfluß m	jetage m continu	постоянное истечение
	drip treatment	s. I 142		
D 448	**drive / to**	treiben	mener	гонять
D 449	**drive**	Treibjagd f; Auftrieb m, Zusammentreiben n	rabattage m, chasse f; rassemblement m	загонная охотка; выгон
	dromedary	s. O 69		
D 450	**drone**	Drohne f, Bienenmännchen n	abeille f mâle	трутень
D 451	**drooling**	ständiger Speichelfluß m	salivation f continue	постоянное слюноистечение, постоянная саливация
D 452	**droopy wing**	herabhängender Flügel m	aile f tombante	свисающее крыло
D 453	**drop / to**	ausfallen *(Herzschlag)*	manquer	выпадать, отсутствовать
	drop a calf / to	s. C 51		
	drop in / to	s. I 212		
D 454	**droplet infection,** airborne infection	Tröpfcheninfektion f	infection f par gouttelettes	капельная инфекция
	drop metastasis	s. C 748		
D 455	**dropped sole** *(horse)*	Vollhuf m	sabot m plein	полное (выпуклое) копыто
	dropper	s. P 322		
D 456	**dropping pipette**	Tropfpipette f	pipette f à gouttes	капельная пипетка
D 457	**dropping quarters**	abfallende Kruppe f	croupe f tombante	нисходящий (спускающийся, спадающий) круп
D 458	**droppings**	Kot m, Losung f, Exkremente npl	crotte f, excréments mpl	кал
D 459	**dropsical condition,** oedematous condition	ödematöser Zustand m	état m œdémateux	эдематозное состояние, состояние отека
D 460	**dropsy,** hydrops, oedema	Wassersucht f, Hydrops m	hydropisie f	водянка, эдема, накопление жидкости, отек
	dropsy of the chest	s. H 353		
D 461	**drought feeding**	Minimalfütterung f, Erhaltungsfütterung f	alimentation f minimale	минимальное (содержательное) кормление

D 462	drove / to	mit Lastwagen transportieren (Schafe, Rinder)	transporter par camions	перевозить грузовиком
D 463	drove / to (cattle, sheep)	langsam treiben (entlang fest-gelegter Treibwege)	conduire lentement	медленно загнать
	drove	s. H 178		
	drug / to	s. A 158		
D 464	drug, medicament, medicine, medication, cure; thera-peutic	Arzneimittel n, Medikament n, Heilmittel n, Medizin f, The-rapeutikum n	médicament m, remède m, agent m thérapeutique	лекарство, медикамент, ле-чебное (терапевтическое) средство
D 465	drug abuse, drug misuse	Arzneimittelabusus m, Arznei-mittelmißbrauch m	abus m de médicaments, abus m médicamenteux	злоупотребление лекарст-венных веществ
D 466	drug act	Arzneimittelgesetz n	loi f des produits pharmaceu-tiques	закон по лекарственным веществам, фармакопея
	drug administration	s. A 159		
D 467	drug allergy	Arzneimittelallergie f	allergie f aux médicaments	лекарственная аллергия
D 468	drug antagonism	Antagonismus m von Arznei-mitteln	antagonisme m des médica-ments	антагонизм лекарств
D 469	drug binding	Arzneimittelbindung f (im Kör-per)	fixation f de médicaments	связывание лекарственных веществ
D 470	drug control	Arzneimittelüberwachung f	contrôle m du médicament	надзор за лекарственными веществами
D 471	drug eruption, medical rash	Hautausschlag m (durch Medi-kamente hervorgerufen)	exanthème m, éruption f cuta-née	кожная сыпь
D 472	drug formulation, dosage form	Arzneimittelformulierung f	formule f du médicament	формулировка лекарствен-ных веществ
D 473	drug-induced	arzneimittelinduziert, medika-mentenbedingt	induit médicalement	обусловленный медикамен-том (лекарством)
D 474	drug-induced constipation	arzneimittelbedingte Verstop-fung f	constipation f causée par un médicament	запор, обусловленный ле-карством
D 475	drug legislation	Arzneimittelgesetzgebung f	législation f des produits phar-maceutiques	законодательство лекарст-венных веществ
D 476	drug licensed for use	zum Gebrauch zugelassenes Arzneimittel n	médicament m homologué à l'emploi	допущенное для использова-ния лекарственное вещество
D 477	drug-loaded dart	mit einem Arzneimittel verse-hener Pfeil m	flèche f enduite de médica-ment	оснащенная лекарством стрела, стрела, заправлен-ная лекарством
	drug misuse	s. D 465		
D 478	drug residues	Arzneimittelrückstände mpl	résidus mpl médicamenteux	остаточные вещества ле-карственных веществ
D 479	drug-resistant germ	arzneimittelresistenter Keim m	germe m résistant aux médi-caments	резистентный против ле-карственных веществ воз-будитель
	drug tolerance	s. T 186		
D 480	drug toxicity	Toxizität f von Arzneimitteln	toxicité f des médicaments	токсичность лекарственных веществ
	drum	s. E 5		
	drum membrane	s. E 5		
D 481	drumstick (white blood cell, sex determination)	Trommelschlegel m, Drum-stick n	baguette f de tambour	тромбовая (барабанная) па-лочка
	drusen	s. S 843		
D 482	dry cough	trockener Husten m	toux f sèche	сухой кашель
D 483	dry cow	trockenstehende Kuh f	vache f en période sèche, vache tarie (sèche)	сухостойная корова
D 484	dry dressing	trockener Wundverband m	bandage (pansement) m sec pour la plaie	сухая повязка [раны]
	dryegg	s. P 477		
D 485	dry ewe	Mutterschaf n ohne Milch, nicht laktierendes Mutter-schaf n	brebis-mère f sans lait	овцематка без молока, не-лактирующая овцематка
D 486	dry farm	landwirtschaftlicher Betrieb m ohne eigene Wasserres-sourcen, Trockenfarm f	ferme f agricole sans res-sources en eau personnelle	сельскохозяйственное пред-приятие без водных ресур-сов
D 487	dry feed	Trockenfutter n	nourriture f sèche	сухой корм
D 488	dry feeding	Trockenfütterung f (aus-schließliche Fütterung von Heu und trockenem Körner-futter)	alimentation f sèche	кормление сухим кормом
D 489	dry gangrene	trockene Gangrän f, trockener Brand m	gangrène f sèche	сухая гангрена
D 490	dry-heat sterilization	Sterilisation f mittels Hitze	stérilisation f à l'aide de la cha-leur	стерилизация с помощью жары
D 491	dry ice, carbon dioxide snow	Trockeneis n (CO_2-Schnee)	glace f sèche	сухой лед
D 492	dry matter	Trockensubstanz f	substance f sèche	сухая масса, сухое вещество
	dry matter capacity of the rumen	s. R 326		
D 493	dry off / to (cow)	trockenstellen	tarir	запускать, переводить на су-хостой

D 494	dry period	Zeit f des Trockenstehens, Trockenstellperiode f	période f sèche (de tarissement)	сухостойный период
D 495	dry period treatment	Euterbehandlung f bei trockenstehenden Kühen	traitement m de la mamelle chez des vaches en période sèche	лечение вымени сухостойных коров
	dry pleurisy	s. D 496		
D 496	dry pleuritis, dry pleurisy	trockene Pleuritis f	pleurésie f sèche	сухой плеврит
D 497	dry rale	trockenes Rasselgeräusch n	râle m sec	сухой крепетирующий шум
D 498	dry salting	Trockensalzen n (Fleisch, Käse)	salaison f sèche	сухой засол
	dry well	s. S 227		
D 499	dual-purpose animal	Zweinutzungstier n	animal m à double usage	животное двойного пользования
D 500	dub / to	Kamm entfernen (Eintagsküken)	extirper la crête	удалить гребень
D 501	duck	Ente f, Hausente f, Anas domestica	canard m	утка
	duck	s. a. D 503		
D 502	duckling, baby duck	Entenküken n	canardeau m	утенок
D 503	duck meat, duck	Entenfleisch n	viande f de canard	мясо утки
D 504	duck plague, duck viral enteritis	Entenpest f, Virusenteritis f	peste f de canard, peste des palmipèdes	чума уток, вирусный энтерит
D 505	duck virus hepatitis	Virushepatitis f der Enten	hépatite f virale du canard	вирусный гепатит уток
	ductless gland	s. E 161		
D 506	dull coat, lustreless coat	glanzloses (stumpfes) Fell n	poil m terne (mat)	тупая кожа, кожа без блеска, матовый волосяной покров, матовая кожа
D 507	dullness, apathy	Teilnahmslosigkeit f, Trägheit f, Apathie f	indifférence f, apathie f	равнодушие, вялость, апатия
	dullness	s. a. S 476		
D 508	dumb	stumm	muet	немой
D 509	dumbness	Stummheit f	mutisme m	немота, молчаливость
D 510	dumb rabies	stille Wut f	rage f muette	тихое бешенство
	dumminess	s. E 256		
	dummy mare	s. P 270		
	dummy syndrome in horses	s. E 256		
D 511	dun (horse)	Falbe m	cheval m aubère	соловая
D 512	dung, manure, muck	Dung m, Mist m, Stallmist m, Stalldung m	engrais m	навоз
D 513	dung channel	Dungkanal m, Dungrinne f	canal m à fumier	навозный канал
	dung clearing	s. M 85		
D 514/5	dung hill, muckheap	Misthaufen m, Mistplatz m	tas m de fumier	навозохранилище, площадка для навоза
	dunging gutter	s. G 283		
	dunging passage	s. G 283		
	dung removal	s. M 85		
D 516	duodenal	Duodenal..., duodenal, Zwölffingerdarm...	duodénal	двенадцатиперстный, дуоденальный
D 517	duodenal reflux	Rückfluß m aus Duodenum (Zwölffingerdarm)	reflux m du duodénum	обратный ток с двенадцатиперстной кишки
D 518	duodenal stenosis	Stenose f des Zwölffingerdarmes, Einengung f des Duodenums	sténose f duodénale	стеноз (сужение) двенадцатиперстной кишки
D 519	duodenal ulcer	Zwölffingerdarmgeschwür n	ulcère m duodénal	язва двенадцатиперстной кишки
D 520	duplication abnormality, organ duplication	Doppelmißbildung f, Duplikation f von Organen, überzähliges Organ n	diplosomie f, disomie f, disome m	двойное уродство, дупликация органов, дополнительный орган
D 521	durability (food)	Haltbarkeit f	durée f	сохранность, добротность
D 522	duration of lactation	Laktationsdauer f	durée (période) f de lactation	период лактации
	duration of life	s. L 140		
D 523	dust / to	stäuben, pudern	poudrer	опылить, дустировать
D 524	dust	Pulver n, Puder n, Stäubemittel n, Dust m	poudre f	порошок, дуст, пудра
D 525	dust bag	Puderbeutel m	sachet m de poudre	дустовый (порошковый) мешочек
D 526	dust bag treatment	Behandlung f mit Puderbeutel (Ektoparasitenbekämpfung)	traitement m avec sachet de poudre	обработка дустовым мешочкам, дустирование мешочкам
D 527	dust bath	Staubbad n (Vögel)	bain m de poussière	пылевая ванна, порхалище
D 528	dust-borne infection	Infektion f durch Staub	infection f due à la poussière	пылевая инфекция
D 529	duster	Puderstäubegerät n	appareil m à saupoudrage	дустаппарат
	dusting	s. P 467		
	dust mask	s. R 223		
D 530	dwarf	Zwerg...	nain	карликовый, низкорослый
D 531	dwarfism	Zwergwuchs m, Kümmerwuchs m	nanisme m	карликовый рост

D 532	dwarf tapeworm	Zwergbandwurm *m*, Hymeno-lepis nana	ver *m* solitaire nain, ténia *m* nain	карликовый ленточный червь, гименолепис
D 533	dye / to, to stain	färben, anfärben	colorer	окрасить
D 534	dye, dyestuff *(histology)*	Farbstoff *m*	colorant *m*	краска
D 535	dye test	Farbtest *m*	test *m* de coloration	колориметрический тест
D 536	dysenteric	Dysenterie..., Ruhr...	dysentérique	дизентерийный
D 537	dysentery	Dysenterie *f*, Ruhr *f*	dysentérie *f*	дизентерия
D 538	dysfunction, functional disorder, malfunction	Funktionsstörung *f*, Dysfunktion *f*, Fehlfunktion *f*	disfonction *f*, trouble *m* fonctionnel	нарушение функции, функциональное нарушение
	dysgalactia	*s.* L 20		
D 539	dysmaturity, intrauterine growth retardation	Reifestörung *f*, fetale Wachstumsstörung *f*	trouble *m* de la maturité, trouble de croissance fœtale	нарушение созревания, фетальное нарушение роста
D 540	dysperistalsis, peristaltic unrest	Störung *f* der Peristaltik	trouble *m* du péristaltisme	нарушение перистальтики
D 541	dysplasia	Dysplasie *f*, Formbildungsstörung *f*	dysplasie *f*	дисплазия, нарушение формообразования
	dyspnoea	*s.* S 291		
	dysregulation	*s.* F 43		
D 542	dystocia, difficult parturition, obstetrical disorder	Schwergeburt *f*, Geburtsstörung *f*	dystocie *f*	нарушение родов, тяжелые роды
	dystrophia ungulae	*s.* S 131		
D 543	dystrophic calcification	dystrophische Verkalkung *f*, Kalkeinlagerung *f* in dystrophisches Gewebe	calcification *f* dystrophique	дистрофическое обызвествование, дистрофическая кальцификация
	dystrophic dwarfism	*s.* D 340		
	dysuria	*s.* D 253		
D 544	dzo, zho, zo	Kreuzung *f* zwischen Rind und Yak	croisement *m* entre bœuf et yak	скрещивание между крупным рогатым скотом и яком

E

	ear biting	*s.* E 1		
	ear button	*s.* E 2		
	ear canal	*s.* A 697		
E 1	ear chewing, ear biting	Ohrenkauen *n*, Ohrenbeißen *n* *(Untugend beim Schwein)*	rongement *m* des oreilles	поедание ушей
E 2	ear clip, ear tag (button)	Ohrmarke *f*, Ohrring *m*	boucle *f* d'oreilles	бирка, ушное кольцо
E 3	ear clipper	Ohrzange *f*, Kerbzange *f*	pince *f* à entailler	ушные щипцы, щипцы для выщипов
E 4	ear cropping	Kupieren *n* der Ohren	coupe *f* des oreilles	купирование ушей
E 5	eardrum, tympanic membrane, drum [membrane]	Trommelfell *n*	membrane *f* du tympan	барабанная перепонка
	earflab	*s.* A 703		
E 6	earlessness	Ohrlosigkeit *f*	absence *f* d'oreilles	безухость
	earliness in maturity	*s.* P 518		
E 7	early abortion	Frühabort *m*	avortement *m* prématuré	ранний аборт
E 8	early breeding, early mating	frühe Paarung *f*, Paarung *f* im jugendlichen Alter	accouplement *m* tôt (à un âge jeune)	раннее спаривание, спаривание в молодежном возрасте
E 9	early lactation	Frühlaktation *f*	lactation *f* précoce (prématurée)	ранняя лактация
	early mating	*s.* E 8		
	early maturing breed	*s.* P 488		
	early maturity	*s.* P 518		
E 10	early pregnancy diagnosis	Trächtigkeitsfrühdiagnose *f*, Frühträchtigkeitsdiagnose *f*	diagnose *f* précoce de gestation	ранний диагноз беременности, диагноз ранней стельности
E 11	early warning system *(animal disease control)*	Frühwarnsystem *n*	système *m* tôt d'alarme	система ранней тревоги
E 12	early weaning	Frühabsetzen *n*, vorzeitiges Absetzen *n*, Frühentwöhnung *f*	sevrage *m* prématuré	ранний отъем
E 13	ear mange	Ohrräude *f*	gale *f* des oreilles	чесотка уха, ушная чесотка
E 14	earmark / to	Ohrkerben anbringen *(Tiermarkierung)*	faire une entaille à l'oreille	делать выщипы на ушах
	ear mark	*s.* E 16		
E 15	ear mite	Ohrmilbe *f*	mite *f* (ciron *m*) des oreilles	ушной клещ
E 16	ear notch, ear mark	Ohrkerbe *f*	entaille *f* auriculaire	выщип уха
E 17	ear preparation	Ohrenmittel *n*	préparation *f* auriculaire	средство для уха, ушной препарат
E 18	ear-stud	Metallohrmarke *f*	boucle *f* d'oreilles en métal	металлическая ушная бирка
E 19	eartag / to	mit Ohrmarken kennzeichnen	marquer à l'oreille	клеймить бирками
	ear tag	*s.* E 2		
E 20	ear tipping	Tiermarkierung *f* [durch Abschneiden der Ohrspitzen]	marquage *m* des animaux [par coupure des bouts d'oreilles]	мечение животных [отрезанием верхушек уха]

E 21	**earwax,** cerumen	Ohr[en]schmalz *n*	cérumen *m*	ушная сера
	ease of milking	*s.* M 268		
E 22	**ease pain / to,** to relieve pain, to mitigate	Schmerz lindern	apaiser une douleur	утолять боль
E 23	**East coast fever,** Rhodesian tick fever *(Theileria parva infection)*	Ostküstenfieber *n*, Ostafrikanisches Küstenfieber *n*	fièvre *f* côtière (de côte orientale), infection *f* par Theileria parva, theilériose *f*	тейлериоз, восточнобережная лихорадка, инфекция возбудителем
E 24	**easy-care sheep**	leicht lammendes Schaf *n*	brebis *f* mettant bas sans difficulté	легко окотившаяся овца
E 25	**easy keeper** *(animal)*	guter Futterverwerter *m*	bon conservateur *m* d'aliment	животное с хорошим использованием корма
	eating fish	*s.* F 449		
	EBL	*s.* E 220		
	ecchymoses	*s.* E 26		
E 26	**ecchymotic haemorrhages,** ecchymoses	Ecchymosen *fpl*, ecchymotische Blutungen *fpl*, flächenhafte Blutergüsse *fpl*	ecchymoses *fpl*	экхимозы, экхимозные кровотечения, кровоизлияния
	ecdysis	*s.* M 389		
E 27	**echinococcal**	Echinokokken...	d'échinocoques	эхинококковый
E 28	**echinococcosis; hydatid disease,** hydatidosis	Echinokokkose *f*; Hydatidose *f*	échinococcose *f*; hydatidose *f*	эхинококкоз
E 29	**eclampsia**	Eklampsie *f*	éclampsie *f*	эклампсия
E 30	**ecological niche, eco-niche** *(epidemiology)*	ökologische (natürliche) Nische *f*	niche *f* écologique	экологическая ниша (щель)
E 31	**ectasia,** dila[ta]tion, distension	Ektasie *f*, Dilatation *f*, Erweiterung *f*	dilatation *f*, ectasie *f*	эктазия, дилатация, расширение
E 32	**ectatic,** dilated	erweitert	élargi, dilaté	расширенный
E 33	**ectoparasite,** external parasite	Ektoparasit *m*	ectoparasite *m*	эктопаразит, наружный паразит
E 34	**ectoparasitic**	ektoparasitisch	ectoparasite	эктопаразитарный
E 35	**ectoparasiticide**	Ektoparasitenmittel *n*, Ektoparasitizid *n*, Antektoparasitikum *n*	ectoparasiticide *m*	эктопаразитарное средство, эктопаразитицид, антэктопаразитикум
E 36	**ectopic beat,** premature beat, extrasystole *(heart)*	Extrasystole *f*, vorzeitiger Herzschlag *m*	extrasystole *f*	экстрасистола, преждевременный сердечный удар
E 37	**ectopic pregnancy,** extrauterine (abdominal) pregnancy	Bauchhöhlenträchtigkeit *f*, extrauterine Trächtigkeit *f*, Abdominalträchtigkeit *f*	gravidité *f* abdominale, gestation *f* extrautérine	беременность брюшной полости, внематочная (внутрибрюшинная) беременность
	ectromelia	*s.* M 397		
E 38	**eczema**	Ekzem *n*	eczéma *m*	экзема
E 39	**eczematous**	ekzematös	eczémateux	экзематозный
E 40	**eel**	Aal *m*, Anguilla anguilla	anguille *f*	угорь
	eel stripe	*s.* D 397		
E 41	**effective dose**	Wirkungsdosis *f*, wirksame (effektive) Dosis *f*	dose *f* effective	эффективная (действующая, действенная) доза
	effector	*s.* E 43		
E 42	**effector cell**	Effektorzelle *f*	cellule-effecteur *f*	эффекторная клетка
E 43	**effector organ,** effector	Effektor *m*, Erfolgsorgan *n* *(Physiologie)*	organe *m* répondant à l'influx nerveux	эффекторный орган
E 44	**efferent duct**	Ausführungsgang *m*	conduit *m* excréteur	выходящий (выносящий) проход
E 45	**efficacy evaluation** *(of a drug)*	Wirksamkeitsprüfung *f*	évaluation *f* d'efficacité	испытание действия (эффективности)
	efficience of feed utilization	*s.* F 146		
	effluent	*s.* F 388, S 224		
	efflux	*s.* D 300		
	effusion of blood	*s.* H 16		
E 46	**egg albumen,** ovalbumen	Eialbumin *n*	ovalbumine *f*	яичный белок (альбумин), белок
	egg binding	*s.* E 47		
E 47	**egg bound,** egg binding (retention)	Legenot *f*	rétention *f* de la ponte, rétention de l'œuf	затруднение яйцекладки
E 48	**egg concretions**	Schichtei *n*, Eikonglobat *n*	concrétions *fpl* des œufs	слойное яйцо
E 49	**egg containing blood spots**	Blutfleckenei *n*	œuf *m* tacheté de sang	кровопятнистое яйцо, яйцо с пятнами крови
E 50	**egg counting**	Eizahlbestimmung *f*	détermination *f* du nombre d'œufs	определение количества (числа) яиц
E 51	**egg drop**	Legeabfall *m*	chute *f* de ponte	снижение яйценоскости
E 52	**egg eating**	Eierfressen *n* *(Untugend)*	ovophagie *f*	яйцеед
E 53	**egg grader**	Eiersortiermaschine *f*	machine *f* à calibrer les œufs	сортировочная машина для яиц
E 54	**egg hatch test**	Schlupftest *m* *(Parasitologie)*	test *m* d'éclosion	тест вылупления (эмбрионирования яиц)
	egg heart disease	*s.* R 300		
E 55	**egg incubation,** brooding	Brüten *n*	incubation *f*	насиживание, инкубирование яиц

	English	Deutsch	Français	Русский
E 56	egg output	Eiausscheidung f (Parasitologie)	élimination f d'œufs	выделение яиц
	egg powder	s. P 477		
E 57	egg product	Eierzeugnis n	produit m provenant de l'œuf	яичный продукт
E 58	egg rejected as infertile	Schierei n	œuf m rejeté pour infertilité	неоплодотворенное яйцо
	egg retention	s. E 47		
E 59	eggs	Gelege n (Reptilien)	couvée f	гнездо с яйцами
E 60	egg sanitation	Eihygiene f	hygiène f de l'œuf	санитария яйца
E 61	eggshell	Eischale f, Eihülle f	coquille f de l'œuf, membrane f de l'œuf	скорлупа яйца, оболочка яйца
E 62	eggshell formation	Bildung f der Eischale	formation f de la coquille de l'œuf	формование скорлупы яйца
	egg-white	s. A 269		
E 63	egg yield	Legeleistung f	taux m de ponte	яйценосная продуктивность, яйценоскость
E 64	egg yolk, yolk	Eigelb n, Eidotter m, Dotter m	jaune m d'œuf, vitellus m jaune	яичный желток
	EHD	s. E 222		
E 65	ejaculate / to	absamen, ejakulieren	éjaculer	эякулировать
E 66	ejaculation reflex, ejaculatory reflex	Ejakulationsreflex m	réflexe m d'éjaculation	рефлекс эякуляции, эякуляционный рефлекс
E 67	ejaculatory thrust	Ejakulationsstoß m	saccade (force) f de l'éjaculation	толчок эякуляции
E 68	eland	Elenantilope f, Taurotragus oryx	élan m	канна
E 69	elastic bandage	elastische Binde f	bandage (pansement) m élastique	эластическая повязка, эластичный бинт
E 70	elastic fibre, yellow fibre	elastische Faser f	fibre f élastique	эластическое волокно
	elbow hygroma	s. C 92		
E 71	elbow joint, cubital articulation	Ellenbogengelenk n	articulation f cubitale	локтевой сустав
	electrical fence	s. E 75		
E 72	electrical injury	Verletzung f durch elektrischen Strom	blessure f par le courant électrique	ранение электрическим током
E 73	electrical stunner, electric stunner	elektrisches Betäubungsgerät n	instrument m électrique d'anesthésie	прибор для электрического оглушения
E 74	electrical stunning	elektrische Betäubung f, Elektrobetäubung f	anesthésie f électrique	электрическое оглушение
E 75	electric fence, electrical fence, electric wire fencing	Elektrozaun m	clôture f électrifiée (électrique)	электрозабор
E 76	electric goad, prod	elektrischer Treibstab m, Elektroviehtreiber m	aiguillon m électrique	электрическая погонялка
	electric stunner	s. E 73		
E 77	electric trap	elektrische Falle f (Insekten)	attrape-insecte m électrique, piège m électrique	электрическая ловушка
	electric wire fencing	s. E 75		
E 78	electrocardiogram	Elektrokardiogramm n, EKG n	électrocardiogramme m, ECG	электрокардиограмма
E 79	electrocardiography	Elektrokardiographie f	électrocardiographie f	электрокардиография
E 80	electrocution	Tötung f durch elektrischen Strom	électrocution f	убой электрическим током
E 81	electroejaculator	Elektroejakulator m, Gerät n zur Ejakulation nach Reizung durch elektrischen Strom	instrument m pour éjaculation après stimulation par courant électrique	электроэякулятор, инструмент для эякуляции после раздражения электрическим током
E 82	electrolyte depletion	Elektrolytentzug m	déplétion f par électrolyte	лишение электролита
E 83	electrolyte loss, loss of electrolytes	Elektrolytverlust m	perte f électrolytique	потеря электролита
E 84	electrolyte replacement therapy	Elektrolytsubstitution f	substitution f électrolytique	замещение электролита
E 85	electrolyte solution	Elektrolytlösung f	solution f d'électrolyte	электролитический раствор, раствор электролита
E 86	electronarcosis	Elektronarkose f	électronarcose f	электронаркоз
E 87	electron microscope	Elektronenmikroskop n	microscope m électronique	электронный микроскоп
E 88	electron microscopic findings	elektronenmikroskopischer Befund m	résultat m par microscope électronique	электронно-микроскопический результат, электронно-микроскопические данные
E 89	electron microscopy study	elektronenmikroskopische Untersuchung f	analyse f au microscope électronique	электронно-микроскопическое исследование
E 90	electrophoretic	elektrophoretisch	électrophorétique	электрофоретический
E 91	electrophoretic migration	Wanderung f in der Elektrophorese, elektrophoretische Wanderung f	migration f en électrophorèse	миграция в электрофорезе, электрофоретическая миграция
E 92	elementary bodies	Elementarkörperchen npl	corpuscules mpl élémentaires	элементарные тельца
E 93	elephantiasis, pachydermis, chronic cellulitis	Hautverdickung f, Pachydermie f	pachydermie f	утолщение кожи, слоновость
E 94	elevated white cell count	erhöhte Leukozytenzahl f	nombre m élevé de leucocytes	повышенное число лейкоцитов
E 95	elimination, clearance (blood)	Ausscheidung f, Elimination f	élimination f, clairance f	выделение, элиминация

E 96	**elimination diet**	Ausschlußfutter *n (Diagnostik der Futtermittelallergie)*	aliment *m* d'exclusion	элиминирующий корм
E 97	**elimination rate,** clearance rate	Ausscheidungsrate *f*, Eliminationsrate *f*	taux *m* d'élimination	процент элиминации (выделения)
	ELISA	*s.* E 231		
E 98	**elite dam**	Elitemuttertier *n*	mère (femelle) *f* étalon	элитное маточное животное, элитная матка
E 99	**emaciate / to**	abmagern, ausmergeln, abzehren	faire maigrir, maigrir	[по]худеть, изнурять
	emaciated animal	*s.* C 1a		
	emaciation	*s.* C 2		
E 100	**emaciation,** wasting	Abmagern *n*, Abmagerung *f*	amaigrissement *m*, émaciation *f*	истощение, исхудание, изнурение
	emanate / to	*s.* D 299		
	emasculate / to	*s.* C 209		
	emasculator	*s.* C 214		
E 101	**embalming**	Einbalsamieren *n*	embaumement *m*	бальзамирование
E 102	**embark animals / to,** to load *(for transport)*	Tiere verladen (aufladen)	charger (embarquer) des animaux	грузить животных
E 103	**embed / to** *(in paraffin),* to mount in paraffin	in Paraffin einbetten *(Histologie)*	fixer dans de la paraffine	заливать парафином
E 104	**embedding,** mounting, inclusion	Einbettung *f*, Einbetten *n*	implantation *f*	имплантация, заливка
E 105	**embedding compound,** mountant, mounting medium	Einbettungsmittel *n (Histologie)*	milieu *m* d'implantation (d'inclusion)	средство для заливания
E 106	**embedding in paraffin**	Paraffineinbettung *f (Histologie)*	implantation *f* en paraffine	парафиновая закладка
	embittered alcohol	*s.* M 224		
E 107	**embolic**	Embolie..., embolisch	embolique	эмболический
E 108	**embolism**	Embolie *f*	embolie *f*	эмболия
E 109	**embolization**	Embolusbildung *f*	formation *f* de caillot (embolie, embolus)	эмболизация, образование эмболии (свертка)
E 110	**embolize / to**	Embolie bewirken, embolisieren	provoquer une embolie	образовать эмболию (сверток)
E 111	**embrocation,** liniment, inunction	Einreibung *f (Arzneiform)*, Liniment *n*, flüssiges Einreibungsmittel *n*, Einreibemittel *n*	liniment *m*	линимент, [жидкое] средство для втирания
E 112	**embryo bank**	Embryonenbank *f*	banque *f* pour embryons	хранилище (банк, склад) эмбрионов
	embryo duplication	*s.* E 121		
E 113	**embryology**	Embryologie *f*	embryologie *f*	эмбриология
E 114	**embryonal,** embryonic	Embryo..., embryonal	embryonnaire	эмбриональный, зародышевый
E 115	**embryonated egg**	embryoniertes Ei *n*	œuf *m* embryonné	эмбринированное яйцо
	embryonic	*s.* E 114		
E 116	**embryonic connective tissue,** Wharton's jelly	Gallertbindegewebe *n*, gallertiges Bindegewebe *n*, Whartonsche Sülze *f (Nabelstrang)*	gelée *f* de Wharton	студенистая соединительная ткань, "Вартоновый" студень *(пупочный канатик)*
E 117	**embryonic death,** embryonic mortality	embryonaler Fruchttod *m*	mort *f* fétale embryonnaire	эмбриональная смерть плода (зародыша)
E 118	**embryonic disc**	Embryonalscheibe *f*, Embryonalplatte *f*	disque *m* embryonnaire	эмбриональная пластинка, эмбриональный диск
	embryonic mortality	*s.* E 117		
E 119	**embryopathy**	Embryopathie *f*, Erkrankung *f* des Embryos	embryopathie *f*	эмбриопатия, заболевание эмбриона (плода)
E 120	**embryo recovery**	Gewinnung *f* von Embryonen, Embryogewinnung *f*	récupération *f* des embryons	получение (производство) эмбрионов
E 121	**embryo splitting,** embryo duplication	Embryonenteilung *f*	morcellement *m* de l'embryon	деление (дупликация) эмбрионов
E 122	**embryotome,** foetotome	Embryotom *n*	embryotome *m*	эмбриотом, эмбриотомный нож
E 123	**embryotomy,** foetotomy	Embryotomie *f*, Fetotomie *f*	embryotomie *f*	эмбриотомия, фетотомия
E 124	**embryotoxic**	embryotoxisch	toxique pour l'embryon	эмбриотоксический
E 125	**embryotoxicity**	Embryotoxizität *f*	embryotoxicité *f*	эмбриотоксичность
E 126	**embryo transfer**	Embryotransfer *m*, Embryonenübertragung *f*	transfert *m* d'embryon	эмбриотрансферт, пересадка эмбрионов
E 127	**embryotrophy**	Embryotrophie *f*, Ernährung *f* des Embryos	alimentation *f* de l'embryon	питание эмбриона (плода)
E 128	**emerge / to**	[aus]schlüpfen *(Entomologie)*	émerger, se dégager	выводить, вылупить
E 129	**emergency animal disease**	gefährliche Tierseuche *f*	maladie *f* contagieuse dangereuse, épizootie *f* dangereuse	опасная эпизоотия, опасное заразное заболевание животных
E 130	**emergency dressing,** provisional bandage	Notverband *m*	pansement *m* d'urgence	предварительная (временная) повязка

E 131	**emergency measure,** emergency procedure	Sofortmaßnahme f, Notmaßnahme f	mesure f d'urgence	срочные меры
	emergency medicine	s. C 897		
	emergency procedure	s. E 131		
E 132	**emergency slaughter,** casualty slaughter	Notschlachtung f	abattage m d'urgence, abattage après un accident	вынужденный убой, убой после несчастного случая
E 133	**emergency treatment**	Notbehandlung f, dringliche Behandlung f	traitement m d'urgence	экстренное лечение, срочная помощь
E 134	**emergency vaccination**	Notimpfung f	vaccination f d'urgence	вынужденная прививка
E 135	**emetic centre,** vomitic centre	Brechzentrum n	centre m de vomissement	центр рвоты, рвотный центр
E 136	**emollient** *(agent)*	erweichendes Mittel n	émollient m	размягчительное средство
E 137	**emphysema**	Emphysem n, Aufblähung f	emphysème m	эмфизема, вздутие
E 138	**emphysematous calf**	Dunstkalb n	veau m emphysémateux	вздутый теленок, абортированный эмфизематозный плод
	empty	s. N 149		
E 139	**emptying of the stomach,** evacuation of the stomach, gastric evacuation	Magenentleerung f	évacuation f stomacale, vidange f de l'estomac	опорожнение желудка, эвакуация из желудка
E 140	**emptying time**	Leerungszeit f *(Magen)*	temps m d'évacuation	срок опорожнения
	"empty"period	s. C 58		
E 141	**empty stomach / on an**	auf nüchternen Magen, auf leeren Magen	à jeun	на пустой желудок, на трезвый желудок
E 142	**emulsifiable acaricide**	Emulsionsakarizid n	acaricide m en émulsion	эмульсионный акарицид
E 143	**emulsifier** *(substance)*	emulsionsbildende Substanz f	substance f émulsifiante	эмульгирующее вещество, вещество, образующее эмульсию
E 144	**emulsion**	Emulsion f	émulsion f	эмульсия, взвесь
E 145	**encapsulated abscess,** walled-off abscess, sacculated abscess	abgekapselter Abszeß m	abcès m encapsulé (enkysté)	инкапсулированный абсцесс
E 146	**encapsulation**	Abkapselung f, Einkapselung f *(Parasitologie, Pharmakologie)*	encapsulement m, enkystement m	инкапсулирование
E 147	**encephalomalacia,** cerebral softening	Enzephalomalazie f, Hirnerweichung f	encéphalomalacie f	энцефаломаляция, размягчение мозга
	encephalopathy	s. C 296		
E 148	**enclosed animal**	Sperrtier n	animal m en enclos	карантинизированное животное
E 149	**enclosed area**	Sperrgebiet n	région f interdite	закрытый (карантинизированный) район
E 150	**enclosed grazing zone**	Weidesperrzone f	enclos m à pâturage	закрытая зона пастбища
	enclosed pasture grazing	s. P 12		
E 151	**enclosed zone**	Sperrzone f	zone f interdite	закрытая (карантинизированная) зона
E 152	**enclosure,** pen, paddock, compound, preserve *(wild animals)*	Gehege n, Wildgatter n	enclos m, réserve f	загон
E 153	**encyst / to**	einkapseln, in einer Zyste einschließen, enzystieren	encapsuler, enkyster	инкапсулировать, заключить в кисту, инцистировать
	encystation	s. E 155		
E 154	**encysted parasite**	enzystierter Parasit m	parasite m enkysté	инцистированный паразит
E 155	**encystment,** encystation	Enzystierung f, Zysteneinschluß m, Einkapselung f	enkystement m	инцистирование
E 156	**endangered species**	gefährdete (bedrohte) Art f	espèce f menacée	угрожаемый вид
E 157	**end artery**	Endarterie f	artère f terminale	концевая артерия
E 158	**end bulb**	Krausescher Endkolben m, Krause-Endkolben m	corpuscule f de Krause	концевая колба по Краузе
	endemic	s. I 98		
E 159	**endemic pulsation**	Pulsieren n einer endemischen Tierseuche	pulsation f endémique	пульсация эпизоотии (эндемического заразного заболевания)
E 160	**endocarditic erysipelas**	Herzklappenrotlauf m	endocardite f valvulaire dû à rouget	рожа клапанов сердца, эндокардиальная рожа
E 161	**endocrine gland,** closed (incretory, ductless) gland	endokrine (inkretorische) Drüse f, Inkretdrüse f, Hormondrüse f	glande f endocrine (hormonale)	эндокринная (гормональная, инкреторная) железа
E 162	**endogenic, endogenous**	endogen	endogène	эндогенный
E 163	**endometrial biopsy**	Biopsie f aus dem Endometrium, Biopsie aus der Gebärmutterschleimhaut	biopsie f de la muqueuse utérine	биопсия из эндометрия (слизистой оболочки матки)
E 164	**endometritis**	Endometritis f, Gebärmutterschleimhautentzündung f	endométrite f	эндометрит, воспаление слизистой оболочки матки
E 165	**endoparasite,** internal parasite	Endoparasit m	endoparasite m	эндопаразит, внутренний паразит
E 166	**endoparasitic**	endoparasitisch	endoparasitaire	эндопаразитический

E 167	**endoplasmic reticulum**	endoplasmatisches Retikulum *n*	réticulum *m* endoplasmatique	эндоплазматическая сетка, эндоплазматический ретикулум
E 168	**end organ,** target organ	Zielorgan *n*, Erfolgsorgan *n* (Pharmakologie)	organe *m* visé (cible)	целевой орган
	end organ	*s. a.* E 176		
E 169	**endoscopic findings**	endoskopischer Befund *m*	résultat *m* endoscopique	эндоскопический результат, эндоскопические данные
E 170	**endothelial cell**	Endothelzelle *f*	cellule *f* endothéliale	эндотелиальная клетка
E 171	**endothelialization**	Endothelisierung *f*, Endothelbildung *f*	formation *f* de l'endothélium	эндотелизация, образование эндотелия
E 172	**endothelial lining**	Endothelauskleidung *f*	revêtement *m* endothélial, dégarnissage de l'endothélium	эндотелиальная выстилка, эндотелиальное выстилание
E 173	**endothelium**	Endothel *n*	endothélium *m*	эндотелий
E 174	**endotracheal intubation**	Tracheaintubation *f*, Tubuseinführung *f* in die Luftröhre	intubation *f* trachéale	трахеоинтубация, вставление тубуса в трахею
E 175	**endotracheal tube**	Tracheatubus *m*	tube *m* endotrachéal	эндотрахеальный (интрахеальный) тубус
E 176	**end plate,** end organ, motoric end plate	[motorische] Endplatte *f*, Endorgan *n*	plaque *f* motrice (terminale, motrice terminale)	окончательная (концевая) пластинка, моторная концевая (конечная) пластинка, конечный орган
E 177	**endurance performance,** stamina performance	Ausdauerleistung *f*	performance *f* d'endurance	продуктивность в течение продолжительного времени, постоянная продуктивность
E 178	**enema,** clyster	Klistier *n*	lavement *m*, clystère *m*	клистир
	energy consumption	*s.* E 179		
	energy demand	*s.* E 182		
E 179	**energy expenditure,** energy consumption	Energieverbrauch *m*	consommation *f* d'énergie	затрата энергии
E 180	**energy feed**	energiereiches Futter *n*	aliment *m* riche en énergie	энергетически богатый корм, корм богатый энергией
E 181	**energy output**	Energieproduktion *f*	production *f* d'énergie	производство энергии
E 182	**energy requirement,** energy demand	Energiebedarf *m*	besoin *m* d'énergie	потребность в энергии
E 183	**energy supply**	Energiezufuhr *f*	supplément *m* d'énergie	подача энергии
E 184	**energy turnover**	Energieumsatz *m*	transformation *f* d'énergie	энергический обмен, затрата энергии
E 185	**energy utilization**	Energieverwertung *f*	utilisation *f* d'énergie	использование (переработка) энергии
E 186	**engorge / to** *(ectoparasite)*	sich mit Blut vollsaugen	s'engorger de sang	насосаться кровью
E 187	**engorged kidney**	Stauungsniere *f*	rein *m* engorgé	застойная почка
E 188	**engorged tick**	vollgesogene Zecke *f*, nach Blutaufnahme angeschwollene Zecke	tique *f* gorgée	насосавшийся клещ, вздутый после приема крови клещ
E 189	**enlarged / to be**	vergrößert sein	être agrandi (grossi)	быть увеличенным
	enlarged liver	*s.* H 171		
E 190	**enlarged neck measuring flask**	Kropfhals-Meßkolben *m*	cornue *f* de mesure à col en forme de goitre	широкошейная измерительная колба
E 191	**enlargement**	Umfangsvermehrung *f*, Vergrößerung *f*	élargissement *m*	увеличение [в объеме]
	enlargement of stock	*s.* I 86		
E 192	**enrichment,** concentration	Anreicherung *f*	enrichissement *m*	обогащение
E 193	**enrichment procedure**	Anreicherungsverfahren *n* (Bakteriologie)	procédé *m* d'enrichissement	способ обогащения
E 194	**ensheathed larva** *(parasitology)*	bescheidete Larve *f*	larve *f* enveloppée	оболочковая личинка
	ensile / to	*s.* E 195		
E 195	**ensile / to,** to ensilage	silieren	ensiler	силосовать
E 196	**ensiling agent**	Silierzusatz *m*, Siliermittel *n*	agent *m* d'ensilage	добавка к силосу, средство для силосования
E 197	**enteric**	enteral, intestinal, Darm...	intestinal	интестинальный, энтеральный, кишечный
E 198	**enteric-coated pill**	eingehüllte Pille *f*	pilule *f* enrobée	таблетка в оболочке, оболочковая таблетка
	enteric colibacillosis	*s.* C 586		
	enteric disease	*s.* E 201		
	enteric infection	*s.* I 249		
E 199	**enterobiasis**	Befall *m* durch Enterobius vermicularis, Enterobius-vermicularis-Befall *m*	infestation *f* par oxyure vermiculaire	энтеробиоз, поражение возбудителем
E 200	**enterolith,** intestinal stone (calculus)	Darmstein *m*, Intestinalstein *m*	entérolithe, calcul *m* intestinal	камень кишки, кишечный камень, энтеролит
	enteron	*s.* V 155		

E 201	**enteropathy,** enteric disease, intestinal disease	Enteropathie f, Darmkrankheit f, Darmerkrankung f	entéropathie f, maladie f de l'intestin	энтеропатия, кишечное заболевание, заболевание кишки
E 202	**enterotoxin**	im Darm entstandenes Toxin n, Enterotoxin n	entérotoxine f	возникший в кишечнике токсин, кишечный токсин, энтеротоксин
E 203	**entire**	nicht kastriert	non castré	не кастрированный
	entire animal	s. U 24		
	entire horse	s. S 628		
E 204	**entire male**	nicht kastriertes männliches Tier n	mâle m non castré, entier m	некастрированное животное мужского пола, некастрированный самец
E 205	**entomology**	Entomologie f, Insektenkunde f	entomologie f	энтомология, учение насекомых
	entrails	s. V 155		
E 206	**entraining** *(of animals)*	Verladen n von Tieren in Waggons	chargement m d'animaux sur des wagons	погрузка животных в вагон
E 207	**entrance of infection,** atrium of infection	Infektionspforte f	porte f d'entrée de l'infection	ворота инфекции
	entrance to stomach	s. C 129		
	enucleate a corpus luteum / to	s. E 350		
	envelope antigen	s. C 100		
E 208	**enveloped virus**	umhülltes Virus n	virus m enveloppé	окутанный вирус
E 209	**envelope protein**	Hüllprotein n *(Virus)*	protéine f d'enveloppe	оболочковый протеин
E 210	**envenomation**	Wirkung f von tierischen Giften	effet m de poisons d'origine animale, envenimation f	действие животных токсинов
E 211	**environment**	Umwelt f, Umgebung f	environnement m	окружающая среда
E 212	**environmental chemical**	Umweltchemikalie f	produit m chimique d'environnement	химикалия (химикат) окружающей среды
	environmental control	s. E 216		
E 213	**environmental factor**	Umweltfaktor m	facteur m d'environnement	фактор окружающей среды
	environmental health	s. E 214		
E 214	**environmental hygiene,** environmental health	Umwelthygiene f	hygiène f de l'environnement	санитария окружающей среды
E 215	**environmental pollution**	Umweltverschmutzung f	pollution f de l'environnement	загрязнение окружающей среды
E 216	**environmental protection,** environmental control	Umweltschutz m	protection f de l'environnement	охрана окружающей среды
E 217	**enzootic**	Enzootie f *(Bestandserkrankung ohne Ausbreitung über den Bestand hinaus)*	enzootie f	энзоотия
E 218	**enzootic**	enzootisch	enzootique	энзоотический
	enzootic abortion of ewes	s. E 226		
E 219	**enzootic ataxia**	enzootische Ataxie f	ataxie f enzootique	энзоотическая атаксия
	enzooticbalanoposthitis	s. S 260		
E 220	**enzootic bovine leukosis,** EBL	enzootische Rinderleukose f	leucose f enzootique bovine	энзоотический лейкоз крупного рогатого скота
E 221	**enzootic calcinosis**	enzootische Kalkablagerung (Kalzinose) f	calcinose f enzootique	энзоотическое отложение кальция, энзоотический кальциноз
E 222	**enzootic haemorrhagic disease** *(stag)*, EHD	enzootische Septikämie f des Hirsches	septicémie f hémorragique du cerf	энзоотическая септицемия оленя
E 223	**enzootic muscular dystrophy,** white muscle disease	enzootische Muskeldystrophie f, Weißmuskelkrankheit f	dystrophie f musculaire enzootique	энзоотическая дистрофия мышц, беломышечная болезнь
E 224	**enzootic nasal adenocarcinoma in sheep,** intranasal papillomatosis	Adenopapillomatose f der Riechschleimhaut des Schafes, Siebbeingeschwulst f	tumeur f éthmoïdale	аденопапилломатоз овец, аденовирусная инфекция овец
E 225	**enzootic occurrence**	enzootisches Geschehen n, Enzootiegeschehen n	événement m enzootique	энзоотический процесс, энзоотическое проявление
E 226	**enzootic ovine abortion,** chlamydial abortion, kebbing, enzootic abortion of ewes	Chlamydienabort m der Schafe, enzootischer Schafabort m	avortement m enzootique de la brebis, avortement enzootique du mouton	энзоотический (хламидиозный) аборт овец
E 227	**enzootic pneumonia**	enzootische Pneumonie (Lungenentzündung) f	pneumonie f enzootique	энзоотическая пневмония, энзоотическое воспаление легких
	enzygotic twins	s. I 4		
E 228	**enzymatic,** enzymic	Enzym...	enzymatique	энзиматозный
E 229	**enzyme**	Enzym n	enzyme f(m)	энзим
E 230	**enzyme activity**	Enzymaktivität f	activité f enzymatique	активность энзима, энзимная активность
E 231	**enzyme-linked immunosorbent assay,** ELISA	Enzymimmunassay m	ELISA	энзим-иммунная реакция
	enzymic	s. E 228		
E 232	**eosinophilic**	eosinophil, eosinfärbend	éosinophile	эозинофильный
E 233	**eosinophilic leucocyte**	eosinophiler Leukozyt m	leucocyte m éosinophile	эозинофильный лейкоцит

E 234	**epidemic**	epidemisch, seuchenhaft	épidémique	эпидемический
E 235	**epidemicity**	Epidemiecharakter *f*, Ausbreitungsfähigkeit *f (Infektionserreger)*	caractère *m* épidémique	эпидемический характер, способность к распространению
	epidemic tremor	*s.* I 118		
	epidemiological monitoring	*s.* E 236		
E 236	**epidemiological surveillance,** epidemiological monitoring	epidemiologische Überwachung (Kontrolle) *f*	surveillance *f* épidémiologique	эпидемиологический надзор (контроль)
E 237	**epidemiological survey**	epidemiologische Übersichtsuntersuchung *f*	analyse *f* sommaire épidémiologique	эпидемиологическое выборочное исследование
	epidermal appendages	*s.* C 997		
E 238	**epidermal cell, epidermic cell**	Epidermiszelle *f*	cellule *f* épidermique	клетка эпидермиса
E 239	**epidermis**	Oberhaut *f*, Epidermis *f*	épiderme *m*	наружная кожица, эпидермис
E 240	**epidural anesthesia,** extradural anaesthesia (block)	Epiduralanästhesie *f*, Extraduralanästhesie *f*	anesthésie *f* épidurale	эпидуральная (экстрадуральная) анестезия, экстрадуральный блок
E 241	**epidural space,** extradural cavity	Epiduralraum *m*, Periduralraum *m*, Extraduralraum *m*	espace *m* épidural	эпидуральное (перидуральное, экстрадуральное) пространство
	episiotomy	*s.* P 206		
E 242	**epithelial cell**	Epithelzelle *f*	cellule *f* épithéliale	эпителиальная клетка
	epitope	*s.* A 488		
E 243	**epizootic**	Tierseuche *f*	épizootie *f*	заразное заболевание
E 244	**epizootic**	epizootisch	épizootique	эпизоотический
E 245	**epizootic centre,** epizootic focus	Seuchenherd *m*, epizootischer Herd *m*	foyer *m* épizootique	очаг заболевания, эпизоотический очаг
	epizootic course	*s.* E 246		
E 246	**epizootic curve,** epizootic course	Epizootieverlauf *m*, Verlauf *m* der Epizootie	déroulement *m* épizootique	эпизоотическое течение, течение эпизоотии
	epizootic focus	*s.* E 245		
E 247	**epizootic process**	epizootischer Prozeß *m*	processus *m* épizootique	эпизоотический процесс
	equidae	*s.* H 298		
E 248	**equine**	Pferde...	équin	лошадиный, конный
	equine bronchitis	*s.* E 253		
E 249	**equine cancer**	Hufkrebs *m* des Pferdes, Feuchtwarzen *fpl*, Huffraß *m*, Papillargeschwulst *f*	cancer *m* du sabot du cheval	рак копыта лошади
E 250	**equine coital exanthem,** equine herpesvirus 3-infection	Koitalexanthem *n* der Pferde	exanthème *m* coïtal du cheval	коитальная экзантема лошадей, инфекция лошадей герпесвирусом-3
E 251	**equine contagious pleuropneumonia**	Brustseuche *f* des Pferdes	pleuropneumonie *f* contagieuse du cheval	контагиозная плевропневмония лошадей, грудная зараза
	equine encephalomyelitis	*s.* B 397		
	equine exertional myopathy	*s.* E 254		
	equine herpesvirus 3-infection	*s.* E 250		
E 252	**equine infectious anaemia**	infektiöse Anämie *f* der Einhufer, ansteckende Blutarmut *f* der Pferde	anémie *f* infectieuse équine	инфекционная анемия однокопытных (лошадей)
E 253	**equine influenza,** equine bronchitis, Newmarket cough, stable cough *(horse)*	Influenza *f* des Pferdes, Pferdegrippe *f*, Hoppegartener Husten *m*, Virushusten *m*	bronchite *f* infectieuse du cheval, toux *f* virale (de Hoppegarten), grippe *f* du cheval	инфлуэнца (грипп) лошадей, Гоппегартенский кашель, ипподромный кашель
E 254	**equine paralytic myoglobinuria,** equine exertional myopathy, exertional rhabdomyolysis, set-fast, tying-up syndrome	Lumbago *n*, Kreuzverschlag *m*, Nierenverschlag *m*, Myalgia lumbalis *(Pferd)*	lumbago *m*, myalgie *f* lombaire	миогемоглобинурия лошадей
E 255	**equine piroplasmosis**	Piroplasmose *f* des Pferdes	piroplasmose *f* du cheval	пироплазмоз лошадей
	equine plague	*s.* A 206		
	equine sensory ataxia	*s.* A 669		
E 256	**equine staggers,** dummy syndrome in horses, dumminess *(horse)*	Dummkoller *m*, Dummkollersyndrom *n*	syndrome *m* des maladies incurables du cheval, hydrocéphalite *f*	оглум, колер *(хроническая водянка желудочков головного мозга)*
E 257	**equine viral arteritis**	infektiöse Arteri[i]tis *f* des Pferdes	artérite *f* infectieuse du cheval	вирусный артериит лошадей
	equine viral rhinopneumonitis	*s.* E 258		
E 258	**equine virus abortion,** equine viral rhinopneumonitis	Virusabort *m* der Stuten, Rhinopneumonie *f* des Pferdes	rhinopneumonie *f* équine	вирусный аборт кобыл, ринопневмония лошадей
E 259	**eradicability** *(of a disease)*	Tilgbarkeit *f* einer Krankheit	capacité *f* d'éradication d'une maladie	возможность ликвидации болезни, способность угасания заболевания
E 260	**eradicate a disease / to**	eine Krankheit tilgen	éradiquer une maladie	искоренить (ликвидировать) заболевание
E 261	**eradication**	Tilgung *f*, Eradikation *f*	éradication *f*	ликвидация, искоренение

E 262	eradication programme	Tilgungsprogramm *n*	programme *m* d'éradication	программа ликвидации
E 263	erect ear	Stehohr *n*	oreille *f* dressée	стоячее ухо
E 264	erectile body	Schwellkörper *m*, Corpus cavernosus	corps *m* caverneux	пещеристое (кавернозное) тело
E 265	erection disturbance	Störung *f* der Erektion, Erektionsstörung *f*	trouble *m* de l'érection	нарушение эрекции
E 266	ergot, spur	Sporn *m (Pferd)*	éperon *m*, ergot *m*	шпора
E 267	ergot	Mutterkorn *n*, Mutterkornpilz *m*, Claviceps purpurea	seigle *m* ergoté	спорынья
E 268	ergotism	Mutterkornvergiftung *f*, Ergotismus *m*	ergotisme *m*	отравление спорыньей, эрготизм
E 269	erosive arthritis	erosive Arthritis (Gelenkentzündung) *f*	arthrite *f* érosive	эрозивный артрит, эрозивное воспаление сустава
E 270	erosive stomatitis	erosive Stomatitis *f*, erosive Entzündung *f* der Maulhöhle	stomatite *f* érosive	эрозивный стоматит, эрозивное воспаление ротовой полости
E 271	erroneous host	Irrwirt *m*	hôte *m* étranger	чужой хозяин
	error of management	*s.* F 114		
E 272	eructation, belching	Rülpsen *n*, Aufstoßen *n*, Ruktus *m*	éructation *f*	отрыжка
	erysipelas	*s.* S 924		
	erysipelas arthritis	*s.* A 614		
E 273	erythema, redness, flare, reddening of the skin	Erythem *n*, Rötung *f*, Röte *f*, Hautrötung *f*	érythème *m*, rougissement *m*, rougeur *f* de la peau	эритема, покраснение [кожи]
E 274	erythrocyte, blood disc, red blood corpuscule	Erythrozyt *m*, rotes Blutkörperchen *n*	érythrocyte *m*, globule *f* rouge	эритроцит, красное кровяное тельце
E 275	erythrocyte count	Erythrozytenzahl *f*	nombre *m* d'érythrocytes, nombre d'hématies	число эритроцитов
	erythrocyte sedimentation	*s.* B 300, S 130		
E 276	erythrocytic	Erythrozyten..., erythrozytär	érythrocytaire	эритроцитарный
E 276a	eschar	Kruste *f*, tiefer Schorf *m*	escarre *f*, croûte *f*	струп
E 277	escutcheon *(cattle)*	Milchspiegel *m*	écusson *f*	молочное зеркало
	Esmarch's bandage	*s.* E 278		
E 278	Esmarch's tourniquet, Esmarch's bandage	Esmarchsche Staubinde *f*	garrot *m* d'Esmarch	эсмаршская (давящая) повязка
E 279	espundia, mucocutaneous leishmaniasis	Schleimhautleishmaniose *f*, Espundia *f*, Leishmania-brasiliensis-Infektion *f*	leishmaniose *f* des muqueuses	лейшманиоз слизистой оболочки, слизистый лейшманиоз
E 280	essence	Essenz *f (Alkohol-Öl-Mischung)*	essence *f*	эссенция, концентрат
E 281	essential mineral, beneficial mineral	essentielles Mineral *n*, unentbehrlicher Mineralstoff *m*	élément *m* minéral essentiel	эссенциальное (основное) минеральное вещество
E 282	essential nutrient	essentieller Nährstoff *m*	nutriment *m* essentiel (indispensable)	эссенциальное (существенное) питательное вещество
	essential organs	*s.* V 164		
	establish a diagnosis / to	*s.* D 211		
E 283	esterification	Veresterung *f*	estérification *f*	эстерификация
E 284	esterify / to	verestern	estérifier	эстеризировать
E 285	etherization	Etheranwendung *f (zur Narkose)*	utilisation *f* d'éther	применение эфира
E 286	ethology, behavioural science	Ethologie *f*, Verhaltensforschung *f*	éthologie *f*, recherche (étude) *f* de comportement	этология, наука поведения (о поведении)
E 287	eukaryotic cell	eukariotische Zelle *f*, Zelle mit echtem Kern	cellule *f* eucaryote	эукариотная клетка
E 288	European feedlot	Rindermaststallanlage *f*, überdachte Mastanlage *f (Mastkälber, Mastbullen)*	étable *f* (lot *m*) d'engraissement	откормочное помещение для крупного рогатого скота
E 289	European foul brood	gutartige Faulbrut *f*, Sauerbrut *f*	mauvaise couvée *f*	доброкачественный (Европейский) гнилец
E 290	European hares	Echte Hasen *mpl (Familie Leporidae)*	vrais lièvres *mpl*, lièvres européens	истинные зайцы
	European polecat	*s.* F 296		
E 291	euryxenous parasite	euryxener Parasit *m*, Parasit mit breitem Wirtsspektrum	parasite *m* à hôtes multiples, parasite à plusieurs hôtes	эйриксенный паразит, паразит с широким спектром хозяев
E 292	euryxeny	Euryxenie *f*, Breitwirtigkeit *f*	parasitisme *m* à multihôtes	эйриксения, широкий спектр хозяев
E 293	Eustachian tube	Ohrtrompete *f*, Eustachische Röhre *f*, Tuba auditiva	trompe *f* d'Eustache	слуховая (евстахиева) труба
	euthanasia	*s.* P 16		
E 294	euthanize / to	euthanasieren, schmerzlos töten	euthanasier	эйтаназировать *(умерщвлять)*
	evacuation of the stomach	*s.* E 139		
	evaluation of meat	*s.* M 148		
E 295	evaporated milk, condensed milk	Kondensmilch *f*, eingedampfte Milch *f*	lait *m* condensé	сгущенное молоко

	evaporative heat loss	s. E 296		
E 296	evaporative loss, evaporative heat loss	evaporativer Wärmeverlust m, Wärmeabgabe f durch Verdunstung	dégagement m de chaleur par évaporation	эвапоративная потеря тепла, отдача тепла испарением
	evasion of host immunity	s. I 28		
	even-hoofed animal	s. C 515		
E 297	evenness of the fleece	Ausgeglichenheit f des Wollvlieses	symétrie f de la toison	уравновешенность руна, ровное руно
	even-toed ungulate	s. C 515		
	evernazione	s. N 38		
E 298	evident symptom, obvious (distinct) sign	deutliches (klares) Symptom n	symptôme m clair	явный (ясный) симптом
E 299	eviscerate / to, to gut	ausweiden, ausnehmen, Eingeweide entfernen	éviscérer	удалить внутренности, потрошить
E 300	eviscerated carcass	ausgeweideter Schlachtkörper m	carcasse f éviscérée	потрошенная туша
E 301	evisceration	Ausweidung f, Ausnehmen n, Eventration f	éviscération f	эвисцерация, извлечение внутренности, потрошение, нутровка туши
E 302	ewe, breeding ewe, ovine animal for breeding, breeding sheep	Mutterschaf n, Mutter f, weibliches Zuchtschaf n	brebis f reproductrice (de reproduction)	[племенная] овцематка, матка
E 303	ewe's milk	Schafmilch f	lait m de brebis	овечье молоко
	examination prior to sale	s. P 539		
	examination using the senses	s. I 208		
E 304	examine grossly / to	makroskopisch untersuchen	examiner macroscopiquement	исследовать макроскопически
	exceptional host	s. A 30		
E 305	exceptional parasite	Fremdparasit m	parasite m étranger	чужой паразит
E 306	excessive acidity	Übersäuerung f	acidité f excessive	перекисление
	excessive appetite	s. G 148		
E 307	excessive salivation	exzessiver Speichelfluß m	salivation f excessive	эксцессивное слюнотечение
	excipient	s. O 51/2		
E 308	excise a wound / to	eine Wunde ausschneiden	exciser une plaie	иссекать (расчищать) рану
E 309	excitability, irritability	Erregbarkeit f, Reizbarkeit f, Ansprechbarkeit f auf Reize	excitabilité f, irritabilité f	возбудимость, раздражимость
E 310	excitation, stimulus	Reiz m, Stimulus m	excitation f, irritation f, stimulus m	раздражитель, стимул
	excitation	s. a. I 301		
E 311	excitation threshold	Erregungsschwellenwert m	seuil m d'excitabilité	порог возбудимости, пороговая величина возбуждения
E 312	excited, irritated, stimulated	erregt, aufgeregt	excité	возбужденный
E 313	excited nerve	gereizter Nerv m	nerf m irrité	возбужденный нерв
E 314	excoriation	Abschürfung f, Hautabschürfung f	excoriation f	ссадина, соскоб, экскориация
E 315	excreta, excretions	Exkretionsprodukte npl, ausgeschiedene Stoffe mpl, Exkrete npl	excreta mpl	продукты выделения, выделенные вещества, экскреты
E 316	excrete / to, to secrete	ausscheiden, absondern (Drüsensekret)	excréter	выделять, отделять
E 317	excretion	Ausscheidung f, Absonderung f, Exkretion f	excrétion f	выделение, экскреция, отделение
	excretions	s. E 315		
E 318	excretion via kidney	Ausscheidung f über die Niere	excrétion f par les reins	выделение через почку
E 319	excretory duct	Ausscheidungsgang m	canal m excréteur	ход выделения
E 320	excretory organ	Ausscheidungsorgan n, Exkretionsorgan n	organe m excréteur	орган выделения, экскреторный орган
E 321	exenterate / to	Bauch- und Brustorgane entfernen, exenterieren	éviscérer, exentérer	удалить органы брюшной и грудной клетки
E 322	exercise / to (animals)	bewegen, in Bewegung halten	mouvoir	двигаться
E 323	exercise	Bewegung f, Auslauf m	mouvement m	движение
E 324	exercise conditioning	Konditionstraining n	entraînement m de conditionnement	кондиционная тренировка
E 325	exercise electrocardiogram	Belastungs-EKG n	électrocardiogramme m après exercice	электрокардиограмма с нагрузкой
E 326	exercise tolerance	Belastbarkeit f für körperliche Anstrengungen (meist kardiopulmonäre Belastung)	tolérance f d'exercice	допустимая нагрузка для телесных напряжений, толерантность физической нагрузки
E 327	exercise tolerance test, exertion test	Belastungstest m (Herz)	test m d'effort, test de charge	опыт (тест) нагрузки
E 328	exertion	körperliche Belastung (Anstrengung) f	effort m corporel	физическая нагрузка, телесное напряжение
	exertional rhabdomyolysis	s. E 254		
	exertional rhabdomyositis	s. T 340/1		
	exertion test	s. E 327		
	exfoliate / to	s. D 171		

	exfoliation	s. D 172		
	exfoliative	s. D 173		
E 329	exfoliative cytology	Exfoliativzytologie f, Abschilferungszytologie f	cytologie f exfoliative	эксфолиативная цитология
	exhalation	s. E 340		
	exhale / to	s. E 341		
E 330	exhaust / to	erschöpfen, restlos aufbrauchen (Kraft, Energie)	épuiser	изнемогать, изнурить, истощить
E 331	exhausted horse syndrome	Syndrom n des erschöpften Pferdes	syndrome m du cheval épuisé	синдром истощенной лошади
E 332	exhaustion	Erschöpfung f (Kraft, Energie)	épuisement m	изнеможение, изнурение, истощение
	exhaustion gas	s. W 16		
	exit from stomach	s. P 755		
	exitus	s. D 36		
	exocrine gland	s. E 362		
E 333	exogenic, exogenous	exogen	exogène	экзогенный
E 334	exostosis	Überbein n, Exostose f, Knochenzubildung f	exostose f	экзостоз
E 335	exotic disease	exotische Krankheit f	maladie f exotique	экзотическое заболевание
E 336	exotic pet	exotisches Heimtier n	animal m domestique exotique	экзотическое домовое животное
	expanding lesion	s. S 485		
E 337	experimental animal	Versuchstier n	animal m d'expérimentation	опытное животное
	experimental station	s. E 338		
E 338	experiment station, experimental station	Versuchsstation f	station f expérimentale	опытная станция
E 339	expert's report	Sachverständigengutachten n	rapport m d'expert[s], expertise f, rapport d'expertise	экспертное заключение, экспертиза эксперта
E 340	expiration, exhalation expiration	Ausatmung f, Expiration f s. a. D 36	expiration f	выдох, выдыхание
E 341	expire / to, to exhale, to breathe out	ausatmen	expirer	выдыхать
E 342	explant	Bioptat n, Gewebeprobe f, Explantat n	explant m	биоптат; тканевая проба, проба ткани
E 343	exploratory electrode, exploring electrode	Explorationselektrode f	électrode m d'exploration	электрод для обследования
E 344	exploratory laparotomy	Probelaparotomie f	laparotomie f exploratrice	пробная лапаротомия
E 345	exploratory puncture	Probepunktion f	ponction f exploratrice	пробная пункция
E 346	exploratory rumenotomy	diagnostische Rumenotomie f, diagnostischer Pansenschnitt m	rumenotomie f d'exploration	диагностическая руменотомия, диагностическое вскрытие рубца
	exploring electrode	s. E 343		
E 347	exposure	Exposition f, Ausgesetztsein n	exposition f	воздействие, экспозиция
E 348	exposure	Strahlendosis f	dose f d'exposition	экспозиционная
E 349	exposure time	Expositionszeit f, Einwirkzeit f	période f d'exposition	экспозиционное время, период воздействия
E 350	express a corpus luteum / to, to enucleate a corpus luteum	einen Gelbkörper abdrücken (enukleieren)	énucléer un corps jaune	выдавить (энуклеировать) желтое тело
E 351	expulsion stage, second stage of labour	Austreibungswehen fpl, Austreibungsphase f (Geburt)	phase f d'expulsion	фаза (потуги) изгнания
E 352	exsanguinate / to	ausbluten	saigner à blanc	обескровливать
E 353	exsanguination	Ausblutung f	perte f totale de sang	обескровливание
E 354	exsheathing fluid	Häutungsflüssigkeit f (Parasitologie)	liquide m de desquamation	жидкость линьки
E 355	exsheathment	Abstoßen n der Larvenhülle (Parasitologie)	rejet m de l'enveloppe larvaire	отторжение личиночной оболочки, отторжение оболочки личинкой
	extend / to	s. P 631, S 586		
E 356	extension bandage, tension bandage	Streckverband m	appareil m à extension continue	вытягивающая (выпрямляющая) повязка
E 357	extensive feeding, low plane of feeding	extensive Fütterung f	alimentation f extensive	экстенсивное кормление
E 358	extensive husbandry	extensive Tierhaltung f	élevage m extensif	экстенсивное содержание животных
E 359	external application, external use	äußerliche Anwendung f	application f externe	наружное применение
	external cervical os	s. E 363		
	external ear	s. O 136		
E 360	external genitalia, external genital organs	äußere Geschlechtsorgane npl	organes mpl génitaux externes	наружные половые органы
E 361	external indicators of good milk yield	Milchzeichen npl	indicateurs mpl de lait	наружные индикаторы высокого качества молока, наружный признак молочности
E 362	externally secreting gland, exocrine gland	exokrine Drüse f	glande f exocrine	экзокринная (внешнесекреторная) железа

E 363	external os of cervix, external cervical os	äußerer Muttermund *m*	orifice *m* externe de l'utérus	наружная шейка матки
	external parasite	s. E 33		
	external use	s. E 359		
E 364	extract	Extrakt *m*, wäßriger Auszug *m*	extrait *m* [aqueux]	экстракт, водная настойка
E 365	extract a tooth / to	einen Zahn ziehen	extraire une dent	дергать (экстрагировать) зуб
	extradural anaesthesia	s. E 240		
	extradural block	s. E 240		
	extradural cavity	s. E 241		
	extraembryonic membrane	s. F 427		
	extrasystole	s. E 36		
	extrauterine pregnancy	s. E 37		
E 366	extravasate	Extravasat *n* (*Lymphe, Plasma, Blut außerhalb der Gefäße*)	produit *m* d'extravasation	экстравазат
E 367	extravasation	Austreten *n* (*von Blut, Plasma oder Lymphe aus Gefäßen*)	extravasation *f*	экстравазация
	extreme exhaustion	s. P 641		
E 368	extubation	Entfernung *f* eines eingeführten Tubus	extubation *f*	удаление введенного тубуса
E 369	exudate	Exsudat *n*, Ausschwitzung *f*, Ausschwitzungsprodukt *n*	exsudat *m*	эксудат, выпотевание
E 370	exudative	exsudativ, ausscheidend	exsudatif	эксудативный
E 371	exudative epidermitis, greasy pig disease, piglet eczema	Ferkelruß *m*, Ruß *m* der Ferkel, exsudative Epidermitis *f* des Schweines	dermite *f* exsudative du porcelet, eczéma *m* séborrhéique (des porcelets)	экзема поросят, сажа поросят, эксудативный эпидермит свиней
E 372	exude / to	exsudieren, ausschwitzen	exsuder	потеть, вспотеть
	exumbilication	s. C 1008		
E 373	exungulation	Ausschuhen *n* (*Huf, Klaue*)	exongulation *f*	эксунгуляция, отторжение копыта
E 374	exuviae	abgestreifte Haut (Schlangenhaut) *f*, Exuvie *f*	dépouille *f*, peau *f* [de serpent] après mue	снятая [змеиная] кожа
E 375	eyeball	Augapfel *m*	globe *m* oculaire	глазное яблоко
	eye disease	s. O 24		
E 376	eye drops, oculoguttae	Augentropfen *mpl*	gouttes *fpl* oculaires, collyres *mpl*	глазные капли
	eye hole	s. E 381		
E 377	eyelash	Augenwimper *f*	cil *m*	глазная ресница
E 378	eyelid	Augenlid *n*	paupière *f*	веко
E 379	eye lotion	Augenwasser *n*	bain *m* oculaire, lotion *f*	глазная вода (жидкость)
E 380	eye mask, blind, eyeshade	Augenblende *f*, Blende *f*	œillère *f*	заслонка (*глаз*)
	eye preservation reflex	s. M 184		
	eyeshade	s. E 380		
E 381	eye socket, eye hole, orbital cavity	Augenhöhle *f*	orbite *f* oculaire	глазная яма
	eye tooth	s. C 163, U 68		

F

F 1/2	face fly	Augenfliege *f*, Gesichtsfliege *f*, Musca autumnalis	mouche *f* du visage, mouche des yeux	лицевая муха
F 3	face mask	Gesichtsmaske *f* (*Narkose*)	masque *m* facial	лицевая маска
F 4	facial	Gesichts...	facial	лицевой
F 5	facial bone	Gesichtsknochen *m*	os *m* facial	лицевая кость, кость лицевого черепа
F 6	facial eczema	Dermatitis *f* im Kopfbereich, Gesichtsekzem *n*	dermite *f* dans la région de la tête, eczéma *m* facial	дерматит в области головы, лицевая экзема
F 7	facial fold	Gesichtsfalte *f*	pli *m* facial	лицевая складка (*морщина*)
F 8	factors of germ transmission	Faktoren *mpl* der Erregerübertragung	facteurs *mpl* de transmission du germe	факторы передачи возбудителя
	factory farming	s. I 221		
F 9	facultative anaerobe (germ)	fakultativ anaerober Keim *m*	germe *m* anaérobe facultatif	факультативно анаэробный возбудитель
F 10	facultative host	fakultativer Wirt *m*, Gelegenheitswirt *m*	hôte *m* facultatif	факультативный хозяин
F 11	facultative parasite	fakultativer Parasit *m*	parasite *m* facultatif	факультативный паразит
F 12	fade / to, to disappear	abklingen (*Symptom*)	disparaître	снижаться, исчезнуть, исчезать
F 13	fading	zunehmende Leistungsschwäche (Schwäche) *f*	faiblesse *f* de rendement progressive	возрастающая слабость, возрастающее снижение продуктивности
F 14	fading kitten syndrome, fading puppy syndrome	Syndrom *n* einer zunehmenden Schwäche bei jungen Kätzchen und Welpen	syndrome *m* d'une faiblesse progressive chez les jeunes chats et chiens	синдром возрастающей слабости у котят и щенят
F 15	faecal	fäkal, Kot...	fécal	фекальный, навозный, каловый
F 16	faecal bag, faecal sac	Kot[sammel]behälter *m*, Kotauffangsack *m*	sac *m* fécal, sac *m* de récupération des fèces	сборник для кала, мешок для сбора кала

F 17	faecal consistency	Kotkonsistenz f	consistance f fécale	консистенция кала
	faecal culture	s. C 803		
F 18	faecal egg count	Eizahlbestimmung f im Kot, Kot-Eizahl f (Parasitologie)	dénombrement m des œufs dans les fèces, nombre m d'œufs dans les fèces	определение числа яиц в кале, число (количество) яиц в кале
F 19	faecal egg excretion	Eiausscheidung f im Kot	élimination f d'œufs dans les fèces	выделение яиц с калом
F 20	faecal flora	Fäkalflora f, Dickdarmflora f	flore f fécale	каловая флора, флора кала
F 21	faecal-oral transmission	fäkal-orale Übertragung f	transmission f fécale-orale	фекально-оральная передача (трансмиссия)
F 22	faecal output, faecal volume	Kotmenge f, Kotanfall m	volume m fécal	объем (количество) кала
	faecal sac	s. F 16		
F 23	faecal sample	Kotprobe f	prélèvement m de fèces	проба кала
F 24	faecal smudge pattern (calf)	Charakteristik f des Kotes (der durch Schwanzbewegungen auf der Haut verschmiert wird)	caractéristique f des fèces	характеристика кала
F 25	faecal softener (agent)	koterweichendes Mittel n	émollient m fécal	калразмягчающее средство, средство, размягчающее кал
	faecal stone	s. C 805		
	faecal volume	s. F 22		
	faeces examination	s. S 725		
	failure of immunization	s. V 4		
	failure of let-down of milk	s. M 291		
F 26	faint / to	bewußtlos werden	perdre connaissance	контузить
	faint	s. C 728		
F 27	faking	Roßtäuscherei f	maquillage m des chevaux	обман[ывание]
F 28	falcon	Echter Falke m (Familie Falconidae)	faucon m	сокол
F 29	falconry	Falknerei f	fauconnerie f	воркутная охота
F 30	falconry bird	Falknereivogel m	oiseau m de fauconnerie	воркутная птица
F 31	fall ill / to, to become diseased, to contract a disease	erkranken	contracter une maladie	заболеть
F 32	fall in titre	Titerabfall m	chute f du titre	снижение (спадение) титра
F 33	Fallopian tube; uterine tube; oviduct, tuba, tube	Eileiter m, Ovidukt m	oviducte m	яйцепровод, овидукт, туба
F 34	fallow deer	Damhirsch m, Dama dama; Damwild n	daim m; daims mpl	лань; ланевая дич
	false blackleg	s. B 219		
F 35	false diagnosis, diagnostic mistake, misdiagnosis	Fehldiagnose f, Diagnosefehler m	diagnose f défectueuse, diagnostic m erroné, faute f de diagnose	неправильный (ложный) диагноз
	false diet	s. N 209		
F 36	false host, abortive (captive) host	Fehlwirt m	pseudohôte m	фальшивый (ложный) хозяин
F 37	false joint	Scheingelenk n, Pseudoarthrose f	pseudoarthrose f	ложный сустав, псевдоартроз
F 38	false layer (hen)	Henne f, die das Legen vortäuscht	fausse pondeuse f	кура, претворяющая яйценесение
	false membrane	s. P 671		
F 39	false-negative result	falsch negatives Ergebnis n	résultat m négatif faux	ложно негативный результат
F 40	false oestrus	Scheinbrunst f	œstrus m imaginaire	ложная течка (охота)
F 41	false parasite	Scheinparasit m, nicht parasitischer Organismus m (in parasitologischer Diagnostik)	organisme m non parasitaire	ложный паразит, непаразитарный организм
F 42	false-positive result	falsch positives Ergebnis n	résultat m positif faux	ложно положительный результат
	false pregnancy	s. P 673		
	false reaction	s. P 675		
F 43	false regulation, dysregulation	Fehlregulation f	régulation f fausse	дисрегуляция, неправильная регуляция
F 44	false rib, asternal rib	falsche (freie) Rippe f	fausse côte f, côte flottante (asternale)	ложное (фальшивое) ребро
	false ringbones	s. C 1		
	falsification of feed	s. A 169		
F 45	familial predisposition to a disease	familiäre Disposition f für eine Krankheit	prédisposition f familière pour une maladie	семейная предиспозиция к заболеванию, семейное предрасположение к заболеванию
	familiarization	s. S 435		
	family tree	s. P 149		
F 46	fancy breed	Zierrasse f	race f de luxe	декоративная порода
	fancy fish	s. A 559		
F 47	fan extraction of air	Zwangsentlüftung f	ventilation f forcée	принудительная (вынужденная вытяжная) вентиляция
	fang	s. C 820, T 201		

	fan ventilation	s. F 472		
	FAO	s. F 444		
	farcy	s. G 128, S 354		
F 48	**farcy bud, farcy button**	Rotzknötchen n (Haut)	bouton m de morve	сапная язва, сапной узел
	farcy cords	s. F 49		
F 49	**farcy pipes,** farcy cords	Rotzstränge mpl (vergrößerte subkutane Lymphgefäße bei Rotz)	brides fpl de morve	сапные тяжи (увеличенные подкожные лимфатические узлы при сапе)
F 50	**farm,** holding	Landwirtschaftsbetrieb m, Gut n	ferme f	сельскохозяйственная ферма
F 51	**farm animal**	landwirtschaftliches Nutztier n	animal m domestique	сельскохозяйственное животное
F 52	**farm animal ethology**	Nutztierethologie f	éthologie f des animaux d'exploitation	этология пользовательных (сельскохозяйственных) животных
F 53	**farmed fox**	Farmfuchs m	renard m d'élevage	клеточная лисица
F 54	**farmed game**	Gatterwild n, in Zuchtbetrieben gehaltenes Wild n	gibier m en clôture	дичь, растущая в неволе
F 55	**farm egg**	Landei n	œuf m de ferme	хозяйственное яйцо, яйцо с птицефермы
F 56	**farmer's lung,** bird-breeder's lung, bird fancier's lung, pigeon-breeder's lung	Farmerlunge f, allergische Alveolitis f	alvéolite f allergique	фермерские легкие, аллергический альвеолит
F 57	**farm feedlot**	temporärer Mastbetrieb m	ferme f d'engraissement temporaire	временный откормочный завод, временная откормочная ферма
F 58	**farm horse**	Ackerpferd n	cheval m de labour	рабочая лошадь
F 59	**farm hygiene**	Bestandshygiene f, Betriebshygiene f	hygiène f du cheptel	гигиена стада (поголовья)
F 60	**farm of origin,** premise of origin	Herkunftsbestand m, Ursprungsbestand m	cheptel m d'origine	стадо происхождения
F 61	**farm-produced food**	wirtschaftseigenes Futter n	aliment m produit soi-même	корм собственного производства, хозяйственный корм
F 62	**farrier**	Hufschmied m	maréchal-ferrant m	подковный кузнец
F 63	**farriery**	Hufschmiede f, Beschlagschmiede f	maréchalerie f	подковная кузница
F 64	**farrow / to,** to pig	[ab]ferkeln	mettre bas	опороситься
	farrow	s. B 65		
F 65	**farrow,** litter	Wurf m Ferkel	portée f de porcelets	помет поросят
	farrow	s. a. P 301		
F 66	**farrowing crate**	Abferkelkasten m, Abferkelbox f	cageot m pour mise bas	коробка для опороса
F 67	**farrowing house,** farrowing (sow) stall	Abferkelstall m	étable f pour mise bas, porcherie f de mise bas	родильное отделение для свиней
F 68	**farrowing interval**	Wurfintervall n (Periode zwischen zwei Abferkelungen)	intervalle f des mises bas, période f entre deux mises bas	интервал помета (интервал между двумя опоросами)
F 69	**farrowing pen**	Abferkelbucht f	box m pour mise bas	бокс для опороса
F 70	**farrowing rate**	Abferkelrate f	taux m de mise bas	процент опороса
	farrowing stall	s. F 67		
F 71	**fascioliasis,** liver fluke disease	Fasziolose f, Leberegelkrankheit f	fasciolose f, distomatose f	фасциолез печени
	fast / to	s. S 652		
F 72	**fasted**	nüchtern, hungernd	à jeun	трезвый, голодящий
F 73	**fasted animal**	nüchternes Tier n	animal m à jeun (estomac vide)	голодное (трезвое) животное
	fasten / to	s. F 303		
F 74	**fast germ**	resistenter (fester, beständiger) Keim m	germe m résistant	резистентный возбудитель
F 75	**fast-growing,** vigorous growing, thrifty	frohwüchsig, schnellwüchsig	prospère, à croissance rapide	скороспелый
F 76	**fastidious bacterium**	anspruchsvolles Bakterium n	bactérie f exigeante (délicate)	требовательная бактерия
F 77	**fasting hyperglycaemia**	Hungerhyperglykämie f, Blutzuckererhöhung f durch Hungern	hyperglycémie f provoquée par la faim	голодная гипергликемия, повышение сахара крови голоданием
F 78	**fasting metabolism**	Hungerumsatz m, Nüchternstoffwechsel m	métabolisme m de faim	голодный обмен (метаболизм)
F 79	**fasting period**	Nüchterungszeit f	période f de jeun	продолжительность голодной выдержки, срок вытрезвения
F 80	**fast kill**	Sofortmortalität f (Insektizidprüfung)	mortalité f spontanée	моментальная смертность
F 81	**fast muscle**	„schneller" Muskel m, sich rasch kontrahierender Muskel m	muscle m se contractant vite	«быстрая» мышца, быстро сокращающаяся мышца
F 82	**fat,** neutral fat	Fett n	graisse f	жир
F 83	**fatal,** lethal, deadly, mortal	tödlich, letal	létal	смертельный, летальный

F 84	fatal disease	tödliche Krankheit f	maladie f mortelle	смертельная болезнь
F 85	fatal dose, lethal dose	tödliche Dosis f, Letaldosis f	dose f mortelle (létale)	смертельная (летальная) доза
	fat calf	s. V 42		
	fat cell	s. A 151		
F 86	fat cow syndrome	Syndrom n der fetten Kuh	syndrome m de la vache grasse	синдром жирной коровы
F 87	fat deposit	Fettablagerung f	dépôt m adipeux	отложение жира
F 88	fat infiltration	Fetteinlagerung f, Fettinfiltration f	infiltration f graisseuse	инфильтрация жиром, жировая инфильтрация
	fatlamb	s. F 149		
F 89	fat-lean proportion	Fett-Fleisch-Verhältnis n	proportion f graisse-viande	соотношение жир-мясо
F 90	fat marbling	mit Fett durchsetzt (Muskulatur eines Schlachtkörpers)	infiltré de graisse	мраморный, прослоенный жиром
F 91	fat necrosis	Fettnekrose f	adiponécrose f	жировой некроз
F 92	fatness	Fettansatz m	bourrelet m de graisse, état m de l'engraissement	отложение жира, жироотложение
F 93	fat pad	Fettpolster n	rembourrage m graisseux	жировая подкладка, жировое отложение
F 94	fat percentage (milk)	Fettgehalt m, Fettprozente npl	pourcentage m en graisse	содержание жира
	fat pig	s. S 378		
F 95	fat rancidity	Ranzigkeit f des Fettes	rancissure f de la graisse	прогорклость жира
F 96	fat rump (sheep)	Fettsteiß m	croupion m gras	курдюк
F 97	fat-soluble vitamin	fettlösendes Vitamin n	vitamine f adiposoluble	жирорастворимый витамин
F 98	fatstock, fattening animals	Mastvieh n	animal m d'engraissement	откормочный скот
	fat stock	s. a. A 400		
F 99	fat store	Fettspeicher m	réservoir m de graisse	жирохранилище
F 100	fat-tailed	Fettschwanz...	à queue de graisse	курдючный
F 101	fat-tailed sheep, broadtail sheep	Fettschwanzschaf n, Fettsteißschaf n	mouton m à queue grasse, mouton à croupion gras	курдючная овца
F 102	fattening	Mast f, Mästung f	engraissage m	откорм
F 103	fattening	Mast...	d'engraissement	откормочный
	fattening animals	s. F 98		
F 104	fattening breed	Mastrasse f	race f d'engraissement	мясная порода
F 105	fattening capacity	Mastfähigkeit f	capacité f d'engraissement	откормочная способность
	fatteninglamb	s. F 149		
F 106	fattening performance	Mastleistung f	performance f d'engraissement	откормочная продуктивность
F 107	fattening performance testing	Mastleistungsprüfung f	épreuve f d'engraissement	проверка по продуктивности откорма, испытание продуктивности откорма
F 108	fattening unit	Mastanlage f	unité f d'engraissement	откормочный комплекс
F 109	fatty acid	Fettsäure f	acide m gras	жирная кислота, кислота жирного ряда
F 110	fatty heart	Fettherz n, verfettetes Herz n, Cor adiposum	cœur m gras	жировое (ожиревшее) сердце
F 111	fatty layer, layer of fat	Fettschicht f	couche f de graisse	жирный слой, слой жира, жировой слой
F 112	fatty liver	Fettleber f	foie m gras	жировая печень, «жирная» печень, жировая дистрофия печени
F 113	fatty liver syndrome, sudden death syndrome, flip-over disease, acute death syndrome	Fettlebersyndrom n	syndrome m de la stéatose du foie, syndrome de dégénérescence graisseuse hépatique	синдром жировой печени
	fatty tissue	s. A 152		
	faulty hoof	s. D 71		
F 114	faulty husbandry, error of management	Haltungsfehler m, Tierhaltungsfehler m	erreur f d'exploitation animale	неправильное (ошибочное) содержание животных
F 115	faulty nutrition	falsche Ernährung f	nutrition f fausse	неправильное кормление, ошибочное питание
	faulty posture	s. P 453		
F 116	faulty teeth conformation	fehlerhafte Zahnstellung f	disposition f anormale des dents	неправильное постановление зубов, порочная постановка зубов
	favour / to	s. T 27		
F 117	favourable prognosis	günstige Prognose f	prognose f favorable	благоприятный прогноз
F 118	fawn / to	setzen (Cerviden); kalben (Rentier)	veler	оттелиться
F 119	fawn	Kalb n (Cerviden); Renkitz n	faon m; renne m nouveau-né	теленок
F 120	feather	Feder f, Vogelfeder f	plume f	перо
	feather	s. a. F 126		
F 121	feather coat, ptilosis	Federkleid n	plumage m	оперение, перьевой покров
	feather eating	s. F 127		
	feathered game	s. G 12		
F 122	feather follicle mite	Federbalgmilbe f, Harpyrhynchus nidulans	ciron m des plumes folliculaires	перьевой очинный клещ
F 123	feathering	Befiederung f	emplumement m	оперение

	feathering	s. a. P 374		
F 124	feather meal	Federmehl n	farine f de plumes	перьевая мука
F 125	feather mite, depluming mite	Federmilbe f (Familie Analgesidae)	ciron m de plumage	перьевой клещ
F 126	feather of the horse, feather, fetlock	Kötenbehang m, Fesselbehang m	fanon m	щетки
	featherpecking	s. F 127		
	feather picking	s. F 127		
F 127	feather pulling, feather picking, feather eating, feather pecking	Federpicken n, Federfressen n	arrachage m de plumes	поедание перьев
F 128	feather saddle, saddle feathers	Rückengefieder n (eines männlichen Vogels)	plumage m dorsale d'un oiseau mâle	спинное оперение (самца птицы)
F 129	feather shaft mite	Federspulmilbe f, Syringophilus bipectinatus	mite f du plumage	перьевой очинный клещ
F 130	febrifugal, antifebrile, febrifuge, antipyretic	fiebersenkend	fébrifuge	снижающий лихорадку, противолихорадочный
	febrifuge	s. F 130		
F 131	febrile / to be, to be in fever, to have a temperature	fiebern	avoir la fièvre, provoquer de la fièvre	лихорадить
F 132	febrile, feverish	fiebrig	fiévreux	лихорадочный
F 133	febrile acme	Fiebergipfel m	point m culminant, comble m, cime f	пик лихорадки
F 134	febrile attack, pyrexia, attack of fever	Fieberanfall m, Fieberschub m	accès m de fièvre	приступ лихорадки
F 135	fecundate / to, to fertilize, to impregnate	befruchten	féconder, fertiliser	оплодотворять
F 136	fecundated ovum, fertilized ovum (oozyte)	befruchtetes Ei n, befruchtete Eizelle f	ovule m fécondé	оплодотворенное яйцо, оплодотворенная яйцеклетка
F 137	fecundity (female)	Befruchtungsfähigkeit f, Fruchtbarkeit f (Nachkommen oft und zahlreich produzieren)	fécondité f	способность оплодотворения, плодовитость
	fecundity	s. a. F 203		
	fecundity rate	s. C 687		
F 138	feed, animal feed, diet	Tierfutter n, Futter n für Tiere	aliment m du bétail, aliment m pour animaux	корм [для животных]
	feed	s. a. F 162		
F 139	feed additive	Futter[mittel]zusatz m, Futterzusatzstoff m	additif m alimentaire	добавка к корму, кормодобавка
F 140	feed analysis	Futter[mittel]analyse f	analyse f alimentaire	анализ корма
F 141	feedback system	System n der Rückkopplung	système m feed-back (rétroaction)	система возвратной связи
F 142	feed bunk	Futterbunker m	soute f à aliment	кормохранилище
F 143	feed calculation	Futterrationsberechnung f	calcul m de la ration alimentaire	калькуляция (расчет) рациона
	feed change	s. C 346		
F 144	feed compounding	Mischfutterherstellung f, Futterzusammenstellung f	composition f alimentaire	изготовление комбикормов, составление рациона
F 145	feed consumption	Futter[mittel]verbrauch m	consommation f d'aliments	затрата корма
	feed conversion	s. F 146		
F 146	feed-conversion efficience, efficience of feed utilization, feed conversion (efficiency)	Futter[mittel]verwertung f	mise-en-valeur f d'aliments, utilisation f de l'aliment	усвоение корма
F 147	feed conversion ratio	Futterverwertungsrate f	proportion f de conversion alimentaire	процент усвоения корма
	feed efficiency	s. F 146		
	feeder calf	s. V 42		
F 148	feeder cattle	Mastrinder npl	bœufs mpl d'engraissement	откормочный скот
F 149	feeder lamb, store lamb, fatlamb, fattening lamb	Mastlamm n	agneau m gras	откормочный ягненок
F 150	feed evaluation	Futtermittelbewertung f	évaluation f de l'aliment	оценка кормов
	feed facility	s. S 147		
F 151	feed flavour	Futtergeschmack m (Lebensmittel)	goût m de l'aliment	привкус корма
F 152	feed formulation	Rationsgestaltung f	formule f alimentaire	создание рациона
F 153	feed holder, rack	Raufe f	mangeoire f, râtelier m	кормушка, ясли
	feeding ad libitum	s. U 52		
F 154	feeding bait	Fraßköder m	appât m	кормовая приманка
	feeding behaviour	s. F 158		
F 155	feeding bottle	Saugflasche f	biberon m	рожок для выпойки молодняка
	feeding experiment	s. F 166		
F 156	feeding fish	Futterfisch m	poisson m de consommation	кормовая рыба
	feeding grill	s. F 161		
	feeding management	s. F 157		

F 157	**feeding pattern,** feeding management	Fütterungsprogramm *n*, Fütterungsregime *n*	programme *m* d'alimentation	программа (система) кормления, кормовой режим
F 158	**feeding pattern,** feeding behaviour, meal pattern	Freßverhalten *n*, Freßmuster *n* *(Art und Weise der Futteraufnahme)*	modèle *m* de nutrition, comportement *m* appétitif (d'alimentation)	форма (способ) приема корма, поведение при приеме корма, кормовое поведение
F 159	**feeding place**	Futterplatz *m*, Futterstelle *f*	mangeoire *f*	кормовое место, места кормежки, кормовая площадка
F 160	**feeding poison**	Fraßgift *n*	poison *m* alimentaire	кишечный ядохимикат, кормовой яд, ядохимикат кишечного действия
F 161	**feeding rack,** feeding grill, head yoke, [feeding] yoke	Freßgitter *n*, Freßgatter *n*	grille *f* cornadis (pour mangeoire), joug *m*	кормовая решетка, жесткая привязь, кормушка
F 162	**feeding stuff,** feedstuff, animal feeds, feed	Futtermittel *n*	aliment *m*	корм, кормовые средства
F 163	**feeding system**	Fütterungsweise *f*, Fütterungssystem *n*	système *m* d'alimentation	способ (система) кормления
F 164	**feeding tick**	saugende Zecke *f*	tique *f* suceuse	сосущий клещ
F 165	**feeding time**	Fütterungszeit *f*, Zeit *f* für Nahrungsaufnahme, Freßzeit *f*	temps *m* d'alimentation	время приема корма, время кормления, продолжительность дачи корма
F 166	**feeding trial,** feeding experiment	Fütterungsversuch *m*	essai *m* (expérience *f*) d'alimentation	опыт по кормлению, балансовый опыт
F 167	**feeding value,** feed value	Futter[mittel]wert *m*	valeur *f* de l'aliment	питательная ценность корма, питательность корма, кормовой коэффициент
	feeding yoke	*s.* F 161		
F 168	**feedlot / to**	einen Mastbetrieb unterhalten, eine Mastanlage betreiben	exploiter une ferme d'engraissement	вести откормочный завод, руководить откормочной фермой
F 169	**feedlot**	Mastanlage *f*	ferme *f* d'engraissement	откормочный комплекс
F 170	**feedlot bloat**	Pansentympanie *f* bei Feedlot-Rindern	tympanite *f* de la panse du type »feedlot«	тимпания рубца фитлотного скота, вздутие рубца откормочного скота
F 171	**feed of animal origin**	Tierkörperfutter *n*	aliment *m* d'origine animale	корм животного происхождения
	feed prehension	*s.* P 508		
F 172	**feed ration,** ration	Futterration *f*	ration *f* alimentaire	кормовой рацион
F 173	**feed refusal**	Futterverweigerung *f*	refus *m* d'aliment (d'alimentation), refus de manger, refus alimentaire	отказ от корма
	feedstuff	*s.* F 162		
F 174	**feed supplement**	Ergänzungsstoff *m* für Futter	complément *m* pour aliment	добавка для корма, кормовая добавка
	feed value	*s.* F 167		
	feeler	*s.* A 450		
F 175	**feet bath,** foot bath	Fußbad *n*, Klauenbad *n*	bain *m* de pieds	копытная ванна
F 176	**feline**	Felide *f*, Katze *f* *(Familie Felidae)*	félin *m*, chat *m*	кошка
F 177	**feline**	Katzen...	félin	кошачий
F 178	**feline ataxia**	Ataxie *f* der Katzen	ataxie *f* des chats	атаксия кошек
F 179	**feline infectious anaemia**	infektiöse Anämie *f* der Katzen	anémie *f* infectieuse du chat	инфекционная анемия кошек
F 180	**feline infectious peritonitis**	infektiöse Peritonitis (Bauchfellentzündung) *f* der Katzen	péritonite *f* infectieuse du chat	инфекционный перитонит кошек, воспаление брюшины
F 181	**feline leprosy**	Katzenlepra *f*	lèpre *f* féline	лепра кошек
F 182	**feline leukosis**	Katzenleukose *f*	leucose *f* lymphoïde des félines	лейкоз кошек
	feline panleukopenia	*s.* I 121		
F 183	**feline restraint bag**	Fixiersack *m*, Fixierbeutel *m*, Haltebeutel *m*	sachet *m* de fixation	фиксирующий мешок
	felines	*s.* C 232		
	fell	*s.* F 334		
F 184	**fellmongering**	chemische Wollgewinnung *f* *(von Schlachtschafen)*	production *f* chimique de laine à partir de carcasses de moutons	химический способ отделения шерсти от овчины
	felt ball	*s.* B 137		
F 185	**feltwork**	dichtes Netz *n* von Fasern *(Nerven)*	réseau *m* compact de faisceaux	густая сеть волокон
F 186	**female**	Weibchen *n*	femelle *f*	самка, животное женского пола
F 187	**female**	weiblich	femelle	женский
	female calf	*s.* C 869		
F 188	**female genital disease**	Erkrankung *f* der weiblichen Geschlechtsorgane	maladie *f* des organes génitaux femelles	заболевание женских половых органов
	female genital organs	*s.* F 189		

F 189	**female genital system,** female genital organs	weibliche Geschlechtsorgane *npl*	organes *mpl* génitaux femelles	женские половые органы
	female goat	*s.* S 280		
	female gonad	*s.* O 146		
F 190	**female infertility**	Unfruchtbarkeit *f* weiblicher Tiere	infécondité *f* des femelles	бесплодие женских животных
F 191	**female line of breeding**	mütterliche Linie *f*	lignée *f* de la mère	материнская линия
	female mule	*s.* M 92		
F 192	**femoral neck**	Schenkelhals *m*	fémur *m* fémoral	шейка бедра
F 193	**femoral pulse** *(dog, cat)*	Schenkelimpuls *m*	pouls *m* fémoral	феморальный пульс, пульс бедра
F 194	**femoral region**	Oberschenkelregion *f*	partie *f* fémorale	бедренная область
	femur	*s.* T 119		
F 195	**feral**	freilebend, wild, ungezähmt	sauvage	свободно живущий, дикий, неприученный
F 196	**feral horse**	Wildpferd *n*, freilebendes (verwildertes) Pferd *n*	cheval *m* sauvage	дикая лошадь, свободно живущая лошадь
	ferkelgrippe	*s.* S 925		
F 197	**ferment / to**	gären, fermentieren	fermenter	квасить, бродить, ферментировать
F 198	**fermentation**	Gärung *f*, Fermentation *f*	fermentation *f*	брожение, ферментация
F 199	**ferret,** domestic ferret	Frettchen *n*, Mustela putorius furo	furet *m*	хорек-альбниос
F 200	**ferroscope,** metal detector	Metallsuchgerät *n*	détecteur *m* de métal	металлоискатель, ферроскоп
F 201	**ferrotherapy**	Therapie *f* mit Eisenpräparaten, Eisenbehandlung *f*	thérapie *f* par des préparations ferriques	ферротерапия, лечение железом
F 202	**fertility**	Fruchtbarkeit *f*, Fertilität *f*	fertilité *f*	плодовитость
F 203	**fertility,** fecundity	Befruchtungsvermögen *n*, Fruchtbarkeit *f*	fertilité *f*	воспроизводительные способности самца, оплодотворяющая способность, плодовитость
F 204	**fertility test**	Fruchtbarkeitsprüfung *f*	test *m* de fertilité	исследование на плодовитость
F 205	**fertilization** *(plant cultivation)*	Düngung *f*	fumage *m*	удобрение
F 206	**fertilization,** impregnation, conception	Befruchtung *f*, Konzeption, Empfängnis *f*	fécondation *f*, fertilisation *f*	оплодотворение
F 207	**fertilize / to** *(plant cultivation)*	düngen		удобрить
	fertilize / to	*s. a.* F 135		
	fertilized oozyte	*s.* F 136		
	fertilized ovum	*s.* F 136		
	fertilizer	*s.* M 84		
F 208	**fertilizer poisoning**	Vergiftung *f* mit Düngemitteln, Düngemittelvergiftung *f*	empoisonnement *m* par les engrais	отравление удобрением
	fetal	*s.* foetal		
	fetch / to	*s.* R 260		
F 209	**fetlock**	Fessel *f*	pâturon *m*	путовая кость, бабка
	fetlock	*s. a.* F 126, F 210		
F 210	**fetlock joint,** fetlock	Fesselgelenk *n*	boulet *m*	путовой сустав
	fetus	*s.* foetus		
F 211	**fever,** pyrexia, temperature	Fieber *n* (erhöhte Körpertemperatur; Krankheit)	fièvre *f*	лихорадка
	feverin the feet	*s.* L 44		
	feverish	*s.* F 132		
F 212	**fever thermometer,** clinical thermometer	Fieberthermometer *n*	thermomètre *m* médical	термометр для измерения температуры тела
F 213	**fibre cell**	Faserzelle *f*	cellule *f* de fibre	волоконце, волоконная клетка
F 214	**fibre fineness**	Feinheit *f* der Wollfaser	finesse *f* de la fibre de laine	тонкость шерстяного волокна
F 215	**fibrin deposit[ion]**	Fibrinablagerung *f*	dépôt *m* de fibrine	отложение фибрина
F 216	**fibrin foam**	Fibrinschaum *m* (Chirurgie)	mousse *f* de fibrine	фибриновая пена
F 217	**fibrinous adhesion**	Fibrinauflagerung *f*, fibrinöse Adhäsion *f*	adhésion *f* fibrineuse	наслоение фибрина, фибринозная адгезия
F 218	**fibrinous arthritis**	fibrinöse Arthritis (Gelenkentzündung) *f*	arthrite *f* fibrineuse	фибринозный артрит, фибринозное воспаление сустава
F 219	**fibrinous enteritis**	fibrinöse Enteritis *f*	entérite *f* fibrineuse	фибринозный энтерит
F 220	**fibrinous exudate**	Fibrinausschwitzung *f*, fibrinöses Exsudat *n*	exsudation *f* fibrineuse	выпотевание фибрина, фибринозный экссудат
	fibrinous pericarditis	*s.* V 147		
F 221	**fibrinous pleurisy**	fibrinöse Pleuritis *f*	pleurésie *f* fibrineuse	фибринозный плеврит
F 222	**fibrocyte**	Fibrozyt *m*, Bindegewebszelle *f*	fibroblaste *m*, fibrocyte *m*	фиброцит, соединительнотканная клетка
F 223	**fibroid degeneration**	fibroide Degeneration *f*, bindegewebige Umwandlung *f*	dégénération *f* du tissu conjonctif	фиброзная дегенерация, соединительнотканное превращение
F 224	**fibroma**	Fibrom *n*, Bindegewebsgeschwulst *f*	fibrome *m*	фибром, опухоль соединительной ткани

F 225	fibrose / to	fibrosieren	fibroser	фиброзировать
F 226	fibrotic tissue	faserreiches Gewebe *n*	tissu *m* riche en fibres	волокнистая ткань, ткань, богатая волокнами
F 227	fibrous bone, woven bone	fibröser Knochen *m*	os *m* fibreux	фиброзная кость
F 228	fibrous bundle	Faserbündel *n*	faisceau *m* de fibrilles (fibres)	пучек волокон, фибринозный пучек
F 229	fibrous capsule	Bindegewebskapsel *f*	capsule *f* fibreuse	капсула соединительной ткани, соединительнотканная капсула
F 230	fibrous connective tissue, white fibrous tissue	Faserbindegewebe *n*	tissu *m* de conjonction en fibre	волокнистая соединительная ткань
	fibular tarsal bone	*s.* C 18		
F 231	field block anaesthesia	Feldblockade *f (örtliche Betäubung)*	anesthésie *f* de champ	местная блокада, местное обезболивание, местная анестезия
F 232	field experiment, field test, field trial	Felderprobung *f*, Feldtest *m*, Feldversuch *m*	expérimentation *f* sur le terrain, expérience *f* (essai *m*) de plein champ, épreuve *f* sur le terrain	полевой опыт, полевое испытание
F 233	field fever, harvest (swamp, mud) fever *(leptospirosis caused by L. grippotyphosa)*	Schlammfieber *n*, Feldfieber *n*	fièvre *f* des champs	лептоспироз, полевая (иловая) лихорадка
F 234	field horsetail, horsetail, scouring rush	Ackerschachtelhalm *m*, Schachtelhalm *m*, Scheuerkraut *n*, Equisetum arvense	prèle *f*, prêle *f*	[полевой] хвощ
F 235	field-stable vaccine	feldstabile Vakzine *f*	vaccin *m* stable de terrain	полестабильная вакцина, вакцина, стабильная в полевых условиях
F 236	field strain	Feldstamm *m*	souche *f* de champ	полевой штамм
	field test	*s.* F 232		
	field trial	*s.* F 232		
F 237	field virus	Feldvirus *n*	virus *m* sauvage	полевой вирус
F 238	field vole	Erdmaus *f*, Microtus agrestis	souris *f* des champs	полевая мышь
F 239	fighting breed	Kampfrasse *f*	race *f* de combat	бойцовая порода
F 240	figure-of-eight bandage	Achtertourenverband *m*	bandage *m* en huit	восьмерочная повязка
F 241	filarial	Filarien...	de la filaire	филярийный
	filariasis	*s.* F 242		
F 242	filariosis, filariasis	Filariose *f*	filariose *f*	филяриоз
F 243	filled legs *(horse)*	angeschwollene Beine *npl*	jambes *fpl* enflées	набухшие (припухшие) ноги
F 244	filly	Jungstute *f (ungedeckt, bis 4 Jahre)*	jeune jument *f*	молодая кобыла
F 245	filly foal	Stutfohlen *n (bis zum Absetzen)*	pouliche *f*	жеребенок женского пола, кобылка
	film	*s.* C 537		
	filter / to	*s.* F 246		
	filter cloth	*s.* S 742		
F 246	filtrate / to, to filter, to strain	filtrieren	filtrer	фильтровать
F 247	filtrate	Filtrat *n*	filtrat *m*	фильтрат
F 248	fimbria	Fimbrie *f*	frange *f*, villosité *f*	фимбрия
F 249	fimbrial	Fimbrien..., Fimbrien betreffend	se rapportant aux villosités	фимбриозный
F 250	fimbrial antigen	Fimbrienantigen *n*	antigène *m* en franges	антиген фимбрий, фимбриозный антиген
F 251	fimbriated	mit Fimbrien besetzt	frangé, garni de franges	оснащенный фимбриями
F 252	fin	Flosse *f*	nageoire *f*	плавник
F 253	final cleaning	Feinreinigung *f*	nettoyage *m* final	окончательная чистка
F 254	final disinfection	Schlußdesinfektion *f*	désinfection *f* finale	заключительная дезинфекция
F 255	final fattening, finishing	Endmast *f*	engraissement *m* final	окончательный (завершающий) откорм, заключительный этап откорма
F 256	final host, definitive host	Endwirt *m*, definierter Wirt *m*, Definitivwirt *m*	hôte *m* définitif	окончательный (дефинитивный) хозяин
F 257	final stage, terminal stage	Endstadium *n (einer Krankheit)*	stade *m* final (terminal)	окончательная (финальная) стадия
F 258	findings	Befund *m*	résultat *m* de l'examen	результат, диагноз
	fine needle biopsy	*s.* N 50		
F 259	fines	ein Sieb passierende Partikel *fpl*, Siebdurchgang *m*	particules *fpl* passant à travers une passoire	частицы, проходящие сетку
	fine structure	*s.* U 16		
F 260	fine-wool sheep	Feinwollschaf *n*	mouton *m* à laine fine	тонкорунная овца
F 261	finger knife, ring knife	Fingermesser *n (Geburtshilfe)*	scalpel (couteau) *m* digital	пальцевой (перстневой) нож
F 262/3	fingerling	Satzfisch *m*, Setzling *m*	saumoneau *m*	сеголеток, посадочная рыба
	finger stall	*s.* C 845		
	finishing	*s.* F 255		
F 264	finishing diet, finishing feed	Endmastfutter *n*	aliment *m* de fin d'engraissement, aliment de finition	корм (рацион) для завершения откорма

F 265	**fin rot**	Fäule f der Flossen, Flossenfäule f (Fische)	carie f des nageoires	гниение плавников, плавниковая гниль
F 266	**first aid,** pre-doctor care	Erste Hilfe f	les premiers secours mpl	первая помощь
F 267	**first calver,** first heifer	Erstkalbin f, Erstlingskuh f	première velle f	первотелка
	first cross	s. F 269		
F 268	**first farrowing sow**	Erstlingssau f	truie f à première portée	ремонтная свиноматка
F 269	**first filial generation,** first cross	F_1-Generation f	première génération f	поколение ф1, генерация ф1
	first heifer	s. F 267		
F 270	**first insemination**	Erstbesamung f	première insémination f	первичное осеменение, первая инсеминация
	first-intention healing	s. H 105		
F 271	**first joining age**	Erstbedeckungsalter n	âge m de première saillie	возраст первого покрытия
F 272	**first kidder**	erstlammende (erstmalig lammende) Ziege f	chèvre f mettant-bas pour la première fois	первично родившая коза
	first phalanx	s. P 667		
F 273	**first stage larva**	Erstlarve f	première larve f	первая личинка, личинка первой стадии
F 274	**first stage of labour**	Geburtseinleitung f, Eröffnungswehen fpl	travail m de la mise bas lors de la dilatation du col	начало родов, схватки в период раскрытия, предродовые потуги
	first stomach	s. R 314		
	fish as food	s. F 449		
F 275	**fish bath treatment**	Badebehandlung f für Fische	traitement m de bain pour poissons	купание рыб, обработка купанием для рыб
F 276	**fish bone**	Fischgräte f, Gräte f	arête f de poisson	рыбья (рыбная) кость
F 277	**fish culture,** pisciculture, aquaculture, fish farming	Fischzucht f, Fischproduktion f, Aquakultur f	pisciculture f, production f des poissons	рыбоводство, рыбная продукция
F 278	**fish disease**	Fischkrankheit f	maladie f de poissons	болезнь (заболевание) рыб
F 279	**fish farm**	Fischzuchtanstalt f, Fischzuchtanlage f, Fischfarm f	station f de pisciculture	рыбопитомник, рыбохозяйство [для выращивания палеков], селекционно-племенное рыбоводное хозяйство
	fish farming	s. F 277		
	fishiness	s. F 286		
F 280	**fish-meal**	Fischmehl n	farine f de poisson	рыбная мука
F 281	**fish population**	Fischbestand m	population f halieutique	рыбность, популяция рыб
F 282	**fish product**	Fischerzeugnis n	produit m piscicole	рыбный продукт
F 283	**fish production for food**	Speisefischproduktion f, Speisefischerzeugung f	production f de viande de consommation	производство столовой (товарной, пищевой) рыбы
F 284	**fish solubles**	Fischpreßwasser n (Futtermittel)	fish m soluble	отжатая вода от рыб
F 285	**fishy odour**	Fischgeruch m, fischiger Geruch m	odeur f de poisson	рыбный запах
F 286	**fishy taint,** fishiness	Fischgeschmack m	goût m de poisson	рыбный привкус, вкус рыбы
F 287	**fissipeda**	Landraubtiere npl (Unterordnung Fissipedia)	fissipèdes mpl	наземные хищные животные
	fissure	s. C 350, C 473		
F 288	**fissured fracture**	Knochenfissur f	fissure f osseuse	фиссура костей, трещина костей
F 289	**fistula bag**	Fisteltasche f	poche f de fistule	карман фистулы, свищевой карман
F 290	**fistula duct**	Fistelgang m	méat m de fistule	свищевой ход
F 291	**fistula of spermatic cord**	Samenstrangfistel f	fistule f du cordon spermatique	фистула (свищ) семяпровода
F 292	**fistula of withers,** fistulous withers	Widerristfistel f	fistule f du garrot	фистула (свищ) холки
F 293	**fistulization**	Fistelbildung f	formation f d'une fistule	образование фистулы (свища)
F 294	**fistulize / to**	eine Fistel bilden, fisteln	former une fistule	образовать фистулу (свищ)
	fistulous withers	s. F 292		
	fit	s. A 681		
F 295	**fit an animal / to**	ein Tier vorbereiten (Geburt, Ausstellung, Rennen)	présenter un animal, disposer un animal	подготовить животного
F 296	**fitch,** European polecat	Iltis m, Mustela putorius putorius	putois m	хорек
F 297	**fit for breeding**	zuchttauglich	apte à l'élevage	пригодный для племенного использования
F 298	**fit for human consumption,** fit for human food	genußtauglich, geeignet als menschliches Nahrungsmittel	propre à la consommation	пригодный к пище [человека]
F 299	**fit for human food after treatment**	genußtauglich nach Behandlung	consommable après traitement	пригодный к пище после обработки
	fit for slaughter animal	s. A 400		
	fit for slaughter animals	s. R 78		
F 300	**fitness for food**	Genußtauglichkeit f	aptitude f à la consommation	пригодность к употреблению (пище)

F 301	**fitness trait**	Fitneßmerkmal *n*	trait *m* d'aptitude	признак подвижности
	fit of coughing	*s.* A 682		
F 302	**fix / to**	fixieren *(Histologie)*	fixer	фиксировать
F 303	**fix / to**, to immobilize, to fasten	ruhigstellen *(Chirurgie)*	immobiliser	фиксировать, успокоить, иммобилизовать
F 304	**fixation**, immobilization	Ruhigstellung *f*	immobilisation *f*, fixation *f*	фиксация, иммобилизация
F 305	**fixation forceps**	Haltezange *f*	pince *f* de fixation	фиксационные щипцы (клещи)
	fixationtape	*s.* S 688		
F 306	**fixative fluid**	Fixationslösung *f (Histologie)*	solution *f* de fixation	фиксирующий раствор
F 307	**flaccid muscle**	schlaffer (entspannter) Muskel *m*	muscle *m* atonique (détendeur)	вялая (ненапряженная) мышца
F 308	**flaccid paralysis**	schlaffe Lähmung *f*	paralysie *f* flasque	свисающий (ослабляющий, отвислый) паралич
F 309	**flagellar antigen**	Geißelantigen *n*	antigène *m* flagellaire	жгутиковый антиген, антиген жгутиков
	flagellated cell	*s.* C 428		
F 310	**flagellation**	Flagellation *f*, Begeißelung *f*	flagellation *f*	флагелляция, оснащение жгутиками
F 311	**flagellum**, cilium	Flagellum *n*, Geißel *f*	flagella *f*	жгутик
F 312	**flail**	Instabilität *f*	instabilité *f* pathologique	инстабильность, нестабильность
F 313	**flail chest**	instabiler Brustkorb *m*	thorax *m* non stable	нестабильная грудная клетка
F 314	**flail joint**	Schlottergelenk *n*	articulation *f* ballottante	болтающийся (отвислый) сустав
F 315	**flaky milk**	flockige Milch *f*	lait *m* floconneux	молоко с хлопьями, хлопяное молоко
F 316	**flank**	Flanke *f*, Weiche *f*	flanc *m*	бок, пах, подвздох
F 317	**flank-fold grip**	Kniefaltengriff *m*	touché *m* de la lampe	захват коленной складки
F 318	**flank laparotomy**	Laparotomie *f* mit Zugang von der Flanke, Bauch[wand]schnitt *m* mit Zugang von der Flanke	laparotomie *f* par le flanc	лапаротомия с доступом с боку, разрез брюшной стенки с паховым доступом
F 319	**flank recumbency**, lateral recumbency	Festliegen *n* in Seitenlage, Seiten[zwang]lage *f*, Festliegen *n* auf der Seite	position *f* couchée sur le côté, présentation *f* latérale	залеживание в боковом положении, вынужденное боковое положение, латеральное положение
	flare	*s.* E 273		
F 320	**flare-up**, recrudescence *(of a disease)*	Aufflammen *n*	recrudescence *f*, flambée *f*, explosion *f*	вспышка, обострение
F 321	**flare-up of a latent infection**	Ausbruch *m* einer latenten Infektion	éruption *f* d'une maladie latente	вспышка латентной инфекции
F 322	**flask**	Enghalsglas *n*, Kolben *m*	cornue *f*	узкошейное стекло, колба
F 323	**flat race** *(horse)*	Flachrennen *n*, Flachbahnrennen *n*	course *f* sans obstacles, course plate	равнинная скачка, скачка по ровной дорожки
	flatulence	*s.* M 221		
F 324	**flatulent colic**	tympanische Kolik *f*	colique *f* flatulente	тимпаническая колика
F 325	**flatworm**	Plattwurm *m (Stamm Plathelminthes)*	vers *m* plat	плоский червь
F 326	**flavour defect**	Geschmacksfehler *m (Lebensmittel)*	défaut *m* de saveur	порок вкуса
F 327	**flavouring agent**	Geschmacksstoff *m*	agent *m* gustatif	вкусовое вещество
	flay / to	*s.* S 349		
	flayer	*s.* K 44		
	flaying house	*s.* K 45		
F 328	**flea**	Floh *m (Ordnung Siphonaptera)*	puce *f*	блоха
F 329	**flea-bite**	Flohstich *m*	piqûre *f* de puce	укус (укол) блохи
	flea-borne typhus	*s.* M 448		
F 330	**flea collar**	Flohhalskragen *m*, Flohhalsband *n (imprägniert mit Insektiziden)*	collier *m* antipuces	нашейник против блох
F 331	**flea infestation**	Flohbefall *m*	infestation *f* de puces	поражение (заражение) блохами, нападение блох
F 332	**fleam** *(instrument)*	Lanzette *f*, Aderlaßkanüle *f*	lancette *f*	ланцет
F 333	**fledgling**	flügge gewordener Jungvogel *m*, Nestvogel *m*	oiseau *m* à peine emplumé	оперившийся птенец
F 334	**fleece**, fell	Vlies *n*, Wollkleid *n*, Schaffell *n*	toison *f*	руно
F 335	**fleece damage**	Wollschädigung *f*, Vliesschaden *m*	dégâts *mpl* provoqués à la laine	поражение шерсти, повреждение шерсти (руна)
F 336	**fleece derangement**	Überwolle *f*, zupfige Wolle *f*	laine *f* effilée, parfilure *f*	лохматая шерсть
F 337	**fleece rot**	Vliesfäule *f*	pourriture *f* au niveau de la toison	гниение руна
F 338	**flesh**	Muskelgewebe *n*, Fleisch *n*	chair *f*	мышечная ткань, мясо
F 339	**flesh flies**	Fleischfliegen *fpl (Familie Sarcophagidae)*	mouches *fpl* de viande	мясные мухи
F 340	**flesh side** *(skin)*	Fleischseite *f*, Innenseite *f*	flanc *m* de la viande	мясная сторона

F 341	flesh wound	Fleischwunde f	plaie f musculaire	мясная (мышечная) рана
	fleshy mole	s. C 164		
F 342	fleshy udder	Fleischeuter n	mamelle f charnue	мясное вымя
F 343	flexibility	Beweglichkeit f (Gelenk)	mobilité f, flexibilité f	подвижность
F 344	flexion fracture	Biegungsbruch m, Biegungs-fraktur f	fracture f en flexion	сгибающий перелом
F 345	flexion reflex	Beugereflex m	réflexe m de flexion	сгибательный рефлекс
F 346	flexion test (lameness in horses)	Beugeprobe f	test m de flexion	проба сгибания
F 347	flies	Fliegen fpl (Unterordnung Brachycera)	mouches fpl	мухи
F 348	flight distance	Fluchtdistanz f	distance f de fuite	дистанция безопасности
F 349	flight feather (wing)	Schwungfeder f	penne f	маховое перо
F 350	flight range	Flugreichweite f, Flugradius m	distance f de vol	радиус полета
	flip-over disease	s. F 113		
F 351	float	Transportfahrzeug n für Groß-tiere	camion m de transport pour grands animaux	грузовик для перевозки животных
F 352	float (horse)	Zahnraspel f	râpe f de dents	рашпиль для зубов
F 353	floating kidney, hypermobile (movable) kidney	Wanderniere f	rein m flottant (mobile)	блуждающая почка
	floating layer	s. F 354		
F 354	floating sludge, floating layer	Schwimmschicht f der Gülle	couche f flottante	плавающий слой жидкого навоза
F 355	floating spleen, wandering spleen	Wandermilz f	rate f flottante (mobile)	блуждающая селезенка
	floatthe edges of teeth / to	s. R 60		
F 356	flocculate / to	ausflocken, ausfällen	précipiter, floculer	осадить, флокулировать
F 357	flocculation	Ausflockung f, Ausfällung f	précipitation f, floculation f	флокуляция, осаждение, выпадение [осадка]
F 358	flock, flush	Schwarm m (Vögel)	bande f, volée f, vol m	стая
F 359	flock (poultry)	Bestand m	cheptel m	поголовье
F 360	flock (sheep)	Herde f	troupeau m	стадо, отара
F 361	flock-book	Herdbuch n (Schaf, Ziege, Geflügel)	registre m du troupeau	журнал стада, племенная книга
F 362	flock disease	Bestandskrankheit f (Geflügel); Herdenkrankheit f (Schaf, Ziege)	maladie f de volaille; maladie f de troupeau	заболевание поголовья; массовое заболевание, заболевание стада
F 363	flock ewe	Herdenschaf n	mouton m d'un troupeau	стадная овца
	flock history	s. H 184		
F 364	flocking behaviour (ethology)	Herdenverhalten n	comportement m grégaire	поведение стада
F 365	flock together / to	sich zusammenscharen	s'assembler, s'attrouper	собираться, скапливаться
F 366	floor (of a ventricle)	Boden m, Grund m	sol m	дно, грунт
F 367	floor housing, floor husbandry	Bodenhaltung f	élevage m à terre	содержание на полу, напольное содержание
F 368	flooring (slats or concrete)	Fußbodengestaltung f	forme f du plancher	оформление пола
F 369	floor of the pelvis	Beckenboden m	plancher m pelvien	дно таза
F 370	floor sweepings	Kehrricht m (in Mühlen und Futterwerken)	ordures fpl	смет
F 371	floppy ear	Bammelohr n	oreille f pendante	висячее ухо
F 372	flour mite	Mehlmilbe f, Acarus siro	ciron m de farine	мучной клещ
F 373	flowable dispersion	fließfähige Emulsion f	émulsion f coulable	плавучая эмульсия, способная к течению эмульсия
	flowing blood	s. B 303		
	flow of urine	s. U 79		
F 374	flow rate	Durchflußgeschwindigkeit f	vitesse f d'écoulement	скорость протока
F 375	fluid balance	Gleichgewicht n im Flüssig-keitshaushalt	équilibre m en réserve liquide	баланс жидкостей, равновесие жидкостного баланса
F 376	fluid flow	Flüssigkeitsfluß m	écoulement m de liquide	течение жидкости
F 377	fluid intake	Flüssigkeitsaufnahme f	prise f de liquide	прием жидкости
	fluid medium	s. L 177		
F 378	fluid replacement	Flüssigkeitsersatz m	remplacement m de fluide	заменитель жидкости
F 379	fluke, trematode	Egel m, Saugwurm m, Trematode f (Klasse Trematoda)	trématode m, sangsue f	двухустка, сосальщик, трематода
F 380	fluke snail	Leberegelschnecke f	limace f de la douve	моллюск печеночной улитки, малый прудовик
	flukicidal	s. F 381		
F 381	flukicide, trematocide, anti-trematode agent (drug), flukicidal	Mittel n gegen Trematoden, Trematozid n, Mittel gegen parasitische Egel	agent m contre les trématodes	средство против трематод, трематодоцид, средство против паразитарных сосальщиков
F 382	fluorescent	Fluoreszenz...	fluorescent	флюоресцентный
F 383	fluorescent screen	Röntgenschirm m	écran m fluorescent (radioscopique)	рентгеновский экран
F 384	flush / to	spülen, ausspülen (Wunde)	laver	промывать
F 385	flush / to	reichlich füttern	donner à manger abondamment	кормить с избытком
	flush	s. F 358		

F 386	**flushing,** nutritional flushing	Flushing *n*, Ernährungsstoß *m*	suralimentation *f (avant l'accouplement)*	флашинг
F 387	**flushing agent**	Mittel *n* zur Wundspülung	agent *m* de nettoyage de plaie	средство для промывания раны
F 388	**flux,** effluent	Ausfluß *m*	écoulement *m*	истечение
F 389	**flux**	ausgeflossenes Material *n*	matériel *m* suppuré	истекающий материал
F 390	**fly activity**	Aktivität (Flugzeit) *f* der Fliege	activité *f* (temps *m* de vol) de la mouche	активность мухи, период лета мухи
F 391	**fly attack**	Belästigung *f* durch Fliegen, Angriff *m* von Fliegen	attaque *f* (molestement *m*) par les mouches	нападение (аттака) мух
F 392	**fly-belt**	Gebiet *n* mit infizierter Glossina-Population	région *f* avec population infestée de glossines	район инфицированный популяцией глоссиния
F 393	**fly control**	Fliegenbekämpfung *f*	lutte *f* contre les mouches	борьба с мухами
F 394	**fly emergence**	Fliegenschlupf *m*	émergence *f* des mouches	вылупление (расплод) мух
F 395	**flying herd**	Abmelkherde *f*	troupeau *m* en transit	бракованное молочное стадо
F 396/7	**fly-proof window** **fly strike**	Fliegenfenster *n* *s.* M 483a	fenêtre *f* moustiquaire	окно с решеткой против мух
F 398	**fly stripe** *(fly control)*	Fliegenband *n*, Fliegenstreifen *m*	bande *f* attrape-mouches	мухоловка, инсектицидная полоска
	FMD	*s.* F 466		
F 399	**foal / to**	[ab]fohlen	pouliner	жеребить
F 400	**foal**	Fohlen *n (bis ein 1 Jahr alt)*, Füllen *n*	poulain *m*	жеребенок
F 401	**foal / to be in**	tragend sein, trächtig sein *(Pferd)*	être gravide, être pleine	быть жеребой, быть беременной
F 402	**foal heat**	Fohlenrosse *f*	chaleur *f* de poulinement	первая течка после выжеребки, течка жеребенка
F 403	**foaling box**	Abfohlbox *f*, Abfohlstall *m*	box *m* de mise bas, box de poulinement	бокс для выжеребки, родильное отделение [в конюшне]
F 404	**foaling injury**	Geburtsverletzung *f* beim Fohlen	blessure *f* de mise bas lors de pouliner	родовое ранение при выжеребке
F 405	**foam cell**	Schaumzelle *f*	cellule *f* mousseuse	пенистая (вакуолизированная) клетка
F 406	**foaming diarrhoea**	schaumiger Durchfall *m*	diarrhée *f* écumeuse	пенистый понос
F 407	**foam test** *(urine)*	Schaumprobe *f*	test *m* d'écume, test de mousse	проба пены
F 408	**foamy fermentation**	schaumige Gärung *f*	fermentation *f* écumeuse	пенистое брожение
F 409	**focal**	Herd..., fokal	focal	фокусный, очаговый
F 410	**focal disease**	lokalisierte Krankheit *f*, Herderkrankung *f*	maladie *f* localisée	локализированное (очаговое) заболевание
F 411	**focal infection** **focal loss of hair**	Herdinfektion *f* *s.* A 294	infection *f* focale	очаговая инфекция
F 412	**focal necrosis**	Herdnekrose *f*, herdförmige Nekrose *f*	nécrose *f* focale	очаговый (фокусообразный) некроз
F 413	**focal nephritis**	Herdnephritis *f*	néphrite *f* focale	фокусный (очаговый) нефрит
F 414	**focus**	Krankheitsherd *m*, Herd *m*	foyer *m* morbide	очаг [болезни]
F 415	**focus of infection** *(epidemiology)*	Herd *m* einer Infektion	foyer *m* de l'infection	источник (очаг) инфекции
F 416	**focus of inflammation**	Entzündungsherd *m*	foyer *m* d'inflammation	фокус (очаг) воспаления
F 417	**fodder crop**	Pflanzen *fpl* zur Heugewinnung	plantes *fpl* pour la production du foin	растения для получения сена
F 418	**fodder grains**	Futtergetreide *n*	céréale *f* fourragère	фураж, кормовое зерно
F 419	**fodder poisoning**	*Sammelbegriff für Krankheiten nach der Heufütterung*	empoisonnement *m* au foin	*сборное понятие заболеваний после кормления сеном*
F 420	**foetal**	fetal, Fetus...	fœtal	фетальный, зародышевый
F 421	**foetal calf serum**	fetales Kälberserum *n*	sérum *m* fœtal de veau	фетальная сыворотка теленка, эмбриональная сыворотка телят
F 422	**foetal circulation**	fetaler Blutkreislauf *m*, Fetalkreislauf *m*	circulation *f* sanguine fœtale	кровообращение плода, эмбриональное кровообращение
F 423	**foetal death**	fetaler Fruchttod *m*, Fetaltod *m*	mort *f* fœtale	[фетальная] смерть плода
F 424	**foetal development disorder**	Entwicklungsstörung *f* beim Fetus	trouble *m* de développement du fœtus	нарушение развития плода
F 425	**foetal dystocia**	durch den Fetus verursachte Schwergeburt *f*	dystocie *f* fœtale, mise bas *f* difficile causée par le fœtus	тяжелые роды, вызванные плодом
F 426	**foetal malformation**	fetale Mißbildung *f*	malformation *f* fœtale	фетальное уродство
F 427	**foetal membrane,** extraembryonic membrane	Eihaut *f*, Fetalmembran *f*, Fruchthülle *f*	chorion *m*	зародышевая оболочка
F 428	**foetal movement**	Bewegung *f* des Fetus, Fetusbewegung *f*	mouvement *m* du fœtus	движение плода (эмбриона, фетуса)
F 429	**foetation**	Fetusentwicklung *f*	développement *m* du fœtus	развитие фетуса
	foetotome	*s.* E 122		
	foetotomy	*s.* E 123		

F 430	**foetus,** conceptus	Fetus *m*, Frucht *f*, Leibesfrucht *f*	fœtus *m*	фетус, плод
	foetus capable of living	*s.* V 143		
	foetus loss	*s.* A 57		
	foggage	*s.* A 213		
F 431	**fogging method**	Nebelverfahren *n*	méthode *f* de nébulisation	способ распыления (обработки туманом)
F 432	**fold / to,** to pen, to corral, to pound up	Schafe einpferchen	parquer des moutons	держать овец в загоне, загонять
F 433	**fold,** pen, pinfold, pound	Pferch *m*, Hürde *f*, Gatter *n*	enclos *m*, parc *m*	загон
F 434	**fold** *(anatomy)*	Falte *f*, Plica *f*	pli *m*	щель, складка
	follicular cell	*s.* G 206		
F 435	**follicular cyst**	Follikelzyste *f*	kyste *m* folliculaire	фолликулярная киста
F 436	**follicular maturation**	Follikelreifung *f*	maturation *f* folliculaire	созревание фолликула
	follicularmite	*s.* D 119		
	follow-up examination	*s.* F 437		
	follow-up investigation	*s.* F 437		
F 437	**follow-up study,** follow-up examination (investigation)	Verfolgsuntersuchung *f*	examen *m* de suivi	проверочное исследование, проверка
F 438	**fomes** *(inanimated carrier)*	unbelebter Keimüberträger (Vektor) *m*	vecteur *m* inanimé	неживой переносчик возбудителя
	fondness of animals	*s.* L 259		
F 439	**food,** nutriment, nourishment, nutritious material, nutriture	Nahrung *f (Mensch)*	nourriture *f*	питание, корм
F 440	**food,** foodstuff	Nahrungsmittel *npl*, Lebensmittel *n*	aliments *mpl*, vivres *mpl*	продукты, пища
F 441	**food** *(dog, cat)*	Futter *n*	nourriture *f*, fourrage *m*	корм
F 442	**food additive**	Zusatzstoff *m* für Lebensmittel	élément *m* additif pour aliment, additif *m* alimentaire	добавка к пищевым продуктам, дополнительный компонент для пищевых продуктов
F 443	**food allergy**	Nahrungsmittelallergie *f*	allergie *f* alimentaire	пищевая аллергия, аллергия пищевыми продуктами
F 444	**Food and Agriculture Organization,** FAO	Welternährungsorganisation *f*	organisation *f* pour l'alimentation et l'agriculture	Всемирная организация питания
F 445	**food animal**	zur Nahrungsgewinnung dienendes Tier *n*	animal *m* à nourriture	животное на откорме
F 446	**food-borne infection**	durch Nahrungsmittel übertragene Infektion *f*	infection *f* par produit alimentaire	инфекция, переносящаяся пищевыми продуктами
	food-borne intoxication	*s.* F 456		
F 447	**food chain**	Nahrungskette *f*	chaîne *f* alimentaire (d'aliment)	кормовая цепь
F 448	**food engineering**	Lebensmittelverfahrenstechnologie *f*	technologie *f* de procédé des aliments	технология переработки пищевых продуктов
F 449	**food fish,** eating fish, fish as food	Speisefisch *m*, Nutzfisch *m*	poisson *m* de consommation, poisson commercial	товарная (продовольственная, съедобная, столовая) рыба
F 450	**food hygiene,** food sanitation	Lebensmittelhygiene *f*	hygiène *f* alimentaire	санитария (гигиена) пищевых продуктов, санитарная экспертиза пищевых продуктов
F 451	**food hygiene assessment**	lebensmittelhygienische Beurteilung *f*	appréciation *f* hygiène-alimentaire	санитарная оценка пищевых продуктов
F 452	**food hygiene control,** food inspection	lebensmittelhygienische Überwachung *f*, Lebensmittelüberwachung *f*	contrôle *m* hygiène alimentaire, contrôle des produits alimentaires	санитарный надзор пищевых продуктов, инспекция пищевых продуктов, надзор за пищевыми продуктами
F 453	**food industry**	Lebensmittelindustrie *f*	industrie *f* alimentaire	пищевая промышленность
F 454	**food industry byproduct**	Nebenprodukt *n* der Lebensmittelindustrie	sous-produit *m* de l'industrie alimentaire	побочный продукт пищевой промышленности
F 455	**food insalivation**	Einspeichelung *f* der Nahrung	insalivation *f* de l'aliment	ослюнение пищи
	food inspection	*s.* F 452		
F 456	**food intoxication,** alimentary toxicosis, food poisoning, food-borne intoxication	Lebensmittelvergiftung *f*	intoxication *f* alimentaire	интоксикация пищевыми продуктами, пищевое отравление
F 457	**Food Law**	Lebensmittelgesetz *n*	loi *f* alimentaire	закон по пищевым продуктам
F 458	**food of animal origin**	Lebensmittel *n* tierischer Herkunft	aliment *m* d'origine animale	пищевой продукт животного происхождения
	food poisoning	*s.* F 456		
F 459	**food pollution**	Verunreinigung *f* der Nahrungsmittel	contamination *f* des produits alimentaires	загрязнение пищевых продуктов
F 460	**food safety**	Unbedenklichkeit *f* der Nahrung	sécurité *f* de la nourriture	несомненность (безопасность) пищи
	food sanitation	*s.* F 450		
F 461	**food science**	Lebensmittelkunde *f*	science *f* de l'aliment	пищеведение, учение о пищевых продуктах

	English	German	French	Russian
F 462	**food spoilage**	Verderb *m* von Nahrungsmitteln	avarie *f* des produits alimentaires	порча пищевых продуктов
	foodstuff	*s.* F 440		
F 463	**food vacuole**	Nahrungsvakuole *f*	vacuole *f* nourricière	пищевая вакуола
F 464	**food web**	Netz *n* der Nahrungsketten, Nahrungsnetz *n*	filet *m* des chaînes d'alimentation	сеть продуктовых цепей, сеть пищевой цепи
F 465	**food withdrawal**	Nahrungsentzug *m*	privation *f* d'aliments	лишение пищи
	foot	*s.* H 268		
F 466	**foot-and-mouth-disease,** FMD, aphthous fever, hoof-and-mouth-disease	Maul- und Klauenseuche *f*, MKS *f*, Aphthenseuche *f*, Aphthae epizootica	fièvre *f* aphteuse	ящур
	foot bath	*s.* F 175		
	foot mange	*s.* L 107		
	foot pad	*s.* B 52		
F 467	**foot-rot vaccine**	Moderhinke-Vakzine *f*	vaccin *m* anti-piétin	некробациллезная вакцина, вакцина копытной гнили
	foot scab	*s.* L 107		
F 468	**forage**	Bienentracht *f*, Tracht *f*	portée *f*	взяток
	forage	*s. a.* R 296		
F 469	**forage mite**	Futtermilbe *f*	mite *f* de fourrage	амбарный клещ
F 470	**forage stack**	Futtermiete *f*	meule *f* à fourrage	бурт
F 471	**forced moult,** controlled (induced) moult	Zwangsmauser *f*	mue *f* obligatoire	вынужденная линька
F 472	**forced ventilation,** fan ventilation	Zwangs[be]lüftung *f*	ventilation *f* contrôlée (forcée)	принудительная вентиляция, активное вентилирование, принудительная приточная вентиляция, проветривание, аэрация
F 473	**force-feeding**	Zwangsfütterung *f*	alimentation *f* forcée	насильственное кормление
F 474	**forceps**	Zange *f*, Faßzange *f*	pince *f*	щипцы
F 475	**forceps,** pincers	Pinzette *f*	pincettes	пинцет
F 476	**forearm,** antebrachium	Unterarm *m*, Vorarm *m*	avant-bras *m*	предплечье
	forebody	*s.* F 492		
	forehand	*s.* F 492		
F 477	**foreign body**	Fremdkörper *m*	corps *m* étranger	инородное тело
F 478	**foreign-body forceps**	Fremdkörperzange *f*	pince *f* pour corps étranger	щипцы для инородных тел
F 479	**foreign-body giant cell**	Fremdkörperriesenzelle *f*	cellule *f* géante à corps étranger	чужеродная гигантская клетка
F 480	**foreign-body operation** (cattle)	Fremdkörperoperation *f*	opération *f* de corps étranger	операция инородного тела
F 481	**foreign-body syndrome** (cattle)	Fremdkörpererkrankung *f*	syndrome *m* de corps étranger	заболевание инородным телом
F 482	**foreign disease**	nichtheimische Krankheit *f*, in einem Land nicht vorkommende Krankheit	maladie *f* étrangère	экзотическое (заграничное) заболевание, не существующее в стране заболевание
F 483	**foreign flavour**	Fremdgeschmack *m* (Lebensmittel)	goût *m* étranger	чужой вкус, привкус
F 484	**foreignness**	Fremdsein *n*, Nicht-Selbst *n* (Immunologie)	étranger *m*	чужеродный, чужой
F 485	**foreleg,** thoracic limb, forelimb, pectoral limb	Schultergliedmaße *f*, Vorderextremität *f*, Vordergliedmaße *f*, Vorderfuß *m*, Vorderbein *n*	membre *m* antérieur, extrémité *f* antérieure	плечо, передняя конечность (нога)
	forelimb	*s.* F 485		
F 486	**forelock**	Stirnhaare *npl*, Schopf *m*	houppe *f*, toupet *m*	челка
F 487	**foremilk**	Vorgemelk *n*	avant-traite *f*	пробная порция молока
F 488	**foremilk cup**	Vormelkgefäß *n*	gobelet *m* d'avant-traite	посуда для первых капель молока
F 489	**forensic veterinary medicine,** veterinary jurisprudence	gerichtliche Tierheilkunde *f*, forensische Veterinärmedizin *f*	jurisprudence *f* vétérinaire	судебная ветеринария
F 490	**forepaw**	Vorderpfote *f*	patte *f* de devant, patte antérieure	передняя лапа
F 491	**fore play,** oestral display	Vorspiel *n*	prologue *m*	любовные игры
F 492	**forequarters,** forehand, forebody	Vorhand *f*	avant-main *f*, patte *f* de devant	передние конечности
F 493	**forestomach**	Vormagen *m*	jabot *m*	преджелудок
F 494	**forked-tailed cercaria**	Gabelschwanzzerkarie *f*	cercaire *f* à queue fourchue	вилкохвостая церкария
	formaldehyde-inactivated vaccine	*s.* F 495		
F 495	**formalin-inactivated vaccine,** formaldehyde-inactivated vaccine	formalininaktivierte Vakzine *f*, Formolvakzine *f*	vaccin *m* au formol	инактивированная формалином вакцина, формолвакцина
F 496	**formalize / to**	mit Formalin behandeln	formoler, traiter au formol	обрабатывать формалином
	formation of enamel	*s.* A 303		
	formation of metastasis	*s.* M 213		
F 497	**formation of urine,** uropoiesis	Harnbildung *f*	formation *f* d'urine	образование мочи

F 498	formic acid	Ameisensäure f	acide m formique	муравьиная кислота
F 499	fortified milk	aufgefettete Milch f, fettreiche Milch f	lait m riche en matière grasse	жирное молоко, богатое жиром молоко
F 500	forward ewe	Mutterschaf n unmittelbar vor Ablammen	brebis f juste avant l'agnelage	овцематка непосредственно перед окотом
	forward presentation	s. A 456		
F 501	fossette	tiefes Kornealgeschwür n, tiefes Geschwür n der Hornhaut	ulcère m profond de la cornée	глубокая корнеальная язва, глубокая язва в роговнице
F 502	foster / to	Jungtier einer Amme „unterschieben"	substituer un jeune animal	подсунусть новорожденного кормилице
F 503	foster cow, nurse cow	Ammenkuh f	vache f adoptive	корова-кормилица
F 504	foster-mother, nurse	Amme f	nourrice f	кормилица
F 505	foster sow	Ammensau f	truie f nourricière	кормилица, свиноматка
	foul-in-the foot	s. B 411		
	fouls	s. B 411		
	foul water	s. S 224		
	foundation herd	s. N 190		
	founder	s. L 44, L 45		
F 506	four-chambered heart	vierkammriges Herz n	cœur m à quatre ventricules	четырехкамерное сердце
F 507	four-chamber method	Methode f der Herzeröffnung (Pathologie)	méthode f d'ouverture du cœur	метод вскрытия сердца
	fourth stomach	s. A 52		
F 508	foveate surface	mit kleinen Gruben versehene Oberfläche f	surface f munie de petites cavités	поверхность с маленькими углублениями
F 509	foveation	Grubenbildung f	formation f de fosse (cavité)	образование ямок
	fowl	s. P 470		
F 510	fowl cholera, avian pasteurellosis	Pasteurellose f des Geflügels, Geflügelcholera f	pasteurellose f aviaire, choléra m aviaire	пастереллез птиц, холера птиц
F 511	fowl favus, white comb, honeycomb ringworm (birds)	Favus m, Erbgrind m der Hühner, Kammgrind m	favus m, crête f blanche	фавус, парша
F 512	fowl flea	Hühnerfloh m, Ceratophyllus gallinae	puce f de volaille	куриная блоха
F 513	fowl pest, classical fowl plague, avian plague	Geflügelpest f	peste f aviaire (européenne, classique)	чума птиц
	fowl plague	s. A 735		
F 514	fowl pox, avian pox	Geflügelpocken fpl	variole f aviaire	оспа птиц
F 515	fowl tick	Geflügelzecke f, Argas persicus	tique f aviaire	куриный клещ
F 516	fowl typhoid, pullorum disease (Salmonella gallinarum-pullorum infection)	Hühnertyphus m, Pullorumseuche f, Geflügelsalmonellose f, Weiße Kükenruhr f, Salmonellose f	typhus m aviaire, salmonellose f [aviaire], pullorose f, diarrhée f blanche des poussins	тиф кур, пуллороз (сальмонеллез) птиц, белый понос цыплят
F 517	fox	Fuchs m, Rotfuchs m, Vulpes vulpes	renard m	лисица
	fox den	s. F 518		
F 518	fox earth (hole), fox den	Fuchsbau m	terrier m de renard	лисья нора, нора лисицы
F 519	fox rabies	Fuchstollwut f, Tollwut f der Füchse	rage f des renards	бешенство лисиц
F 520	fracture / to	brechen (Knochen)	fracturer, casser	ломать
F 521	fracture	Knochenbruch m, Bruch m, Fraktur f	fracture f, cassure f d'os	перелом [костей], фрактура
F 522	fracture fragment	Knochenbruchstück n	fragment m d'os brisé	часть перелома костей, осколок
F 523	fracture nail, fracture pin	Knochenbruchnagel m	broche f de fracture d'os	гвоздь для соединения перелома костей
F 524	fracture site	Knochenbruchstelle f, Bruchstelle f	emplacement m de la fracture	место перелома костей
F 525	fragility	Brüchigkeit f	fragilité f	ломкость
F 526	frank clinical reaction	klinisch manifeste Reaktion f	réaction f clinique manifeste	клинически выраженная реакция
	fraternal twins	s. D 359		
F 527	free-choice feeding	Ad-libitum-Fütterung f, Wahlfütterung f ad libitum	alimentation f de (en libre) choix	выборное кормление
	freedom from pain	s. A 345		
F 528	free fatty acid	freie Fettsäure f	acide m gras libre	свободная жирная кислота
F 529	free from a disease, disease-free	frei von einer Krankheit	sans épidémie	благополучный (свободный) от заболевания
	free from fever	s. A 558		
F 530	free from tuberculosis	tuberkulosefrei	sans tuberculose	благополучный по туберкулезу
F 531	free gas bloat (cattle)	akute Tympanie f	tympanie f aiguë	острая тимпания
F 532	free-living larva	freilebende Larve f	larve f vivant librement	свободноживущая личинка
F 533	freemartin (cattle)	Zwicke f	sujet m hermaphrodite, freemartin m	телка при двойнях
F 534	freemartinism	Zwickenbildung f, Freemartinismus m	hermaphrodisme m	фримартинизм, образование телок

F 535	free-range husbandry	Freihaltung f, [extensive] Auslaufhaltung f	stabulation f libre	содержание на воли, выгульное содержание
F 536	freeze branding	Gefrierbrandmarkierung f	marquage m à la cautérisation par congélation	мечение холодным тавренением
F 537	freeze-dried, lyophilized	gefriergetrocknet	congelé à sec	высушенный замораживанием, лиофилизированный
F 538	freeze-dried antigen	Trockenantigen n	antigène m congelé (sec)	сухой антиген
F 539	freeze-dry / to, to lyophilize	gefriertrocknen	congeler à sec	лиофилизировать
F 540	freeze drying, lyophilization	Gefriertrocknung f	congélation f à sec	высушивание замораживанием, лиофилизация
F 541	freeze-etching	Gefrierätzung f (Elektronenmikroskopie)	corrosion f par congélation	криовыжигание
F 542	freeze-fracturing	Gefrierbrechung f (von Zellen, Elektronenmikroskopie)	fractionnement m par congélation	смещение (разрыв) от замораживания
F 543	freeze microtome	Gefriermikrotom n	microtome m à congélation	замораживающий микротом
	freibank	s. C 357		
F 544	frequency distribution	Häufigkeitsverteilung f	répartition f par (selon la) fréquence	распределение частоты, частотное распределение
	frequent-pulse preparation	s. S 895		
F 545	fresh blood	Frischblut n	sang m frais	свежая кровь
F 546	fresh cow, freshening (newly calved) cow	frischlaktierende (frischmelkende) Kuh f	vache f qui vient de vêler, vache que l'on vient de traire fraîchement	свежелактирующая (раздойная) корова
F 547	fresh egg	Frischei n	œuf m frais	свежее яйцо
	freshening cow	s. F 546		
	fresh green roughage	s. S 815		
F 548	fresh herbage feeding	Grasfütterung f	alimentation f en herbe	кормление травой (зеленым кормом)
F 549	fresh meat, unprocessed meat	Frischfleisch n	viande f fraîche	свежее мясо
F 550	freshness meter	Gerät n zur Messung der Fleischfrische, pH-Meter n	appareil m pour la mesure de la fraîcheur de la viande, pH-mètre m	прибор для измерения свежести мяса
F 551	freshwater eel disease	Süßwasseraalseuche f	maladie f de l'anguille d'eau douce	инфекция (зараза) пресноводных угрей
F 552	freshwater fish	Süßwasserfisch m	poisson m d'eau douce	пресноводная рыба
F 553	friable consistency	brüchige (mürbe) Konsistenz f	consistance f friable	ломкая консистенция
F 554	friable liver	brüchige Leber f	foie m friable	ломкая печень
F 555	fribs	Wollreste mpl, Nachschurwolle f	résidus mpl de laine	остатки шерсти, шерсть добавочной стрижки
	friction murmur	s. A 694		
F 556	fright, response to fright (ethology)	Schreckverhalten n, Furchtverhalten n	réaction f de peur	пугливость
F 557	frog (anatomy, horse)	Hufstrahl m, Strahl m	rayon m	стрелка
F 558	frog cleft (horse)	Strahlspalte f	fente f de la fourchette	стрелковая щель
F 559	frog posture	Froschstellung f (Nachziehen der Hinterbeine)	position f de la grenouille	лягушиное положение
F 560	frontad	nach vorn gerichtet, frontal	frontal, orienté vers l'avant	фронтальный, направленный вперед
F 561	frontal aspect	Vorderansicht f	aspect m frontal	фронтальный (передний) вид
F 562	frontal bone	Stirnbein n, Os frontale	os m frontal	лобная кость
F 563	frontal sinus	Stirnhöhle f	sinus m frontal	лобная пазуха
	frostbite	s. C 388		
F 564	frosting (dog)	Ergrauen n der Haare um den Nasenspiegel	grisonnnement m des poils au niveau du museau	облысение волос вокруг носового зеркала
	frost stud	s. C 250		
F 565	frothy bloat (ruminant)	kleinschaumige Gärung f	fermentation f écumeuse	мелкокапельное брожение
F 566	frounce, frounse	Trichomoniasis f (Falken)	trichomonase f	трихомоноз
F 567	frozen	Gefrier...	de congélation, congelé	замороженный
F 568	frozen egg	Gefrierei n	œuf m congelé	мороженое яйцо
F 569	frozen meat	Gefrierfleisch n, tiefgefrorenes Fleisch n	viande f congelée	замороженное (глубокозамороженное) мясо
F 570	frozen section, cryostat section	Gefrierschnitt m, Schnitt m mit Gefriermikrotom (Histologie)	coupe f au cryostat, section f de congélation	замораживающий срез, срез криомикротомом
F 571	frozen semen	Gefriersperma n	sperme m congelé	замороженная сперма
F 572	frozen-thawed embryo	aufgetauter Embryo m	embryon m décongelé	размороженный эмбрион
F 573	fry, larva	frisch geschlüpfter Fisch m	larve f de poisson fraîche	вылупившаяся рыбка, малек
F 574	full-feed	Futtermenge f bis zur Sättigung	ration f alimentaire jusqu'à satiété	полный рацион, количество корма до насыщения
	full-grown animal	s. A 167		
	full-grown wool	s. S 256		
F 575	full mouth	Vollgebiß n	denture f complète	полные зубы
F 576	full sib	Vollgeschwister npl	frères mpl et sœurs fpl véritables	полные сестры или братья, естественные сестры, близкие родственники, полные сибсы

F 577	fully slatted floor	Ganzspaltenboden m, Vollspaltenboden m	parterre m entièrement crevassé	бетонно-щелевой пол, решетчатый пол
F 578	fulminant disease	plötzlich einsetzende schwere Krankheit f	maladie f installée soudainement	внезапно начинающее тяжелое заболевание
F 579	fulminate / to	plötzlich beginnen (Krankheit)	commencer soudainement	внезапно начинать
F 580	fumigation	Räuchern n	fumigation f, fumage m	фумигация
F 581	fumigation insecticide	Begasungsmittel n zur Insektenbekämpfung	agent m de fumigation pour lutte contre les insectes	фумигационный инсектицид для борьбы с насекомыми
F 582	fumigation of earths	Baubegasung f (Fuchs)	fumigation f en terre	фумигация нор
F 583	functional disease	krankhafte Störung f der Funktion	trouble m pathologique fonctionnel	болезненное нарушение функции
	functional disorder	s. D 538		
F 584	functional loss	Funktionsausfall m, Funktionsverlust m	perte f de fonction	выпадение (потеря) функции
F 585	functional status (of animal)	Funktionszustand m	état m fonctionnel	функциональное состояние
F 586	function test	Funktionstest m	test m fonctionnel	функциональный тест, испытание
F 587	fundal, fundic	Fundus..., Grund...	de fond	основной, базисный
	fundus of the stomach	s. G 39		
	fungal	s. M 478		
F 588	fungal disease, mycosis, mycotic disease	Mykose f, Pilzerkrankung f	mycose f	микоз, грибковое заболевание
F 589	fungal spore	Pilzspore f	spore f fongueuse	спора гриба
F 590	fungate / to	in Pilzform wachsen, fungiform wachsen	pousser d'une manière fongoïde	расти грибовидно (фунгиформно)
	fungicidal drug	s. F 591		
F 591	fungicide, fungicidal drug, antifungal drug, antimycotic [drug]	Fungizid n, Antimykotikum n	fongicide m, agent m antifongique, fungicide m	фунгицид, антимикотикум
F 592	funic pulse	Nabelpuls m, Puls m der Nabelschnur	pouls m ombilical	пупочный пульс
F 593	fur	Pelz m	fourrure f	мех
F 594	fur	Belag m auf Zunge	enduit m sur la langue	налет на языке
F 595	fur, fur[-bearing] animals	Pelztiere npl	animaux mpl à fourrure	пушные звери
F 596	fur clipping (mink)	Pelzfressen n	coupe f de fourrure	поедание шерсти
F 597	fur farming	Pelztierzucht f, Pelztierhaltung f	élevage m d'animaux à fourrure	звероводство, выращивание пушных зверей
F 598	furious rabies	rasende Wut f	rage f furieuse	буйное бешенство
F 599	fur-peltries, furskins, furs	Rauchwaren fpl, Pelzwerk n	pelleteries fpl	пушно-меховое сырье, пушно-меховой товар
	furred game	s. H 38		
	furred tongue	s. C 535		
	furs	s. F 599		
	furskins	s. F 599		
F 600	Furstenberg's rosette	Fürstenbergscher Venenring m (Euter)	anneau m veineux de Fürstenberg	розетка по Фюрстенбергу
	furuncle	s. B 363		

G

G 1	gadding (horse)	Unruhe (Erregung) f bei Bremsenbefall	agitation (nervosité) f lors d'attaque d'œstres	беспокойство (возбуждение) при нападении оводами
	gadding	s. a. W 7		
	gadfly	s. H 294		
	gag reflex	s. P 272		
	gait	s. G 4		
G 2	gait analysis	Analyse f des Ganges, Ganganalyse f	analyse f de la démarche	анализ походки
G 3	gaited horse	in verschiedenen Gangarten trainiertes Pferd n	cheval m entraîné dans différentes démarches	лошадь с различными аллюрами, тренированная на различные аллюры лошади
	gait fault	s. P 1		
G 4	gait formula, gait, pace	Gangart f, Gang m	allure f, démarche f	походка
	galactogenous infection	s. M 270		
G 5	galactotherapy	Fütterung f der Neugeborenen mit medikierter Milch	galactothérapie f	галактотерапия, кормление новорожденных молоком с медикаментами
	gall	s. B 139		
	gall duct	s. B 145		
	gallid herpes virus infection	s. M 91		
G 6	gallop	Galopp m	galop m	галоп, скачка
G 7	gallop (heart)	Galopprhythmus m, Herzgalopp m	galop m	ритм галопа, галоп сердца
	galloping heart	s. R 13		
	gall sickness	s. A 360		

G 8	**gallstone,** cholelith, bile-stone, biliary calculus, chololith	Gallenstein *m*	calcul *m* biliaire	желчный камень
	gallstone colic	*s.* B 144		
	GALT	*s.* G 279		
G 9	**game**	Wild *n*, Wildtiere *npl*	gibier *m*	дичь
G 10	**game act,** game law	Jagdgesetz *n*	loi *f* de la chasse	охотничий закон, правила охоты
G 11	**game animal**	Jagdtier *n*, jagdbares Tier *n*	gibier *m*	охотничье животное
G 12	**game birds,** feathered game; game fowl	Federwild *n*, Wildgeflügel *n*	gibier *m* à (de) plumes	пернатая дичь
G 13	**game farm**	Betrieb *m* mit Wildnutzung, Wildtierfarm *f*	ferme *f* avec utilisation de gibier, élevage *m* du gibier	хозяйство с использованием дичи
G 14	**game fish**	Sportfisch *m*	poisson *m* de compétition	спортивная рыба
	game fowl	*s.* G 12		
G 15	**gamekeeper**	Wildwart *m*	garde-chasse *m*	лесничий охранник дичи
	game law	*s.* G 10		
G 16	**game licence,** hunting licence	Jagdschein *m*, Jagderlaubnis *f*	licence *f* de chasse	охотничий билет
	game meat	*s.* V 61		
G 17	**game preserve**	Wildpark *m*	chasse *f* gardée, parc *m* à gibier	заповедник
G 18	**game production,** venison production	Wildfleischproduktion *f*	production *f* de venaison	производство мяса диких животных, продукция дичи
G 19	**gamete,** germ cell, gonocyte	Keimzelle *f*, Gamet *m*	cellule *f* germinative, gamète *m*	зародышевая клетка
G 20	**gammon / to**	Schinken räuchern	fumer du jambon	коптить окорок
G 21	**gammon**	geräucherter Schinken *m*; durchwachsener Schinken	jambon *m* fumé	копченый окорок; проросший (мраморный) окорок
G 22	**gander**	Ganter *m*, Gänserich *m*	jars *m*	гусак, самец гуся
G 23	**gangrenous**	Gangrän..., gangränös	gangréneux	гангренозный
G 24	**gangrenous cellulitis (dermatitis),** necrotic dermatitis *(chicken)*	nekrotisierende Dermatitis *f*, gangränöse Hautentzündung *f*	dermatite *f* nécrotisante	некротизирующий дерматит, гангренозное воспаление кожи
G 25	**gangrenous stomatitis**	Noma *n*, Wangenbrand *m*	noma *f*, stomatite *f* gangréneuse	гангренозный стоматит
G 26	**gap between the teeth**	Zahnlücke *f*	brèche *f* entre les dents, espace *f* libre entre deux dents	зубная щель
G 27	**gapes,** gapeworm infestation	Luftröhrenwurmbefall *m*, Syngamose *f*	syngamose *f*, maladie *f* du bâillement	сингамоз
G 28	**gapeworm**	Luftröhrenwurm *m*, Rotwurm *m*, Gabelwurm *m*, Syngamus trachea	ver *m* de voies respiratoires	сингамус
	gapeworm infestation	*s.* G 27		
	garbage	*s.* K 41		
G 29	**garbage feeding**	Fütterung *f* von Küchenabfällen	alimentation *f* par déchets de cuisine	кормление [кухонными] отходами
	garget	*s.* M 112		
	garget milk	*s.* M 111		
G 30	**gas chromatography**	Gaschromatographie *f*	chromatographie *f* en phase gazeuse	газовая хроматография
G 31	**gaseous exchange**	Gasaustausch *m*	échange *m* de gaz	газообмен, обмен газов
G 32	**gas gangrene**	Gasgangrän *f*, Gasödem *n*, Gasbrand *m*	gangrène *f* gazeuse (foudroyante)	газовая гангрена
G 33	**gasp / to**	nach Luft schnappen, nach Atem ringen	respirer avec peine	дышать с трудом, задыхаться
	gasp	*s.* B 450		
	gaster	*s.* S 717		
G 34	**gastric**	Magen...	gastrique	желудочный
G 35	**gastric acid**	Magensäure *f*	acide *m* gastrique	желудочная кислота
G 36	**gastric digestion,** peptic digestion	Magenverdauung *f*	digestion *f* gastrique	желудочное переваривание
G 37	**gastric dilatation**	Magenerweiterung *f*	dilatation *f* gastrique (de l'estomac)	расширение желудка
	gastricevacuation	*s.* E 139		
	gastric fluid	*s.* G 43, S 720		
G 38	**gastric foreign body**	Fremdkörper *m* im Magen	corps *m* étranger au niveau de l'estomac	инородное тело в желудке
G 39	**gastric fundus,** fundus of the stomach	Magenfundus *m*, Magengrund *m*	fond *m* de l'estomac, grosse tubérosité *f* de l'estomac, partie *f* descendante (verticale) de l'estomac	дно желудка
G 40	**gastric gland,** stomach gland	Magendrüse *f*	glande *f* gastrique	желудочная железа
G 41	**gastric haemorrhage,** stomach bleeding	Magenbluten *n*	hémorragie *f* gastrique, gastrorrhagie *f*	кровотечение желудка, желудочное кровотечение
G 42	**gastric impression** *(on the liver)*	Mageneindruck *m*	impression *f* gastrique	впячивание желудка
G 43	**gastric juice,** gastric fluid	Magensaft *m*	suc *m* gastrique	желудочный сок

	gastric lavage	s. L 88		
G 44	gastric mucus	Magenschleim *m*	mucus *m* gastrique	желудочная слизь
G 45	gastric stasis	verminderte Magenmotilität *f*, eingeschränkte Magenbewegung *f*	motilité *f* atténuée de l'estomac	сниженная моторика желудка, ограниченное движение желудка
G 46	gastric ulcer, peptic (stomach) ulcer	Magengeschwür *n*, peptisches Geschwür *n*	ulcère *m* gastrique (peptique), gastropathie *f* ulcéreuse	язва желудка, пептидная язва
G 47	gastrogavage, tube feeding, gavage	Ernährung *f* durch Magensonde, Magenernährung *f*	gastrogavage *m*, alimentation *f* par sonde gastrique	питание желудочным зондом, желудочное питание
G 48	gastro-intestinal agent	enterotrope Substanz *f*, Magen-Darm-Mittel *n*	substance *f* gastro-intestinale	энтеротропное вещество, желудочно-кишечное средство
G 49	gastro-intestinal catarrh	Magen-Darm-Katarrh *m*	catarrhe *m* gastro-intestinal	желудочно-кишечный катар
	gastrointestinal disease	s. D 269		
G 50	gastro-intestinal nematode	Magen-Darm-Nematode *m*	nématode *m* gastro-intestinal	желудочно-кишечная нематода
	gathered nail	s. N 4		
G 51	gaunt abdomen	eingefallener Bauch *m*	abdomen *m* creux	запавший живот
G 52	gauze pad, gauze sponge, mull pad	Gazetupfer *m*, Mulltupfer *m*	tampon *m* de gaze	марлевый тампон
	gavage	s. G 47, L 88		
G 53	gelatine sponge	Gelatineschwamm *m* (Wundversorgung)	éponge *f* en gélatine	желатиновая губка
	geld / to	s. C 209		
	gelded animal	s. C 210		
G 54	gelding	Wallach *m*	hongre *m*, cheval *m* hongre	мерин
	gelt	s. G 115		
	gene	s. H 195		
G 55	gene exchange (embryo transfer)	Genaustausch *m*	échange *m* de gènes	обмен генами
G 56	general anaesthesia	Vollnarkose *f*	anesthésie *f* générale	полный наркоз
G 57	general clinical assessment	umfassende [klinische] Beurteilung *f* des Gesundheitsstatus	analyse *f* clinique générale de l'état de santé	общая оценка состояния здоровья, генеральная оценка статуса здоровья
	general condition	s. G 62		
	general health	s. G 62		
G 58	generalization of a disease	Generalisierung *f* einer Krankheit	généralisation *f* d'une maladie	генерализация заболевания
G 59	generalized infection	generalisierte Infektion *f*	infection *f* généralisée	генерализованная инфекция
G 60	generalized tuberculosis	generalisierte Tuberkulose *f*	tuberculose *f* généralisée	генерализированный туберкулез
G 61	general passage, stall gangway, service passage	Stallgang *m*	couloir *m*, passage *m* général	проход помещения
G 62	general state of health, general health (condition)	Allgemeinbefinden *n*, Allgemeinzustand *m*	état *m* général, condition *f* générale	общее самочувствие (состояние)
G 63	general-utility horse	Gebrauchspferd *n*	cheval *m* de travail	пользовательное конепоголовье
	generation	s. P 604, R 200		
G 64	generation interval	Generationsintervall *n*	intervalle *m* de génération	интервал между поколениями
G 65	generative, reproductive	Fortpflanzungs..., Reproduktions...	reproductif	воспроизводственный, репродукционный
G 66	generative reproduction	geschlechtliche Fortpflanzung *f*	reproduction *f* sexuelle	половое размножение
G 67	genetic	Genetik..., genetisch	génétique	генетический
G 68	genetically defined population	genetisch definierte Population *f*	population *f* définie génétiquement	генетически известная популяция
G 69	genetic expressivity	phänotypische Manifestation *f* eines Merkmals, genetische Expressivität *f*, Ausprägung *f* eines Merkmals	manifestation *f* phénotypique d'un caractère	фенотипическая манифестация признака, генетическая экспрессивность, выраженность признака
G 70	genetic mapping	Lokalisation *f* der Gene, Genlokalisation *f*	localisation *f* des gènes	локализация генов, генная локализация
	genetic population	s. D 116		
G 71	genetic relatedness	genetische Verwandtschaft *f*	parenté *f* génétique	генетическое сродство
G 72	genetics, science of heredity	Vererbungslehre *f*, Genetik *f*	génétique *f*	генетика
G 73	genetic value	Erbwert *m*	valeur *f* génétique	наследственная ценность
G 74	genital	genital, Geschlechts...	génital	половой
G 75	genital lock, "tie" (dog)	Zusammenbleiben *n* von Rüde und Hündin nach Kopulation	immobilisation *f* du chien et de la chienne après accouplement	«замок»
	genito-urinary tract	s. U 86		
G 76	genome, heritage, heredity	Erbmasse *f*	héritage *m*	геном
G 77	genotype	Genotyp *m*, Erbbild *n*	génotype *m*, constitution *f* héréditaire	генотип, генотипная картина
G 78	genotype selection	genotypische Zuchtwahl *f*, Zuchtwahl nach Erbmerkmalen	élevage *m* génotypique	генотипная селекция, селекция по наследственным признакам

G 79	**gen splicing**	Gentransfer *m (von einem Organismus in das Genom eines anderen)*	transfert *m* génétique	трансферт (пересадка) гена
G 80	**gerbil,** sand rat	Gerbil *n*, Rennmaus *f (Familie Gerbillinae)*	souris *f* »Gerbil«	карликовая песчанка, гербиль
G 81	**germ**	Keim *m*, Embryo *n*, Keimling *m*; Mikroorganismus *m*	germe *m*	зародыш, эмбрион; возбудитель
G 82	**German bradsot,** black disease, infectious necrotic hepatitis	Deutscher Bradsot *m*, nekrotische (nekrotisierende) Hepatitis *f*, Gigasintoxikation *f*	hépatite *f* nécrotique infectieuse	брадзот овец, некротизирующий гепатит, немецкий брадзот
G 83	**German shepherd dog,** Alsatian	Deutscher Schäferhund *m*	berger *m* allemand	немецкая овчарка
G 84	**germ carrier**	Keimträger *m*	porteur *m* de germes	носитель возбудителя, бактерионоситель
	germ cell	*s.* G 19		
G 85	**germ-containing,** containing pathogens	erregerhaltig	contenant des germes	содержащий возбудители
G 86	**germfree animal,** axenic animal	keimfreies Tier *n*	animal *m* aseptique (germfree)	свободное от возбудителей животное, стерильное (асептическое) животное
G 87	**germfree husbandry**	keimfreie Tierhaltung *f*	élevage *m* sain	стерильное содержание животных, содержание животных без возбудителей
G 88	**germicidal**	keim[ab]tötend, germizid	antiseptique	антисептический
G 89	**germ identification,** demonstration of pathogens	Erregernachweis *m*	identification *f* du germe	выявление возбудителей
G 90	**germinal centre**	Keimzentrum *n*	foyer *m* germinatif	зародышевый (герминативный) центр
G 91	**germinal disc**	Keimscheibe *f (Ei)*	disque *m* germinatif, aire *f* embryonnaire	герминальный (зародышевый) диск
G 92	**germinate / to**	keimen, sprossen	germer	прорастать, развиваться
G 93	**germination**	Auskeimung *f*	germination *f*	герминация, прорастание
G 94	**germinative capsule,** brood capsule	Brutkapsel *f*	capsule *f* de ponte, capsule *f* germinative	герминативная капсула, дочерняя капсула
G 95	**germinative layer**	Keimschicht *f*, Stratum germinativum	corps *m* muqueux de Malpighi, couche *f* de Malpighi	зародышевый (герминативный) слой
G 96	**germinative transmission**	germinale Übertragung *f*, Übertragung *f* über Keimzellen	transmission *f* germinative (par cellules germinatives)	герминативная передача, передача через зародышевые клетки
G 97	**germinoma**	Geschwulst *f* des Keimgewebes	tumeur *f* du tissu germinatif	опухоль зародышевой ткани, герминома
G 98	**germ layer**	Keimblatt *n*	feuillet *m* [blastodermique]	зародышевый (герминативный) лист
G 99	**germ vesicle**	Keimbläschen *n*	vésicule *f* germinative	зародышевый пузырь, герминативный пузырёк
	gestation	*s.* P 500		
	gestation length	*s.* G 100		
G 100	**gestation period,** gestation length, pregnancy duration	Trächtigkeitsdauer *f*, Tragezeit *f*, Dauer (Länge) *f* der Trächtigkeit	période (durée) *f* de gestation	продолжительность (период) беременности
G 101	**gesticulatory behaviour**	Gestik *f*	gesticulation *f*	жест
G 102	**get** *(horse)*	Nachkommen *mpl* eines Hengstes	descendants *mpl* d'un étalon	потомки жеребца
	get a chill / to	*s.* C 224		
	get infected / to	*s.* I 112		
	get inflamed / to	*s.* I 131		
	ghost cell	*s.* S 246		
G 103	**giant cell,** gigantocyte, gigant cell	Riesenzelle *f*	cellule *f* géante	гигантская клетка
G 104	**giant forest hog**	Riesenwaldschwein *n*, Hylochoerus meinertzhageni	porc *m* de forêt géant, sanglier *m* géant	[великий] лесной кабан
G 105	**giantism**	Übergröße *f (Zelle, Kern)*	géantisme *m*	гигантизм
G 106	**giantism,** gigantism	Riesenwuchs *m*	gigantisme *m*	гигантизм, великанский рост
G 107	**giblets**	eßbare Eingeweide *npl (Geflügel)*	abattis *mpl*	съедобные внутренности
	gid	*s.* C 560		
G 108	**giddiness**	Schwindel *m*, Schwindelgefühl *n*	vertige *m*, sensation *f* de vertige	головокружение, чувство головокружения
	gigant cell	*s.* G 103		
	gigantism	*s.* G 106		
	gigantocyte	*s.* G 103		
G 109	**gigot** *(sheep)*	Hammelkeule *f*, Lammkeule *f*	gigot *m*	бедро баранины
G 110	**gill**	Kieme *f*	branchies *fpl*, ouïes *fpl*	жабра
G 111	**gill cleft**	Kiemenspalte *f*	fente *f* viscérale	жаберная щель
G 112	**gill cover**	Kiemendeckel *m*	opercule *m* des ouïes	крышка жабр, жаберная крышка

G 113	gill parasite	Ektoparasit *m* auf den Kiemen, Kiemenparasit *m*, Parasit *m* der Kiemen	parasite *m* des branchies	паразит жабр, эктопаразит на жабрах, жаберный паразит
G 114	gills	Backenfleisch *n*, Kaumuskulatur *f*	musculature *f* de la mastication	щечное мясо, жевательная мускулатура
G 115	gilt, gelt	Jungsau *f*	jeune truie *f*, cochette *f*	молодая свиноматка
G 116	gilt's litter	Erstlingswurf *m (Schwein)*	première portée *f*	первичный помет
G 117	gimmer	weibliches Jährlingsschaf *n*, Erstlingsmutterschaf *n*, weibliches Jungschaf *n*	brebis *f* à première portée	яровая овцематка, овца между первой и второй стрижки
G 118	gimmer hogg[et]	weibliches Schaf *n (jünger als ein Jahr)*	antenaise *f*	овцематка до года, молодняк
G 119	gimmer lamb	noch nicht geschorenes weibliches Jungschaf *n*	jeune brebis *f* encore non tondue	молодая овцематка до стрижки
G 120	gingiva, gum	Zahnfleisch *n*, Gingiva *f*	gencive *f*	десна
G 121	gingival hypertrophy	Hypertrophie *f* des Zahnfleisches	hypertrophie *f* de la gencive	гипертрофия десны
G 122	girth	Sattelgurt *m*	sangle *f*	трок, подпруга
G 123	girth gall *(horse)*	Sattelgurtverletzung *f (oberflächliche Verletzung an seitlicher Brustwand)*	blessure *f* superficielle sur le flanc due à la ceinture de la selle	поверхностное повреждение троком, поверхностное повреждение боковой грудной стенки
	gitter cell	*s.* H 306		
	give / to	*s.* A 158		
G 124	give birth / to, to bring forth, to deliver	gebären, werfen	mettre bas, mettre au monde, accoucher, enfanter	рожать
G 125	gizzard, muscular stomach, ventriculus	Muskelmagen *m*	gésier *m*	мышечный желудок
G 126	glacial acetic acid	Eisessig *m*	acide *m* acétique glacial (cristallisable)	ледяной уксус
G 127	gland, glandula	Drüse *f*	glande *f*	железа
G 128	glanders, farcy, malleus	Rotz *m*, Malleus *m*	morve *f*	сап, малеус
G 129	glanders bacillus	Rotzbakterium *n*	bacille *m* de la morve	сапная бактерия, возбудитель сапа
G 130	glandular	glandulär, Drüsen...	glandulaire	железистый
G 131	glandular lumen	Drüsenlumen *n*	calibre (lumen) *m* glandulaire	железистый просвет
	glandular stomach	*s.* P 664		
G 132	glandular tissue	Drüsengewebe *n*	tissu *m* glandulaire	железистая ткань
	glass	*s.* B 95		
G 133	glass desiccator jar *(bacteriology)*	Glasexsikkator *m*	dessiccateur *m* en verre	эксикатор стекла, стеклянный эксикатор
G 134	Glässer's disease, Haemophilus parasuis infection	Glässersche Krankheit *f*	maladie *f* de Glässer, arthrite *f* et sérite *f* fibrineuse du porcelet	болезнь Глессера, инфекция гемофилюсом
G 135	glaucoma	Glaukom *n*, grüner Star *m*	glaucome *m*	глаукома
G 136	gleet	chronischer, oft eitrig-schleimiger Ausfluß *m*	écoulement *m* chronique souvent purulent et visqueux	хроническое, часто гнойно-слизистое истечение
G 137	glial nodule	Gliaknötchen *n*, Anhäufung *f* von Gliazellen	amas *m* de cellules névrogliques	глиальные узелки, накопление глиальных клеток
G 138	glial shrubbery	Gliastrauchwerk *n*, Ansammlung *f* von Gliaknötchen um degenerierte Nervenzellen	accumulation *f* de tubercules névrogliques autour de cellules nerveuses dégénérées	глиальное разветвление, скопление глиальных узелков вокруг дегенерированных нервных клеток
	gliding joint	*s.* A 595		
G 139	gliosis	Gliose *f*, Ansammlung *f* von Gliazellen	gliose *f*, accumulation *f* de cellules névrogliques	глиоз, скопление глиальных клеток
	global distribution	*s.* C 840		
G 140	globule leukozyte	eosinophiler Granulozyt *m* in Darmmukosa	granulocyte *m* éosinophile dans la muqueuse intestinale	эозинофильный гранулоцит в мукозе кишечника
G 141	glomerular capsule, Bowman's (Malpighian) capsule	Bowmansche Kapsel *f*, Kapsel des Nierenglomerulums	capsule *f* du corpuscule de Malpighi	капсула Бовмана (почечных гломерул)
	glomerular tuft	*s.* G 142		
	glomerule	*s.* G 142		
G 142	glomerulus, glomerular tuft, glomerule	Nierenknäuel *n*, Glomerulum *n*	glomérule *m* de Malpighi	почечная долька
G 143	gloss anthrax	Rachenmilzbrand *m*	charbon *m* du pharynx	сибирская язва ротовой полости
G 144	glossy coat	glänzendes Fell *n*	poil *m* brillant	блестящий шерстный (волосяной) покров
G 145	glover's stitch, continuous (running) suture	fortlaufende Naht *f*	suture *f* continue	беспрерывный шов
G 146	glucose, glycose, dextrose, grape (starch) sugar	Glukose *f*, Dextrose *f*, Traubenzucker *m*, Glykose *f*, Stärkezucker *m*	dextrose *f*	декстроза, крахмальный сахар
G 147	glucose intolerance	Glukoseintoleranz *f*	intolérance *f* au glucose	глюкозная интолерантность (несовместимость)

G 148	**gluttony,** excessive appetite, voracity	Gefräßigkeit f, gesteigerter Appetit m	voracité f, gloutonnerie f, appétit m intensifié	прожорливость, булимия, повышенный аппетит
G 149	**glycogen,** animal starch (dextrin)	Glykogen n	glycogène m	гликоген
	glycose	s. G 146		
G 150	**gnash / to,** to grind (teeth)	knirschen	grincer des dents	скрипеть
G 151	**gnaw / to**	zernagen, zerfressen	ronger	раскусить, разгрызть
	gnawing animal	s. R 283		
	gnaw off / to	s. C 380		
G 152	**gnotobiotic animal**	gnotobiotisches Tier n, Gnotobiont m (mit bekannten spezifischen Keimen besiedeltes Tier)	animal m gnotobiotique (gnotoxénique)	гнотобионт
G 153	**gnotobiotic husbandry**	gnotobiotische Tierhaltung f	élevage m gnotobiotique (gnotoxénique)	гнотобиотическое содержание животных
G 154	**gnotobiotics**	Gnotobiotik f (Wissenschaft von der Aufzucht und Haltung gnotobiotischer Tiere)	science f gnotobiotique	гнотобиотика
G 155	**goat buck,** he-goat, billy (adult male) goat	Ziegenbock m	bouc m	козел
G 156	**goat deodorizing**	Unterdrückung f des spezifischen Geruches des Ziegenbocks	diminution f de l'odeur spécifique du bouc	подавление специфического запаха козла
G 157	**goat house**	Ziegenstall m	étable f à chèvres, chèvrerie f	козлятник
G 158	**goatling,** virgin goat	Jungziege f (ein bis zwei Jahre alt)	jeune chèvre f	козий молодняк
	goat meat	s. C 377		
G 159	**goat milk,** goat's milk	Ziegenmilch f	lait m de chèvre	козье молоко
	gobber	s. T 328		
G 160	**goblet cell**	Becherzelle f	cellule f caliciforme	бокаловидная клетка
G 161	**goitre,** big neck	Kropf m, Struma f, Vergrößerung f der Schilddrüse	goitre m, agrandissement m (dilatation f) du corps thyroïde	зоб, увеличение щитовидной железы
G 162	**goitrogenic**	kropfverursachend, strumabewirkend	causant un goitre, goitrogène	вызывающий зоб, зобобразующий
G 163	**go lame / to**	lahm gehen, lahmen, hinken	boiter	хромать
G 164	**golden hamster**	Goldhamster m, Mesocricetus auratus	hamster m doré	золотистый хомяток
G 165	**Golgi apparatus,** Golgi complex	Golgi-Apparat m	appareil m Golgi	аппарат Гольги
G 166	**gonadal aplasia,** gonadial aplasia	Gonadenaplasie f, Aplasie f der Keimdrüsen	aplasie f de la gonade	аплазия гонад (половой железы)
G 167	**gonaduct**	aus Keimdrüsen abführender Gang m	canal m d'évacuation des gonades	гонадукт, выводный проток из половых желез
	gonocyte	s. G 19		
G 168	**good doer**	sich gut entwickelndes Tier n	animal m se développant bien	хорошо развивающееся животное
G 169	**good feed converter**	guter Futterverwerter m, gut futterverwertendes Tier n	bon utilisateur m de l'aliment	хорошее фуражное животное, хороший потребитель корма
G 170	**goose**	Gänsefleisch n	chair f d'oie	гусятина, мясо гуся
G 171	**goose**	Hausgans f, Anser domesticus	oie f domestique	домашний гусь
G 172	**goose-rumped animal** (horse)	Tier n mit abfallender Kruppe	animal m avec une croupe tombante	животное со спускающим крупом
G 173	**goose-stepping [gait]**	Paradeschritt m	pas m de parade	парадный шаг
G 174	**gosling**	Gänseküken n	oison m	гусенок
G 175	**gouge**	Hohlmeißel m (Knochenchirurgie)	gouge f	полое долото
G 176	**gout**	Gicht f	goutte f	подагра
	gown	s. D 426		
G 177	**Graafian follicle**	Graafscher Follikel m, Tertiärfollikel m	follicule m de Graaf	Граафов-фолликул, третичный фолликул
G 178	**grade / to**	einstufen, klassifizieren	classifier	сортировать, классифицировать
G 179	**grade**	Kreuzung f zwischen reinrassigen und Kreuzungstieren	accouplement m entre animaux de race pure et d'animaux croisés	скрещивание чистопородных со скрещенными животными
	grade breeding	s. G 182		
G 180	**graded milk**	Milch f mit Qualitätsgrad	lait m gradué	высококачественное молоко
G 181	**grade up / to,** to upgrade	aufkreuzen, züchterisch verbessern	améliorer la reproduction	улучшать
	grading of meat	s. M 148		
	grading of the wool	s. W 122		
G 182	**grading-up,** grade breeding	Verdrängungskreuzung f	croisement m d'absorption, croisement continu, grading up m	поглотительное (вытеснительное) скрещивание
G 183	**graduate,** graduated measuring vessel	graduiertes Gefäß n, Meßgefäß n	vase (verre) m gradué	градуированная (измерительная) посуда, мензурка

G 184	graduated pipette	Meßpipette f	pipette f graduée	измерительная пипетка
G 185	graduated veterinarian, graduate vet	graduierter Tierarzt m, Tierarzt m nach Hochschulabschluß	vétérinaire m gradué, vétérinaire diplômé d'une haute école	ветеринарный врач после окончания вуза, ветеринарный врач с дипломом
G 186	graft / to, to transplant	transplantieren	transplanter	пересадить, трансплантировать
G 187	graft	Transplantat n	greffon m	трансплантат
G 188	graft, grafting	Transplantation f, Gewebeübertragung f	transplantation f, greffe f d'organes	трансплантация, пересадка ткани
G 189	grain	Körnung f (Leder)	granulation f	зернистость
	grain	s. a. C 300		
	grain engorgement	s. G 191		
G 190	grain feed	Körnerfutter n	aliment m en grains	зерновой корм
	grain mite	s. C 387		
G 191	grain overload, grain (carbohydrate) engorgement	Magenüberladung f (mit Körnerfutter)	surcharge f de l'estomac	перегрузка (переполнение) желудка
G 192	gram-negative (bacteriology)	gramnegativ	à gram négatif	грамотрицательный, грамнегативный
G 193	gram-positive (bacteriology)	grampositiv	à gram positif	грамположительный, грампозитивный
G 194	Gram's stain, Gram's staining method	Gram-Färbung f	coloration f de Gram	окраска по Граму
G 195	gram-stained	gramgefärbt, nach Gram gefärbt	coloré au gram	окрашенный по Граму
G 196	gram-variable (bacteriology)	gramlabil	à gram variable	грамвариабельный, грамнеопределенный
G 197	granddam	Mutter f eines Zuchttieres	mère f d'un géniteur	мать племенного животного, предок по материнской линии
G 198	grandsire	Vater m eines Zuchttieres	père m d'un géniteur	отец племенного животного, предок по мужской линии
	granivore	s. G 199		
G 199	granivorous animal, seed-eating animal, granivore	Körnerfresser m, körnerfressendes Tier n	animal m granivore	зерноед, зерноядное животное
G 200	granular cell, granule cell	Körnerzelle f	cellule f granulaire	зернистая клетка
	granular urinary cast	s. G 212		
G 201	granulation tissue	Granulationsgewebe n	tissu m de granulation, tissu granulaire	грануляционная ткань
	granule cell	s. G 200		
G 202	granulocyte	Granulozyt m	granulocyte m, leucocyte m granulé	гранулоцит
G 203	granulocytic leukaemia	granulozytäre Leukose f	leucose f granulocytaire	гранулоцитарный лейкоз
G 204	granuloma	Granulom n	granulome m, plasmome m	гранулема
G 205	granulomatous enteritis	granulomatöse Enteritis (Darmentzündung) f	entérite f granulomateuse	гранулематозный энтерит, гранулематозное воспаление кишки
G 206	granulosa cell, follicular cell	Granulosazelle f	cellule f folliculaire	гранулезная клетка
	grape lesions	s. P 230		
	grape sugar	s. G 146		
G 207	grasping forceps, pick-up forceps, alligator forceps	Faßzange f	davier m, pince f à séquestre	клещи, щипцы
G 208	grass, herbage	Gras n	herbe f	трава
	grass	s. a. G 226		
G 209	grass seed abscess	Abszeß m durch Pflanzenteile	abcès m dû aux parties d'une plante	абсцесс вследствие частиц растений, ковыльная болезнь
G 210	grass staggers, grass tetany, hypomagnesiaemic (lactation) tetany	Weidetetanie f, Hypomagnesämie f, Grastetanie f	tétanie f de pâturage	пастбищная тетания, гипомагнезия
G 211	grating	Knirschen n, Krepitation f	crépitation f	скрепитация
G 212	gravel, granular urinary cast	Harngrieß m	gravelle f	мочевые камни, мочевая каша
G 213	gravel (horse)	lose Wand f	mur m poreux	отставшая стенка копыта
	grave wax	s. A 143		
	gravida	s. P 505		
	gravida I	s. P 589		
	gravid animal	s. P 505		
	gravidity	s. P 500		
	graze / to	s. P 115		
G 214	grazing	Beweidung f, Hutung f	pâturage m	пастьба
	grazing	s. a. P 117, P 121		
G 215	grazing animal	Weidetier n	animal m de pâturage	пастбищное животное
G 216	grazing animal productivity	Leistungsvermögen n der Weidetiere	productivité f des animaux de pâture	продуктивность пастбищных животных
	grazing husbandry	s. P 121		
	grazing management	s. G 218		

G 217	grazing pattern	Weideverhalten *n*, Art *f* und Weise *f* des Grasens	maintenance *f* en pâturage	пастбищное поведение, способ (характер) откусывания травы
	grazing scheme	*s.* G 218		
	grazing strategy	*s.* G 218		
G 218	grazing system, grazing scheme (strategy, management)	Weidesystem *n*, Weideplan *m*, Weideführung *f*	système (plan) *m* de pâturage	система (план) пастьбы
	grease	*s.* A 395, G 220		
	grease heel	*s.* G 220		
G 219	grease removal, degreasing	Entfettung *f*	dégraissage *m*	обезжиривание
	grease wool	*s.* G 221		
G 220	greasy heel, grease [heel], cracked heels, scratches *(horse)*	Mauke *f*	talon *m* malandreux, malandre *f*	веррукозный дерматит
	greasy pig disease	*s.* E 371		
G 221	greasy wool, grease wool, staple wool	Rohwolle *f*, Schweißwolle *f*	laine *f* brute (en suint)	сырая шерсть, шерсть овец после стрижки
G 222	Great Dane	Dogge *f*, Deutsche Dogge *f*	dogue *m* allemand, Grand Danois *m*	немецкий дог
G 223	greater curvature of the stomach	große Magenkrümmung (Magenkurvatur) *f*	grande courbure *f* de l'estomac	большая дуга желудка
G 224	greater omentum	großes Netz *n*, Epiploon *n*	grand épiploon *m*, épiploon gastrocolique	большой сальник
G 225	greenbottle flies, copper bottle flies	Goldfliegen *fpl*, Lucilia spp.	chrysops *mpl*	зеленые мясные мухи
	green fodder	*s.* G 226		
	green forage	*s.* G 226		
G 226	green roughage, green fodder (forage), herbage, grass	Grünfutter *n*, Weidefutter *n*	fourrage *m* vert	зеленый корм
G 227	grenz zone, demarcation line	Demarkationszone *f (zwischen gesundem und krankem Gewebe)*	zone *f* de démarcation	демаркационная зона
G 228	grey hepatization *(lung)*	graue Hepatisation *f*	hépatisation *f* grise	серая гепатизация
	grey horse	*s.* W 70		
G 229	greyhound	Windhund *m*, Greyhound *m*	lévrier *m*	борзая собака, «Барзой»
G 230	grey matter, grey substance	graue Substanz *f (Gehirn, Rückenmark)*	matière *f* grise	серое вещество
	grind / to	*s.* G 150		
	grinder	*s.* M 353		
	grinding surface	*s.* M 110		
G 231	grip, stifle fold	Kniefalte *f*	lampe *f*	коленная складка
G 232	grit	Grit *m (Muskelmagen, Geflügel)*	gravier *m*	*мелкая галька в желудке птиц*
G 233	grit pad *(dog)*	Ballenverletzung *f* durch kleine Steine	blessure *f* de la plante des pieds par des petits cailloux	повреждение мякиша камышками
G 234	groin, inguinal region	Leiste *f*, Leistengegend *f*, Inguinalregion *f*	région *f* inguinale	пах, паховая (ингуинальная) область
G 235	grooming *(animal behaviour)*	Hautpflege *f* bei Tieren, Selbstreinigung *f*, Putzverhalten *n*	autonettoyage *m*	уход за кожей животных, самоочищение
G 236	grooming equipment, grooming utensils	Putzzeug *n*	instruments *mpl* à astiquer	набор для чистки
G 237	grooved director	Hohlsonde *f*	sonde *f* cannelée	желобоватый зонд
G 238	gross anatomy, macroscopic anatomy	makroskopische Anatomie *f*	anatomie *f* macroscopique	макроскопическая анатомия
	gross lesions	*s.* P 441		
G 239	gross pathology	makroskopische Pathologie *f*	pathologie *f* macroscopique	макроскопическая патология
	ground meat	*s.* M 307		
	groundnut poisoning	*s.* A 204		
G 240	ground substance *(histology)*	Grundsubstanz *f*	substance *f* fondamentale	основное вещество
G 241	group behaviour	Gruppenverhalten *n*	comportement *m* en groupe	групповое поведение
G 242	group husbandry, group penning	Gruppenhaltung *f*, Gruppenaufstallung *f*	entretien *m* (stabulation *f*, maintien *m*) en groupe	групповое содержание
	group identification	*s.* S 199		
G 243	group pen	Gruppenbucht *f*	enclos *m* pour groupes	групповой бокс
	group penning	*s.* G 242		
G 244	group rearing cage	Gruppenaufzuchtkäfig *m*	cage *f* d'élevage en groupes	клетка группового выращивания
G 245	group service	Gruppensprung *m*	saillie *f* en groupe	групповая случка
	grow / to	*s.* R 83		
	grower	*s.* G 246		
	growers	*s.* P 468		
G 246	growing animal, grower	wachsendes Tier *n*	animal *m* en croissance	растущее животное
	growingbirds	*s.* P 468		
G 247	growing house, rearing house	Aufzuchtstall *m*	étable *f* d'élevage	помещение для выращивания
G 248	growing ration	Aufzuchtration *f*	ration *f* d'élevage	рацион выращивания

	grown-up animal	s. A 167		
	grow old / to	s. A 221		
G 249	growth	Wachstum n, Wachsen n	croissance f	рост
G 250	growth	Wuchs m, Größe f, Statur f	taille f, stature f	рост
G 251	growth depression	Wachstumsdepression f	dépression f de croissance	отставание в росте, депрессия роста
	growth disorder	s. G 252		
G 252	growth disturbance, growth disorder	Wachstumsstörung f	trouble m de la croissance	нарушение роста
	growth hormone	s. M 203		
G 253	growthiness, rapid growth, thriftiness	Frohwüchsigkeit f, Schnellwüchsigkeit f	vigueur f, croissance f rapide	скороспелость, быстрый рост
G 254	growth inhibition test	Wachstumshemmungstest m	test m d'inhibition de croissance	тест задержания роста
G 255	growth inhibitor	Wachstumshemmstoff m	inhibiteur m de croissance	ингибитор роста
G 256	growth of hair	Haarwuchs m	pousse f des cheveux, chevelure f	рост волоса
G 257	growth performance	Wachstumsleistung f	performance f de développement (croissance)	продуктивность роста
	growth plate	s. P 291		
	growth promotant agent	s. G 258		
G 258	growth promoter, anabolic [agent], growth promotant agent	Wachstumsförderer m, Wuchsstoff m, Anabolikum n, Ergotropikum n	facteur m de croissance	биостимулятор, вещество роста
G 259	growth retardation	Wachstumsverzögerung f	retardement m dans le développement	задержка роста
G 260	growthy animal	wüchsiges Tier n		чрезмерно большое животное
G 261	grub	Made f, Larve f (Käfer, Fliegen)	larve f, asticot m, ver m	червь, личинка насекомого
G 262	grubby gullet	Ösophagus m mit Hypoderma-lineatum-Larven	œsophage m avec larves d'Hypoderma lineatum	пищевод с личинками малого подкожного овода
G 263	grub-free cattle	dassellarvenfreie Rinder npl	bovins mpl indemnes de larves d'œstres	благополучный по личинкам подкожного овода крупный рогатый скот
G 264	grubicide	Mittel n gegen Dassellarven	agent m contre les larves des œstres	средство против личинок оводов
G 265	gruel	Haferschleim m	crème f d'avoine	овсяная слизь
G 266	grunt / to (pig)	grunzen	grogner	хрюкать
G 267	grunt / to	schmerzhaft stöhnen	gémir de douleur	болезненно стонать
G 268	grunt test	Grunztest m, Lauttest m	test m de grognement	тест хрюканья
G 269	guard dog	Wachhund m, Schutzhund m	chien m de garde	сторожевая собака
G 270	guarded prognosis	vorsichtig gestellte Prognose f	prognose f prudente	осторожный (сомнительный) прогноз
G 271	guide, mandrin	Mandrin m	mandrin m	мандрин
G 272	guide dog for blinds	Blindenführhund m	chien m pour aveugles	собака, ведущая слепого
	guiding symptom	s. L 96		
G 273	guinea fowl	Perlhuhn n (Familie Numididae)	pintade f	цесарка
G 274	guinea pig	Meerschweinchen n, Cavia porcellus	cobaye m	морская свинка
G 275	Guinea worm	Medinawurm m, Dracunculus medinensis	ver m de Guinée	дракункулус, ришта
	gullet	s. O 36		
G 276	gulp / to	würgen, angestrengt schlucken	régurgiter	душить, напряженно глотать
	gum	s. G 120		
	Gumboro disease	s. B 580		
	gun dog	s. H 337		
	gunshot wound	s. B 558		
G 277	gurgling rale	gurgelndes Rasselgeräusch n	râle m en gargouillement, rhonchus m en gargouillis	поласкательный крепетирующий шум
	gustatory bud	s. T 39		
	gustatory cell	s. T 40		
G 278	gustatory papilla, taste papilla	Geschmackspapille f	papille f gustative	вкусовая луковица
	gut / to	s. E 299		
	gut	s. I 256		
G 279	gut-associated lymphatic tissue, GALT	darmassoziiertes lymphatisches Gewebe n	tissu m lymphatique associé à l'intestin	ассоциированная с кишечником лимфатическая ткань
G 280	gutfill	Masse f des Magen-Darm-Inhaltes	masse f de contenu de l'estomac et des intestins	масса желудочно-кишечного содержимого
G 281	gut ligature test	Darmligaturtest m	test m de la ligature intestinale	тест лигатуры кишечника, опыт перевязки кишечника
G 282	gut oedema of pigs, coli-enterotoxaemia, oedema disease	Koli-Enterotoxämie f der Schweine	coli-entérotoxémie f des porcs	колиэнтеротоксемия свиней
	guts	s. V 155		
G 283	gutter, dunging gutter, manure (dunging) passage	Kotgang f, Kotplatte f, Mistgang m	caniveau m à fumier, allée f du fumier	навозная площадь, навозный лоток (проход)

	gutter fracture	s. D 152		
G 284	gut-tie of oxen	Überwurf *m* der Ochsen	crépi *m* du bœuf	ущемление [кишок] волов, странгуляция волов
G 285	guttural pouch	Luftsack *m (Equiden)*	poche *f* gutturale	воздушный мешок
G 286	guttural pouch empyema	Luftsackempyem *n*, Eiteransammlung *f* im Luftsack	empyème *m* (pleurésie *f* purulente) de la poche gutturale	эмпиема воздушного мешка, скопление гноя в воздушном мешке
G 287	guttural pouch tympany	Tympanie *f* des Luftsackes	tympanite *f* de la poche gutturale	тимпания воздушного мешка
G 288	gynaecomastia	Gynäkomastie *f*	gynécomastie *f*	гинекомастия
G 289	gynogenesis *(embryo transfer)*	Verfahren *n* zur Gewinnung weiblicher Tiere	génogénèse *f*	способ по получению животных женского пола, гиногенез
	gypsum	s. P 350		

H

	habit	s. H 4		
H 1	habitat	Habitat *n*, Lebensraum *m*, Verbreitungsgebiet *n*	habitat *m*	район (место) обитания, район (область) распространения
H 2	habitual abortion	krankhafte Neigung *f* zum Abort	tendance *f* maladive à l'avortement	склонность к аборту
H 3	habituation	[langsame] Gewöhnung *f*	habituation *f*, accoutumance *f* lente	[медленное] привыкание
H 4	habitus, habit, body conformation, physical condition	Körperbeschaffenheit *f*, Habitus *m*, körperliche Verfassung *f*, Gesamteindruck *m*, Exterieur *n*	condition *f* physique, impression *f* générale, habitus *m*	телосложение, наружный вид, облик животного
H 5	hackle feathers	Nackenfedern *fpl*	plumes *fpl* du cou	затылочные перья
H 6	hackles	aufgestellte Nacken- und Rückenhaare *npl*	poils *mpl* du dos et de la nuque peignés	взъерошенные затылочные и спинные волосы
H 7	haemadsorption test	Hämadsorptionstest *m*	test *m* de l'hémadsorption	тест гемадсорбции
	haemagglutinating encephalomyelitis of pigs	s. V 179		
H 8	haemagglutination inhibition test	Hämagglutinationshemmungstest *m*	test *m* d'inhibition de l'hémagglutination	ингибирующий тест гемагглютинации
H 9	haemagglutination test	Hämagglutinationstest *m*	test *m* d'hémagglutination	тест гемагглютинации
	haemal node	s. H 20		
H 10	haematinic [drug]	blutbildungsförderndes Mittel *n*	agent *m* hématinique	средство, влияющее на кровообразование
	haematogenic infection	s. H 13		
H 11	haematogenous, haematogenic	blutbildend, Blut...	hématopoïétique	кровообразующий
H 12	haematogenous, blood-borne	hämatogen, durch Blut übertragen	hématogène	гематогенный, распространяющийся с током крови
H 13	haematogenous infection, haematogenic infection	hämatogene Infektion *f*	infection *f* hématogène	гематогенная инфекция
H 14	haematogenous spread	hämatogene Ausbreitung (Aussaat) *f*	propagation *f* hématogène	распространение с кровью, кровяной посев
H 15	haematological test, blood examination	Blutuntersuchung *f*	analyse *f* sanguine	исследование крови
H 16	haematoma, blood effusion (tumour), effusion of blood	Hämatom *n*, Bluterguß *m*	hématome *m*, épanchement *m* sanguin	кровоизлияние, гематома
H 17	haematoma mole, blood mole	Blutmole *f*, Hämatommole *f*	môle *f* sanglante	кровяной занос, занос (застой) крови
	haematophagous parasite	s. B 305		
	haematuria	s. B 311		
	haemocyte	s. B 268		
H 18	haemodynamics	Blutströmungslehre *f*, Hämodynamik *f*	hémodynamique *f*	учение о кровотечении
H 19	haemogram, blood picture (count)	Blutbild *n*, Hämogramm *n*	analyse *f* sanguine, formule *f* hématologique, hémogramme *m*	картина крови
H 20	haemolymph node, haemal node	Hämal[lymph]knoten *m*	nœud *m* hémolymphatique	гемолимфатический узел
H 21	haemolysis	Hämolyse *f*	hémolyse *f*	гемолиз
H 22	haemolytic anaemia	hämolytische Anämie *f*	anémie *f* hémolytique	гемолитическая анемия
H 23	haemolytic anaemia of newborns	hämolytische Anämie *f* der Neugeborenen	anémie *f* hémolytique des nouveaux-nés	гемолитическая анемия новорожденных
H 24	haemolyze / to	hämolysieren, Hämolyse bewirken	hémolyser	гемолизировать
H 25	haemophilic bacterium	hämophiles Bakterium *n*	bactérie *f* hémophile	гемофильный возбудитель, гемофильная бактерия
	Haemophilus parasuis infection	s. G 134		

	haemoplastic	s. B 281		
	haemopoietic	s. B 281		
	haemopoietic organs	s. B 282		
H 26	haemopoietic system	Blutbildungssystem n	système m hématopoïétique	кроветворная система
	haemorrhage / to	s. B 234		
	haemorrhage	s. B 236		
H 27	haemorrhagic anaemia, bloodless anaemia	Anämie f durch Blutverlust	anémie f par perte de sang	анемия вследствие потери крови, постгеморрагическая анемия
H 28	haemorrhagic diathesis	hämorrhagische Diathese f, Blutungsneigung f	diathèse f hémorragique	геморрагический диатез
H 29	haemorrhagic enterotoxaemia, braxy like disease, struck	Struck m des Schafes, Clostridium perfringens-Typ C-Infektion f, Enterotoxämie f	entérotoxémie f hémorragique du mouton, struck m du mouton	геморрагическая энтеротоксемия овец, энтеротоксемия, клостридиум перфрингенс тип С-инфекция
H 30	haemorrhagic imbibition	blutige Durchtränkung f	imbibition f hémorragique	пропитывание кровью, кровоизлияние, геморрагия
H 31	haemorrhagic infarct	hämorrhagischer Infarkt m	infarctus m hémorragique	геморрагический инфаркт
H 32	haemorrhagic septicaemia of cattle	Wild- und Rinderseuche f	septicémie f hémorragique des bovines	геморрагическая септицемия крупного рогатого скота
H 33	haemorrhagic septicaemia of sheep, pasteurellosis of sheep	Pasteurellose f der Schafe, Schafrotz m	septicémie f hémorragique des ovins, pasteurellose f ovine	пастереллез овец, геморрагическая септицемия овец
H 34	haemostatic [agent], haemostyptic [agent]	blutstillendes Mittel n, Hämostyptikum n	agent m hémostatique, hémostatique m	кровоостанавливающее средство, средство, останавливающее кровотечение
H 35	haemostatic forceps, vascular clamp	Gefäßklemme f	pince f hémostatique	кровоостанавливающий зажим
	haemostyptic	s. H 34		
	haemostyptic agent	s. H 34		
	hairball	s. B 137		
H 36	hair bulb, bulb of the hair	Haarzwiebel f	follicule m pileux	волосяная луковица
H 37	haircoat, coat	Haarkleid n, Haardecke f, Behaarung f	pelage m, poil m	волосяной покров
H 38	haired game [animals], furred game	Haarwild n	gibier m à poils	пушная (четвероногая) дичь
H 39	haired predatory animals	Haarraubwild n	gibier m rapace à poils	хищная пушная дичь
H 40	hair follicle	Haarbalg m, Haarfollikel n	follicule m pileux	волосяной мешочек, фолликул
	hair follicle mite	s. D 119		
	hairless breed	s. A 295		
	hair removal	s. D 145		
	hair replacement	s. M 387		
H 41	hair root	Haarwurzel f	racine f du cheveux	корень волоса
H 42	hair shaft	Haarschaft m	tige f du poil	стержень волоса
H 43	hair sheep, coarse hair sheep	Haarschaf n	mouton m jarreux	шерстная овца
H 44	hair stream	Haarstrich m	pli m [des cheveux]	пучок
H 45	hair vertex	Haarwirbel m	tourbillon m	завиток волос
	hairy shaker disease	s. B 395		
	half-ape	s. P 636		
H 46	half carcass	Schlachthälfte f, Hälfte f, Seite f	moitié f [de la carcasse], demi-carcasse f	полутуша
H 47	half-grown wool	Halbschur f	tonte f à moitié, demi-tonte f	подстрижка
H 48	half-sib, half-sibling	Halbgeschwister npl	demi-frères mpl et demi-sœurs fpl	свободные сестры
H 49	halo (histology)	Hof m	aire f, avéole f	кольцо, ободок, зона, ареал, венец
H 50	halothane test (pig)	Halothantest m	test m d'hydrocarbure d'halogène	галотановая проба
H 51	ham	Schinken m, Schinkenstück m, Keule f (Schwein)	jambon m, cuisse f	окорок
H 52	hammer, malleus	Hammer m (Ohr)	marteau m	молоточек
H 53	hammer stunning	Betäubung f mit einem Hammer	anesthésie f avec un marteau	оглушение молотком
H 54	hamstrung animal	Tier n, dessen Achillessehne gerissen ist	animal m dont le talon d'Achille a été déchiré	животное с разрывом ахиллова сухожилия
H 55	hand-dressing, manual dressing	Handbehandlung f	traitement m manuel	ручная обработка
	hand feeding	s. I 102		
H 56	handle	Grad m der Weichheit der Vlieswolle	degré m de mollesse de la laine de toison	степень мягкости руна
H 57	handle animals / to	mit Tieren umgehen	s'occuper des animaux	ухаживать за животными
H 58	hand milking	Melken n mit der Hand, Handmelken n	traite f manuelle (à la main)	ручная дойка, ручное доение
H 59	hand service	Sprung m aus der Hand	saillie f individuelle, monte f en main	ручная случка

H 60	**hanging drop culture**	Bakterienkultur *f* im hängen-den Tropfen	culture *f* bactérienne en gout-telettes	бактериальная культура в висячей капле
H 61	**haphazard diagnosis**	Zufallsdiagnose *f*	diagnostic *m* de hazard	предварительный (случай-ный) диагноз
H 62	**harbour / to** *(parasites)*	beherbergen	héberger, loger	давать приют, принимать у себя
	hardened scar	*s.* I 107		
H 63	**Harderian gland, Harder's gland**	Hardersche Drüse *f*	glande *f* de Harder	железа Гардера
H 64	**hardkeeper**	schwierig zu mästendes Tier *n*	animal *m* difficile à engraisser	тяжело откармливающееся животное
H 65	**hard pad** *(dog)*	Hyperkeratose *f* des Fußbal-lens	hyperkératose *f* du coussinet	гиперкератоз мякиша
H 66	**hard palate**	harter Gaumen *m*	voûte *f* palatine osseuse	твердое небо
H 67	**hard paraffin**	Hartparaffin *n*	paraffine *f* dure	твердый парафин
H 68	**hard roe**	Rogen *m*, Fischlaich *m*	œufs *mpl* de poisson	икра
H 69	**hard tick**, ixodid	Schildzecke *f (Familie Ixodi-dae)*	tique *f* de bois	иксодовый клещ
H 70	**hard to milk** *(syndrome)*	Hartmelkigkeit *f*	traite *f* dure	тугодойность
H 71	**hare**	Hase *m*, Lepus lepus	lapin *m*	заяц
H 72	**harelip**, lip cleft, cheilochisis	Hasenscharte *f*	bec-de-lièvre *m*, chéiloschisis *m*	заячья губа
H 73	**harmful**, detrimental	schädlich	nuisible, nocif	вредный
H 74	**harmful effect**, deleterious ef-fect	Schadwirkung *f*	effet *m* nuisible (de nuisance)	вредное действие
	harmful substance	*s.* D 111		
	harmless	*s.* I 179		
H 75	**harness / to** *(horse)*	anschirren, anspannen	atteler	запрягать
H 76	**harness**	Geschirr *n (Pferd)*	harnais *m*	сбруя
H 77	**harnessed team**, team	Gespann *n*	attelage *m*	упряжь
	hart	*s.* S 614		
	harvest fever	*s.* F 233		
	harvest mite	*s.* C 387		
H 78	**hatch / to**	schlüpfen	couver, [faire] éclore	вылупляться
	hatch / to	*s. a.* B 510		
H 79	**hatchability**, hatching power	Schlupffähigkeit *f*	pouvoir *m* d'éclosion	способность выводки, выво-димость
H 80	**hatcher**, incubator	Schlupfbrüter *m*, Brutapparat *m*, Brutschrank *m*	incubateur *m*	инкубатор
	hatchery	*s.* B 516		
H 81	**hatching egg**	Brutei *n*	œuf *m* à couver	инкубационное яйцо
H 82	**hatching egg grader**	Bruteiersortiermaschine *f*	machine *f* à calibrer les œufs à couver	машина для сортировки пле-менных яиц
	hatching power	*s.* H 79		
H 83	**hatching rate**	Schlupfergebnis *n*, Schlupf-rate *f*	taux *m* d'éclosion	суточный выход молодняка, выводимость в процентах
H 84	**hatching tray**	Schlupfhorde *f (Brüterei)*	bande *f* à couver	ящик для вылупливания, вы-водной лоток
	haulier	*s.* M 280		
H 85	**haunch**, buttock *(carcass)*	Keule *f*	cuisse *f*	бедро
	haunch bone	*s.* I 12		
	have a temperature / to	*s.* F 131		
H 86	**Haversian canal**	Haversscher Knochenkanal *m*	canal *m* de Havers	Гаверстов костный канал
H 87	**having a diseased udder**	euterkrank	malade au niveau de la ma-melle	с больным выменем
H 88	**having a healthy udder**	eutergesund	sain au niveau de la mamelle	со здоровым выменем
H 89	**hay**	Heu *n*	foin *m*	сено
H 90	**hazard**, risk *(of a substance)*	Gefährlichkeit *f*	gravité *f*, danger *m*	опасность
H 91	**hazard rate**	Gefahrenrate *f*, Risikorate *f*	taux *m* de danger (risque)	процент (степень) риска
H 92	**head**, caput	Kopf *m*	tête *f*	голова
H 93	**head**	Einzeltier *n*, Stück *n* Vieh	animal *m* unique	отдельное животное
	head clamp	*s.* N 39		
H 94	**head cup**	Kopfkappe *f (Spermium)*	cappe *f* céphalique	перфораторий, головка *(ядро)*
H 95	**head fly**	Kopffliege *f*, Euterfliege *f*, Hy-drotea irritans	mouche *f* de la mamelle	гидротея [муха]
H 96	**head louse**	Kopflaus *f*, Pediculus capitis	pou *m* de tête	головная вошь
H 97/8	**head mange**, head scab	Kopfräude *f*	gale *f* de la tête	зудневая чесотка, саркоптоз
	head of a bone	*s.* C 705		
	head presentation	*s.* A 456		
	head scab	*s.* H 97/8		
H 99	**head shy** *(horse)*	kopfscheu	ombrageux	пугливый
H 100	**head strike**	Wundmyiasis *f* am Kopf *(Schaf)*	myiase *f* lésionnelle à la tête	раневой миаз на голове
H 101	**Head's zone-test**	Headsche Zonenprobe *f*	test *m* des zones de Head	зональная проба Геда
H 102	**head-tilting**	Kopfschiefhaltung *f*, Schiefhal-ten *n* des Kopfes	attitude *f* (soutien *m*) de la tête penchée	наклонение головы
	head yoke	*s.* F 161		

H 103	**heal / to,** to scar over, to cicatrice *(wound)*	heilen, vernarben	cicatriser, guérir	заживлять, рубцеваться
H 104	**heal by granulation / to**	durch Granulierung heilen *s.* C 981	guérir par granulation	заживлять грануляцией
	healing			
H 105	**healing by first intention,** first-intention healing	Heilung *f* per primum intentionem, Primärheilung *f*	traitement *m* (guérison *f*) primaire	первичное заживление, заживление по первичному натяжению
H 106	**healing by second intention**	Sekundärheilung *f*	guérison *f* secondaire	заживление по вторичному натяжению
H 107	**healing ointment,** ointment for wounds	Wundsalbe *f*	pommade *f* pour plaie, onguant *m* vulnéaire	раневая мазь
H 108	**healing phase,** phase of healing	Heilungsphase *f (Wunde)*	phase *f* de guérison	фаза излечения (заживления)
H 109	**healing powder**	Wundpuder *m*	poudre *f* vulnéaire	порошок для ран
H 110	**healing process**	Heilungsvorgang *m,* Heilprozeß *m*	processus *m* de guérison	процесс заживления (выздоровления, лечения)
H 111	**healing under a scab**	Heilung *f* unter dem Schorf	guérison *f* sous escarre	заживление под струпом
H 112	**health care**	Gesundheitsschutz *m,* Gesundheitsfürsorge *f*	protection *f* de la santé	здравоохранение, охрана здоровья
H 113	**health certificate,** soundness (sanitary) certificate	Gesundheitszeugnis *n,* Gesundheitspaß *m*	certificat *m* sanitaire	свидетельство о состоянии здоровья, санитарный паспорт, медицинская книжка
	health deterioration	*s.* H 114		
H 114	**health impairment,** health worsening (deterioration)	Verschlechterung *f* der Gesundheit	détérioration (dégradation) *f* de la santé	ухудшение здоровья
H 115	**health indices, health marks**	Gesundheitsmerkmale *npl,* Gesundheitsparameter *mpl*	caractères (paramètres) *mpl* de santé	признаки (параметры) здоровья
H 116	**health recording**	Erfassung *f* von Gesundheitsdaten	recensement *m* des données de santé	учет состояния здоровья
H 117	**health risk**	Gefährdung *f* der Gesundheit, Gesundheitsrisiko *n*	danger *m* pour la santé	опасение здоровья
H 118	**health rule,** hygiene rule	Gesundheitsvorschrift *f*	instruction *f* (règlement *m*) sanitaire	предписание по гигиене
H 119	**health state (status),** state of health	Gesundheitsstatus *m,* Gesundheitszustand *m*	état *m* de santé	состояние здоровья
	health worsening	*s.* H 114		
	hearing	*s.* A 700		
	heart arrest	*s.* C 144		
H 120	**heart base**	Herzbasis *f*	base *f* du cœur	основа сердца
H 121	**heartbeat**	Herzschlag *m*	battement *m* de cœur, pulsation *f* du cœur	удар сердца, сердечный удар
	heart catheter	*s.* C 133		
	heart disease	*s.* C 151		
H 122	**heart failure,** cardiac failure	Herzversagen *n*	insuffisance *f* cardiaque	недостаточность сердца
H 123	**heart-failure cell**	Herzfehlerzelle *f*	cellule *f* d'affection cardiaque	клетка сердечного порока (дефекта, повреждения)
H 124	**heart massage**	Herzmassage *f*	massage *m* cardiaque	массаж сердца
	heart murmur	*s.* C 141		
H 125	**heart rate**	Herzfrequenz *f*	fréquence *f* cardiaque	частота сердечных сокращений
H 126	**heart sound**	Herzton *m*	bruit *m* du cœur	тон сердца
	heart valve	*s.* C 147		
H 127	**heartwater,** brainwater disease, veld disease	Herzwasser *n*	heartwater *m*	гидроперикардит, водянка околосердечной сумки
H 128	**heartwater agent**	Erreger *m* des Herzwassers	agent *m* provocateur du heartwater, germe *m* causant heartwater	возбудитель водянки околосердечной сумки
H 129	**heartworm**	Herzwurm *m,* Dirofilaria immitis	ver *m* cardiaque	дирофилария, сердечный нематодоз
	heartworm disease	*s.* D 293		
	he-ass	*s.* J 1		
H 130	**heat,** oestrus, rut, season	Brunst *f;* Läufigkeit *f*	rut *m,* chaleur *f*	охота
	heat detection	*s.* D 181		
H 131	**heat / on**	brünstig	en chaleur	находящий в охоте
H 132	**heat detector**	Brunstanzeiger *m*	détecteur *m* des chaleurs, détecteur *m* de l'œstrus	прибор для выявления охоты, детектор охоты, самец-пробник
	heat dissipation	*s.* H 136		
H 133	**heat exchange**	Wärmeaustausch *m*	échange *m* thermique (de chaleur)	теплообмен
H 134	**heat exhaustion,** heat prostration	Hitzeerschöpfung *f*	épuisement *m* (prostration *f*) par la chaleur	перегрев
H 135	**heat increment**	Wärmeanstieg *m*	élevation *f* de chaleur	повышение температуры
H 136	**heat loss,** heat dissipation	Wärmeverlust *m*	perte *f* de chaleur	потеря тепла, теплопотеря
H 137	**heat output**	Wärmeabgabe *f*	distribution *f* de chaleur	отдача тепла, теплоотдача
H 138	**heat-processed product**	hitzebehandeltes Produkt *n*	produit *m* traité à la chaleur	термообработанный продукт
	heat processing	*s.* T 111		

	English	German	French	Russian
	heat prostration	s. H 134		
H 139	heat resistance, thermostability	Hitzebeständigkeit f, Wärmebeständigkeit f	résistance f à la chaleur	теплоустойчивость, теплостойкость
H 140	heat-resistant, thermostable, thermotolerant	hitzebeständig, wärmebeständig	résistant à la chaleur (température)	жароустойчивый, теплоустойчивый
H 141	heat-resistant germ, thermoduric germ	hitzebeständiger Keim m	germe m thermorésistant	теплоустойчивый (термостабильный) возбудитель
H 142/3	heat sterilization	Hitzesterilisation f	stérilisation f par la chaleur	стерилизация жаром
H 144	heat stroke, stroke of heat	Hitzschlag m	coup m de chaleur	солнечный удар
H 145	heat-weaning	Wärmeentwöhnung f (Küken), Entfernen n von der Wärmequelle	perte f de l'habitude de la chaleur, séparation f de la source de chaleur	отвыкание от тепла, удаление от источника тепла
	heaves	s. C 419		
H 146	heaves line	Dampfrinne f	rainure f de halètement	запальный желоб
	heavily pregnant	s. A 176		
H 147	heavy-boned, strong-boned	starkknochig	très osseux	грубокостный
H 148	heavy coat	dichtes Fell n	pelage m dru (fourni, épais)	густая шерсть
	heavy feeding	s. H 218		
H 149	heavy horse, cold-blooded horse	Kaltblut n (Pferd)	cheval m à sang froid	хладнокровная [лошадь], тяжеловоз, тяжелоупряжная
	heavy in ...	s. A 176		
	heavy livestock	s. L 62		
H 150	heel (dog, cat)	Ferse f, Fersengelenk n	talon m	пятка
H 151	heel (ungulate)	Hufballen m, Ballen m	talon m, glome m, coussinet m	копытный мякиш
	heel bone	s. C 18		
H 152	heel fly	Kleine Rinderdasselfliege f, Fesselfliege f, Hypoderma lineatum	petit varron m, œstre m du bœuf, mouche f Hypoderma lineatum	муха малого овода крупного рогатого скота, путовой овод, муха малого бычьего овода
	he-goat	s. G 155		
H 153	heifer	Färse f, junge Kuh f	génisse f	нетель
	heifer calf	s. C 869		
H 154	helminth	Helminthe f	helminthe m	гельминт
H 155	helminth egg	Helminthenei n, Wurmei n	œuf m d'helminthe	яйцо гельминта
	helminthiasis	s. H 157		
H 156	helminthic	helminthisch	helminthique	гельминтный
H 157	helminthosis, helminthiasis	Wurmbefall m, Helminthose f, Wurmkrankheit f	helminthose f	гельминтоз, поражение глистами
H 158	hemiplegia	Halbseitenlähmung f, Hemiplegie f	hémiplégie f	односторонний парез, гемиплегия
H 159	hemistanding	Verlagerung f der Körpermasse auf eine Seite (im Stand)	déplacement m de la masse corporelle sur un côté	перемещение массы тела на одну сторону, перемещение массы тела на бок
H 160	hemithorax	eine Hälfte f des Brustkorbes, Hemithorax m	une moitié f du thorax	гемиторакс, одна половина грудной клетки
H 161	hemiwalking	Verlagerung f der Körpermasse auf eine Seite (beim Lauf)	déplacement m de la masse corporelle dû à la marche sur un côté	перемещение массы тела на одну сторону
H 162	hen	Huhn n, Henne f	poule f	курица, кура
	hen egg	s. H 164		
H 163	Henle's loop (kidney)	Henle-Schleife f, Henlesche Schleife f	anse f de Henle	петля Генле, генлевская петля
H 164	hen's egg, hen egg	Hühnerei n	œuf m de poule	куриное яйцо
H 165	heparinization (blood)	Heparinisierung f	emploi m de l'héparine	гепаринизация
H 166	heparinized blood	heparinisiertes Blut n	sang m héparinisé (avec héparine)	гепаринизированная кровь
H 167	hepatic, liver	Leber..., hepatisch	hépatique	печеночный
H 168	hepatic blood flow, liver blood flow	Leberdurchblutung f	irrigation f sanguine du foie	кровообращение в печени
	hepatic cirrhosis	s. C 442		
H 169	hepatic coma	Koma n bei schwerer Lebererkrankung	coma m hépatique	печеночная кома, кома при тяжелом заболевании печени
H 170	hepatic duct	Gallengang m, Lebergang m, Ductus hepaticus	canal m biliaire (cholédoque)	желчный ход
	hepatic engorgement	s. H 171		
H 171	hepatic enlargement, enlarged liver, liver (hepatic) engorgement	Leberschwellung f	élargissement (engorgement) m du foie	припухание (увеличение) печени
H 172	hepatic hydatid disease	Leberechinokokkose f	échinococcose f du foie	эхинококкоз печени
	hepatitiscontagiosa canis	s. C 753		
H 173	hepatocellular damage, damage to liver cells	Leberzellschädigung f	lésion f des cellules hépatiques	поражение клеток печени
H 174	hepatocellular jaundice	hepatozellulärer Ikterus m	ictère m hépatocellulaire	гепатоклеточная (гемолитическая) желтуха
	herbage	s. G 208, G 226		
H 175	herbage	Weiderecht n	droit m au pâturage	право выпаса

H 176	herbage larval count	Auszählen n von Nematoden-larven auf Pflanzen	comptage m des larves de né-matodes sur les herbes	подсчет личинок нематод на растениях
H 177	herbivore	Pflanzenfresser m, Herbivore m	herbivore m	травоядное животное
H 178	herd, drove	Herde f, Bestand m (Rind)	troupeau m	стадо
H 179	herd average, byre average	Stalldurchschnitt m	moyenne f d'étable, moyenne d'une vacherie	среднее по стаду
H 180	herd depopulation	Bestandsräumung f	dépopulation f d'un troupeau	ликвидация стада
H 181	herd diagnostics	Herdendiagnostik f	diagnostic m de troupeau	комплексная диагностика
H 182	herd-health problem	Problem n der Herdengesund-heit	problème m de santé du trou-peau	проблема здоровья стада
	herd health programme	s. H 183		
H 183	herd-health scheme, [among-]herd health pro-gramme	Herdengesundheitsprogramm n, Gesundheitsprogramm n für Bestände	programme m de santé du troupeau, programme de santé pour troupeaux	программа групповой сани-тарии, программа по под-держанию здоровья стад
H 184	herd history, flock history	Bestandsanamnese f	anamnèse f de population, anamnèse du troupeau	анамнез стада
H 185	herd immunity	Herdenimmunität f, Bestands-immunität f	situation f immunitaire d'un troupeau	иммунитет стада
H 186	herd incidence	Neuerkrankungen fpl in der Herde	nouvelles maladies fpl dans le troupeau	новые вспышки заболевания в стаде
H 187	herding dog	Herden[gebrauchs]hund m, Hütehund m	chien m de troupeau (berger)	пастбищная собака
H 188	herd-oriented treatment	Bestandsbehandlung f	traitement m du troupeau	лечение стада
H 189	herd replacement	Bestandserneuerung f	remplacement (renouvelle-ment) m du troupeau	обновление стада
H 190	hereditability, heritability	Erblichkeitsanteil m, Erblich-keitsgrad m	grade m d'hérédité	наследственная доля
	hereditarily transmitted dis-ease	s. H 194		
H 191	hereditary, heritable	hereditär, vererbbar, erblich	héréditaire	передаваемый по нас-ледству
H 192	hereditary ataxia	angeborene (hereditäre) Ata-xie f	ataxie f héréditaire	врожденная атаксия
H 193	hereditary defect, heritable defect (trait)	Erbfehler m, vererbbarer Feh-ler m	déficience f héréditaire	передаваемый по нас-ледству недостаток
H 194	hereditary disease, hereditar-ily transmitted disease, in-herited disease	Erbkrankheit f	maladie f héréditaire	наследственное заболева-ние, наследственная бо-лезнь
H 195	hereditary factor, gene, heredity character	Erbanlage f, Erbfaktor m, Gen n	caractère m (disposition f) hé-réditaire	наследственные задатки, ге-нетический (наследствен-ный) фактор
H 196	heredity, inheritance	Erblichkeit f, Vererbung f	hérédité f	наследственность
	heredity	s. a. G 76		
	heredity character	s. H 195		
	heritability	s. H 190		
H 197/8	heritability	Heritabilität f, Vererbbarkeit f	hérédité f	наследуемость, передавае-мость по наследству
	heritable	s. H 191		
	heritable defect	s. H 193		
	heritable trait	s. H 193		
	heritage	s. G 76		
H 199	hermaphrodism, hermaphro-ditism, intersexuality	Hermaphroditismus m, Zwei-geschlechtlichkeit f, Zwitt-rigkeit f, Intersexualität f	hermaphrodisme m, inter-sexualité f	гермафродитизм, двупо-лость, гермафродитность
H 200	hermaphrodite, intersex	Zwitter m, Hermaphrodit m	hermaphrodite m	гермафродит
	hermaphroditic	s. A 300		
	hermaphroditism	s. H 199		
H 201	hernia	Bruch m, Hernie f	hernie f	грыжа
	hernial opening	s. H 202		
H 202	hernial orifice, hernial opening	Bruchpforte f	orifice m herniaire	ворота грыжи
H 203	herniate / to	vorfallen, einen Bruch bilden	provoquer une hernie	выпадать, образовывать гры-жу
H 204	herniation	Hernienbildung f	formation f d'hernies	образование грыжи
H 205	herringbone milking parlour	Fischgrätenmelkstand m	installation f de traite en forme d'arêtes de poisson	доильная установка «елочка
	heterologous immunity	s. C 912		
H 206	heterosis, hybrid vigour	Heterosiseffekt m, Heterosis f, Hybrideffekt m	hétérosis f	гетерозис, эффект гетерози-са
H 207	heteroxenous	heteroxen, verschiedenwirtig (Parasitologie)	hétéroxène	гетероксенный, разнохозяин-ный
H 208	heteroxeny	Heteroxenie f, Verschieden-wirtigkeit f (Parasitologie)	hétéroxénie f	гетероксения, разнохозяин-ность
H 209	hibernate / to	überwintern	hiberner	перезимовать
H 210	hibernating host	Überwinterungswirt m	hôte m d'hibernation	перезимовывающий хозяин
H 211	hibernation, wintersleep	[künstlicher] Winterschlaf m, Überwinterung f	hibernation f	[искусственная] зимняя спячка, зимовка

H 212	**hide**	Rohhaut *f*	peau *f* brute	кожевенное сырье, сырая кожа
H 213	**hidebound skin**	fest auf Unterhaut sitzende Haut *f*	peau *f* fixée à la région sous-cutanée	сращенная с подкожной клетчаткой кожа
H 214	**hide damage**	Hautschaden *m*	lésion *f* cutanée	повреждение кожи
H 215	**high-caloric diet**, high-energy diet	kalorienreiches Futter *n*	aliment *m* riche en calories	калорийный корм
H 216	**high-dose treatment**	hochdosierte Behandlung *f*	traitement *m* à haute dose	высокодозированное лечение
	high-energy diet	*s.* H 215		
H 217	**high-fat feed**	fettreiches Futter *n*	aliment *m* riche en graisse	жирный корм; корм, богатый жиром
H 218	**high feeding,** heavy feeding, high plane of feeding	intensive Fütterung *f*	alimentation *f* intensive	интенсивное кормление
H 219	**high-fibre diet**	faserreiches Futter *n*	aliment *m* riche en filandres	корм, богатый клетчаткой
H 220	**highly efficacious drug,** potent drug	hochwirksames Medikament *n*	médicament *m* très efficace	высокоэффективное лекарство, высокоэффективный медикамент
H 221	**highly virulent germ,** supervirulent germ	hochvirulenter Erreger *m*	agent *m* supervirulent	высоковирулентный возбудитель
H 222	**high-mountain disease,** brisket (altitude) disease	Höhenkrankheit *f*, Hochgebirgskrankheit *f*, Bergkrankheit *f*	maladie *f* de montagne	горная болезнь
H 223	**high performance animal,** high-producing (high-yielding) animal, high yielder	Hochleistungstier *n*	animal *m* à haute performance	высокопродуктивное животное
	high plane of feeding	*s.* H 218		
H 224	**high-pressure liquid chromatography,** HPLC	Hochdruckflüssigkeitschromatographie *f*	chromatographie *f* en phase liquide à haute pression	жидкостная хроматография высоким давлением
	high-producing animal	*s.* H 223		
	high-risk animal	*s.* A 379		
	high yielder	*s.* H 223		
	high-yielding animal	*s.* H 223		
H 225	**hill sheep,** mountain sheep	Bergschaf *n*	mouton *m* de montagne	горная овца
H 226	**hind,** doe	Hirschkuh *f*	biche *f*	самка оленя, оленуха
H 227	**hindgut**	Enddarm *m*	intestin *m* terminal	задняя кишка
	hind leg	*s.* H 228		
H 228	**hindlimb,** pelvic limb, back (hind) leg	Hintergliedmaße *f*, Beckengliedmaße *f*, Hinterbein *n*, Hinterfuß *m*, Hinterextremität *f*	patte *f* postérieure, membre *m* postérieur (inférieur), extrémité *f* postérieure	задняя конечность (нога), тазовая конечность
H 229	**hindquarters,** rear quarters	Hinterhand *f*, Nachhand *f*	extrémité *f* arrière, quartier *m* postérieur, train *m* arrière, arrière *m*	задняя четверть, круп
H 230	**hinge joint**	Scharniergelenk *n*, Wechselgelenk *n*	articulation *f* charnière	шарнирный сустав
H 231	**hinny,** jennet	Maulesel *m*	bardot *m*	лошак
H 232	**hipbone,** innominate bone	Hüftbein *n*, Hüftknochen *mpl*, Os coxae	os *m* iliaque (de la hanche)	[тазо]бедренная кость
H 233	**hip dysplasia**	Hüftgelenkdysplasie *f*	dysplasie *f* de l'articulation de la hanche	дисплазия бедра
H 234	**hiplock** *(calf)*	an den Hüfthöckern eingeklemmter Fetus *m (Schwergeburt)*	fœtus *m* coincé au niveau des tubérosités des hanches	застрявший на маклоках плод, плод, застрявший при родах на маклоках
	hippoboscid fly	*s.* L 256		
H 235	**hippology**	Pferdekunde *f*	hippologie *f*	наука (учение) о лошади, гиппология
	histological examination	*s.* H 238		
H 236	**histological staining**	histologische Färbung *f*	coloration *f* histologique	гистологическая окраска
H 237	**histological technician,** histologist	Histologieassistent *m*, Histologiefachkraft *f*	assistant *m* en histologie	ассистент (специалист) по гистологии
H 238	**histologic examination,** histological examination	histologische Untersuchung *f*	analyse *f* histologique	гистологическое исследование
	histologist	*s.* H 237		
H 239	**histology,** microscopic anatomy, microanatomy	Histologie *f*, mikroskopische Anatomie *f*	anatomie *f* microscopique, histologie *f*	гистология, микроскопическая анатомия
	histomoniasis	*s.* B 217		
H 240	**histopathological examination**	histopathologische Untersuchung *f*	examen *m* médical histopathologique	гистопатологическое исследование
H 241	**histopathologic findings**	histopathologischer Befund *m*	résultat *m* histopathologique	гистопатологический результат
H 242	**hive,** wheal	juckende Papel *f*	papule *f* provoquant des démangeaisons	зудневая папула, узелок
H 243	**hives,** urticaria, nettle rash	juckender Hautausschlag *m*, Urtikaria *f*, Nesselausschlag *m*, Nesselfieber *n*	urticaire *m*	зудящая сыпь, крапивница, уртикарная сыпь, крапивная лихорадка
	Hjärr's disease	*s.* C 587		

H 244	**hoarseness**	Heiserkeit *f*, heisere Stimme *f*	enrouement *m*, extinction *f* de voix	хриплый голос, хрипота, хрипение
H 245	**hob**	männliches Frettchen *n*	furet *m* mâle	хорек-альбинос [мужского рода]
H 246	**hob-nail liver**	Schuhzweckenleber *f (Leberzirrhose)*	foie *m* en forme de semence de souliers	цирроз печени
	hock	*s.* T 38		
	hock disorder	*s.* P 241		
	hock joint	*s.* T 36		
	hog	*s.* B 69, B 334, S 922		
	hog cholera	*s.* C 448		
H 247	**hogg, hogget**	junges Schaf *n (zwischen Absetzen und Schur)*	jeune mouton *m*	молодняк от отъема до одного года
	hogged mane	*s.* H 253		
	hoggerel	*s.* H 248		
	hoggery	*s.* P 297		
H 248	**hogget, hogg teg, ram (tup) hogg, tup leg, hoggerel**	Jährlingsbock *m*, Jungbock *m*	jeune bouc *m*	барашек, молодой баран
	hogget	*s. a.* H 247		
H 249	**hogging**	rauschig *(Schwein)*	en chaleur	находящийся в охоте
H 250	**hogging / to be**	rauschen *(Schwein)*	être en chaleur	охотиться
	hogg teg	*s.* H 248		
H 251	**hog holder**	Fixierstange *f* für Schweine	mat *m* de fixation pour porcs	приспособление для фиксации свиней
H 252	**hog louse**	Schweinelaus *f*, Haematopinus suis	pou *m* du porc	свиная вошь
H 253	**hog-mane,** hogged mane	gestutzte Mähne *f*	crinière *f* soutenue	обрезанная грива
H 254	**hold back the milk / to**	Milch zurückhalten (aufhalten)	remonter le lait	задерживать молоко
H 255	**holdfast organ**	Haftorgan *n*	organe *m* d'adhésion	присоска, орган прикрепления, прикрепительный орган
	holding	*s.* F 50		
H 256	**holding ground, holding pen**	Wartepferch *m*, temporärer Sammelplatz *m (Rinder, Schafe)*	enclos (lieu) *m* de rassemblement	временная сборная площадка, сборный пункт скота
H 257	**hollow back**	Hohlrücken *m*	dos *m* creux	провислая (вогнутая, седловатая) спина
H 258	**hollow-flanked animal,** slack-loin animal	Tier *n* mit eingefallener Flanke	animal *m* avec flanc tombant (cordé)	животное с запавшим боком
H 259	**"hollowness under the tail"**	Hohlschwanz *m (Kuh)*, Bandlosigkeit *f*	cavité sous la queue	полый хвост
	hollow wall	*s.* S 131		
H 260	**holocrine gland**	holokrine Drüse *f*	glande *f* holocrine	недоразвитая железа
	home animals / to	*s.* K 5		
H 261	**home-grown feed**	betriebseigenes Futter *n*	aliment *m* produit sur place	собственный корм, корм своего хозяйства
H 262	**home range**	Streifgebiet *n (Verhaltensbiologie)*	zone *f* striée	район обитания
H 263	**home-reared animal**	selbstaufgezogenes Tier *n*	animal *m* élevé soi-même	животное, выращенное в хозяйстве
H 264	**home slaughter**	Hausschlachtung *f*	abattage *m* à domicile	домашний убой
	homing pigeon	*s.* C 179		
H 265	**homogeneous composition**	homogene Zusammensetzung *f*	composition *f* homogène	гомогенный (однородный) состав
	homoiotherm	*s.* H 266 a		
H 266	**homoiothermic,** warm-blooded	warmblütig, homöotherm	homéotherme, de sang chaud	теплокровный
H 266 a	**homoiothermic animal, homoiotherm,** warm-blooded animal	warmblütiges Tier *n*, Warmblüter *m*	animal *m* à sang chaud	теплокровное животное, теплокровное
H 267	**honey bee**	Honigbiene *f*, Apis mellifera	abeille *f* de miel	медоносная пчела
	honeycomb	*s.* C 626		
	honeycomb bag	*s.* R 258		
	honeycomb ringworm	*s.* F 511		
H 268	**hoof,** foot	Huf *m*	sabot *m*	копыто
	hoof	*s. a.* C 450		
H 269	**hoof abscess**	Hufabszeß *m*	abcès *m* ongulaire (du sabot)	абсцесс копыта
	hoof-and-mouth-disease	*s.* F 466		
H 270	**hoof crack** *(horse)*	Hornspalt *m*	fente *f* du sabot	трещина рога
	hoofed animal	*s.* U 42		
H 271	**hoofed game**	Schalenwild *n*	gros bibier *m*	копытная дичь
H 272	**hoof-pick**	Hufkratzer *m*	cure-pied *m*, grattoir *m* (raclette *f*) pour sabots	копытный скребок
H 273	**hoof pincers**	Hufzange *f*	pince *f* à sabot	копытные (ковочные) клещи
H 274	**hoof tester**	Hufuntersuchungszange *f*	pince *f* d'examination pour sabot	копытные клещи
	hooked forceps	*s.* H 275		

H 275	hook retractor forceps, hooked forceps	Hakenzange f	pince f en crochet	крючковатый ретрактор, крючковатые щипцы
H 276	hookworm	Hakenwurm m (Familie Ancylostomatidae)	ankylostome m	кривоголовка, анкилостома
H 277	hookworm anaemia, "tunnelanaemia"	Hakenwurmanämie f, Blutarmut f bei Hakenwurmbefall		анкилостомозная анемия
	hoose	s. L 287		
	hooven	s. B 249		
H 278	hopeless prognosis	aussichtslose Prognose f	prognose f désespérée	безвыходный (безнадежный) прогноз
	hordeolum	s. S 791		
H 279	horizontal transmission, lateral transmission	horizontale Übertragung f	transmission f horizontale	горизонтальная передача
H 280	hormonal balance	Hormonhaushalt m, hormonales Gleichgewicht n	équilibre m hormonal	гормональный баланс, гормональное равновесие
H 281	hormonal feedback mechanism	hormonale Rückkopplung f	feed-back m hormonal, mécanisme m hormonal feed-back	гормональное возвратное переключение, механизм гормональной связи
H 282	hormonal regulation	hormonale Regulation f	régulation f hormonale	гормональная регуляция
H 283	hormone production	Hormonbildung f	production f d'hormones	образование гормона
	horn	s. C 822		
H 284	horn aging (cattle)	Altersbestimmung f durch Zählen der Hornringe	connaissance f de l'âge par le comptage des anneaux des cornes	определение возраста по роговым кольцам
H 285	horn bud, horn button	Hornknospe f	bourgeon m de corne	роговой зародыш
H 286	horn core	Hornzapfen m	cavité f de la corne	роговой сосочек
	horned cattle	s. H 287		
H 287	horned stock, horned cattle	Hornvieh n, Rindvieh n	animal m à cornes	рогатый скот
H 288	horn fly	Kleine Weidestechfliege f, Haematopia irritans	petite mouche f des cornes	малая жигалка
	hornless	s. P 393		
	hornlessness	s. P 395		
H 289	horse	Pferd n, Hauspferd n, Equus caballus	cheval m	лошадь
H 290	horse bot	Magendassel f, Gasterophilus-Drittlarve f	larve f d'œstre gastrique, larve gastrophile du cheval	
H 291	horse bot-fly	Pferde[magen]bremse f, Magenfliege f, Gasterophilus intestinalis	mouche f de cheval, mouche d'estomac de cheval	лошадиный овод, гастрофилюс, желудочный овод лошади
H 292	horse droppings, balls of horse dung	Pferdeäpfel mpl	crottins mpl de cheval	кал (экскременты) лошади, фекалии
H 293	horse flesh	Pferdefleisch n	viande f chevaline (de cheval)	конина
H 294	horse-fly, deer fly, march fly, gadfly, cleg	Bremse f, Stechbremse f (Familie Tabanidae)	mouche f de cheval, taon m	слепень
H 295	horse hair	Roßhaar n	crin m de cheval	конский волос, волос лошади
H 296	horse hinny	männlicher Maulesel m	mulet m mâle	лошак
	horse mule	s. M 43		
H 297	horse pond	Pferdeschwemme f	abreuvoir m pour cheval	место для купания лошадей
H 298	horses, equidae	Pferde npl, Equiden pl, Pferdeartige pl (Familie Equidae)	équidés mpl	лошадиные, лошади, эквиды
H 299	horseshoe	Hufeisen n	fer m [à cheval]	подкова
H 300	horseshoe nail	Hufnagel m	clou m	подковный (копытный) гвоздь
H 301	horse-sick pasture	„pferdemüde" Weide f	prairie f rasée	пастбище "усталое от лошадей"
H 302	horse stable, stable	Pferdestall m, Stall m	écurie f [pour chevaux]	конюшня
H 303	horse-sucking louse	Pferdelaus f, Haematopinus asini macrocephalus	pou m du cheval	конская вошь
	horsetail	s. F 234		
H 304	horsing	rossig	en chaleur	находящийся в охоте
H 305	horsing / to be	rossen, rossig sein	être en chaleur	охотиться
H 306	Hortega cell, gitter (scavenger) cell, compound granular corpuscle	Hortega-Zelle f, Gitterzelle f (Gehirn)	cellule f de Hortega, cellule en grillage	клетка Гортега, решетчатая клетка
H 307	hospitalization	Einweisung f zur stationären Behandlung, Hospitalisierung f	hospitalisation f	госпитализация, прием на стационарное лечение
H 308	hospital treatment	Klinikbehandlung f	traitement m en clinique	клиническое лечение
H 309	host, host animal	Wirtstier n, Wirt m	hôte m, animal-hôte m	хозяин
H 310	host immunity	Immunität f des Wirtes	immunité de l'hôte	иммунитет хозяина
H 311	host-mediated assay	wirtsvermittelte Prüfung f (Erbpathologie)	essai m par l'intermédiaire d'hôte	анализ, зависящий от хозяина
H 312	host-parasite interaction	Wirt-Parasit-Wechselbeziehung f	interaction f hôte-parasite	переменное отношение хозяин-паразит
H 313	host passages	Wirtspassagen fpl	passages mpl d'hôtes	пассажи через хозяев
H 314	host preference	Bevorzugung f eines Wirtes	préférence f à un hôte	предпочтение хозяина

H 315	host range, host spectrum	Wirtsspektrum n	gamme f (spectre m) d'hôtes	спектр хозяев
H 316	host resistance	Abwehrfähigkeit f des Wirtes	résistance f de l'hôte	оборонительная способ- ность хозяина
H 317	host selection principle	Wirtswahlregel f	règle f de sélection de l'hôte	правило выбора хозяина
	host spectrum	s. H 315		
H 318	hot carcass weight	Schlachtgewicht n warm	poids m de la carcasse chaude	теплая убойная масса
H 319	hot-wet pack	feuchtwarme Packung f	compresse f chaude et hu- mide	влажнотеплое укутывание
	hound	s. H 337		
H 320	house / to	im Stall halten	tenir en étable (stabulation)	содержать в помещении
	houseanimals / to	s. S 605		
H 321	house call, domiciliary call	Hausbesuch m	visite m à domicile	выезд на дом
H 322	housed livestock, stabled cattle	Stallvieh n	animaux mpl d'étable	стойловый скот
H 323	house dust mite	Hausstaubmilbe f	gale f de poussière de maison	клещ домашней пыли
H 324	house feeding, indoor feeding	Stallfütterung f	alimentation f en étable, ali- mentation d'étable	стойловое кормление
H 325	house fly	Große Stubenfliege f, Musca domestica	mouche f de maison	большая комнатная муха
	house for cattle	s. C 239		
	household wastes	s. K 41		
	house hygiene	s. H 356		
	house rat	s. D 378		
H 326	housing (animals)	Unterbringung f, Stallhaltung f	mise f à l'abri	содержание
	housing	s. a. S 610, S 612		
H 327	housing factor	haltungsbedingter Umweltfak- tor m (durch die Aufstal- lungsart bedingt)	facteur m d'environnement de stabulation	обусловленный содержа- нием фактор окружающей среды
H 328	housing period	Stallhaltungsperiode f	période f de stabulation, hiver- nage m	стойловый период
	housing stables	s. S 610		
H 329	housing system	Haltungstechnologie f	technologie f d'élevage	технология содержания
	HPLC	s. H 224		
H 330	human-animal bond	Mensch-Tier-Bindung f	liaison f homme-animal	связь человек-животное
H 331	human disease	Krankheit f des Menschen	maladie f humaine	болезнь человека
H 332	human food	Nahrung f für Menschen	alimentation f pour l'espèce humaine	питание для человека
H 333	human risk	Gefährdung f des Menschen	danger m pour l'homme	опасение человека
	humour	s. B 350		
H 334	humped cattle	Buckelrind n	bœuf m à bosse	зебу, горбатый скот
	hunchback	s. K 53		
	hunger hollow	s. P 55		
H 335	hunt, hunting	Jagd f, Jagen n	chasse f	охота
H 336	hunter	Jagdpferd n	cheval m de chasse	охотничья лошадь, гунтер
	hunter	s. a. H 337		
	hunting	s. H 335		
H 337	hunting dog, hunter, gun dog, hound	Jagdhund m	chien m de chasse	охотничья (гончая) собака
	hunting licence	s. G 16		
H 338	hurdle	Hürde f, Horde f (zum Pfer- chen)	parc m, claie f	щит
	husbandry	s. A 405		
H 339	husbandry conditions	Haltungsbedingungen fpl	conditions fpl d'exploitation	условия содержания
H 340	husbandry methods	Methoden fpl der Tierhaltung	méthodes fpl d'exploitation	методы содержания живот- ных
H 341	hush meat / to	Fleisch zerkleinern	hacher la viande	измельчить мясо
	husk	s. L 287		
H 342	hutch (calves, pigs)	käfigartiger Unterschlupf m auf der Weide	clapier m en pâture	клеткообразный загон на пастбище, загон с навесом
	hutch	s. a. R 3		
	hyaline degeneration	s. H 345		
H 343	hyaline globules, shock bodies	hyaline Mikrothromben mpl in den Gefäßen	globules fpl d'hyaline dans les vaisseaux	гиалиновые микротромбы в сосудах
H 344	hyaline membrane	hyaline Membran f	membrane f hyaline	гиалиновая мембрана
H 345	hyaline necrosis, hyaline de- generation, hyalinosis	hyaline Nekrose f, wachsige Entartung f, Hyalinose f	nécrose f hyaline, dégéneres- cence f cireuse	гиалиновый некроз, воско- вое перерождение
	hyalinosis	s. H 345		
	hybrid	s. M 357		
H 346	hybridization	Hybridisation f, Bastardierung f, Erzeugung f von Hybriden	hybridation f, métissage m	гибридизация, получение ги- бридов
	hybrid vigour	s. H 206		
	hydatid	s. H 347		
H 347	hydatid cyst, hydatid	Hydatide f, Echinokokkenfinne f, Hydatidenzyste f, Echino- kokkenblase f	hydatide f	гидатида, эхинококковая финна, гидатидная киста, эхинококковый пузырь
	hydatid disease	s. E 28		
	hydatid fluid	s. H 348		

H 348	**hydatid liquid,** hydatid fluid	Hydatidenflüssigkeit *f*	liquide *m* hydatique	гидатидная жидкость
	hydatid mole	*s.* C 1018		
	hydatidosis	*s.* E 28		
H 349	**hydatid sand**	Hydatidensand *m*	sable *m* hydatique	гидатидный песок
H 350	**hydrocephalus,** water brain	Hydrozephalus *m*, Wasserkopf *m*	hydrocéphale *m*	гидроцефалус
H 351	**hydrolytic cleavage**	hydrolytische Spaltung *f*	division *f* hydrolytique	гидролитическое расщепление
	hydrops	*s.* D 460		
H 352	**hydrotherapy**	Hydrotherapie *f*, Wasserbehandlung *f*	hydrothérapie *f*	гидротерапия, водолечение
H 353	**hydrothorax,** dropsy of the chest	Hydrothorax *m*, Brustwassersucht *f*	hydrothorax *m*	гидроторакс, грудная водянка
H 354	**hygiene,** sanitation	Hygiene *f*, Gesundheitspflege *f*	hygiène *f*	санитария
H 355	**hygiene analysis**	Hygieneanalyse *f*	analyse *f* d'hygiène	санитарный анализ
H 356	**hygiene of animal houses,** house hygiene	Stallhygiene *f*	hygiène *f* de l'étable	гигиена животноводческого помещения
	hygiene rule	*s.* H 118		
H 357	**hygienic,** sanitary	hygienisch, sanitär, Hygiene...	sanitaire, hygiénique	санитарный, гигиенический
	hyperacute	*s.* S 847		
H 358	**hyperaemia,** vascular engorgement	Hyperämie *f*, Blutfülle *f*	hyperémie *f*, congestion *f*	гиперемия
H 359	**hyperaemic condition**	hyperämischer Zustand *m*	état *m* hyperémique	гиперемическое состояние
H 360	**hyperextension,** overextension	Überstreckung *f*	hyperextension *f*	чрезмерное удлинение, растягивание
H 361	**hyperimmune serum**	Hyperimmunserum *n*	sérum *m* hyperimmunisé	гипериммунная сыворотка
H 362	**hyperimmunize / to**	hyperimmunisieren	hyperimmuniser	гипериммунизировать
H 363	**hyperkeratinization**	Hyperkeratinisierung *f*, übermäßige Keratinbildung *f*	hyperkératinisation *f*	гиперкератинизация, повышенное образование кератина
	hypermobile kidney	*s.* F 353		
H 364	**hyperplastic dermatitis**	hyperplastische Dermatitis *f*	dermatite *f* hyperplastique	гиперпластический дерматит
H 365	**hypersensitive**	überempfindlich	allergique	сверхчувствительный
	hypersensitiveness	*s.* H 366		
H 366	**hypersensitivity,** hypersensitiveness, allergy	Überempfindlichkeit *f*, Allergie *f*	allergie *f*	сверхчувствительность, аллергия
H 367	**hypersensitivity disease,** allergic disease	Überempfindlichkeitskrankheit *f*, allergische Erkrankung *f*	maladie *f* allergique	аллергическое заболевание
H 368	**hypersensitivity reaction,** allergic reaction	Überempfindlichkeitsreaktion *f*, allergische Reaktion *f*	réaction *f* allergique (d'hyperesthésie, d'hypersensibilité)	аллергическая реакция
H 369	**hypersensitize / to**	überempfindlich machen	hypersensibiliser	гиперсенсибилизировать
	hyperthyreosis	*s.* H 370		
H 370	**hyperthyroidism, hyperthyreosis**	Hyperthyreose *f*, Hyperthyreoidismus *m*, Thyreotoxikose *f*, Schilddrüsenüberfunktion *f*	hyperthyroïdie *f*	гипертиреодизм, гипертиреоз, болезнь Базерова, микседема *(повышенная функция щитовидной железы)*
H 371	**hypertonic**	hypertonisch	hypertonique	гипертонический
H 372	**hypertrophy / to**	hypertrophieren, übermäßig wachsen	hypertrophier	гипертрофировать
H 373	**hypha**	Hyphe *f*, Myzelfaden *m*, Pilzfaden *m*	filament *m* du mycélium	гифа, нитка мицелия
	hypobiotic larva	*s.* D 389		
H 374	**hypocalcaemia, hypocalcaemic paresis,** lambing sickness, parturient paresis, milk fever, moss ill *(sheep)*	Hypokalzämie *f*, Gebärkoma *n*, Gebärparese *f*, Milchfieber *n*	hypocalcémie *f*, fièvre de la montée laiteuse, parésie *f* de parturition	гипокальциемия, родильный парез, родильная кома, молочная лихорадка
H 375	**hypochromic anaemia**	hypochrome Anämie *f*	anémie *f* hypochromique	гипохромная анемия
H 376	**hypodermic,** hypodermic syringe	Subkutanspritze *f*	seringue *f* sous-cutané (hypodermique)	подкожный шприц
	hypodermic	*s. a.* S 794		
	hypodermic injection	*s.* S 794		
H 377	**hypodermic needle**	Subkutankanüle *f*	aiguille *f* sous-cutanée	подкожная игла
	hypodermic syringe	*s.* H 376		
H 378	**hypodermis,** subcutis	Unterhaut *f*, Subkutis *m*, Subkutangewebe *n*	hypoderme *m*	подкожная клетчатка
	hypodermosis	*s.* C 238		
H 379	**hypoimmunity**	herabgesetzte Immunität *f*, Immunitätsmangel *m*, Immunitätsverringerung *f*	immunité *f* diminuée	пониженный иммунитет
	hypomagnesiaemic tetany	*s.* G 210		
H 380	**hypoplastic**	hypoplastisch	hypoplastique	гипопластический
	hyposensitization	*s.* D 167		
H 381	**hypostatic pneumonia**	Stauungspneumonie *f*	congestion *f* pulmonaire	гипостатическая пневмония
H 382	**hypothermia, hypothermy**	Unterkühlung *f*	hypothermie *f*	гипотермия, охлаждение

H 383	**hypothyroidism**	Hypothyreodismus *m*, Hypothyreose *f*, Schilddrüsenunterfunktion *f*	hyperthyroïdie *f*	гипотиреодизм, гипотиреоз
H 384	**hypovolaemic shock**	hypovolämischer Schock *m*, Blutvolumenmangelschock *m*	choc *m* dû à une hypovolhémie	гиповолемический шок, шок из-за недостатка крови
H 385	**hysterectomy,** hysterotomy	Hysterektomie *f*, Entfernung *f* der Gebärmutter	hystérectomie *f*	гистерэктомия, удаление (экстирпация) матки
H 386	**hysterectomy-derived animal**	durch Hysterektomie gewonnenes Tier *n*	animal *m* récupéré par hystérectomie	животное, полученное с помощью гистерэктомии
	hysterotomy	*s.* C 13, H 385		

I

I 1	**iatrogenic**	iatrogen, durch den Tierarzt (Arzt) bewirkt	iatrogène, provoqué par un médecin vétérinaire	ятрогенный, осуществленный ветеринарным врачом
I 2	**icteric,** jaundiced	Ikterus..., ikterisch, Gelbsucht...	ictérique	иктерический, желтушный
I 3	**icterogenic**	Ikterus (Gelbsucht) bewirkend	causant un ictère	иктерогенный
	icterus	*s.* J 5		
I 4	**identical twins,** monovular (unioval, enzygotic, monocygotic) twins	eineiige Zwillinge *mpl*	jumeaux *mpl* identiques (univitellins, vrais, monocygotes)	однояйцовые двойни (близнецы)
I 5	**identifiable symptom**	erkennbares Symptom *n*	symptôme *m* identifiable	распознаваемый (идентифицированный) симптом
I 6	**identification medium** *(microbiology)*	Indikatornährboden *m*	milieu *m* nutritif indicateur	индикаторная среда
I 7	**identification of animals**	Kennzeichnung *f* von Tieren	identification *f* d'animaux	отметка (тавровка, клеймение) животных
I 8	**idiopathic**	idiopathisch, spontan, selbständig auftretend *(Krankheit)*	idiopathique, essentiel	идиопатический, спонтанный, самостоятельно возникающий
I 9	**ileal obstruction**	Ileumverschluß *m*	obstruction *f* de l'iléon	запор подвздошной кишки
I 10	**ileocaecal valve, ileocolic valve**	Ileozäkalklappe *f*	valvule *f* iléocæcale	илеоцекальный (подвздошно-слепокишечный) клапан
I 11	**ileum**	Ileum *n*, Hüftdarm *m*, Krummdarm *m*	iléon *m*	подвздошная кишка
	ileus	*s.* I 253		
	iliac bone	*s.* I 12		
I 12	**ilium,** iliac (haunch) bone	Darmbein *n*, Os ilium	ilion *m*, aile *f* iliaque	подвздошная кость
I 13	**ill health**	schlechte Gesundheit *f* Gesundheitsstörung *f*	mauvaise santé	плохое здоровье
	illness	*s.* D 306		
	ill-thrift	*s.* S 787		
	ill-treatment	*s.* M 60		
I 14	**imago,** mature (adult) insect	Imago *f*, erwachsenes Insekt *n*	imago *m*, insecte *m* mature	имаго, взрослое насекомое
I 15	**imbalance**	Ungleichgewicht *n*, Imbalanz *f*	déséquilibre *m*	имбаланс, неравновесие
I 16	**immature**	unreif, unausgereift, nicht voll entwickelt	immature	несозрелый
I 17	**immaturity**	Unreife *f*	immaturité *f*	несозрелость, неразвитость
I 18	**immediate allergic reaction, immediate allergy**	allergische Sofortreaktion *f*	réaction *f* immédiate allergique	немедленная (моментальная) аллергическая реакция
	immerse / to	*s.* D 279		
I 19	**immersion chilling**	Tauchkühlung *f*	refroidissement *m* par immersion	погрузочное охлаждение
I 20	**immersion microscopy**	Immersionsmikroskopie *f*	microscopie *f* à immersion	иммерсионная микроскопия
I 21	**immersion oil**	Immersionsöl *n*	huile *f* à immersion	иммерсионное масло
I 22	**imminent abortion,** threatening abortion	drohender Abort *m*	avortement *m* imminent	угрожающий аборт
I 23	**immissible drugs**	nicht mischbare Arzneimittel *npl*	médicaments *mpl* non miscibles	не смешивающиеся лекарства
	immobilization	*s.* F 304		
I 24	**immobilization of animals,** restraint of animals	Fixieren (Ruhigstellen) *n* von Tieren	immobilisation *f* d'animaux	фиксирование (успокоение, иммобилизация) животных
	immobilize / to	*s.* F 303		
I 25	**immobilizing agent,** sedative *(agent)*, tranquilizer, depressor	Beruhigungsmittel *n*, Sedativum *n*, Tranquilizer *m*	sédatif *m*, calmant *m*	успокаивающее средство
I 26	**immune**	immun, geschützt, unempfänglich	immun	невосприимчивый
I 27	**immune competence**	Immunkompetenz *f*	compétence *f* immunitaire, immunocompétence *f*	иммунная компетентность
	immune deficiency	*s.* I 35		
I 28	**immune evasion,** evasion of host immunity	Evasion *f* der Wirtsimmunität, Ausweichen *n* der Immunantwort *(Parasitologie)*	évasion *f* de l'immunité de l'hôte, évasion de la réponse immunitaire	эвазия иммунитета хозяина, избежание иммунного ответа

I 29	**immune expulsion** *(parasitology)*	Expulsion *f* von Parasiten durch Immunprozesse	expulsion *f* des parasites par le processus d'immunité, expulsion de parasites par des processus immunologiques	изгнание паразита иммунным процессом, изгнание паразитов при помощи иммунных процессов
	immune reaction	*s.* I 30		
I 30	**immune response,** immune reaction	Immunantwort *f*, Immunreaktion *f*	réponse *f* immunitaire	иммунный ответ
I 31	**immune responsiveness**	Fähigkeit *f* zur Immunantwort, immunologische Reaktionsfähigkeit *f*	aptitude *f* à une réponse immunitaire	способность к иммунному ответу
I 32	**immunization**	Immunisierung *f*	immunisation *f*	иммунизация
I 33	**immunization calendar,** timetable of vaccination	Impfkalender *m*	calendrier *m* de vaccination	календарь вакцинации
I 34	**immunization campaign,** vaccination campaign	Impfaktion *f*, Impfkampagne *f*	action (campagne) *f* vaccinale, campagne *f* de vaccination	прививочная кампания, сезон прививки
I 35	**immunodeficiency,** immune deficiency	Immunmangel *m*, Immunschwäche *f*	déficience *f* immunitaire	иммунный недостаток, иммунная слабость
I 36	**immunofluorescence technique**	Immunofluoreszenztechnik *f*, fluoreszenzserologische Untersuchung *f*	technique *f* d'immunofluorescence	иммунофлюоресцентная техника, флюоресценцсерологическое исследование
I 37	**immunogenicity**	Immunogenität *f*, Immunisierungsstärke *f*	immunogénicité *f*	иммуногенитет
I 38	**immunologic[al]**	immunologisch	immunologique	иммунологический
I 39	**immunological status**	immunologischer Status *m*	état *m* immunologique	иммунологический статус
I 40	**immunological unresponsiveness**	fehlende Immunantwort *f*, immunologische Reaktionslosigkeit *f*	réponse *f* immunitaire absente	отсутствующий иммунный ответ
I 41	**impacted crop,** crop bound	Kropfverstopfung *f*, überfüllter Kropf *m*	bouchage *m* du jabot	закупорка зоба
I 42	**impacted fractur,** crush fracture	Stauchungsbruch *m*, Quetschungsbruch *m*	fracture *f* par contusion	ушибленный (компрессионный) перелом
I 43	**impaction,** incarceration	Einklemmung *f (Inkarzeration)*	incarcération *f*, étranglement *m*	ущемление
I 44	**impaction** *(alimentary tract)*	Anschoppung *f*, Verstopfung *f*	constipation *f*	наполнение, запор
I 45	**impaction colic**	Verstopfungskolik *f*	colique *f* de constipation	запорная колика
I 46	**impaction of gall-stone**	Einklemmung *f* des Gallensteines	coinçage *m* du calcul biliaire	ущемление желчного камня
I 47	**impaction of the gizzard**	Anschoppung *f* im Muskelmagen	engorgement *m* au gésier	наполнение (переполнение) мышечного желудка
	impaired digestion	*s.* M 37		
I 48	**impaired potency**	Potenzschwäche *f*	faiblesse *f* de la puissance sexuelle	половая слабость (недостаточность)
I 49	**impairment**	Schädigung *f*, Beeinträchtigung *f*	préjudice *m*	повреждение
I 50	**impalpable**	nicht palpierbar (tastbar)	impalpable	неощутимый, непальпируемый
I 51	**impalpable pulse**	nicht fühlbarer Puls *m*, unfühlbarer Puls	pouls *m* non palpable, pouls impalpable	неощутимый пульс
I 52	**imperfect bleeding**	unvollständiges Ausbluten *n*	saignée *f* imparfaite (incomplète)	не полное обескровливание
I 53	**imperforate rectum,** rectal atresia	Rektumverschluß *m*, Mastdarmverschluß *m*, Atresia ani	fermeture *f* du rectum, absence *f* de l'ouverture du rectum	запор прямой кишки
	implantation	*s.* N 112		
	import an epizootic / to	*s.* I 268		
	importation	*s.* I 269		
I 54	**import restriction**	Einfuhrbeschränkung *f*	restriction *f* d'importation	ограничение импортов (ввоза)
I 55/6	**impotence, impotencia, impotency,** copulation (mating) failure	Deckuntüchtigkeit *f*, Sprungversagen *n*, Deckunvermögen *n*, Impotentia coeundi	impotence *f*	неспособность к садке, импотенция, неспособность к покрытию, отказ от скачки (садки)
	impregnate / to	*s.* F 135		
	impregnation	*s.* F 206		
I 57	**impression smear,** imprint smear, klatsch preparation	Abdruckpräparat *n*, Abklatschpräparat *n*	préparation *f* par impression	клатчпрепарат, препарат-отпечаток
I 58	**imprinting**	Prägung *f (Verhaltensbiologie)*	estampage *m*	мечение
	imprint smear	*s.* I 57		
I 59	**inactivate / to**	inaktivieren	inactiver	инактивировать
I 60	**inactivation**	Inaktivierung *f*	inactivation *f*	инактивация
I 61	**inactive substance,** inert substance	inaktive Substanz *f*	substance *f* inactive	инактивное вещество
I 62	**inactivity atrophy,** disuse atrophy	Inaktivitätsatrophie *f*	atrophie *f* par inactivité	атрофия инактивности
I 63	**inanimate**	unbelebt	inanimé	неживой

I 64	**inanition**, starvation	Hungerzustand *m*, Hungerent- kräftung *f*, Abgeschlagen- heit *f*, Entkräftung *f*	faiblesse *f*, inanition *f*, état *m* de faim	истощение (бессилие) вследствие голодания, со- стояние прострации (голо- дания)
I 65	**inapparent infection**, silent in- fection	inapparente Infektion *f*	infection *f* inapparente	инаппарентная инфекция
I 66	**inappropriate micturition**	unerwünschtes Harnabsetzen *n* an ungeeignetem Ort *(Hund, Katze)*	miction *f* non souhaitée à un endroit non approprié	нежеланное мочеиспускание в непредусмотренном ме- сте
I 67	**inborn**, innate, congenital, in- herited	angeboren, kongenital, ver- erbt	congénital, héréditaire, inné	врожденный, конгениталь- ный
I 68	**inborn infection**, innate infec- tion	angeborene Infektion *f*	infection *f* innée	врожденная (наследствен- ная) инфекция
I 69	**inbred strain**	Inzuchtstamm *m*	race (lignée) *f* consanguine	штамм близкого родства
I 70	**inbreeding**	Inzucht *f*	croisement *m* consanguin, consanguinité *f*	близкородственное скрещи- вание
	incarceration	*s.* I 43		
I 71	**incestuous breeding**, close breeding	Inzestzucht *f*	élevage *m* incestueux	близкородственное спарива- ние, инбридинг
	incidence of a disease	*s.* D 313		
I 72	**incidence rate**	Häufigkeitsrate *f*, Häufigkeit *f* von Neuerkrankungen	facteur *m* d'incidence	частота [новых вспышек за- болевания]
	incidence study	*s.* C 565		
	incidental host	*s.* A 79		
I 73	**incidental parasite**, acciden- tal parasite	Nebenparasit *m*	parasite *m* accidentel	дополнительный паразит
I 74	**incineration**	Verbrennung *f (Abfälle, Tier- körper)*	incinération *f*	сжигание
I 75	**incinerator**	Verbrennungsanlage *f*	incinérateur *m*	установка для сжигания
	incise an abscess / to	*s.* L 46		
I 76	**incised wound**, cut incision wound	Schnittwunde *f*	coupure *f*	резаная рана
	incision	*s.* C 992		
I 77	**incisive bone**, intermaxillary bone, premaxilla	Zwischenkieferbein *n*, Zwi- schenkiefer *m*, Os incisivum	os *m* incisif (intermaxillaire), prémaxillaire *m*	межчелюстная кость
	incisor	*s.* I 78		
I 78	**incisor tooth**, incisor	Schneidezahn *m*	incisive *f*	резец
	inclusion	*s.* E 104		
I 79	**inclusion body**	Einschlußkörper *m*, Einschluß- körperchen *n*	corps *m* d'inclusion	тело (тельце) включения
I 80	**inclusion body rhinitis**	Einschlußkörperchenrhinitis *f*	rhinite *f* des corpuscules à in- clusions	ринит телец включения
I 81	**incompatibility**, intolerance	Unverträglichkeit *f*	incompatibilité *f*, intolérance *f*	несовместимость
I 82	**incomplete abortion**	unvollständiger Abort *m*	avortement *m* incomplet	неполный аборт
	incomplete digestion	*s.* M 37		
	incomplete involution	*s.* S 798		
I 83	**inconstant symptom**	flüchtiges Symptom *n*	symptôme *m* inconstant	неконстантный (проходящий, временный, нестабильный) симптом
I 84	**in-contact animal**, contact animal	Kontakttier *n*	animal *m* de contact	контактное животное
I 85	**incorporation of chemical and radioactive substan- ces**	Inkorporation (Aufnahme) *f* chemischer und radioakti- ver Stoffe	incorporation *f* de substances chimiques et radioactives	инкорпорация химических и радиоактивных веществ
I 86	**increase of stock**, restocking, enlargement of stock	Bestandsaufstockung *f*, Be- standserweiterung *f*	élargissement *m* du stock	пополнение (увеличение) стада
	incretory gland	*s.* E 161		
I 87	**incubate / to**	bebrüten, im Brutschrank hal- ten, inkubieren	incuber, mettre en incubateur	инкубировать, насиживать, содержать в инкубаторе
I 88	**incubate / to**	Bakterienkultur ansetzen	incuber une culture bacté- rienne	инкубировать бактериальную культуру
I 89	**incubate**	bebrütetes Material *n*, inku- bierter Stoff *m*	matière (substance) *f* incubée	инкубированный материал
I 90	**incubate a disease / to**	sich im Inkubationsstadium einer Krankheit befinden, eine Krankheit ausbrüten, eine Inkubationszeit durch- laufen	couvrir une maladie, se trou- ver au stade d'incubation d'une maladie, incuber	находиться в стадии инкуба- ции, находиться в инкуба- ционном периоде, прохо- дить инкубационный пери- од
I 91	**incubated egg**	angebrütetes (bebrütetes) Ei *n*	œuf *m* incubé	насиженное яйцо
I 92	**incubation period**, latent period	Inkubationszeit *f*, Inkubation *f*	temps *m* d'incubation	инкубационный период
I 93	**incubation period**	Ausbrütungszeit *f*, Brutdauer *f*	période *f* d'incubation	инкубационный период, пе- риод инкубации
I 94	**incubation waste**	Brutabfall *m*	débris *mpl* d'incubation	снижение инкубации
	incubator	*s.* H 80		
I 95	**incubatory carrier**	Keimträger *m* im Inkubations- stadium	porteur *m* de germes dans l'incubation	носитель возбудителя в инку- бационном периоде

I 96	incurable disease	unheilbare Krankheit *f*	maladie *f* incurable	неизлечимое заболевание
	incus	*s.* A 523		
I 97	indicated / to be	eine Indikation haben, indiziert sein	être indiqué	иметь показание
I 98	indigenous, autochthonous, native, endemic	bodenständig, einheimisch, eingeboren	indigène	аборигенный, отечественный
I 99	indigestible matter	unverdauliche Substanz *f*	substance *f* non digestible	непереваримое вещество
I 100	individual cage	Einzelkäfig *m*	cage *f* individuelle	индивидуальная клетка, индивидуальный бокс
I 101	individual dose, single dose	Einzeldosis *f*	dose *f* individuelle	индивидуальная доза
I 102	individual feeding, hand feeding	Einzelfütterung *f*	alimentation *f* individuelle	индивидуальное кормление
I 103	indoor fattening	Stallmast *f*	engraissement *m* en stabulation	откорм внутри помещения, безвыгульный откорм
	indoor feeding	*s.* H 324		
I 104	induced abortion	künstlicher Abort *m*, eingeleiteter Abbruch *m* der Trächtigkeit	avortement *m* artificiel	искусственный (индуцированный) аборт, прерывание беременности
	induced labour	*s.* A 630		
	induced moult	*s.* F 471		
	induction of birth	*s.* I 106		
I 105	induction of labour	Wehenanregung *f*	induction *f* du travail de l'accouchement, induction des douleurs	стимулирование потуг
I 106	induction of parturition, induction of birth	Geburtseinleitung *f*, Geburtsinduktion *f*	induction *f* de la parturition (mise bas), induction de l'accouchement	индукция родов, родовая индукция
I 107	indurated scar, hardened (sclerotic) scar	indurierte Narbe *f*	cicatrice *f* indurée	уплотненный рубец
I 108	indurative liver congestion	Stauungsinduration *f (Leber)*	induration *f* de stase	застойная индурация, застойное уплотнение
I 109	industrial husbandry	industriemäßige Tierproduktion *f*	production *f* animale industrielle	промышленное животноводство
	indwelling catheter	*s.* P 231		
I 110	ineffective dose, non-effective dose	unwirksame Dosis *f*	dose *f* non effective, dose sans effet	не эффективная доза
	inert substance	*s.* I 61		
I 111	infarction	Infarzierung *f*, Infarktbildung *f*	infarcissement *m*, formation *f* d'un infarctus	образование инфаркта
I 112	infect / to, to get infected	[sich] anstecken (infizieren)	[s']infecter	заражать[ся], инфицировать[ся]
I 113	infectibility	Infizierbarkeit *f*	infectiosité *f*	заражаемость
I 114	infection, contagion, contamination	Ansteckung *f*, Infektion *f*	contagion *f*	заражение, инфекция
	infection	*s. a.* I 119		
I 115	infectiosity, contagiousness, infectivity	Kontagiosität *f*, Ansteckungsfähigkeit *f*	contagiosité *f*	контагиозность, способность к заражению
I 116	infectious, infective, contagious	infektiös, ansteckend	infectieux, contagieux	инфекционный, контагиозный, заразный
I 117	infectious agent	Infektionsstoff *m*, Infektionserreger *m*	agent *m* infectieux	инфекционный агент
I 118	infectious avian encephalomyelitis, epidemic tremor	aviäre Enzephalomyelitis *f*	encéphalomyélite *f* aviaire	инфекционный энцефаломиелит цыплят
	infectious avian nephrosis	*s.* B 580		
	infectious bursal disease	*s.* B 580		
	infectious canine hepatitis	*s.* C 753		
	infectious coryza of chickens	*s.* A 731		
I 119	infectious disease, infection	Infektionskrankheit *f*, ansteckende Erkrankung *f*	maladie *f* infectieuse	заразное (инфекционное) заболевание
	infectious droplets	*s.* I 126		
I 120	infectious dropsy of carp	Bauchwassersucht *f* der Karpfen	hydropisie *f* infectieuse de la carpe	брюшная водянка карпов
	infectious enterohepatitis	*s.* B 217		
I 121	infectious feline enteritis, feline panleukopenia	Panleukopenie *f* der Katze, Katzenseuche *f*, Katzentyphus *m*	typhus *m* du chat	инфекционный гастроэнтерит кошек, чума (панлейкемия, инфекционный энтерит, лихорадка) кошек
	infectious footrot	*s.* B 411		
I 122	infectious footrot in sheep, ovine (virulent) footrot	Moderhinke *f*, infektiöse Klauenentzündung *f* der Schafe	piétin *m* contagieux de mouton	некробациллез овец, заразное воспаление копытцев овец
	infectious myxoma of rabbits	*s.* M 490		
	infectious necrotic hepatitis	*s.* G 82		
I 123	infectiousness, communicability, transmissibility, contagiousness	Übertragungsfähigkeit *f*, Übertragbarkeit *f*	transmissibilité *f*, capacité *f* de transmission	способность передачи, инфекционность, передаваемость

I 124	infectious pancreatic necrosis in trout, IPN	infektiöse Pankreasnekrose f der Forellen	nécrose f pancréatique infectieuse des truites	инфекционный некроз поджелудочной железы форелей
I 125	infectious pleuropneumonia of pigs, actinobacillus pleuropneumoniae infection	Pleuropneumonie f des Schweines durch Actinobacillus pleuropneumoniae	pleuropneumonie f du porc due à actinobacillus pleuropneumoniae	плевропневмония свиней вследствие возбудителя
	infectious tracheobronchitis	s. K 12		
	infective	s. I 116		
I 126	infective droplets, infectious droplets	infektiöse Tröpfchen npl	gouttes fpl infectieuses	инфекционные капельки
	infectivity	s. I 115		
	infertile	s. B 65		
	infertility	s. S 678		
I 127	infest / to	befallen (mit Parasiten)	infester, parasiter	поражать
I 128	infestation	Befall m (mit Parasiten)	infestation f	поражение
I 129	infiltration anaesthesia	Infiltrationsanästhesie f	anesthésie f d'infiltration	инфильтрационная анестезия
I 130	infiltrative growth	infiltratives Wachstum n (Tumor)	développement m infiltratif	инфильтрационный рост
I 131	inflame / to, to get inflamed, to become inflamed	entzünden; sich entzünden	inflammer; s'inflammer	воспалить; воспалиться
I 132	inflamed	entzündet	inflammé	воспаленный
I 133	inflammation, sore (skin)	Entzündung f	inflammation f	воспаление
	inflammation of the crop	s. I 146		
	inflammation of the meibomian glands	s. C 334		
I 134	inflammatory	Entzündungs..., entzündlich	inflammatoire	воспалительный
I 135	inflammatory exudate	entzündliches Exsudat n	exsudat m d'inflammation	воспалительный экссудат
I 136	inflammatory tissue	Entzündungsgewebe n, entzündliches Gewebe n	tissu m inflammable	воспаленная (воспалительная) ткань
I 137	inflate / to	[auf]blähen	enfler	вздувать
I 138	inflation	Aufblähung f, Blähung f	vent m, gaz m, flatulence f	вздутие, метеоризм
I 139	inflation of a carcass	Einblasen n von Luft unter die Haut (Schlachtkörperenthäutung)	dépeçage m d'une carcasse par insufflation d'air	снятие кожи у туши вдуванием воздуха
I 140	in-foal mare, pregnant mare	trächtige Stute f	pouliche f gestante, jument f pleine (en gestation)	жеребая кобыла
I 141	information processing	Informationsverarbeitung f	traitement m de l'information	переработка информации
I 142	infusion therapy, drip treatment, parenteral fluid therapy	Infusionstherapie f	thérapie f par infusion[s]	терапия вливания, инфузионная терапия
I 143	infusion under pressure	Druckinfusion f	infusion f par pression	инфузия под давлением
I 144	ingest / to (feed, drugs)	oral zur Verdauung aufnehmen	ingester	принимать для переваривания
I 145	ingestion, (feed, drugs)	orale Aufnahme f und Verdauung f	ingestion f et digestion f	оральное принимание и переваривание
	ingluvies	s. C 900		
I 146	ingluvitis, inflammation of the crop	Kropfkatarrh m, Ingluvitis f	ingluvité f, catarrhe m du jabot	катар зоба
I 147	ingrow / to	einwachsen	s'incarner	вращивать
I 148	ingrown claw (cat, dog)	eingewachsene Klaue f	griffe f enracinée	вросший коготь
I 149	ingrown hairs	eingewachsene Haare mpl	poils mpl incarnés	вросшие волосы
	ingrown tail	s. S 99		
I 150	inguinal	Leisten..., Inguinal..., inguinal	inguinal	паховый
	inguinal region	s. G 234		
I 151	inguinal ring	Leistenring m	anneau m inguinal	паховое кольцо
	inhalation anaesthetic	s. I 153		
	inhalation pneumonia	s. A 656		
I 152	inhale / to, to inspire, to breathe in	einatmen	inspirer	вдыхать
I 153	inhaled anaesthetic, inhalation anaesthetic	Inhalationsnarkotikum n	anesthésique m pour inhalation	ингаляционный наркоз
	inheritance	s. H 196		
	inherited	s. I 67		
I 154	inherited defect	angeborener Defekt m, Erbfehler m	défaut m congénital (inné)	врожденный дефект
	inherited disease	s. H 194		
I 155	inhibit / to	hemmen, hindern, inhibieren	inhiber	задержать, препятствовать
	inhibition assay	s. I 156		
I 156	inhibition test, inhibition assay (microbiology)	Hemmtest m		тест задержки роста
I 157	inhibitive, inhibitory	hemmend, inhibitorisch	inhibiteur	задерживающий, тормозящий, ингибиторный
I 158	inhibitor, inhibitory substance	Hemmstoff m, Hemmer m, Inhibitor m	inhibiteur m	ингибитор
	inhibitory	s. I 157		
	inhibitory substance	s. I 158		
I 159	initial enrichment	Voranreicherung f	enrichissement m initial	предварительное обогащение

160	**initial fattening**	Anfangsmast *f*	engraissement *m* de début	начальный откорм
161	**initial focus**	Ausgangsherd *m*	foyer *m* initial	исходный очаг
162	**initial symptom**	Initialsymptom *n*, Anfangs-symptom *n*	symptôme *m* initial	начальный симптом
163	**initiate a disease / /to**	eine Krankheit einleiten	introduire une maladie	вызвать (начать) заболева-ние
164	**injectable anaesthetic**	Injektionsnarkotikum *n*	anesthésique *m* injectable	инъекционный наркоз
165	**injectable drug,** injection	injizierbares Arzneimittel *n*, In-jektionspräparat *n*	médicament *m* (préparation *f*) injectable	вводимое лекарство, инъек-ционный препарат
166	**injectable solution**	Injektionslösung *f*, injizierbare Lösung *f*	solution *f* injectable	раствор для инъекции, инъецируемый раствор
167	**injected blood vessels,** con-gested blood vessels	injizierte Blutgefäße *npl*, stark gefüllte [sichtbare] Blutge-fäße	vaisseaux *mpl* sanguins appa-rents (bien congestionnés)	наполненные кровяные сосу-ды
168	**injection**	Injektion *f*, Einspritzung *f*	injection *f*	инъекция, введение
169	**injection,** congestion	[sichtbare] starke Gefäßfülle *f*, Kongestion *f*, Blutanstau-ung *f*	injection *f*	сильное наполнение сосудов
	injection	*s. a.* I 165		
170	**injection into perivenous tissue,** paravenous injec-tion	paravenöse Injektion *f*	injection *f* périveineuse	паравенозная инъекция
171	**injection site**	Injektionsort *m*, Injektionsstel-le *f*	point *m* d'injection	место инъекции
172	**injection stick**	Impfstab *m*	bâton *m* à vacciner	инъекционный стержень
	injurious substance	*s.* D 111		
173	**injury,** trauma	Verletzung *f*, Beschädigung *f*, Wunde *f*, Trauma *n*	blessure *f*, plaie *f*	ранение, повреждение
174	**in-lamb ewe,** pregnant ewe	trächtiges Schaf *n*	brebis *f* gestante	суягная овца
	in late pregnancy	*s.* A 176		
	inlet of the stomach	*s.* C 129		
	innate	*s.* I 67		
	innate infection	*s.* I 68		
175	**inner ear,** internal ear	Innenohr *n*	oreille *f* interne	внутреннее ухо
176	**innervate / to**	innervieren, mit Nerven ver-sorgen	innerver	инервировать, обеспечивать нервами
177	**innidation**	Ansiedlung *f*, Innidation *f*, Ein-nisten *n (Zellen)*	nidation *f*	иннидация, заселение
178	**innocuity,** innocuousness *(e.g. drugs, vaccines, residues)*	Unschädlichkeit *f*, Verträglich-keit *f*	inocuité *f*	безвредность
179	**innocuous,** innoxious, harm-less	unschädlich, verträglich	inoffensif	безвредный
	innocuousness	*s.* I 178		
	innominate bone	*s.* H 232		
	innoxious	*s.* I 179		
180	**inoculate / to**	beimpfen, überimpfen	inoculer	перевивать
181	**inoculate / to,** to vaccinate	impfen, vakzinieren, einimp-fen, verimpfen	vacciner	прививать, вакцинировать
181a	**inoculation**	Beimpfen *n*, Überimpfung *f*	inoculation *f*	посев, пересев
182	**inoculation**	Inokulation *f*, Einimpfen *n*	inoculation *f*	прививка, инокуляция, вакци-нация
	inoculation	*s. a.* V 3		
183	**inoculation streak** *(bacteri-ology)*	Impfstrich *m*	ensemencement *m*	полоска инокуляции
184	**inoculator**	Impfarzt *m*	inoculateur *m*	вакцинатор
185	**inoculum**	Impfmaterial *n*, Impfkultur *f*, Inokulum *n*	inoculum *m*	прививочный материал, при-вивочная культура
186	**inpatient clinic**	Klinik *f* mit stationärer Betreu-ung	clinique *f* avec service de sur-veillance	клиника со стационарным обслуживанием
187	**in-pig gilt,** pregnant gilt	trächtige Jungsau *f*	jeune truie *f* pleine (gravide), cochette *f* gravide	супоросная свинка
188	**insalubrious housing,** insani-tary housing	gesundheitsschädliche (unge-sunde) Aufstallung *f*	stabulation *f* insalubre	вредная для здоровья привязь
	insanitary	*s.* D 192		
	insanitary housing	*s.* I 188		
189	**insect attack**	Insektenbefall *m*	infestation *f* d'insectes	нападение насекомых
190	**insect attractant**	Lockstoff *m* (Attraktant *n*) für Insekten	produit *m* d'attraction des in-sectes	аттрактанты для насекомых
191	**insect bite,** insect sting	Insektenstich *m*	piqûre *f* d'insecte	укус насекомого
	insect-eater	*s.* I 198		
	insect-eating animal	*s.* I 198		
192	**insecticidal activity**	insektizide (insektenabtöten-de) Wirkung *f*	effet *m* insecticide	инсектицидное действие
193	**insecticidal dressing**	Behandlung *f* mit Insektiziden	traitement *m* avec insecticides	обработка инсектицидами
194	**insecticidal powder**	Insektenpulver *n*	poudre *f* insecticide	порошок против насекомых

I 195	insecticide	Insektizid n, insektentötendes Mittel n, Insektenvertilgungsmittel n	insecticide m	инсектицид, средство, убивающее членистоногих
I 196	insecticide poisoning	Insektizidvergiftung f	empoisonnement m par insecticide	интоксикация инсектицидом
I 197	insectifuge, repellent [agent]	Repellent n, Insektenabschreckungsmittel n	insecticide m	отпугивающее, средство для отпугивания двукрылых
I 198	insectivore, insect-eater, insect-eating animal	Insektenfresser m, Kerfjäger m	insectivore m	инсектоед
I 199	insectivorous bat	insektenfressende Fledermaus f	chauve-souris f insectivore	насекомоядная летучая мышь
I 200	insect-proof	insektensicher	à l'abri des insectes	инсектонадежный
I 201	insect rearing unit	Insektarium n	insectarium m	инсектарий
	insect sting	s. I 191		
I 202	inseminate / to	besamen, inseminieren	inséminer	осеменить
I 203	inseminate artificially / to	künstlich besamen	inséminer artificiellement	искусственно осеменить
I 204	insemination centre	Besamungsstation f	centre m d'insémination	станция осеменения
I 205	insemination ratio	Besamungsindex m	index m d'insémination	индекс осеменения
	inseminator	s. A 629		
I 206	insidious disease	schleichende Krankheit f	maladie f sournoise	ползучая болезнь
I 207	insipid diabetes	Diabetes m insipidus, einfache Harnruhr f	diabète m insipide	полиурия
I 208	inspection for general appearance, examination using the senses	grobsinnliche Prüfung f	examen m général	предварительная проверка, предварительный осмотр
	inspection of live animals	s. A 448, P 553		
I 209	inspiratory	Einatmungs..., inspiratorisch	inspiratoire	вдыхательный, инспираторный
	inspire / to	s. I 152		
I 210	inspired air	Einatmungsluft f	air m inspiré	вдыхаемый (инспирационный) воздух
I 211	instar	Larvenstadium n (Entomologie)	stade m larvaire	личиночная стадия
I 212	instill / to, to drop in	einträufeln, instillieren	instiller	закапывать
I 213	instillator	Eintropfer m, Einträufler m	instillateur m	закапыватель
	instrument cabinet	s. I 214		
I 214	instrument cupboard, instrument cabinet	Instrumentenschrank m	armoire f à instruments	шкаф для инструментов
	instrument of diagnosis	s. D 218		
I 215	instrument table	Instrumententisch m	table f d'instruments	стол для инструментов
	insufflation	s. B 319		
	intake	s. U 70		
I 216	integrated production	Stufenproduktion f	production f échelonnée	ступенчатое производство
	intense reaction	s. I 222		
I 217	intensive care	Intensivtherapie f	thérapie f intensive	интенсивная терапия
I 218	intensive care unit	Intensivstation f	station f des soins intensifs	станция интенсивного лечения
I 219	intensive fattening	Intensivmast f	engraissement m intensif	интенсивный откорм
I 220	intensive floor husbandry (poultry)	Bodenintensivhaltung f	entretien m intensif au sol	напольное содержание
I 221	intensive husbandry, large-scale husbandry, factory farming	intensive Tierhaltung f, Intensivhaltung f, Massentierhaltung f	élevage m intensif, entretien m des animaux en masse	интенсивное (промышленное) животноводство, массовое содержание животных
I 222	intensive reaction, intense reaction	heftige Reaktion f	réaction f intense	интенсивная реакция
I 223	intensive rearing	Intensivaufzucht f	élevage m intensif	интенсивное выращивание
	interbrain	s. D 239		
	intercalving period	s. C 57		
I 224	intercellular substance	Interzellularsubstanz f	substance f intercellulaire	межклеточное вещество
	interdigital dermatitis	s. S 68		
	interdigital fibroma	s. C 418		
	interdigital hyperplasia	s. C 418		
	interdigital necrobacillosis	s. B 411		
	interdigital papilloma in cattle	s. C 418		
	interdigital phlegmon	s. B 411		
I 225	interdigital space	Zwischenklauenspalt m	espace m interdigital	межкопытная щель
	intermaxillary bone	s. I 77		
I 226	intermediate disinfection	Zwischendesinfektion f	désinfection f intermédiaire	промежуточная дезинфекция
I 227	intermediate host	Zwischenwirt m	hôte m intermédiaire	промежуточный хозяин
I 228	intermittent fever	Wechselfieber n, intermittierendes Fieber n	fièvre f intermittente	интермитирующая лихорадка
I 229	intermittent limping	intermittierendes Hinken n	boiterie (claudication) f intermittente	интермитирующая хромота
	internal administration	s. I 230		
I 230	internal application, internal use (administration)	innere (innerliche) Anwendung f	administration f interne	внутреннее применение

	English	German	French	Russian
	internal bleeding	s. I 231		
	internal ear	s. I 175		
I 231	**internal haemorrhage,** internal bleeding	innere Blutung f	hémorragie f interne	внутреннее кровотечение (кровоизлияние)
I 232	**internal laying** *(hen)*	„inneres Legen" n *(voll entwickeltes Ei in Bauchhöhle)*	«ponte f interne»	«внутренняя яйцекладка»
I 233	**internal organ**	inneres Organ n	organe m interne	внутренний орган
	internal parasite	s. E 165		
I 234	**internal respiration**	innerer Gasaustausch m	respiration f interne	внутренний газовый обмен
	internal use	s. I 230		
I 235	**international Office for Epizootics,** O.I.E.	Internationales Tierseuchenamt n	office m international d'épizootie	Международное Эпизоотическое Бюро, МЭБ
I 236	**International zoo-sanitary code**	Internationaler Tiergesundheitskodex m	code m international zoo-sanitaire	Международный Зоосанитарный Кодекс
	interosseus desmitis	s. S 554		
I 237	**interruption of pregnancy**	Abbruch m der Trächtigkeit	interruption f de la gravidité	прерывание стельности, аборт
	intersex	s. H 200		
	intersexual	s. A 300		
	intersexuality	s. H 199		
	interstitial cell adenome	s. I 238		
I 238	**interstitial cell tumour,** Leydig cell tumour, interstitial cell adenome	Tumor m der Leydigschen Zwischenzellen	tumeur f des cellules interstitielles de Leydig	межклеточный (интерстициальный) рак
I 239	**interstitial emphysema**	interstitielles Emphysem n	emphysème m interstitiel	интерстициальная эмфизема
I 240	**interstitial myocarditis**	interstitielle Myokarditis f	myocardite f interstitielle	интерстициальный миокардит
	interstitial pneumonia	s. P 379		
I 241	**interstitial tissue,** interstitium	Interstitium n, interstitielles Gewebe n	interstice m	интерстиций, интерстициальная (межклеточная) ткань
I 242	**intervertebral disc,** disc	Bandscheibe f	disque m	межпозвонковый (межпозвоночный) диск
I 243	**intestinal**	intestinal, Darm..., enteral, Eingeweide...	intestinal	кишечный, энтеральный, интестинальный
I 244	**intestinal adhesion**	Verklebung f der Eingeweide	adhésion f intestinale	склеивание (срастание) внутренностей
	intestinal calculus	s. E 200		
I 245	**intestinal clamp,** intestinal forceps	Darmklemme f	clamp m intestinal, entérotome m	кишечный зажим
I 246	**intestinal degradation**	intestinaler Abbau m, Abbau im Darm	dégradation f intestinale	кишечное переваривание; переваривание в кишечнике
	intestinal disease	s. E 201		
I 247	**intestinal epithelium**	Darmepithel n	épithelium m intestinal	кишечный эпителий
	intestinal forceps	s. I 245		
I 248	**intestinal gland**	Darmwanddrüse f	glande f intestinale	железа стенки кишечника
I 249	**intestinal infection,** enteric infection	Darminfektion f	infection f intestinale	кишечная инфекция
I 250	**intestinal juice**	Darmsaft m	suc m intestinal	кишечный сок
I 251	**intestinal loop**	Darmschleife f	anse (circonvolution) f intestinale	кишечная петля
I 252	**intestinal motility**	Darmbewegung f, Darmmotorik f	motilité f intestinale	движение кишечника, перистальтика
I 253	**intestinal obstruction,** ileus, intestinal occlusion	Darmverschluß m, Ileus m, Darmverlegung f	occlusion f intestinale	закупорка кишки
	intestinal occlusion	s. I 253		
I 254	**intestinal segmentation**	segmentale Kontraktionen fpl des Darmes	contractions fpl segmentaires de l'intestin	сегментальные сокращения кишечника
	intestinal stone	s. E 200		
I 255	**intestinal villus**	Darmzotte f	villosité f intestinale	кишечная ворсинка
I 256	**intestine,** intestinum, bowel, gut	Darm m	intestin m	кишка
	intestines	s. V 155		
	intestinum	s. I 256		
	intolerance	s. I 81		
	intoxication	s. P 389		
I 257	**intracellular fluid**	Intrazellularflüssigkeit f	liquide m intracellulaire	межклеточная жидкость
I 258	**intracellular parasite**	intrazellulärer Parasit m, Zellparasit m	parasite m intracellulaire	внутриклеточный паразит
I 259	**intracervical insemination**	Zervixbesamung f	insémination f intracervicale	интрацервикальное (внутрицервикальное, маточное) осеменение
I 260	**intracisternal application**	intrazisternale Applikation f, Verabreichung f in eine Zisterne *(Euter)*	application f intramammaire	внутрицистернальная аппликация
	intracutaneous test	s. I 261		
I 261	**intradermal test,** intracutaneous test	Intrakutantest m	test m intradermal	внутрикожная проба

	intramedullary pinning	s. M 178		
	intranasal papillomatosis	s. E 224		
I 262	intranuclear inclusion	Kerneinschluß m	inclusion f intranucléaire	внутриядерное включение
I 263	intranuclear inclusion body	Kerneinschlußkörperchen n	corps m d'inclusion intranucléaire	ядерное тельце включения
I 264	intraoperative	während einer Operation	pendant une opération, au cours d'une opération	во время операции
I 265	intraruminal drenching, rumen inoculation	intraruminaler Drench m, Applikation f in den Pansen	application f dans la panse, injection f intrarumenale	интраруминальный дренш, аппликация в рубец
	intrauterine growth retardation	s. D 539		
	intravaginal sponge	s. V 23		
I 266	intravenous anaesthesia	Injektionsnarkose f	anesthésie f intraveineuse	инъекционный наркоз
I 267	intravital	intravital, während des Lebens	in vivo	прижизненный, интравитальный
I 268	introduce an epizootic / to, to import an epizootic	eine Tierseuche einschleppen	introduire une épizootie	заносить заразное заболевание, заносить инфекцию
I 269	introduction, importation (of a disease)	Einschleppung f	introduction f, importation f	занос, передача, занесение
I 270	intubate / to	einen Tubus einführen, intubieren	intuber, procéder à une intubation	вводить тубус, интубировать
I 271	intussusception, invagination, "telescoping"	Darmeinschiebung f, Darminvagination f, Intussuszeption f	invagination f intestinale, intussusception f	вправление (инвагинация) кишки
	inunction	s. E 111		
	invagination	s. I 271		
I 272	invariable lethal dose	absolut tödliche Dosis f, LD 100	dose f létale absolue, LD 100	абсолютно смертельная доза
I 273	invasive growth	invasives Wachstum n (Tumor)	croissance f d'invasion, développement m invasif	инвазионный рост
I 274	invasiveness	Eindringungsvermögen n	faculté f de pénétration	способность внедрения (проникновения)
I 275	inversion fracture	Inversionsfraktur f	fracture f par invertissement	инверсионный перелом
I 276	invertebrate	wirbelloses Tier n, Avertebrate m, Wirbeloser m	invertébré m	беспозвоночное животное
I 277	invertebrate immunity	Immunität f bei Avertebraten	immunité f chez des invertébrés	иммунитет непозвоночных (беспозвоночных)
I 278	invertebrate medicine	Avertebratenmedizin f	médecine f des invertébrés	медицина беспозвоночных
I 279	inverted nipple	eingezogene (eingestülpte) Zitze f, Stülpzitze f, Trichterzitze f	trayon m inverti	инвагинированный сосок
I 280	invisible oestrus	unsichtbare Brunst f	œstrus m non visible, chaleurs fpl non visibles	незаметная [половая] охота, скрытая охота (течка)
	involuntary muscle	s. S 418		
	involuntary nervous system	s. A 717		
	involution	s. I 281		
I 281	involutional process, involution	Rückbildungsprozeß m, Involution f	procédé m d'involution, processus m de régression	инволюционный процесс
I 282	iodinate / to, to iodize, to treat with iodine	iodieren, mit Iod bestreichen	ioder, enduire d'iode	иодировать
I 283	iodination	Iodierung f	action f de ioder	иодирование
	iodine tincture	s. T 171		
	iodize / to	s. I 282		
I 284	iodoform	Iodoform n	iodoforme m	иодоформ
	IPN	s. I 124		
I 285	iron blood level	Eisenblutspiegel m	teneur f de fer sanguine	уровень железа в крови
I 286	iron deficiency, sideropenia	Eisenmangel m	déficience f en fer	недостаток железа
I 287	iron deficiency anaemia, asiderobic anaemia	Eisenmangelanämie f	anémie f par manque de fer	анемия недостаточности железы
I 288	iron therapy	Eisentherapie f, Eisenbehandlung f	thérapeutique m martiale	железотерапия
I 289	irradiate / to	bestrahlen (Röntgenstrahlen, UV-Licht)	irradier	облучать
I 290	irradiated vaccine	strahleninaktivierte Vakzine f	vaccine m irradié	инактивированная облучением вакцина
	irradiation therapy	s. R 33		
I 291	irregular dental wear	unregelmäßiger Zahnabrieb m	usure f irrégulière des dents	неравномерное стирание зубов
I 292	irrigate / to	beregnen, bewässern	irriguer	орошать
I 293	irrigate / to, to wash out (wound)	spülen, ausspülen	laver, rincer	промывать
I 294	irrigation	Bewässerung f, Beregnung f	irrigation f	орошение
I 295	irrigation, wash	Spülung f	rinçage m	ирригация
	irritability	s. E 309		
I 296	irritable bladder	gereizte Blase (Harnblase) f	vessie f irritée	раздраженный [мочевой] пузырь
I 297	irritable tissue	empfindliches (erregbares) Gewebe n	tissu m irritable (sensible)	чувствительная (возбудимая) ткань

I 298	irritant *(agent)* irritant fume irritated	reizendes Mittel *n* *s.* I 299 *s.* E 312	substance *f* irritante	раздражающее средство
I 299	**irritating fume,** irritant fume	reizender Rauch *m*	fumée *f* irritante	раздражающий дым
I 300	**irritating gas**	Reizgas *n*	gaz *m* irritable	раздражающий газ
I 301	**irritation,** excitation, stimulation, provocation	Reizung *f*, Stimulierung *f*, Anregung *f*, Erregung *f*, Exzitation *f*, Stimulanz *f*	excitation *f*, stimulation *f*	раздражение, провокация, возбуждение, стимуляция
I 302	**irritation**	Reizzustand *m*	irritation *f*	ирритация, состояние раздражения
I 303	**irritation of the throat**	Hustenreiz *m*	irritation *f* de la toux	кашлевое раздражение
I 304	**irritation therapy**	Reiztherapie *f*	thérapie *f* d'irritation	терапия раздражением
I 305	**irritation threshold,** stimulus threshold	Reizschwelle *f*	seuil *m* d'excitabilité	порог раздражения (возбуждения)
I 306	**isabelle** *(horse)*	Isabelle *f*	isabelle *f*	буланый, лошадь соловой масти
I 307	**ischium,** pin bone	Sitzbein *n*, Os ischii	ischion *m*	седалищная кость
I 307a	**ischuria,** retention of urine	Ischurie *f*, Harnverhaltung *f*	ischurie *f*, rétention *f* d'urinaire	ишурия, задержка мочи
	islets of Langerhans	*s.* P 40		
I 308	**isolate a hormone / to**	ein Hormon rein darstellen	isoler une hormone	изолировать (очистить) гормон
I 309	**isolate animals / to**	Tiere isolieren (getrennt halten)	isoler des animaux	изолировать животных, держать животных отдельно
I 310	**isolate germs / to,** to recover germs	Keime isolieren	isoler des germes	изолировать микробы
	isolation	*s.* S 136		
I 311	**isolation of an animal,** closure of an animal	Absonderung (Isolierung) *f* eines Tieres	isolement *m* d'un animal	отделение (изоляция) животного
I 312	**isolation zone**	Schutzzone *f*, Sperrzone *f*	zone *f* d'isolement	защитная (закрытая) зона
I 313	**itch / to** **itchiness**	jucken *s.* I 314	gratter, démanger	чесаться, зудеть
I 314	**itching,** pruritus, itchiness	Juckreiz *m*, Pruritus *m*, Jucken *n*, Hautjucken *n*	démangeaison *f*, prurit *m*	зуд
I 315	**itchy leg** *(horse)* **ixodiasis**	Fußräude *f* *s.* I 316	gale *f* des pieds	кожеедная чесотка
I 316	**ixodic infestation,** ixodiasis **ixodid**	Befall *m* mit Schildzecken, Schildzeckenbefall *m* *s.* H 69	infestation *f* par des tiques d'ixodes	нападение иксодид, поражение иксодовыми клещами

J

	jaagsiekte	*s.* P 693		
J 1	**jack, jack-ass,** he-ass, donkey stallion	Eselhengst *m*	baudet *m*, étalon *m*	жеребец осла
J 2	**jack colt**	Eseljunghengst *m (bis 3 Jahre)*	âne *m* jeune étalon	молодой осел
	Jakta slaugther **janet**	*s.* S 319 *s.* M 92		
J 3	**Janet syringe**	Janetspritze *f*	seringue *f* Janet	шприц Жане
J 4	**Japanese B encephalitis**	Japanische Pferdeenzephalitis *f*	encéphalite *f* japonaise du cheval	японский энцефалит лошадей
J 5	**jaundice,** icterus **jaundiced**	Gelbsucht *f*, Ikterus *m* *s.* I 2	jaunisse *f*, ictère *m*	желтуха, иктерус
J 6	**jaw** **jaw-bone**	Kiefer *m* *s.* M 72	mâchoire *f*	челюсть
J 7	**jejunal mucosa**	Jejunumschleimhaut *f*	muqueuse *f* du jéjunum	слизистая оболочка тощей кишки
J 8	**jejunum** **jennet** **jenny** **jenny-ass**	Jejunum *n*, Leerdarm *m* *s.* H 231, S 258 *s.* S 258 *s.* S 258	jéjunum *m*	тощая кишка
J 9	**jenny filly** **jerked beef** **jerky**	junge Eselin *f (bis drei Jahre)* *s.* B 148 *s.* B 148	jeune ânesse *f*	молодая ослица
J 10	**jerky pulse,** water-hammer pulse	hüpfender Puls *m*	pouls *m* rythmé	прыгающий (отрывистый) пульс
J 11	**jet injection**	Injektion *f* mit Impfpistole	injection *f* à l'aide d'un pistolet à vaccination	инъекция прививочным пистолетом
J 12	**jetting**	Sprühen *n* mit hohem Druck, Hochdrucksprühen *n*	pulvérisation *f* à haute pression	разбрызгивание под высоким давлением, высоконапорное разбрызгивание
J 13	**Jewish slaughter,** kosher butchering, shechita	Schächten *n*, Schächtung *f*	abattage *m*, égorgement *m* selon le rite juif	еврейский способ убоя
J 14	**jigger, jigger flea,** chigoe	Sandfloh *m*, Tunga penetrans	puce *f*	песчаная блоха
J 15	**Johne's disease,** paratuberculosis	Paratuberkulose *f*	paratuberculose *f*, maladie *f* de Johne	паратуберкулез[ный энтерит], болезнь Ионе

J 16	**joining paddock**	Deckkoppel f, Deckpferch m	enclos m à saillie	случайный загон, сакман
	joining season	s. S 214		
J 17	**joint**	Fleischstück n	morceau m de viande	кусок мяса
	joint	s. a. A 621		
	joint bit	s. C 975		
J 18	**joint cavity**, articular cavity	Gelenkhöhle f	cavité f articulaire	суставная полость
	joint disease	s. A 600		
	joint ill of foals	s. P 400		
	joint mouse	s. A 598		
	joint process	s. A 618		
	joint surface	s. A 619		
	jowl	s. C 358		
	juba	s. M 75		
J 19	**judgement of a carcass**	Beurteilung f eines Schlacht-körpers, Schlachtkörperbe-urteilung f	appréciation f d'une carcasse	оценка туши
J 20	**judgement of [external] con-formation**, appraisal of con-formation, conformation judging	Formbeurteilung f, Formbe-wertung f, Exterieurbeurtei-lung f	jugement m de forme, appré-ciation f externe, jugement d'extérieur	оценка формы (экстерьера)
	judgement of meat	s. M 148		
	judging of carcasses	s. C 119		
J 21	**jugular engorgement**, jugular vein engorgement	Fülle f der Drosselvene (Jugu-larvene)	engorgement (engouement) m de la veine jugulaire	наполнение полой (югулярной) вены
J 22	**jugular furrow**	Drosselrinne f	ride f jugulaire	яремный желоб
J 23	**jugular pulse**	Jugularpuls m, Puls m der Drosselvene	pouls m de la veine jugulaire	югулярный пульс, пульс яремной вены
J 24	**jugular vein**	Drosselvene f, Jugularvene f	veine f jugulaire	яремная (югулярная) вена
	jugular vein engorgement	s. J 21		
J 25	**jugular venipuncture**	Blutentnahme f aus der Vena jugularis, Blutentnahme f aus der Drosselvene	prélèvement m sanguin de la veine jugulaire	взятие крови из яремной ве-ны
	juice	s. B 350		
	junction	s. A 621		
J 26	**juniper tar**	Wacholderteer m	goudron m de genévrier	можжевельниковая смола
J 27	**junket**	Dickmilch f (mit Lab dickge-legt)	lait m caillé	простокваша (заквашена сы-чужным ферментом)
J 28	**juvenile cell**	jugendliche Zelle f	cellule f juvénile	ювенильная (молодая) клет-ка
J 29	**juvenile hormone**	Larvalhormon n, Juvenilhor-mon n	hormone f juvénile (juvénili-sante)	личиночный гормон

K

K 1	**Kala-Azar**, black fever	viszerale Leishmaniose f, Kala-Azar f, Leishmania-donova-ni-Infektion f	leishmaniose f viscérale, Kala-Azar m	висцеральный [индийский] лейшманиоз, Кала-азар
K 2	**karyotype / to**	den Zellkern typisieren, karyo-typisieren	caryotyper	типизировать ядро клетки, кариотипизировать
K 3	**karyotype**	Chromosomensatz m, Karyo-typ m	caryotype m, karyotype m	кариотип
	kebbing	s. E 226		
K 4	**keel disease**, salmonellosis in ducks	Salmonellose f der Ente	salmonellose f	сальмонеллез
K 5	**keep / to**, to home animals	Tiere halten	avoir (maintenir, garder) des animaux	содержать животных
K 6	**keeping quality of food**	Haltbarkeit f der Lebensmittel	capacité f de conservation des aliments	сохранность пищевых про-дуктов
K 7	**keet**	junges Perlhuhn n	jeune pintade f	цыпленок цесарки
K 8	**kemp hair**, dead hair, kemps	Stichelhaar n	poil m mort, poil de garde, jarres mpl	колючий волос
	kemps	s. K 8		
K 9	**kennel / to**	im Zwinger halten (Hund)	tenir en chenil	содержать в клетке (волье-ре)
K 10	**kennel**, dog compound	Hundezwinger m, Hundehütte f, Zwinger m	chenil m, niche f	вольер для собак, собачья конура
	kennel	s. a. P 5		
	Kennel Board	s. K 11		
K 11	**Kennel Club**, Kennel Board	Verband m der Hundezüchter	club m cynophile	Союз собаководов
K 12	**kennel cough**, infectious tra-cheobronchitis	Zwingerhusten m	toux f de chenil, laryngotra-chéite f infectieuse du chien	боксовый кашель, инфек-ционой трахеобронхит
K 13	**kennelitis**	ablehnendes Verhalten n ge-genüber Menschen bei Zwingerhunden (Verhal-tensstörung)	comportement m désap-prouvé vis-à-vis des per-sonnes concernant des chien tenus en chenil	кеннелит, непримиримое по-ведение вольерных щеня-к людям
K 14	**keratinization process**	Verhornen n, Verhornung f, Keratose f, Keratinisation f	kératose f	ороговение, кератоз

K 15	**keratinize / to**	verhornen, keratinisieren	kératiniser	ороговеть, кератинизировать
K 16	**keratinized epithel,** cornified (keratotic) epithel	verhorntes (keratotisches) Epithel *n*	épithélium *m* corné	ороговевший эпителий
K 17	**keratosis**	Keratose *f*, starke Verhornung *f*	kératose *f*	кератоз
	keratotic epithel	*s.* K 16		
K 18	**ketogenesis**	Ketonkörperbildung *f*, Ketogenese *f*	cétogenèse *f*	образование кетоновых тел, кетогенез
	ketogenetic	*s.* K 19		
K 19	**ketogenic,** ketogenetic	ketonkörperbildend, ketogen, Ketogenese...	cétogène	образующий кетоновые тела, кетогенный, кетогенетический
K 20	**ketone bodies,** acetone bodies	Ketokörper *mpl*, Acetonkörper *mpl*	corps *mpl* cétoniques	кетотела, ацетоновые тела
K 21	**ketosis,** acetonaemia	Ketose *f*, Ketonämie *f*, Acetonämie *f*	cétose *f*	кетоз
K 22	**ketotic animal**	an Ketose erkranktes Tier *n*, ketotisches Tier *n*	animal *m* atteint de cétose	заболевшее кетозом животное, кетозное животное
K 23	**kick / to**	ausschlagen	ruer	ударять
K 24	**kid / to**	zickeln, lammen	chevroter	козлить, окотиться
K 25	**kid / to be in**	trächtig sein *(Ziege)*	être pleine	быть беременной (суягной)
	kidney disease	*s.* N 66		
K 26	**kid**	Ziegenlamm, *n*, Zicklein *n*, Zikkel *n (Alter bis vier Monate)*	chevrau *m*	козленок
K 27	**kid**	Fleisch *n* eines Ziegenlammes	viande *f* d'un chevreau	мясо козленка
K 28	**kidney failure,** renal (nephritic) failure	Nierenversagen *n*	défaillance *f* rénale	почечная недостаточность, недостаточность почек
K 29	**kidney function test,** renal function test	Nierenfunktionstest *m*	test *m* fonctionnel du rein, test de la fonction rénale	тест функции почек, функциональный тест почек, исследование функции почек
	kidney pelvis	*s.* R 180		
	kidney stone	*s.* R 175		
K 30	**kidney tray**	Nierenschale *f*	haricot *m*	почкообразный лоток (тазик)
K 31	**kidney worm**	Nierenwurm *m*, Stephanurus dendatus	ver *m* rénal	стефанурус, почечный глист
	kill by kosher method / to	*s.* K 50		
	killing	*s.* S 369		
	killing-out percentage	*s.* C 123, D 439		
K 32	**kindle / to**	werfen *(Kaninchen)*	lapiner	метать (у кроликов)
K 33	**kindle**	Trächtigkeit *f (Kaninchen)*	gravidité *f*	беременность
K 34	**kinetic reflex**	Bewegungsreflex *m*	réflexe *m* cinétique	рефлекс движения
K 35	**kinked blood vessel**	abgeknicktes Gefäß *n*	vaisseau *m* avec formation d'un nœud	согнутый сосуд
K 36	**kinky back,** spondylolisthesis	Knickrücken *m*, Spondylolisthesis *f*, Wirbelgleiten *n*	spondylolisthésis *m*	лордоз, спондилолистез
K 37	**kinky tail,** crooked tail	Knickschwanz *m (Erbschaden)*	queue *f* avec un coude	надлом хвоста
K 38	**kinship,** blood relationship, consanguinity	Blutsverwandtschaft *f*	consanguinité *f*	кровное родство, родство по крови
K 39	**kinship animals**	verwandte Tiere *npl*	animaux *mpl* apparentés	родственные животные
K 40	**kit**	Pelztierjunges *n*, Welpe *m (Fuchs, Nerz)*	jeune animal *m* à fourrure	щенок пушных зверей
	kitchen slops	*s.* K 41		
K 41	**kitchen waste,** garbage, kitchen slops, household wastes	Küchenabfälle *mpl*	ordures *f* ménagères	кухонные отходы
K 42	**kitten / to,** to queen	werfen *(Katze)*	mettre bas	котиться
K 43	**kitten**	Junges *n (Katze, Frettchen)*	châton *m*	щенок
	klatsch preparation	*s.* I 57		
K 44	**knacker,** flayer	Abdecker *m*	équarrisseur *m*	коновал
	knacker's yard	*s.* K 45		
K 45	**knackery,** carcass rendering plant, flaying house, knacker's yard	Tierkörperverwertungsbetrieb *m*	usine *f* de traitement des carcasses	утилизационный завод, утильзавод
K 46	**knapsack duster**	Rückenstäubegerät *n*	pulvérisateur *m* à dos	ранцевой дустаппарат
K 47	**knapsack sprayer**	Rückensprühgerät *n*, Rückenspritze *f*	vaporisateur *m* à dos	ранцевой обрызгиватель
	knee	*s.* S 693		
	knee-cap	*s.* P 125		
	knee joint	*s.* S 694		
K 48	**knee spavin,** popped knee *(horse)*	Carpitis *f*	carpite *f*, inflammation *f* de la carpe	карпит
K 49	**knot tying forceps**	Knüpfzange *f*, Fadenhaltezange *f*	pince *f* à nouer	иглодержатель
K 50	**kosher butcher / to,** to kill by kosher method	schächten	égorger selon le rite juif	*еврейский метод убоя*
	kosher butchering	*s.* J 13		

K 51	**Krebs cycle,** tricarboxylic cycle	Krebs-Zyklus *m*, Citronensäurezyklus *m*	cycle *m* de Krebs	цикл Кребса, трикарбоксилиновый цикл
K 52	**Kupffer cell, Kupffer's cell**	Kupffersche Sternzelle *f (Leber)*	cellule *f* étoilée de Kupffer	звездная клетка Купфера, купферовская клетка
K 53	**kyphosis,** hunchback, roach back	Rundrücken *m*, Buckelrücken *m*, Kyphose *f (Rückgratverkrümmung nach oben)*	cyphose *f*, dos *m* rond	кифоз, круглая спина, горбатость, выпуклая спина (*искривление позвоночника вверх*)

L

L 1	**label / to**	markieren	marquer	метить
L 2	**labial angle**	Maulwinkel *m*, Mundwinkel *m*	commissure *f* des lèvres	угол рта
L 3	**laboratory findings**	Laborbefund *m*	résultat *m* de laboratoire	лабораторный результат (диагноз)
L 4	**laboratory sample,** lab specimen	Untersuchungsprobe *f* für ein Labor	prélèvement *m* d'analyse pour un laboratoire	проба для исследования в лаборатории
	la bouhite	*s.* M 8		
L 5	**labour,** pains, labour pains	Wehen *fpl*	douleurs *fpl* [de mise bas]	потуги, схватки
	laboured breathing	*s.* L 6		
L 6	**laboured respiration,** laboured breathing	angestrengte Atmung *f*	respiration *f* difficile	напряженное дыхание
	labour pains	*s.* L 5		
	lab specimen	*s.* L 4		
L 7	**lacerated wound, laceration**	Rißwunde *f*	blessure *f* par déchirure	рваная рана
L 8	**laceration**	Einriß *m*, Einreißen *n*, Zerreißen *n*	déchirure *f*, rupture *f*, fissure *f*	надрыв, разрыв
L 9	**lack of libido,** lack of sexual desire, mating inactivity	Deckunlust *f*	aversion *f* envers l'accouplement	отсутствие полового влечения
	lack of milk	*s.* A 217		
	lack of sexual desire	*s.* L 9		
	lack of strength	*s.* W 33		
L 10	**lacrimal**	Tränen..., lakrimal	lacrymal	слезный, лакримальный
L 11	**lacrimal apparatus,** lacrimal system	Tränenapparat *m*	système *m* lacrymal	слезный (лакримальный) аппарат
L 12	**lacrimal bone**	Tränenbein *n*, Os lacrimale	unguis *m*, os *m* lacrymal	слезная кость
	lacrimal duct	*s.* N 20		
	lacrimal flow	*s.* L 15		
L 13	**lacrimal gland**	Tränendrüse *f*	glande *f* lacrymale	слезная железа
L 14	**lacrimal groove**	Tränenrinne *f*	sillon *m* lacrymal	слезный желоб (проток)
	lacrimal system	*s.* L 11		
L 15	**lacrimation,** lacrimal flow, discharge of tears	Tränenfluß *m*	épiphora *m*	слезотечение
L 16	**lactate / to,** to milk	laktieren, Milch geben	produire du lait	лактировать, давать молоко
L 17	**lactating animal**	laktierendes Tier *n*	animal *m* produisant du lait	лактирующее животное
	lactating cow	*s.* C 873		
L 18	**lactation**	Laktation *f*, Milchsekretion *f*, Milchabsonderung *f*	lactation *f*	лактация, секреция (выделение) молока
	lactational anoestrus	*s.* L 19		
L 19	**lactation anoestrus,** lactational anoestrus	Laktationsanöstrie *f*, Ammensterilität *f*	stérilité *f* due à la lactation	лактационная анэстрия, бесплодие кормилицы
L 20	**lactation disorder,** dysgalactia	Laktationsstörung *f*	trouble *m* de la lactation	нарушение лактации
L 21	**lactation period,** days in milk	Laktationsperiode *f*	période *f* (jours *mpl*) de lactation	период лактации, лактационный период
	lactation tetany	*s.* G 210		
	lacteal calculus	*s.* M 298		
	lacteal vein	*s.* M 300		
L 22	**lactic acid**	Milchsäure *f*	acide *m* lactique	молочная кислота
	lactiferous sinus	*s.* M 271, T 57		
L 23	**lactogenic hormone,** prolactin	Laktationshormon *n*, Prolaktin *n*	prolactine *f*, hormone *f* lactogène	лактогенный гормон, пролактин, молочный гормон
L 24	**lag**	Reflexverzögerung *f*	retard *m* du réflexe	задержка (опоздание) рефлекса
L 25	**lag,** lag period, lag phase *(bacteriology)*	Initialphase *f*, Latenzphase *f*, Lag-Phase *f*, Verzögerungsphase *f*	phase *f* de latence, lag-phase *f*	латентная фаза, фаза замедленного роста
L 26	**lagomorphs**	Hasentiere *npl*, Hasenartige *mpl (Ordnung Lagomorpha)*	lagomorphes *mpl*	зайцевые, зайцеобразные
	lag period	*s.* L 25		
	lag phase	*s.* L 25		
L 27	**lairage**	Vorwartehof *m (Schlachthof)*	salle *f* d'avant-abattage	предубойный накопитель
L 28	**lamb / to,** to yean	[ab]lammen	agneler	ягниться, окотиться
L 29	**lamb**	Lamm *n*	agneau *m*	ягненок
L 30	**lamb,** lamb mutton	Lammfleisch *n*	viande *f* d'agneau	мясо ягнят
L 31	**lamb dysentery**	Lämmerdysenterie *f*, Lämmerruhr *f*	dysenterie *f* de l'agneau	[анаэробная] дизентерия ягнят, белый понос ягнят

L 32	lambed ewe	abgelammtes Mutterschaf *n*	brebis *f* gestante	окотившаяся (холостая) овцематка
L 33	lamb fattening	Lämmermast *f*	engraissement *m* d'agneaux	откорм ягнят
L 34	lambing frequence lambing interval	Ablammhäufigkeit *f* *s.* L 37	fréquence *f* d'agnelage	частота окота
L 35	lambing losses	Ablammverluste *mpl*, Verluste *mpl* beim Ablammen	pertes *fpl* lors de la mise bas	потери при окотах
L 36	lambing pen	Ablammbucht *f*	box *m* de mise bas, box d'agnelage	бокс для окота
	lambingsickness	*s.* H 374		
L 37	lambing to lambing period, lambing interval	Zwischenlammzeit *f*	période *f* entre deux mises bas, intervalle *f* entre deux agnelages	межокотный период
L 38	lamb-marking strike	Hautmyiasis *f* nach Schwanzamputation *(Lamm)*	myiase *f* cutanée après amputation de la queue	кожный миаз после ампутации хвоста
	lamb mutton	*s.* L 30		
L 39	lambs testicles	Lammhoden *mpl*	testicules *mpl* de l'agneau	яичко ягненка, семенник барашка
L 40	lame animal	lahmes (lahmgehendes) Tier *n*	animal *m* boiteux	хромое животное
L 41	lameness	Lahmheit *f*, Lahmen *n*	boiterie *f*, claudication *f*	хромота
L 42	laminar blood flow	laminarer Blutfluß *m*	flux *m* de sang laminaire	ламинарное кровотечение, кровоизлияние при ламините (пододерматите)
L 43	lamination embryotomy	Zerschneiden *n* eines Fetus in Scheiben	embryotomie *f* en tranches	разрезание плода на куски, рассечение плода на части, фетотомия
L 44	laminitis, founder, fever in the feet *(cattle)*	Klauenrehe *f*	fourbure *f*	ламинит крупного рогатого скота, диффузный асептический пододерматит
L 45	laminitis, founder *(horse)*	Rehe *f*, Hufrehe *f*, Hufverschlag *m*, Rehkrankheit *f*	fourbure *f*	ламинит лошадей, пододерматит, ламинит крупного рогатого скота
	lance / to	*s.* C 1006		
	lance	*s.* L 47		
L 46	lance an abscess / to, to incise an abscess	einen Abszeß spalten		вскрыть абсцесс
L 47	lancet, lance	Lanzettmesser *n*, Lanzette *f*, zweischneidiges Messer *n*	lancette *f*	ланцетный (копьевидный) нож, обоюдоострый ланцет
L 48	lancet fluke, lesser liver fluke	Kleiner Leberegel *m*, Lanzettegel *m*, Dicrocoelium dendriticum	petite douve *f*	малый печеночный глист, малая двуустка, ланцетовидный гельминт
L 49	lancinating pain, darting pain	stechender Schmerz *m*	douleur *f* poignante (cuisante, lancimante)	колющая боль
L 50	land race, local breed	Landrasse *f*	race *f* locale	аборигенная (местная) порода
L 51	land race *(pig)*	Landschwein *n*	porc *m* de campagne	порода «ландшвайн»
L 52	Langhans' giant cell	Langhanssche Riesenzelle *f*	cellule *f* de Langhans	гигантская клетка Лангганса
L 53	lanugo, lanugo hair	Lanugohaare *npl*, Lanugo, Wollhaar *n (Haare des Fetus)*	poils *mpl* de duvet	лануго, первичные волоски, волосяной пучок, фетальные волосы *(волосы плода)*
L 54	laparoscopy, abdominoscopy	Bauch[höhlen]spiegelung *f*, Laparoskopie *f*	laparoscopie *f*	абдоминоскопия, осмотр брюшной полости
L 55	laparotomize / to	laparotomieren, die Bauchhöhle eröffnen	procéder à une laparotomie, ouvrir la cavité abdominale	лапаротомировать, вскрыть брюшную полость
L 56	laparotomy-confirmed diagnosis	durch Laparotomie bestätigte Diagnose *f*	diagnostic *m* confirmé par laparotomie	подтвержденный лапаротомией диагноз
L 57	lapine canker	[chronisch-produktive] Otitis *f* bei Ohrräude *(Kaninchen)*	otite *f* [chronique-productive] chez les lapins par la gale des oreilles	[хронически-продуктивный] отит при ушной чесотке у кроликов, хронически продуктивное воспаление уха
L 58	lapinization	Lapinisierung *f*, Attenuierung *f* durch Kaninchenpassagen	lapinisation *f*, atténuation *f* par passages sur lapins	лапинизация, аттенуирование с помощью пассажа через кролика
L 59	lapinized vaccine	lapinisierte Vakzine *f*	vaccin *m* lapinisé	лапинизированная вакцина
L 60	large animal	Großtier *n*	grand animal *m*	крупное животное
L 61	large animal practice	Großtierpraxis *f*	cabinet *m* de médecine pour grands animaux	ветеринарный участок для крупных животных
L 62	large animals, heavy livestock	Großvieh *n*	grand animal *m*	крупный скот
L 63	large-bore cannula	weitlumige Kanüle *f*	canule *f* à calibre large	игла с большим просветом
	large bowel	*s.* L 65		
	large colon	*s.* A 639		
L 64	large-dose treatment	Behandlung *f* mit hohen Dosen	traitement *m* à hautes doses	лечение высокими дозами
L 65	large intestine, large bowel	Dickdarm *m*	gros intestin *m*, côlon *m*	толстая кишка
L 66	large ruminant	großer Wiederkäuer *m*	grand ruminant *m*	крупное жвачное
L 67	large-scale culture	Großkultur *f*	culture *f* à grande échelle	крупная культура

	large-scale husbandry	s. I 221		
	larva	s. F 573		
	larval cestode	s. M 207		
L 68	larval control	Bekämpfung f der Larvenformen (Parasitologie)	lutte f contre des formes larvaires	борьба с личиночными формами
L 69	larval culture	Larvenkultur f, Larvenanzüchtung f	culture f larvaire	культура (выращивание) личинок
L 70	larval migration	Larvenwanderung f	migration f larvaire	миграция личинок
L 71	larval tick, seed tick	Larvenstadium n einer Zecke, Zeckenlarve	tique f à l'état larvaire	личиночная стадия клеща, личинка клеща
L 72	larva migrans, creeping larva	Larva f migrans (Parasitologie)	larva migrans	мигрирующая личинка
L 73	larvate disease, concealed (occult) disease	verborgene (okkulte) Krankheit f	maladie f dissimulée (occulte)	скрытое заболевание
L 74	larvicidal	larvizid, larvenabtötend	larvicide	ларвицидный
L 75	larvicide	Larvizid n, Larvenbekämpfungsmittel n	larvicide m	ларвицид, ларвицидное средство
L 76	larviposit / to	Larven absetzen (Parasitologie)	déposer des larves	откладывать (выделять) личинок
L 77	larvivorous	larvenfressend	dévorant les larves	ларвоедный
	laryngeal hemiplegia	s. R 280		
L 78	late abortion	Spätabort m	avortement m retardé	поздний аборт
L 79	late complication	Spätkomplikation f	complication f tardive	запоздалая компликация
L 80	late gestation, advanced pregnancy	Hochträchtigkeit f	gestation f avancée	высокая стельность
L 81	late maturing breed	spätreife Rasse f	race f à maturité tardive	позднеспелая порода
L 82	late maturity	Spätreife f	maturité f retardée	поздняя зрелость
	latency period	s. L 84		
L 83	latent carrier	Keimträger m	porteur m de germes	бактерионоситель
	latent period	s. I 92		
L 84	latent period, latency period	Latenzperiode f, Latenzzeit f	période f latente	латентный период
L 85	lateral position (foetus)	seitliche Stellung f	présentation f latérale	косое (боковое) положение
	lateral recumbency	s. F 319		
	lateral transmission	s. H 279		
L 86	late recurrence	Spätrezidiv n	récidive (rechute) f tardive	поздний рецидив (возврат болезни)
L 87	lattice fibre, reticulin (reticular) fibre	Retikulinfaser f, Gitterfaser f (Histologie)	fibre f grillagée (argyrophile, précollagène)	сетчатое (ретикулярное) волокно
	laughing gas	s. N 119		
L 88	lavage of the stomach, gastric lavage, gavage	Magenspülung f	lavage m d'estomac	промывание желудка
L 89	laxative, purgative [agent]	Abführmittel n, Laxans n	laxatif m	слабительные средства
	laxative	s. a. P 727		
	layer	s. L 93		
L 90	layered suture	Etagennaht f	suture f étagée	этажный шов
	layer of fat	s. F 111		
L 91	laying	Legeakt m, Legevorgang m, Legen n	ponte f	яйцекладка
L 92	laying cycle	Legezyklus m	cycle m de ponte	цикл яйцекладки
L 93	laying hen, layer	Legehenne f	poule f pondeuse	несушка
L 94	laying interval, laying pause	Legepause f	arrêt m de ponte	перерыв (интервал) яйцекладки
L 95	lead, derivation	Ableitung f (EKG)	dérivation f	отведение, отклонение [в электрокардиографии]
	leader	s. B 399		
L 96	leading symptom, guiding symptom	Leitsymptom n	symptôme m d'orientation	ведущий симптом
	leadpoisoning	s. S 53		
L 97	"leaker" cow	Kuh f mit Milchinkontinenz	vache f à incontinence laitière	корова с недержанием молока, корова с постоянным истечением молока, корова с инконтиненцией молока
	lean gain	s. L 99		
L 98	lean meat	Magerfleisch n, mageres Fleisch n	viande f maigre	постное (не жирное) мясо
L 99	lean meat content, lean gain	Magerfleischanteil m, Ausbeute f an magerem Fleisch	gain m (partie f) en viande maigre	доля постного мяса, выход постного мяса
L 100	leanness	Magerkeit f	maigreur f	худощавость, худоба
L 101/2	learning	Lernverhalten n	étude f	воспринимательное поведение
L 103	leech, blood sucker (fluke)	Blutegel m	sangsue f	пиявка
	left articular valve	s. M 334		
L 104	left displacement of the abomasum	Linksverlagerung f des Labmagens	déplacement m de la caillette sur la gauche	перемещение (смещение) сычуга влево
L 105	left-sided heart failure	linksseitiges Herzversagen n	défaillance f cardiaque du côté gauche	левосторонняя сердечная недостаточность

L 106	**leggy animal**	Tier *n* mit sehr langen Beinen, hochgebautes Tier *n*	animal *m* haut de taille, animal à hautes pattes	длинноногое (высоконогое) животное
L 107	**leg mange,** foot mange, scab leg, foot scab	Fußräude *f*	gale *f* du pied (paturon), gale des pattes	ножная чесотка, хориоптоз
L 108	**leg twitch** *(cattle)*	Schenkelbremse *f (Instrument)*	instrument *m* d'immobilisation de la jambe de derrière	путы, закрутка на голень
L 109	**leg weakness syndrome**	Beinschwächesyndrom *n*	syndrome *m* de la fatigue des jambes	синдром слабости ног (конечностей)
L 110	**leishmaniasis**	Leishmaniose *f*	leishmaniose *f*	лейшманиоз
	lemur	*s.* P 636		
	lens	*s.* C 948		
	lens opacification	*s.* C 221		
	lens opacity	*s.* C 221		
L 111	**lentogenic virus**	Virus *n* mit schwacher Virulenz, lentogenes Virus *n*	virus *m* lentogène	лентогенный вирус
L 112/3	**lesion**	Läsion *f*, Verletzung *f*, Schädigung *f*, umschriebene Gewebszerstörung *f*	lésion *f*, blessure *f*	ссадина, повреждение
L 114	**lesser curvature of the stomach**	kleine Magenkrümmung *f* (Kurvatur *f* des Magens)	petite courbure *f* de l'estomac	малая дуга желудка
L 115	**lesser house fly,** small house fly	Kleine Stubenfliege *f*, Fannia canicularis	petite mouche *f* domestique	малая комнатная муха
	lesser liver fluke	*s.* L 48		
L 116	**lesser omentum**	kleines Netz *n*	épiploon *m* gastro-hépatique	малый сальник
	lethal	*s.* F 83		
	lethal dose	*s.* F 85		
	lethal factor	*s.* L 119		
L 117	**lethality,** case-mortality (case-fatality) rate	Letalität *f*, Sterblichkeit *f*	létalité *f*	летальность, смертельность
	lethality rate	*s.* R 63		
L 118	**lethal mutation**	Letalmutation *f*	mutation *f* létale	летальная мутация, смертельное изменение
L 119	**lethal trait,** lethal factor	Letalfaktor *m*	facteur *m* létal	смертельный (летальный) фактор
	leucocytal	*s.* L 122		
L 120	**leucocyte,** white blood cell, WBC, white blood corpuscle	Leukozyt *m*, weißes Blutkörperchen *n*	leucocyte *m*, globule *m* blanc	лейкоцит, белая кровяная клетка, белое кровяное тельце
L 121	**leucocyte migration**	Leukozytenwanderung *f*	migration *f* leucocytaire	миграция лейкоцитов
L 122	**leucocytic,** leucocytal	Leukozyten..., leukozytär	leucocytaire	лейкоцитарный
L 123	**leucosis key**	Leukoseschlüssel *m*	clé *f* de la leucose	лейкозный ключ
L 124	**leukaemia virus**	Leukosevirus *n*	virus *m* de leucose	лейкозный вирус, вирус лейкоза
L 125	**leukaemia virus infection**	Infektion *f* mit dem Leukosevirus	infection *f* par le virus de leucose	заражение лейкозным вирусом, заражение вирусом лейкоза
L 126	**leveret**	Junghase *m*	levrant *m*	молодой заяц, зайчонок
L 127	**ley**	Feldgrasweide *f*	prairie *f* artificielle (temporaire), pâture *f* temporaire, ley *m*	травяное пастбище
	Leydig cell tumour	*s.* I 238		
L 128	**liability**	Haftpflicht *f*	responsabilité *f*	страховка
L 129	**liable to vaccination stock**	impfpflichtiger Tierbestand *m*	troupeau *m* d'animaux vaccinés obligatoirement	стадо животных, подлежащее прививке
L 130	**liberate / to,** to release	freisetzen	libérer	освободить, выделить
L 131	**liberate a foetus / to**	einen Fetus entwickeln *(Geburtshilfe)*	développer un fœtus	выводить плод
L 132	**libido,** sexual drive	Libido *f*, Geschlechtstrieb *m*, Sexualtrieb *m*	libido *f*, impulsion *f* sexuelle	половое влечение, либидо
L 133	**license / to** *(breeding animals)*	kören	admettre à la saillie (monte)	бонитировать, оценивать животных
L 134	**licensing,** licensing procedure	Körung *f*	admission *f* à la monte	бонитировка, комплексная оценка животных
L 135	**lick / to**	lecken	lécher	лизать
L 136	**licking disease,** licking syndrome, salt sickness *(cattle)*	Lecksucht *f*	maladie *f* de lèchement	лизуха
L 137	**lid drop,** ptosis	Ptosis *f*, Herabhängen *n* des Oberlids	ptosis *f*	птоз, опущение верхнего века
	lie	*s.* P 546		
	lienal tissue	*s.* S 546		
L 138	**life cycle,** life history	Lebenszyklus *m*, Generationszyklus *m*	cycle *m* de vie	жизненный цикл
	life expectancy	*s.* L 139		
L 139	**life expectation,** life expectancy	Lebenserwartung *f*	probabilité *f* de vie	прогноз в отношении выживаемости
	life history	*s.* L 138		
L 140	**life span,** lifetime, duration of life	Lebensdauer *f*, Lebenszeit *f*	longévité *f*	продолжительность жизни

L 141	**life support measure**	Lebenserhaltungsmaßnahme f, Maßnahme f zur Aufrechterhaltung des Lebens	mesure f de maintien de la vie	мера сохранения жизни, жизнесохраняющая мера
L 142	**life threatening**, potential fatal	lebenbedrohend, lebensbedrohlich	en danger de mort	жизнеопасный, жизнеугрожающий, опасный для жизни
	lifetime	s. L 140		
	lifetime performance	s. L 143		
	lifetime production	s. L 143		
L 143	**lifetime yield**, lifetime production (performance)	Lebensleistung f	rendement m (performance f) de vie	пожизненная продуктивность
L 144	**lifting cradle**	Hängezeug n	armature f protège-plaie	подвесной ремень
	lift quarantine / to	s. R 170		
L 145	**ligate / to**	unterbinden, ligieren (Gefäß)	lier	перевязать при помощи лигатуры
L 146	**ligation**, constriction, strangulation	Abschnürung f	ligature f	странгуляция, отшнуровывание, перетяжка
	ligation	s. a. L 147		
L 147	**ligature**, ligation	Unterbindung f, Abbinden n, Ligatur f	ligature f	перевязка, лигатура
L 148	**ligature**	Ligaturfaden m	ligature f	лигатурная нить
L 149	**ligature forceps**	Ligaturklemme f, Fadenpinzette f	pince f serre-nœud, pose-ligatures m	лигатурный зажим, щипчики, жом, клемма
L 150	**ligature scissors**	Ligaturschere f	ciseaux mpl à ligature	лигатурные ножницы
	light horse	s. W 8		
L 151/2	**lighting of a stable**	Stallbeleuchtung f	éclairage m de l'écurie	освещение помещения
L 153	**light microscopy**	Lichtmikroskopie f	microscopie f optique	световая микроскопия
	lightning strike	s. S 766		
L 154	**light regime**	Lichtregime n, Lichtprogramm n	programme m de lumière	световой режим, программа освещения
L 155	**light trap**	Lichtfalle f (Entomologie)	piège m à lumière	световая мухоловка
L 156	**limb deformity**	Extremitätenmißbildung f, Mißbildung f der Extremitäten	malformation f des extrémités	деформирование (уродливость) конечностей
	limberneck	s. B 404		
L 157	**limb posture**, posture	Beinstellung f, Gliedmaßenstellung f	position f des extrémités	постановка конечностей
	lime	s. Q 27		
L 158	**lime water**	Kalkwasser n	eau f de chaux	известковая вода
	limited feeding	s. R 247		
L 159	**limit of detectability**	Nachweisgrenze f	limite f de preuve	граница выявления
L 160	**limit value**	Grenzwert m	valeur f limite	пороговый уровень, лимит, предельная норма
L 161	**line / to** (anatomy, histology)	auskleiden	revêtir	выстилать
	line / to	s. a. S 208		
L 162	**line**, breeding line	Zuchtlinie f, Erblinie f	lignée f de reproduction	линия разведения, наследственная линия
L 163	**linear growth**	Längenwachstum n	développement m linéaire	рост в длину
L 164	**line breed / to**	Linien züchten	reproduire en lignée	разводить по линиям
L 165	**line breeding**	Linienzucht f	élevage m en lignée pure, line-breeding m	разведение по линиям
L 166	**line of inbreeding**	Inzuchtlinie f	lignée f consanguine	инбридная линия
L 167	**lingual papillae**	Zungenpapillen fpl	papilles fpl linguales	сосочки языка
L 168	**lingual surface**	Zungenoberfläche f	surface f linguale	поверхность языка
	liniment	s. E 111		
	lining	s. C 537		
L 169	**link host**	„Verbindungs"-Wirt m	hôte m de liaison	«связной» хозяин
L 170	**linseed**	Leinsamen m, Flachssamen m	graine f de lin	льняные семена
L 171	**lip**	Lippe f, Labium	lèvre f	губа
L 172	**lip** (dog)	Lefze f	babine f	губа
	lip cleft	s. H 72		
L 173	**lipid solubility**, liposolubility	Fettlöslichkeit f	liposolubilité f	жирорастворимость
L 174	**lipid stain**	Fettfärbung f	coloration f grasse	жировая окраска
	lipocere	s. A 143		
	lipocyte	s. A 151		
	lip of a wound	s. M 95		
	lipolysis	s. A 147		
	lipolytic	s. A 148		
	liposolubility	s. L 173		
	liquefaction necrosis	s. C 597		
	liquefactive necrosis	s. C 597		
	liquefying necrosis	s. C 597		
	liquid diet	s. L 176		
L 175	**liquid egg**	Flüssigei n	œuf m liquide	жидкое яйцо
L 176	**liquid food**, liquid diet	Flüssignahrung f	nourriture f liquide	жидкая пища
	liquid manure	s. S 399		
L 177	**liquid medium**, fluid medium	Flüssigmedium n, flüssiger Nährboden m, Nährlösung f	milieu m liquide	жидкая [питательная] среда

	English	German	French	Russian
L 178	**liquid paraffin,** soft paraffin, liquid petrolatum	Paraffinöl *n*, Flüssigparaffin *n*	huile *f* de paraffine	парафиновое масло, жидкий парафин
	liquid petrolatum	*s.* L 178		
L 179	**liquid whole egg**	Eimasse *f*	masse *f* de l'œuf	яичная масса
L 180	**liquor**	flüssiges (wäßriges) Arzneimittel *n*	liquide *m*, médicament *m* liquide	жидкость, жидкое лекарство
	liquor	*s. a.* A 564, B 350		
	liquor amnii	*s.* P 329		
	lithiasis	*s.* C 691		
L 181	**lithiasis**	Steinkrankheit *f*, Steinleiden *n*	lithiase *f*	литиаз, каменная болезнь
	lithopaedion	*s.* C 22		
L 182	**lithotomy**	Lithotomie *f*, Herausschneiden *n* von Steinen	lithotomie *f*	литиотомия, вырезание камней
L 183	**litmus**	Lackmus *m*	tournesol *m*	лакмус
L 184	**litmus milk**	Lackmusmilch *f*	lait *m* de tournesol	лакмусовое молоко
L 185	**litmus paper**	Lackmuspapier *n*	papier *m* de tournesol	лакмусовая бумага
L 186	**litter / to,** to bed down	einstreuen	faire une (la) litière	[под]стелить
L 187	**litter,** bedding [material]	Einstreu *f*, Streu *f*	litière *f*	подстилка
L 188	**litter**	Wurf *m*, Satz *m (Hase, Kaninchen)*	portée *f*	помет
	litter	*s. a.* F 65		
L 189	**litterless keeping,** no-litter keeping	einstreulose Haltung *f*	élevage *m* sans litière	бесподстилочное содержание
L 190	**litterless loose housing,** no-litter loose housing	einstreulose Laufhaltung *f*	stabulation *f* libre sans litière	бесподстилочное вольное содержание
	litter recording	*s.* P 304		
L 191	**litter size**	Wurfgröße *f*	importance *f* de portée	количество помета
	little brain	*s.* C 305		
L 192	**live animals**	Lebendvieh *n*, lebende Tiere *npl*	animal *m* vivant	живой скот, живые животные
L 193	**live auction,** livestock market	Viehmarkt *m*	marché *m* aux bestiaux	рынок для торговли животными, продажа животных с аукциона
L 194	**live-born**	lebendgeboren	né vivant	живорожденный
	liver	*s.* H 167		
L 195	**liver acinus**	Leberazinus *m*	acinus *m* du foie, vésicule *f* glandulaire du foie, acinus hépatique	печеночный ацинус
	liver blood flow	*s.* H 168		
	liver congestion	*s.* L 196		
	liver engorgement	*s.* H 171		
L 196	**liver engorgement,** liver congestion	Blutfülle *f* der Leber, Leberanschoppung *f*	congestion *f* hépatique	застой крови в печени, гиперемия печени
	liver fluke disease	*s.* F 71		
L 197	**liver function test**	Leberfunktionstest *m*	test *m* de la fonction du foie	исследование функции печени
L 198	**liver protectant** *(substance)*	Leberschontherapeutikum *n*	médicament *m* protégeant le foie	средство, щадящее печень
L 199	**liver protection therapy**	Leberschontherapie *f*	thérapie *f* de protection hépatique	терапия, щадящая печень
L 200	**liver rupture**	Leberruptur *f*, Leberriß *m*	rupture *f* du foie	разрыв печени
L 201	**livestock,** stock	Vieh *n*, Nutzvieh *n*, Tierbestand *m*, lebendes Inventar *n*	bétail *m*, cheptel *m* vif	животные, стадо, поголовье
	livestock accommodation	*s.* S 610		
	livestock appraisal	*s.* L 203		
L 202	**livestock census**	Tierzählung *f*, Viehzählung *f*	recensement *m* des animaux, recensement du bétail	учет поголовья
	livestock farming	*s.* A 405		
	livestock house	*s.* S 610		
	livestock housing	*s.* S 610		
	livestock industry	*s.* A 418		
L 203	**livestock judging,** livestock appraisal	Tierbeurteilung *f*	appréciation *f* de l'animal	оценка животного, бонитировка
	livestock management	*s.* A 405		
	livestock market	*s.* L 193		
	livestock product	*s.* A 417		
L 204	**livestock unit**	Großtiereinheit *f*, GTE *f*	unité *f* du cheptel	единица (голова) крупного рогатого скота
L 205	**live vaccine**	Lebendvakzine *f*, Lebendimpfstoff *m*	vaccin *m* vivant	живая вакцина
L 206	**live weight**	Lebendgewicht *n*, Lebendmasse *f*	poids *m* vif	живой вес, живая масса
L 207	**live weight gain,** weight gain	Lebendgewichtszunahme *f*, Gewichtszunahme *f*	gain *m* de poids [vif]	прирост живого веса
	lividity	*s.* P 31		
L 208	**livid mucosa**	fahle (bläulich-blasse, bleifarbene) Schleimhaut *f*	muqueuse *f* pâle (livide)	бледная слизистая оболочка, бледная мукоза

L 209	**livor mortis,** postmortem discoloration, cadaveric lividity	Totenflecke *mpl*	taches *fpl* cadavériques	трупные пятна
	load / to	*s.* E 102		
L 210	**loading dose,** priming dose	Initialdosis *f*	dose *f* initiale (première)	[перво]начальная доза
L 211	**loading investigation**	Verladeuntersuchung *f*	investigation *f* du chargement	обследование при погрузке
L 212	**loading site for animals**	Verladestelle *f* für Tiere	aire *f* du chargement des animaux	пункт погрузки животных
	lobar pneumonia	*s.* C 918		
L 213	**lobate**	gelappt	lobé	дольчатый
L 214	**lobe of the lung,** pulmonary lobe	Lungenlappen *m*	lobe *m* pulmonaire	передняя доля легкого
L 215	**lobule**	Läppchen *n*	lobule *m*	долька
L 216	**local anaesthesia,** regional anaesthesia, block [anaesthesia]	örtliche Betäubung *f*, Lokalanästhesie *f*	anesthésie *f* locale	местное обезболивание, локальная анестезия
L 217	**local anaesthetic, local anaesthetic drug**	Lokalanästhetikum *n*	anesthétique *m* local	местный анестетик
	local breed	*s.* L 50		
L 218	**localized inflammation**	lokale Entzündung *f*	inflammation *f* locale	местное воспаление
L 219	**localized peritonitis,** circumscribed peritonitis	umschriebene Peritonitis *f*, lokale Bauchfellentzündung *f*	péritonite *f* locale	локализованный перитонит, местное (ограниченное) воспаление брюшины
L 220	**local sheep,** native sheep	Landschaf *n*	mouton *m* de race locale	аборигенная овца
	localtherapy	*s.* L 221		
L 221	**local treatment,** topical treatment, local therapy	örtliche Behandlung *f*, Lokalbehandlung *f*	traitement *m* local	локальное (местное) лечение
L 222	**lochia**	Lochien *fpl*, Lochialsekret *n*	lochies *fpl*	лохии, послеродовые выделения
L 223	**lockjaw,** trismus	Kiefersperre *f*, Kieferklemme *f* (bei Tetanus)	trisme *m*, trismus *m*	тризм челюсти
	lockjaw	*s. a.* T 93		
	locks	*s.* S 718		
L 224	**locky wool**	offenes (dünnes) Vlies *n*	toison *f* fine (démêlée)	открытое руно, редкое по густоте шерсти руно
	locomotor disturbance	*s.* M 401		
L 225	**loft,** dove cote, pigeon house	Taubenschlag *m*	pigeonnier *m*	голубятник
L 226	**loin**	Lende *f*	lombe *m*	поясница
L 227	**loins,** lumbar region	Lendenbereich *m*	partie *f* lombaire	паховая область
L 228	**long-acting drug, long-acting preparation**	langwirkendes Arzneimittel *n*, Langzeitpräparat *n*	drogue *f* à longue action	долгодействующее лекарство (лекарственное вещество)
L 229	**long bone,** tubular bone	Röhrenknochen *m*	os *m* long	трубчатая кость
	longe / to	*s.* L 280		
L 230	**longevity** *(animals)*	Langlebigkeit *f*	longévité *f*	долговечность
L 231	**long-haired breed**	Langhaarrasse *f*, langhaarige Rasse *f*	race *f* à long poil	длинношерстная порода
L 232	**longhorn cattle**	Langhornrind *n*	bœuf *m* à longues cornes	длиннорогий скот
L 233	**longitudinal fissure**	Längsfissur *f*	fissure *f* longitudinale	продольная фиссура (трещина), щель, борозда
L 234	**longitudinal fracture**	Längsbruch *m*	fracture *f* longitudinale	продольный перелом
	longitudinal incision	*s.* L 236		
L 235	**longitudinal presentation** *(foetus)*	Längslage *f*	présentation *f* longitudinale	продольное положение
L 236	**longitudinal section,** longitudinal incision	Längsschnitt *m*	section (incision) *f* longitudinale	продольный разрез
L 237	**longitudinal suture,** sagittal suture	Pfeilnaht *f*	suture *f* sagittale	стреловидный шов
L 238	**long-lived animal**	langlebiges Tier *n*	animal *m* à longue vie	долгоживущее животное
L 239	**long-nosed cattle louse**	Langnasige Rinderlaus *f*, Linognathus vituli	pou *m* bovin à long nez	длиннохоботковая вошь крупного рогатого скота
	long pastern bone	*s.* P 667		
	long-term application	*s.* P 627		
	long-term effect	*s.* S 894		
L 240	**long-term feeding study**	Langzeitfütterungsversuch *m*	essai *m* d'alimentation à long terme	длительный опыт кормления
L 241	**long-term test**	Langzeittest *m*	test *m* à long terme	длительное испытание, длительный опыт
L 242	**long-term use**	Langzeiteinsatz *m* (eines Präparates)	usage *m* à long terme	длительное применение
L 243	**long-woolled sheep**	Langwollschaf *n*	mouton *m* à laine longue	длинношерстная овца
L 244	**loop**	Schlinge *f*, Schleife *f*; Platinöse *f*	anse *f*	петля, лента
	loose body in the joint	*s.* A 598		
L 245	**loose connective tissue,** aerolar connective tissue	lockeres Bindegewebe *n*	tissu *m* conjonctif flasque	рыхлая соединительная ткань
	loose horns	*s.* D 177		
L 246	**loose housing system**	Laufstallhaltung *f*	stabulation *f* libre	беспривязное содержание

L 247	loose weight / to	Körpergewicht verlieren, abnehmen	perdre du poids	потерять живую массу, снижать вес
L 248	lop-eared	hängeohrig	aux oreilles pendantes (tombantes)	вислоухий
	lordotic horse	s. S 914		
L 249	loss at slaughter	Schlachtverlust m	perte f d'abattage, perte à l'abattage	убойная потеря
	loss from a disease	s. D 314		
	loss in blood	s. B 287		
L 250	loss of animal	Tierabgang m, Tierverlust m	perte f animale	отход животных
	loss of appetite	s. A 444		
	loss of calcium	s. C 25		
	loss of electrolytes	s. E 83		
L 251	loss of sensation	Verlust m der Sinneswahrnehmung	perte f de l'aperception	потеря восприятия (чувствительности)
L 252	loss of vision	Sehverlust m, Verlust m des Gesichtssinnes	perte f de la vue	потеря зрения
L 253	lot mating	wilder Sprung m (Tierzucht)		вольная случка
L 254	lot of a vaccine	Charge f einer Vakzine, Impfstoffcharge f	lot m d'un vaccin, charge f vaccinale	серия вакцины
L 255	louping ill, ovine encephalomyelitis	Springkrankheit f, Louping ill f	encéphalomyélite f infectieuse ovine, louping-ill m	вирусный энцефаломиелит овец, шотландский [клещевой] энцефалит, лупинг-илл
L 256	louse-fly, hippoboscid fly	Lausfliege f (Familie Hippoboscidae)	hippoboscide f	кровососки гипобосциды
L 257	louse infestation, pediculosis, lousiness	Läusebefall m	infestation f de poux, envahissement m par des poux	поражение вшами, вшивость
	lousiness	s. L 257		
L 258	lousy	von Läusen befallen, verlaust	envahi par les poux	покрытый вшами, завшивевший
L 259	love for animals, fondness of animals	Tierliebe f	amour m envers les animaux	любовь к животным
L 260	lover of animals	Tierfreund m	ami m des bêtes	любитель животного
L 261	low / to, to moo (cattle)	muhen	beugler	мычать
L 262	low-count milk	keimarme Milch f	lait m pauvre en germes	слабозагрязненное молоко
	lower jaw-bone	s. M 72		
L 263	lower lid	unteres Augenlid n	paupière f inférieure	нижнее веко
L 264	lower respiratory tract	untere (tiefere) Atemwege mpl	voies fpl respiratoires inférieures	нижние дыхательные пути
L 265	lower surface of the tongue	Zungenunterseite f	surface f inférieure de la langue	нижняя сторона языка
L 266	lower urinary tract	untere Harnwege mpl	voies fpl urinaires inférieures	нижние мочевые пути
L 267	low in protein	eiweißarm	pauvre en albumine	бедный белком, безбелковый
L 268	lowland game	Nieder[ungs]wild n	gibier m de plaine	пойменная (низменная) дичь
	low plane of feeding	s. E 357		
L 269	low-residue diet	ballastarmes Futter n	aliment m pauvre en ballast	малобалластный корм
L 270	lozenge, troche, [medicated] tablet	Tablette f, Pastille f	comprimé m	таблетка
L 271	lubricant	Gleitmittel n	lubrifiant m	смазывающее (слизистое) средство
	lucerne	s. A 275		
L 272	Lugol's solution	Lugol-Lösung f, Lugolsche Lösung f	solution f de Lugol	луголевский раствор, раствор Люголя
L 273	lumbar	Lenden..., lumbal	lombaire	поясничный, люмбальный
L 274	lumbar paralysis	Lumbalparalyse f	paralysie f lombaire	паралич поясницы, люмбальный (спинномозговой) паралич
	lumbar plexus	s. P 369		
	lumbar region	s. L 227		
L 275	lumbar vertebra	Lendenwirbel m	vertèbre m lombaire	поясничный позвонок
L 276	luminal obstruction	Verlegung f des Lumens, Lumenverlegung f	obstruction f de la lumière, déplacement m du calibre	перемещение прохода (кишечник), перемещение полости (желудок)
	lumpy jaw	s. A 113		
L 277	lumpy skin disease	Lumpy skin disease f des Rindes, Dermatitis f nodularis, Knötchenausschlag m	maladie f de la peau bosselée	бугорчатка кожи крупного рогатого скота, нодулярный дерматит крупного рогатого скота
L 278	lumpy wool disease (sheep), ovine mycotic dermatitis	Dermatophilose f in Nacken-Rücken-Bereich	dermatophilose f ovine	дерматофилез в шейно-спинной области
L 279	lunar caustic	Höllenstein m, Silbernitrat n	pierre f infernale, nitrate m d'argent	ляпис, азотнокислое серебро
	lung adenomatosis	s. P 693		
L 280	lunge / to, to longe (horse)	longieren, an der Longe laufen lassen	faire manœuvre à la longe	ходить на корде, бегать на веревке (лошадь по кругу)

	lunge	s. L 283		
L 281	lung fluke	Lungenegel *m*, Paragonimus westermani	paragonismus *m* westermani	легочная двуустка, парагони-мус
L 282	lung hilus	Lungenhilus *m*, Lungenstiel *m*	hile *m* du poumon	хилус (ворота, корень) легких
L 283	lunging rein, lunge *(horse)*	Longe *f*, Laufleine *f*	longe *f*	корда; веревка
L 284	lung oedema, pulmonary oedema, wet lung	Lungenödem *n*	œdème *m* du poumon	водянка (отек) легких
L 285	lung parenchyma	Lungenparenchym *n*, Lungen-gewebe *n*	parenchyme *m* pulmonal	легочная паренхима, легоч-ная ткань
	lung plague	s. B 418		
L 286	lungs containing water *(pig)*	Brühwasserlunge *f*	poumon *m* plein d'eau	легкие, ошпаренные кипятком, легкое со шпар-ной водой
L 287	lungworm disease, verminous bronchitis, husk, hoose	Lungenwurmbefall *m*, Befall *m* mit Lungenwürmern, vermi-nöse Bronchitis *f*	infestation *f* par des vers pul-monaires, bronchite *f* ver-mineuse	поражение легочными гель-минтами, легочный гель-минт, диктиокаулус
	lustreless coat	s. D 506		
L 288	luteal	Gelbkörper..., luteal	lutéal, du corps jaune	желтотеловый, лютеальный
	luteal corpus	s. C 829		
L 289	luteal corpus cyst	Luteinzyste *f (Ovar)*	kyste *m* du corps jaune, kyste lutéal	лютеиновая киста
L 290	luteal phase	Lutealphase *f*, Gelbkörperpha-se *f*	stade *m* du corps jaune	фаза желтого тела
	luxation	s. D 328		
	lye	s. S 440		
L 291	lymphadenitis	Lymphknotenentzündung *f*	inflammation *f* du ganglion lymphatique	воспаление лимфоузла, лим-фаденит
	lymphatic "gland"	s. L 297		
L 292	lymphatic system	Lymphsystem *n*, Lymphappa-rat *m*	système *m* lymphatique	лимфосистема
L 293	lymphatic tissue	Lymphgewebe *n*, lymphati-sches Gewebe *n*	tissu *m* lymphatique	лимфоидная ткань
L 294	lymphatic vessel	Lymphgefäß *n*	vaisseau *m* lymphatique	лимфатический сосуд
L 295	lymph-borne, lymphogenous, lymphogenic	lymphogen, auf dem Lymphwege entstanden	lymphogène	лимфогенный
L 296	lymph duct	Lymphweg *m*, Lymphgang *m*	voie *f* lymphatique	лимфопроход, лимфатичес-кий путь
L 297	lymph node, lymphatic "gland"	Lymphknoten *m*	ganglion *m* lymphatique	лимфоузел
L 298	lymph node enlargement	Vergrößerung *f* der Lymph-knoten, Lymphknoten-schwellung *f*	grossissement *m* des gan-glions	увеличение лимфатических узлов
L 299	lymph node incision	Lymphknotenschnitt *m* (Schlachtkörperuntersu-chung)	incision *f* des ganglions lym-phatiques	разрез лимфатического узла *(исследование туш)*
L 300	lymphocyte-mediated	lymphozytenvermittelt	à l'aide de lymphocytes	с помощью лимфоцитов
L 301	lymphocytic	lymphozytär, lymphozytisch	lymphocytaire	лимфоцитарный
	lymphogenic	s. L 295		
	lymphogenous	s. L 295		
L 302	lymphogenous	lymphbildend	formant la lymphe	лимфообразующий
L 303	lymphogenous metastasis	lymphogene Metastase *f*	métastase *f* lymphogène	лимфогенный метастаз
L 304	lymphoid stem cell	Lymphozytenstammzelle *f*	cellule *f* mère lymphoïde	маточная клетка лимфоцита
	lyophilization	s. F 540		
	lyophilize / to	s. F 539		
	lyophilized	s. F 537		
L 305	lysability of erythrocytes	Hämolyserate *f*	valeur *f* hémolytique	процент гемолиза, количест-во гемолизированных эри-троцитов
L 306	lysis	Fieberabfall *m*, Lysis *f*	lysis *f*	падение температуры
L 307	lysis	Auflösung *f*, Lyse *f*	lyse *f*, dissolution *f*, désinté-gration *f*	растворение, лизис
	lysotype	s. P 264		
	lyssa	s. R 6		

M

M 1	macerate / to	mazerieren, erweichen, auf-weichen *(Gewebe)*	macérer	мацерировать
M 2	macerate / to *(pharmacology)*	aufschließen, auslaugen	macérer, décomposer	мацерировать
M 3	macerated foetus	mazerierte Frucht *f*	fœtus *m* macéré	мацерированный плод
M 4	maceration	Mazeration *f*, Gewebeerwei-chung *f*	macération *f*	мацерация, размягчение тка-ни
	machine feeding	s. A 714		
M 5	machine milking	Melken *n* mit der Melkmaschi-ne, Maschinemelken *n*	traite *f* mécanique	машинное доение

M 6	macrophagy	Makrophagenaktivität f	activité f macrophagocytaire	активность макрофагов
M 7	macroscopic, seen with the naked eye, visible to the un-aided eye	makroskopisch	macroscopique	макроскопический
	macroscopic anatomy	s. G 238		
	mad itch	s. A 701		
M 8	maedi, maedi-visna, la bou-hite, ovine progressive in-terstitial pneumonia	Maedi f, Maedi-Visna f, Maedi und Visna f, [chronisch-] progressive interstitielle Pneumonie f des Schafes	bouhite f, pneumonie f pro-gressive du mouton, mala-die f pulmonaire	
M 9	maggot	Made f, Larve f (Fliegen, Mük-ken)	astricot m, larve f de mouche	личинка [мухи]
M 10	magnification (microscopy)	Vergrößerung f	agrandissement m	увеличение
M 11	maiden	ungedeckt, unbelegt	non sailli	не беременная, холостой, не-покрытый
M 12	maiden gilt	unbelegte Jungsau f	jeune truie f jamais accouplée	непокрытая свинка
M 13	maiden heifer, virgin (un-served) heifer	ungedeckte (noch nicht ge-deckte, noch nicht besam-te) Färse f (im zuchtfähigen Alter)	génisse f non fécondée, gé-nisse encore inséminée	непокрытая (еще не покры-тая, еще не осемененная) не-тель (телка)
	main bronchus	s. P 574		
M 14	main host, principal host	Hauptwirt m, Primärwirt m	hôte m principal (primaire)	главный (основной, первич-ный) хозяин
M 15	maintain the airways / to	die Luftwege offenhalten	maintenir ouvertes les voies aériennes	сохранить проходимость ды-хательных путей
M 16	maintenance dose	Erhaltungsdosis f	dose f de maintenance, dose d'entretien	поддерживающая доза
M 17	maintenance host	,,Erhaltungs''-Wirt m	hôte m d'entretien	«сохраняющий» хозяин
M 18	maintenance medium	Erhaltungsmedium n (Virolo-gie)	milieu m de maintenance	поддерживающая (сохран-яющая) среда
	maintenance needs	s. M 20		
M 19	maintenance ration	Erhaltungsfutter n	ration f alimentaire de mainte-nance	поддерживающий корм
M 20	maintenance requirement, maintenance needs, sub-sistence level	Erhaltungsbedarf m	besoin m de maintenance, ni-veau m de subsistance	потребность, поддерживаю-щая жизнеспособность, поддерживающая (сох-раняющая) потребность
M 21	maize for ensilage, silage maize	Silomais m	maïs m ensilé	силосная кукуруза
M 22	make a cast / to	einen Abguß machen	faire un moulage	сделать отпечаток (слиток)
	make a diagnosis / to	s. D 211		
M 23	make an experiment / to, to carry out an experiment	ein Experiment ausführen (durchführen)	réaliser (accomplir) une expé-rience	провести эксперимент, про-водить опыт
	make a postmortem / to	s. P 437		
M 24	make cheese / to	Käse herstellen	produire du fromage	производить сыр
M 25	make the correct diagnosis / to	eine richtige Diagnose stellen	dresser un diagnostic juste	ставить правильный диагноз
M 26	make up a prescription / to	ein Rezept anfertigen	prescrire une ordonnance	выписать (подготовить) ре-цепт
M 27	malabsorption, defective ab-sorption	Malabsorption f, gestörte (in-testinale) Resorption f, mangelhafte Absorption f	malabsorption f	малабсорбция, нарушенное всасывание, неудовлет-ворительная абсорбция
M 28	malacia	Malazie f, Erweichung f (Ge-hirn, Knochen)	ramollissement m	размягчение, маляция, маце-рация
	malady	s. D 306		
M 29	malaise	Indisposition f, Unwohlsein n, Unbehagen n	indisposition f, malaise m	недомогание, нездоровье, индиспозиция
M 30	malalignment	fehlerhafte Lage f (Zähne)	déplacement m	неправильное (ошибочное) положение
M 31	malar bone, zygomatic bone, zygoma	Jochbein n, Wangenbein n, Os cygomaticum	os m malaire	скуловая кость
M 32	malaria control	Malariabekämpfung f	lutte f contre la malaria	борьба с малярией
M 33	malarial antigen, plasmodial antigen	Malariaantigen n	antigène m paludéen	малярийный антиген
	malarial parasite	s. M 35		
M 34	malaria mosquito	Fiebermücke f, Anopheles spp.	moustique m du paludisme	малярийный москит (комар)
M 35	malaria parasite, malarial parasite	Malariaerreger m	parasite m de la malaria	малярийный возбудитель, возбудитель малярии
M 36	maldevelopment, defective development	Fehlentwicklung f	développement m défectueux	дефектное (неправильное, ошибочное) развитие
M 37	maldigestion, impaired (in-complete) digestion	Maldigestion f, Fehlverdauung f, gestörte Verdauung f	digestion f troublée	нарушенное (неполное) пе-реваривание
M 38	male	Männchen n, männliches Tier n	mâle m	животное мужского пола, самец
M 39	male	männlich	mâle	мужской
	male gender	s. M 44		

M 40	male genital disease	Erkrankung f der männlichen Geschlechtsorgane	maladie f des organes génitaux mâles	заболевание мужских половых органов
M 41	male genital system	männliche Geschlechtsorgane npl	organes mpl génitaux mâles	мужские половые органы
	male gonad	s. T 88		
M 42	male line of breeding	väterliche Linie f	lignée f paternelle	отцовская линия
M 43	male mule, horse mule	männliches Maultier n	mulet m	мул самец
M 44	male sex, male gender	männliches Geschlecht n	sexe m masculin	мужской род
	male sheep	s. R 39		
	malformation	s. D 86		
M 45	malformation syndrome	Mißbildungssyndrom n	syndrome m de malformation	синдром уродства
	malfunction	s. D 538		
M 46	malignancy (tumour)	Bösartigkeit f, Malignität f	malignité f	злокачественность
	malignant carbuncle	s. A 461		
M 47	malignant catarrhal fever of cattle, bovine [malignant] catarrhal fever	bösartiges Katarrhalfieber n des Rindes	fièvre f catarrhale maligne du bœuf, coryza m gangréneux du bœuf, typhus m sporadique	злокачественная катаральная горячка крупного рогатого скота
M 48	malignant disease	maligne (bösartige) Krankheit f	maladie f maligne	злокачественное заболевание
M 49	malignant foulbrood, American foulbrood (bee)	[bösartige] Faulbrut f	loque f américaine	злокачественный гнилец, [американский] гнилец
	malignant jaundice	s. C 71		
	malignant oedema	s. B 219		
	malignant pustule	s. A 461		
M 50	malignant tumour	bösartige Geschwulst f	tumeur f maligne	злокачественная опухоль
M 51	mallein test	Malleinprobe f, Rotztest m, Malleinisierung f	test m de malléine (la morve), malléination f	маллеиновая проба, маллеинизация, проба на сап, сапная проба
	malleus	s. G 128, H 52		
M 52	malnourish / to	schlecht ernähren, mangelernähren	mal nourrir	плохо кормить
M 53	malnutrition	Fehlernährung f, schlechte Ernährung f, Malnutrition f, Unterernährung f	sous-alimentation f	ошибочное (плохое) питание, недокормление
M 54	malnutrition infertility	Mangelsterilität f, Unfruchtbarkeit f infolge Mangelernährung	stérilité f par malnutrition	бесплодие вследствие недостатка корма, малнутритивное бесплодие
	Malpighian capsule	s. G 141		
M 55	malposition (foetus)	Stellungsfehler m	malposition f	аномалия положения, ошибочная позиция
M 56	malpractice	Kunstfehler m, Fehlbehandlung f	malfaçon f, faute f dans le traitement	профессиональная ошибка, ошибочное лечение
M 57	malpresentation, abnormal presentation (foetus)	Fehllage f, Lageanomalie f	malprésentation f	ненормальное положение, аномалия положения
M 58	malreduction	Fehlreposition f, fehlerhafte Reposition f von Knochenbruchstücken	réduction f défectueuse d'une fracture	неправильная репозиция, ошибочная репозиция
M 59	Malta fever (Brucella melitensis infection)	Maltafieber n (des Menschen)	fièvre f de Malte, fièvre méditerranéenne	бруцеллез козье-овечьего типа
M 60	maltreatment, ill-treatment	Mißhandlung f	mauvais traitements mpl	жестокое обращение
M 61	malunion	fehlerhaftes Verwachsen n (von Knochenbruchstücken), Fehlvereinigung f	ressoudage m mal après une fracture	неправильное сращение, ошибочное срастание, неправильное соединение
M 62	mammal, mammalian	Säugetier n	mammifère m	млекопитающее
M 63	mammal, mammalian	Säugetier...	mammalien	млекопитающий
	mammalian	s. M 62, M 63		
M 64	mammalian host	Säugetierwirt m	hôte m mammifère	млекопитающее животное-хозяин
M 65	mammary, udder	Euter...	mammaire	выменнянный
M 66	mammary abscess	Euterabszeß m	abcès m mammaire	абсцесс вымени
M 67	mammary engorgement	Milchstauung f (im Euter)	rétention f lactée, engorgement m lacté	застой молока
M 68	mammary gland, udder, teats	Milchdrüse f, Euter n, Gesäuge n	glande f mammaire, trayons mpl, mamelles fpl (porc)	молочная железа, вымя, соски
	mammary gland disease	s. U 2		
M 69	mammary ridge	Milchleiste f (Embryologie)	crête f mammaire	эмбриональная закладка молочной железы
M 70	mammary secretion, milk secretion	Milchsekretion f	sécrétion f laitière	секреция (выделение) молока
	mammary vein	s. M 300		
	mammitis	s. M 112		
M 71	mandatory quarantine	obligatorische Quarantäne f	quarantaine f obligatoire	обязательный карантин
	mandatory vaccination	s. C 678		
M 72	mandible, mandibula, [lower] jaw-bone	Unterkiefer m, Mandibula f	mâchoire f inférieure, mandibule f, maxillaire m inférieur	нижняя челюсть, мандибула
M 73	mandibular gland	Unterkieferspeicheldrüse f	glande f salivaire de la mâchoire inférieure	подчелюстная слюнная железа

M 74	**mandibular symphysis**	Symphyse f des Unterkiefers, Mandibularsymphyse f	symphyse m mandibulaire	сращение нижней челюсти, мандибулярный шов
	mandrin	s. G 271		
M 75	**mane**, juba (horse)	Mähne f	crinière f	грива
M 76	**mane** (pig)	Borstenkamm m	crins mpl, soies fpl	щетиновый гребень
M 77	**mange**	Räude f	gale f	чесотка
M 78	**mange mite**, scab mite	Räudemilbe f, Sarcoptiformes	mite f de gale	чесоточный клещ
M 79	**manger**, crib	Krippe f, Futterkrippe f	mangeoire f	кормушка, корыто
M 80	**mangy**, scabious	räudig	galeux	чесоточный
	manifestation of life	s. S 316		
M 81	**mantle**	Mantel m (Anatomie)	corset m	слой, оболочка
	mantle layer	s. C 865		
	manual dressing	s. H 55		
M 82	**manual placenta removal**	manuelle Nachgeburtsentfernung (Plazentaablösung) f	délivrance f placentaire manuelle	ручное удаление последа, ручное отделение плаценты
M 83	**manufactured meat**, meat products, processed meat	Fleischwaren fpl	produits mpl de boucherie	мясные продукты (изделия)
	manure	s. D 512		
M 84	**manure** (organic substances), fertilizer (chemical products)	Düngemittel n, Dünger m	engrais m	удобрение
M 85	**manure disposal**, dung clearing (removal)	Entmistung f	enlèvement m du fumier	уборка навоза
	manure passage	s. G 283		
	manyplies	s. O 63		
	MAR	s. M 228		
M 86	**marbled meat**	marmoriertes (mit Fett durchsetztes) Fleisch n	viande f marbrée	мраморное мясо, мясо с прослойками жира
M 87	**marble spleen disease** (poultry)	Marmormilzkrankheit f	maladie f de la rate marbrée	болезнь мраморной селезенки
M 88	**marbling** (appearance)	Marmorierung f, marmoriertes Aussehen n (Pathologie)	marbrure f	мраморный вид
	march fly	s. H 294		
M 89	**mare**	Stute f	jument f	кобыла
M 90	**mare hinny**, molly	weiblicher Maulesel m	mule f	лошачка
M 91	**Marek's disease**, gallid herpes virus infection, neural lymphomatosis	Mareksche Krankheit f, Neurolymphomatosis gallinarum	maladie f de Marek	болезнь Марека, нейролимфоматоз, энзоотический паралич кур
	mare milk	s. M 93		
M 92	**mare mule**, female mule, janet	weibliches Maultier n	mule f	мул самка, лошачиха
M 93	**mare's milk**, mare milk	Stutenmilch f	lait m de jument	кобылье молоко
M 94	**mare with foal**	fohlenführende Stute f	jument f avec son poulain, jument suitée	кобыла с жеребенком, подсосная кобыла
	marginal fertility	s. S 796		
	marginally febrile	s. S 795		
M 95	**margin of a wound**, lip of a wound, wound edge	Wundrand m	bord m d'une plaie	край раны
	marine fish	s. S 25		
M 96	**markings** (horse)	Abzeichen npl	marques fpl	отметины
M 97	**marking stick**	Tierkennzeichenstift m	crayon m de marquage d'animaux	маркировочный карандаш для животных
M 98	**marrow**	Mark n, Knochenmark n	moelle f	мозг
M 99	**marsupial**	Beuteltier n (Ordnung Marsupialia)	marsupial m	сумчатое животное
M 100	**masculinization**	Maskulinisierung f, Ausbildung f der männlichen Geschlechtsmerkmale	masculinisation f, formation f des caractères sexuels mâles	маскулинизация, образование мужских половых признаков
M 101	**mash**	Futterbrei m	pâtée (bouillie) f alimentaire	кашицеобразный корм, кашица
M 102	**masked granulocytosis**	maskierte Granulozytose f	granulocytose f masquée	маскированный (скрытый) гранулоцитоз
M 103	**massage the udder / to**	anrüsten (Euter)	masser	массировать (вымя)
	mass immunization	s. M 106		
	massive dose therapy	s. S 735		
	mass medication	s. M 105		
M 104	**mass mortality**, numerous death	Massensterben n	mortalité f en masse	массовая гибель, массовый падеж
M 105	**mass treatment**, mass medication	Massenbehandlung f	traitement m en (de) masse	массовая обработка, массовое лечение
M 106	**mass vaccination**, mass immunization	Flächenvakzinierung f, Massenimpfung f, Massenimmunisierung f	vaccination f en masse	сплошная вакцинация, вакцинация определенной территории, массовая прививка
	masticate / to	s. C 378		
M 107	**mastication**	Kauen n, Einspeicheln n	mastication f	мастикация, жевание
M 108	**masticatory muscle**	Kaumuskel m	muscle m masticateur	жевательный мускул

M 109	masticatory myositis	Entzündung f der Kaumuskulatur	inflammation f de la musculature masticatoire	воспаление жевательной мускулатуры
M 110	masticatory surface, grinding surface	Kaufläche f	surface f masticatoire (de broyage)	жевательная поверхность
M 111	mastitic milk, garget (mastitis) milk	Mastitismilch f, Milch f aus einem mastitiskranken Euter	lait m provenant d'une mamelle atteinte d'une mammite	маститное молоко, молоко из заболевшего маститом вымени
M 112	mastitis, garget, mammitis	Mastitis f, Euterentzündung f	mammite f, inflammation f de la mamelle	мастит, воспаление вымени
	mastitis milk	s. M 111		
M 113	mastitis pathogen, causal agent of mastitis	Mastitiserreger m	agent m microbien de la mammite	возбудитель мастита
M 114	matched control	angepaßte Kontrolle f	contrôle m adapté	приуроченный контроль (к времени), приспособленный контроль (к способу)
M 115	mate / to	[an]paaren	accoupler	спаривать
M 116	maternal antibody, maternally-derived antibody	maternaler (mütterlicher) Antikörper m, Antikörper der Mutter	anticorps m maternel	матернальное (маточное) антитело, антитело матери
M 117	maternal dystocia	Schwergeburt f, verursacht durch Muttertier	mise f bas difficile provoquée par la mère	тяжелые роды
M 118	maternal effect	maternaler Einfluß m, Wirkung f des Muttertieres auf die Nachkommen	effet m maternel	маточное влияние, влияние матки на потомство
M 119	maternal immunity	maternale Immunität f	immunité f maternelle	маточный (матернальный) иммунитет
	maternally-derived antibody	s. M 116		
M 120	maternal mortality	Muttertiersterblichkeit f	mortalité f des reproductrices	смертность матерей
	maternal quality	s. M 380		
	maternity barn	s. M 121		
	maternity box stall	s. M 121		
M 121	maternity pen, maternity box stall, maternity barn	Bucht f für Muttertier und Neugeborene	box m pour mère et nouveau-nés	бокс для матери и новорожденных
M 122	mating, copulation	Paarung f, Begattung f, Anpaarung f	accouplement m	случка, спаривание
	mating	s. a. M 394		
M 123	mating ability	Deckvermögen n	capacité f d'accouplement	способность покрытия, половая способность, способность скачки
	mating behaviour	s. S 216		
	mating failure	s. I 55/6		
	mating inactivity	s. L 9		
M 124	mating injury, breeding injury	Deckverletzung f	blessure f lors de la saillie, blessure f à l'accouplement	повреждение при случке
M 125	mating reflex	Paarungsreflex m, Deckreflex m	réflexe m d'accouplement	совокупительный рефлекс
	mating season	s. S 214		
	matter	s. P 737		
M 126	mattress suture	Matratzennaht f	suture f en capiton, suture à points passés	матрасный шов
M 127	maturation	Reifung f	maturation f	созревание
M 128	maturation arrest	Reifungsstopp m, Unterbrechung f des Reifungsprozesses	arrêt m de maturation	прекращение созревания, прерывание процесса созревания
M 129	mature / to	reifen, reif werden, zur vollständigen Entwicklung gelangen	mûrir	созревать, достигать полного развития
	mature / to	s. a. A 221		
M 130	mature	reif, vollentwickelt, ausgewachsen	mûr, complètement développé	зрелый, полностью развитый
	mature boar	s. O 54		
M 131	mature corpus luteum	reifer Gelbkörper m	corps m jaune mûr	зрелое желтое тело
	mature insect	s. I 14		
M 132	maturity	Reife f	maturité f	зрелость
M 133	maw (fish)	Schwimmblase f	vessie f natatoire	плавательный пузырь
	maw	s. a. C 900		
	maw-worm disease	s. A 636		
M 134	maxilla, upper jaw bone	Oberkiefer m, Maxilla f, Os maxillare	mâchoire f supérieure	верхняя челюсть, максилла
M 135	maxillary sinus	Kieferhöhle f	sinus m maxillaire	челюстная полость
M 136	maxillary swelling	Schwellung f der Kaumuskulatur	tuméfaction f maxillaire	набухание жевательных мышец
M 137	maximum daily dose	Tageshöchstdosis f	dose f quotidienne maximale	суточная максимальная доза
M 138	May sickness (bee)	Maikrankheit f	maladie f de Mai	майская болезнь
M 139	meadow	Wiese f, Weide f, Grünlandfläche f	pâturage m	луга, пастбище
M 140	meal	Futterportion f, Mahlzeit f	portion f alimentaire	кормовой рацион, порция корма

	mealpattern	s. F 158		
M 141	means of diagnosis	Diagnosemittel npl	moyens mpl de diagnose	средства для диагностики, диагностические средства
	measle	s. C 1017		
M 142	measled carcass, measly carcass	finniger Schlachtkörper m	carcasse f ladre	финнозная туша
	measle of beef	s. B 415		
	measles	s. C 1016		
	measly carcass	s. M 142		
M 143	measuring cylinder	Meßzylinder m	cylindre m gradué	измерительный цилиндр
M 144	measuring flask	Meßkolben m	ballon m (cornue f) de mesure	измерительная колба
M 145	measuring spoon	Meßlöffel m	cuillière-dose f	измерительная (мерная) ложка
M 146	meat	Fleisch n	viande f, chair f	мясо
M 147	meat and bone meal	Tierkörpermehl n	farine f de corps animal	мука животного происхождения, мясная (мясокостная) мука
M 148	meat classification, evaluation (grading, judgement) of meat	Fleischbeurteilung f	classification f de la viande	оценка мяса
M 149	meat combine, meat processing (rendering) plant	Fleischverarbeitungsbetrieb m	combinat m de viandes, usine f de transformation de viande	мясокомбинат, мясоперерабатывающий завод
M 150	meat extract	Bouillon f, Fleischextrakt m	bouillon m, extrait m de viande	бульон, мясной экстракт
M 151	meat freshness	Frische f des Fleisches, Fleischfrische f	fraîcheur f de la viande	свежесть мяса
M 152	meat hygiene, meat sanitation	Fleischhygiene f	hygiène f de la viande	санитария мяса
M 153	meat industry	Fleischwirtschaft f	industrie f de viande	мясное производство и переработка, мясная промышленность
	meatiness	s. B 114		
M 154	meat inspection	Fleischuntersuchung f, Fleischbeschau f	inspection f de viande	экспертиза (исследование) мяса
M 155	meat meal	Fleischmehl n	farine f de viande	мясная мука
	meat packing plant	s. S 373		
M 156	meat poisoning	Fleischvergiftung f	intoxication f par la viande, empoisonnement m par viande	отравление мясом
M 157	meat processing	Fleischverarbeitung f	transformation f de la viande	переработка мяса
	meat processing plant	s. M 149		
M 158	meat product	Fleischerzeugnis n	produit m de viande	мясной продукт
	meat products	s. M 83		
M 159	meat rabbit	Mastkaninchen n, Fleischkaninchen n	lapin m de viande, lapin d'engraissement	откормочный кролик
	meat rendering plant	s. M 149		
	meat sanitation	s. M 152		
M 160	meat science	Fleischkunde f	science f de la viande	мясоведение
M 161	meat scraps, meat trimmings	Fleischabfälle mpl, Fleischreste mpl	résidus mpl de viande	мясные отходы (остатки)
	meat strain	s. B 110		
	meat trimmings	s. M 161		
	meat-type breed	s. B 110		
M 162	mechanical vector	mechanischer Vektor m	vecteur m mécanique	механический переносчик
M 163	mechanism of action, mode of action	Wirkungsweise f, Wirkungsmechanismus m	mécanisme (mode) m d'action	механизм (способ) действия, действие
M 164	meconium	Darmpech n, Mekonium n	méconium m	меконий
	median	s. M 193		
M 165	median effective concentration	mittlere effektive Konzentration f (Pharmakologie)	concentration f moyenne effective	средняя эффективная концентрация
M 166	mediate percussion	indirekte Perkussion f	percussion f indirecte	косвенная перкуссия
	medical animal clinic	s. V 128		
	medical rash	s. D 471		
M 167	medical zoology	medizinische Zoologie f	zoologie f médicale	медицинская зоология
	medicament	s. D 464		
M 168	medicamentous	medikamentös, medikamentell, durch Medikamente bewirkt	médicamenteux	медикаментозный
M 169	medicamentous therapy, medicinal treatment, medication	medikamentelle Therapie (Behandlung) f, Arzneimittelanwendung f	thérapie f médicamenteuse, traitement m médical	медикаментозная терапия, медикаментозное лечение, дача лекарственных веществ, медикаментозная обработка
	medicamentous treatment	s. R 162		
M 170	medicated cotton wool	medizinische Watte f, Medizinalwatte f	coton m médical	медицинская вата
M 171	medicated feed, medicated foodstaff	Fütterungsarzneimittel n, Medizinalfutter[mittel] n	aliment m médic[in]al	медикаментозные корма, корм с добавлением медикаментов

M 172	**medicated gauze**	medizinischer Mull *m*	gaze *f* médicale	медицинская марля
	medicated tablet	*s.* L 270		
	medication	*s.* A 159, D 464, M 169		
M 173	**medication tube**	Tubus *m* zum Eingeben von Arznei	tubule *m* de médication	тубус для задавания лекарства
	medicinal	*s.* R 161		
	medicinal drug	*s.* O 43		
M 174	**medicinal plant**	Heilpflanze *f*, Medizinalpflanze *f*, Arzneipflanze *f*	plante *f* médicale	лекарственное (лечебное) растение
	medicinal treatment	*s.* M 169		
	medicine	*s.* D 464		
M 175	**Mediterranean theileriosis,** Tropical theileriosis	Mittelmeertheileriose *f*, Tropische Theileriose *f*, Theileria annulata	theilériose *f* méditerranéenne (tropique)	тропический (средиземноморский) тейлериоз
M 176	**medium,** substrate, culture medium	Nährmedium *n*, Nährboden *m*, Medium *n*, Kulturmedium *n*, Substrat *n*	milieu *m* [de culture], substratum *m*	[питательная] среда, субстрат
	medulla	*s.* S 524		
	medulla oblongata	*s.* A 210		
M 177	**medullary canal (cavity),** medullary space	Markhöhle *f*, Knochenmarkhöhle *f*	cavité *f* médullaire	мозговая полость, полость костного мозга
	medullary nailing	*s.* M 178		
M 178	**medullary pinning,** intramedullary pinning, medullary nailing	Knochenmarknagelung *f*	clouage *m* (fixation *f*) de la moelle osseuse	гвоздевание костного мозга
M 179	**medullary rays** *(kidney)*	Markstrahlen *mpl* der Niere	pyramides *fpl* de Ferrein	медуллярные пучки почек
	medullary space	*s.* M 177		
M 180	**medusa head** *(anthrax bacillus)*	Medusenhaupt *n*	tête *f* de méduse	голова медузы *(возбудител. сибирской язвы)*
M 181	**melioidosis,** Stanton's disease	Melioidosis *f*, Pseudorotz *m*	mélioidose *f*, pseudo-morve *f*	мелиоидоз, сапоподобное заболевание, псевдосап
	melt down / to	*s.* R 182		
M 182	**membranous**	membranös, membranartig	membraneux	мембранозный, перепончатый, мембрановидный
M 183	**memory cell**	Gedächtniszelle *f (Immunologie)*	cellule *f* de mémoire	клетка памяти
M 184	**menace reflex,** eye preservation reflex, menace response, opticofacial reflex	Augenschutzreflex *m*	réflexe *m* de protection des yeux	глазной защитный рефлекс
	menace response	*s.* M 184		
	Mendelian law	*s.* M 186		
M 185	**Mendelian ratio,** segregation rate *(breeding)*	Aufspaltungsverhältnis *n*, Mendel *n*	relation *f* de désintégration	соотношение расщепления, менделизация
M 186	**Mendel's law,** Mendelian law	Mendelsches Gesetz *n*	loi *f* de Mendel	закон Менделя
M 187	**meniscus tear**	Meniskusriß *m*	déchirure *f* du ménisque	разрыв мениска
M 188	**mercuric chloride**	Kalomel *n*, Quecksilber(II)chlorid *n*, Quecksilberdichlorid *n*	chlorure *m* mercureux, calomel *m*	каломель, дихлорид ртути, дихлоридная ртуть
M 189	**mercury poisoning**	Quecksilbervergiftung *f*, Merkurialismus *m*, Hydrargyrosis *f*	mercurialisme *m*, intoxication *f* mercurielle	отравление ртутью, меркуриализм
	mercy killing	*s.* P 16		
	mésalliance	*s.* M 325		
	mesencephalon	*s.* M 245		
M 190	**mesenteric torsion,** twisting of the mesentery	Gekrösedrehung *f*, Gekröseverdrehung *f*	torsion *f* mésentérique (du mésentère)	скручивание (заворот) брыжейки
M 191	**mesentery**	Gekröse *n*, Mesenterium *n*	mésentère *m*	брыжейка
	mesentery root	*s.* R 290		
M 192	**mesiad**	der Mitte zugewendet	médian	медианный
M 193	**mesial,** median	in der Mitte gelegen, in der Medianebene liegend	médian	медианный, средний, находящий в середине, лежащий в медианной плоскости
M 194	**mesogenic virus**	Virus *n* mit mittlerer Virulenz, mesogenes Virus	virus *m* mésogène	вирус со средней вирулентностью, мезогенный вирус
M 195	**mesonephros**	Urniere *f*, Mesonephros *f*, Wolffscher Körper *m*	mésonéphros *m*	первичная почка, мезонефроз, тело Вольффа
M 196	**mesothelial cell**	Mesothelzelle *f*, Serosazelle *f*	cellule *f* mésothéliale	мезотелиальная (серозная) клетка
M 197	**metabolic acidosis**	metabolische Azidose *f*	acidose *f* métabolique	метаболический ацидоз
M 198	**metabolic disease**	Stoffwechselkrankheit *f*	maladie *f* métabolique	заболевание обмена веществ
M 199	**metabolic disorder**	Stoffwechselstörung *f*	trouble *m* du métabolisme	нарушение обмена веществ
	metabolic hormone	*s.* M 203		
M 200	**metabolic imbalance**	Stoffwechselungleichgewicht *n*	inéquilibre *m* métabolique	неуравновешенный обмен веществ, дисбаланс обмена веществ
	metabolic pathway	*s.* B 156		

	English	German	French	Russian
	metabolic product	s. M 204		
M 201	**metabolic status**	Stoffwechsellage f	stade m métabolique	положение обмена веществ
	metabolic waste product	s. M 204		
M 202	**metabolism**	Stoffwechsel m, Metabolismus m	métabolisme m	обмен веществ, метаболизм
M 203	**metabolism hormone**, metabolic (growth) hormone	Stoffwechselhormon n, Wachstumshormon n	hormone f de métabolisme (croissance)	гормон обмена веществ, гормон метаболизма (роста)
M 204	**metabolite**, metabolic [waste] product	Stoffwechsel[abbau]produkt n, Stoffwechselendprodukt n, Metabolit m	métabolite m, produit m métabolique (de métabolisme)	продукт обмена веществ, промежуточный продукт, продукт выделения, метаболит
M 205	**metabolizable energy**, net energy	umsetzbare (verwertbare) Energie f (im Stoffwechsel)	énergie f métabolisable	перевариммая (используемая) энергия
M 206	**metabolize / to**	metabolisieren, verstoffwechseln, im Stoffwechsel umsetzen	métaboliser	метаболизировать
	metacarpal region	s. P 111		
M 207	**metacestode**, larval cestode	Metazestode m, Bandwurmfinne f	cestode m cysticerque	метацестода, финна ленточного червя
	metal detector	s. F 200		
M 208	**metal retriever**	Gerät n zur Entfernung metallischer Fremdkörper	appareil m pour retrait de corps étranger métallique	прибор для удаления металлических инородных тел
	metaphyseal growth plate	s. P 291		
M 209	**metastasize / to**	metastasieren, Metastasen bilden	former des métastases	метастазировать, образовать метастазы
M 210	**metastatic abscess**	metastatischer Abszeß m	abcès m métastatique	метастатический абсцесс
M 211	**metastatic calcification**, calcerous infiltration	Kalkmetastasen fpl, metastatische Verkalkung f	calcification f métastatique	метастатическое обызвествление
M 212	**metastatic nodule**	Metastasenknoten m	nodule m métastatique	метастатический узел
M 213	**metastatic spread**, formation of metastasis	Metastasenbildung f, Metastasierung f	formation f de métastases	формирование (образование) метастазов, метастазирование
M 214	**metasternum**, xiphoid process	Schwertfortsatz m, Processus xiphoideus (Brustbein)	appendice m xiphoïde	мечевидный отросток
M 215	**metatarsal bone**	Mittelfußknochen m, Os metatarsii	métatarsien m	плюсневая кость
M 216	**metatarsus**	Mittelfuß m, Metatarsus m	métatarse m	плюсна
	metazoal	s. M 218		
M 217	**metazoan**, multicellular organism	vielzelliger Organismus m, Metazoon n, Mehrzeller m	organisme m pluricellulaire	многоклеточный организм, метазоон
M 218	**metazoan**, metazoal	Metazoan..., metazoisch, vielzellig, Vielzeller..., mehrzellig	métazoaire m	многоклеточный
M 219	**metazoan parasite**	metazoischer Parasit m, Vielzellerparasit m	parasite m multicellulaire	многоклеточный паразит
M 220	**metencephalon**	Metenzephalon n, Hinterhirn n, Brückenhirn n (Brücke, Kleinhirn)	métencéphale m	задний мозг
M 221	**meteorism**, tympanites, bellystruck, flatulence, tympanism	Tympanie f, Meteorismus m, Aufblähen n, Flatulenz f, Trommelsucht f, Blähsucht f	tympanisme m	тимпания, метеоризм, вздутие
	methanol	s. M 223		
M 222	**method of restraint**	Zwangsmaßnahme f	mesure f coercitive	принудительная мера
M 223	**methyl alcohol**, methanol, wood alcohol (CH₃OH)	Methylalkohol m, Methanol n	alcool m méthylique, méthanol m	метиловый спирт, метанол, древесный спирт
M 224	**methylated spirit**, denatured (embittered) alcohol	vergällter (denaturierter) Alkohol m	alcool m dénaturé	метиловый (денатурированный) спирт
	methylene blue dye binding test	s. S 1		
M 225	**methylene blue staining**	Methylenblaufärbung f	coloration f au bleu de méthylène	окраска метиленовой синьки, окраска метиленовым синим
M 226	**metoestrus**	Nachbrunst f, Metöstrus m, Postöstrus m	postœstrus m	послетечка, мезоэструс, метоэструс, завершающая течка
M 227	**metritis-mastitis-agalactia-complex**, MMA-complex	Metritis-Mastitis-Agalaktie-Komplex m, MMA-Komplex m	complexe m métrite-mammite-agalactie	комплекс метрит-маститной агалактии
	M-form	s. M 408		
M 228	**microagglutination reaction**, MAR	Mikroagglutinationsreaktion f	réaction f de microagglutination	реакция микроагглютинации
	microanatomy	s. H 239		
M 229	**microbe**, microorganism	Mikroorganismus m, Mikrobe f	microorganisme m, microbe m	микроорганизм, микроб
M 230	**microbial**, microbic	mikrobiell	microbien	микробный
M 231	**microbial digestion**	mikrobielle Verdauung f	digestion f microbielle	микробное переваривание
	microbial flora	s. B 21		

M 232	microbial spoilage	mikrobieller Verderb *m*	déchets *mpl* microbiens	микробная порча
	microbic	*s.* M 230		
	micro-climate within the animal houses	*s.* S 626		
M 233	microcytic anaemia	kleinzellige Anämie (Blutarmut) *f*	anémie *f* microcellulaire	мелкоклеточная анемия
M 234	microlitre pipette	Mikroliterpipette *f*	pipette *f* microlitre	микролитровая пипетка
M 235	micromastia	abnorme Euterverkleinerung *f*, Mikromastie *f*	micromastie *f*	микромастия, ненормальное уменьшение вымени
M 236	microorchidia, microorchidism	Kleinhodigkeit *f*, Mikroorchidie *f*	microorchie *f*	микроорхия, гипоплазия семенников
	microorganism	*s.* M 229		
M 237	micropathology	mikroskopische Pathologie *f*	pathologie *f* microscopique, micropathologie *f*	микроскопическая патология, микропатология
M 238	microscope slide, [micro]slide	Objektträger *m*	lame *f* [pour microscope]	предметное стекло
	microscopic anatomy	*s.* H 239		
M 239	microscopic needle	Präpariernadel *f*	aiguille *f* à préparer, aiguille microscopique	препаровочная игла
M 240	microscopic pore	Mikropore *f*	pore *m* microscopique	микропора
	microslide	*s.* M 238		
M 241	microtome / to	Mikrotomschnitte herstellen	faire des coupes au microtome	производить срезы микротомом
M 242	microtomy	Dünnschnittechnik *f*, Mikrotomie *f*	microtomie *f*, technique *f* de la coupe fine	микротомия, тонкослойная техника
M 243	micturate / to, to urinate, to void urine	Harn absetzen, urinieren, harnen	uriner	отделять (испускать) мочу
	micturition	*s.* U 84		
M 244	micturition reflex	Miktionsreflex *m*, Reflex *m* des Harnlassens	réflexe *m* de la miction	рефлекс мочеиспускания, миктионический рефлекс
M 245	midbrain, mesencephalon	Mittelhirn *n*	mésencéphalon *m*	средний мозг
M 246	middle ear	Mittelohr *n*	oreille *f* moyenne	среднее ухо
	middlings	*s.* M 305		
M 247	midge	Gnitze *f (Familie Ceratopoginidae)*	moucheron *m*	гнус
M 248	midgut	Mitteldarm *m*	intestin *m* moyen	средняя кишка
M 249	midline	Medianlinie *f*, Mittellinie *f* des Körpers	ligne *f* médiane [du corps]	средняя (медианная) линия, продольная линия тела
M 250	midline approach	medianer Zugang *m*	entrée *f* médiane	средний доступ
M 251	midstream *(urine)*	Mittelstrahl *m*	rayon *m* médian, jet *m* intermédiaire	средняя струя
	Miescher's corpuscles	*s.* M 252		
	Miescher's sacs	*s.* M 252		
M 252	Miescher's tubules, Miescher's sacs, Miescher's corpuscles	„Mieschersche Schläuche" *mpl (Sarkosporidien-Zysten)*	«tubes *mpl* de Miescher»	«Мишеровские» мешки, саркоспоридиозные кисты
M 253	migrating testis	Wanderhoden *m*	testicule *m* flottant	блуждающее яичко
M 254	migration technique *(parasitology)*	Auswanderverfahren *n*	technique *f* de migration	способ миграции
M 255	migratory beekeeping	Bienenwanderhaltung *f*, Wanderimkerei *f*	entretien *m* des abeilles migratrices, élevage *m* d'abeilles migratrices	кочевка пчел, кочевое содержание пчел
M 256	migratory bird	Zugvogel *m*	oiseau *m* migrateur	перелетная птица
M 257	milch goat, milk goat	Milchziege *f*	chèvre *f* à lait	молочная коза
M 258	mild-cured bacon	leicht gepökelter Schinken *m*	jambon *m* mis légèrement en saumure	малосольный окорок
M 259	mild desease, moderate disease	leichte Erkrankung (Krankheit) *f*	maladie *f* légère (modérée)	легкое заболевание, легкая болезнь
M 260	mild drug, bland drug	mildwirkendes Mittel *n (Pharmakologie)*	médicament *m* à action modérée	слабодействующее средство
M 261	mildly virulent strain	schwachvirulenter Stamm *m*	souche *f* peu virulente, souche atténuée	слабовирулентный штамм
M 262	miliary abscess	Miliarabszeß *m*, kleinkörniger Abszeß *m*	abcès *m* miliaire	милиарный абсцесс
M 263	miliary carcinosis	miliare Karzinose *f*	carcinose *f* (carcinomatose *f*) miliaire	милиарный карциноз
M 264	miliary dermatitis	Knötchendermatitis *f*	dermite *f* tubéreuse (nodulaire)	узелковый (милиарный) дерматит
M 265	miliary tuberculosis	miliare Tuberkulose *f*, Miliartuberkulose *f*	tuberculose *f* miliaire, granulie *f*, miliaire *f*	милиарный туберкулез
M 266	military horse	Vielseitigkeitspferd *n*, Military-Pferd *n*		многосторонняя спортивная лошадь
M 267	military veterinary service	Militär-Veterinärdienst *m*, Veterinärwesen *n* in der Armee	service *m* vétérinaire militaire	военная ветеринария, ветеринария в армии
	milk / to	*s.* L 16		

M 268	**milkability,** ease of milking	Melkbarkeit *f*	capacité *f* laitière	подготовленность к доению, скорость выдаивания (молокоотдачи)
M 269	**milk allergy**	Milchallergie *f*	allergie *f* au lait	молочная аллергия
	milk bail	*s.* M 287		
M 270	**milk-borne infection,** galactogenous infection	durch Milch übertragene Infektion *f*, galaktogene Infektion *f*	maladies *fpl* transmises par le lait	передаваемая через молоко инфекция (болезнь), инфекция через молоко, галактогенная инфекция
M 271	**milk cistern,** lactiferous sinus, sinus lactiferous	Milchzisterne *f*	citerne *f* de lait	молочная цистерна (лоханка)
M 272	**milk constituent**	Milchbestandteil *m*, Milchinhaltsstoff *m*, Inhaltsstoff *m* der Milch	constituant *m* du lait	составная часть молока, состав молока
M 273	**milk defect**	Milchfehler *m*	anomalie *f* laitière	недостаток молока
M 274	**milk dispenser**	Milchspender *m* (*zum Tränken von Kälbern*)	donneur *m* de lait	молокодатчик
M 275	**milk drop syndrome**	Syndrom *n* des Milchversiegens	syndrome *m* du tarissement laitier	синдром исчезновения молока
	milk ejection	*s.* M 290		
	milker's node	*s.* M 276		
M 276	**milker's nodule,** milker's node, pseudocowpox	Melkerknoten *m*	nodule *m* des trayeurs [de vache]	доильный узел
	milk fat	*s.* B 582		
M 277	**milk-fed veal calf**	Milchmastkalb *n*	veau *m* de lait d'engraissement	теленок молочного откорма
M 278	**milk-feeding period**	Tränkperiode *f*	période *f* d'allaitement lacté	молочный период
M 279	**milk-feeding system**	Tränkplan *m*	plan (système) *m* d'allaitement lacté	план выпойки
	milkfever	*s.* H 374		
	milk goat	*s.* M 257		
M 280	**milk hauler,** haulier	Milchsammler *m*, Milchtransporteur *m*, Milchfahrer *m*	collecteur (transporteur) *m* de lait	сборник молока, молоковоз
M 281	**milk hygiene,** dairy hygiene, milk sanitation	Milchhygiene *f*	hygiène *f* du lait	гигиена молока
M 282	**milkiness**	Milchleistungsvermögen *n*	aptitude *f* à la production laitière	удой
M 283	**milkiness**	milchiges Aussehen *n*, milchige Trübung *f*	aspect *m* laiteux	молочный (молокоподобный) вид
	milking	*s.* M 304		
	milking bail	*s.* M 287		
M 284	**milking hygiene**	Melkhygiene *f*	hygiène *f* de traite	санитария доения
M 285	**milking installation**	Melkanlage *f*, Melkstand *m*	installation *f* à traire, endroit *m* de traite	доильная установка, доильный станок
M 286	**milking machine**	Melkmaschine *f*	trayeuse *f*	доильная машина
M 287	**milking parlour,** milk parlour, milking premises, milk[ing] bail	Melkhaus *n*, Melkstall *m*	étable *f* pour traire	молочная ферма, доярник, доильный отдел, доильное помещение
	milking premises	*s.* M 287		
M 288	**milking utensils,** dairy utensils, teatcup cluster	Melkzeug *n*, Melkgeräte *npl*	amas *m* laitier	доилка, доильное оборудование, доильный аппарат
M 289	**milk intolerance**	Milchunverträglichkeit *f*, Milchintoleranz *f*	intolérance *f* du lait	молоконесовместимость
	milk let-down	*s.* M 290		
M 290	**milk let-down action,** milk ejection (let-down)	Einschießen *n* der Milch	giclement *m* du lait	припускание молока
M 291	**milk let-down failure,** failure of let-down of milk	Milchverhalten *n*, Zurückhalten (Aufziehen) *n* der Milch	rétention *f* laitière, remontée *f* du lait	задержка (натягивание) молока
	milk lipid	*s.* B 582		
	milk out / to	*s.* S 759		
	milk parlour	*s.* M 287		
	milk preserve	*s.* P 552		
	milk production	*s.* M 303		
M 292	**milk recording**	Milchleistungsprüfung *f*	contrôle *m* laitier	испытание по признаку молочной продуктивности
M 293	**milk replacer,** milk substitute	Milchaustauscher *m*, Milchersatz *m*	substituant *m* du lait	заменитель молока
M 294	**milk ring test**	Milchringtest *m*	épreuve *f* d'agglutination en anneau, ring-test *m*	кольцевая проба молока
M 295	**milk sample**	Milchprobe *f*	prélèvement *m* de lait	молочная проба, проба молока
	milksanitation	*s.* M 281		
	milk secretion	*s.* M 70		
M 296	**milk skin**	Milchhaut *f* (*gekochte Milch*)	graisse *f* du lait	молочная пленка
M 297	**milk spots**	Milchflecken *mpl* (*Leber*)	taches *fpl* de lait	молочные пятна
M 298	**milk stone,** lacteal calculus	Milchstein *m*	pierre *f* laitière	молочный камень
	milk substitute	*s.* M 293		
	milk teeth	*s.* D 48		

	milk tooth	s. D 49		
M 299	milk tube	Milchkatheter m	cathéter m à lait	молочный (сосковый) катетер
M 300	milk vein, mammary (lacteal) vein	Milchader f, Milchvene f	veine f laitière	молочная вена
M 301/2	milk well	Milchgrube f	fosse f laitière	молочная яма (впадина)
M 303	milk yield, milk production	Milch[mengen]leistung f	capacité f laitière	молочная продуктивность, молочность
M 304	milk yield, milking	Gemelk n	lait m produit, production f laitière	надой, удой
M 305	milling offals, weatlings, middlings	Müllereiabfälle mpl, Nebenprodukte npl in (der) Getreidemühlen, Vermahlungsnebenprodukte npl	résidus mpl de meunerie, ordures fpl meunières	мельничные отходы, субпродукты зерновых мельниц, побочные продукты при переработке зерна
M 306	milt	Spermium n (Fische)	laitance f	спермий, молоки
	milzbrand	s. A 460		
	mince	s. M 307		
M 307	minced meat, ground meat, mince	Hackfleisch n, Gehacktes n	viande f hachée, hachis m	[мясной] фарш
M 308	mincer, mincing machine	Fleischwolf m (Gerät)	machine f hache-viande	волчок
M 309	mineral	Mineralstoff m, Mineralsalz n	substance f minérale	минеральное вещество
M 310	mineral demand	Mineralstoffbedarf m	besoin m en minéraux	потребность в минеральных веществах
M 311	mineral feed	Mineralfutter n	aliment m minéral	минеральный корм
M 312	mineral flux	Ausscheidung f von Mineralstoffen, Mineralstoffverlust m	élimination f de substances minérales	выделение минеральных веществ
M 313	mineral imbalance	Mineralstoffimbalance f	déséquilibre m en substances minérales	имбаланс минеральных веществ
M 314	mineralization front, phosphate ridge	Mineralisierungsgrenze f (Knochen)	limite f de minéralisation	граница (порог) минерализации
M 315	mineralize / to	Mineralien ablagern (einlagern)	minéraliser	отложить минеральные вещества
	minerallick	s. S 21		
M 316	miniature dog, small dog	Kleinhund m	chien m miniature	мелкая собака
M 317	miniature pig	Mini[atur]schwein n	porc m miniature	миниатюрная свинья
M 318	minimal disease procedure	Produktionsverfahren n mit gesunden Tieren	procédé m de production avec des animaux sains	способ производства со здоровыми животными
M 319	minimal inhibition concentration (antibiotics, bacteriocidal drugs)	minimale Hemmkonzentration f	concentration f minimale inhibitrice	минимальная концентрация ингибиции
M 320	minimum effective concentration	minimaler effektiver Blutspiegel m (Pharmakologie)	taux m sanguin effectif minimal	минимальный эффективный уровень крови
M 321	minimum lethal concentration	minimale letale Konzentration f (Pharmakologie)	concentration f létale minimale	минимальная смертельная концентрация
M 322	mink	Mink m, amerikanischer Nerz m, Farmnerz m, Mustela vison	vison m	минк, американская норка
M 323	mink	Nerzpelz m, Nerzfell n	fourrure f de vison	мех норки
	mink plasmacytosis	s. A 274		
	misalliance	s. M 325		
	miscarriage	s. A 57		
	miscarry / to	s. A 54		
M 324	miscible drugs	mischbare Arzneistoffe mpl	médicaments mpl miscibles	смешивающиеся лекарственные вещества
	misdiagnosis	s. F 35		
M 325	mismating, mésalliance, misalliance	falsche Anpaarung f	mésalliance f	неправильное спаривание
M 326	mismothering	fehlendes (gestörtes) Pflegeverhalten n, ausbleibende Brutpflege f	manque m de conduite de surveillance	отсутствие заботы о потомстве (выводке)
M 327	missed abortion	Abort m mit Fruchtverhaltung	avortement m avec retenue d'embryon	аборт с задержанием плода
M 328	misshaped egg	deformiertes Ei n	œuf m déformé	деформированное яйцо
	missile wound	s. B 558		
	mist / to	s. N 33		
M 329	mist blower, mister	Verneblungsgerät n	nébulisateur m	аэрозольный прибор
	mitigate / to	s. E 22		
M 330	mitigation, relief of pain	Schmerzlinderung f	mitigation f	утоление боли
M 331	mitotic figure	Kernteilungsfigur f	figure f mitotique (de division)	фигура деления ядра
M 332	mitral insufficiency	Mitralinsuffizienz f, Schlußunfähigkeit f der Mitralklappe	insuffisance f mitrale	митральная недостаточность
M 333	mitral stenosis	Mitralstenose f, Einengung f des linken Atrioventrikularkanals, Mitralklappenverengung f	rétrécissement m mitral	митральный стеноз, сужение левого атровентрикулярного канала

M 334	**mitral valve,** bicuspid (left articular) valve	Mitralklappe f, linke Atrioventrikularklappe (Segelklappe) f	valvule f bicuspide	митральный (двустворчатый) клапан
	mix / to	s. B 238		
M 335	**mixed cell sarcoma**	mischzelliges Sarkom n, Mischzellensarkom n	sarcome m à cellules hétérogènes	разноклеточный (смешаноклеточный) сарком
M 336	**mixed culture**	Mischkultur f	culture f multiple	смешанная культура
M 337	**mixed dentition**	gemischtes Gebiß n (Milchzähne und bleibende Zähne)	denture f mélangée	смешанные зубы
	mixed feed	s. C 668		
M 338	**mixed infection,** multiple infection	Mischinfektion f	infection f multiple	смешанная инфекция
M 339	**mixed paralysis**	gemischte Lähmung f	paralysie f mélangée	смешанный паралич
	mixed vaccine	s. C 630		
M 340	**mixing cylinder**	Mischkolben m	cylindre m mélangeur	колба-мешалка
M 341	**mixture**	Mixtur f, Mischung f, Gemisch n	mixture f	микстура
	MMA-complex	s. M 227		
M 342	**mobility,** activity, movability, motility	Beweglichkeit f	mobilité f	подвижность, мобильность
M 343	**mobilize / to**	Stoffwechselprodukt freisetzen	mobiliser un produit de métabolisme	выделять продукт обмена веществ
M 344	**mobilize / to**	mobilisieren (Gelenk)	mobiliser	мобилизовать
M 345	**mobilize / to**	Organ freilegen (freipräparieren)	mettre à nu un organe, dégager un organe	освободить (отпрепарировать) орган
	mode of action	s. M 163		
M 346	**mode of application,** route of administration, application method	Art f der Applikation, Applikationsart f, Applikationsmethode f	mode m (méthode f) d'application	способ аппликации (применения), метод аппликации (обработки) (лекарство)
M 347	**mode of reaction,** type of reaction	Reaktionsweise f	mode (type) m de réaction	способ реакции
M 348	**mode of transmission**	Übertragungsweg m	mode m de transmission	путь переноса
	moderate disease	s. M 259		
M 349	**modified quarantine**	angepaßte Quarantäne f	quarantaine f adaptée	приуроченный (модифицированный) карантин
M 350	**moist chamber**	feuchte Kammer f (Mikrobiologie)	chambre f humide	влажная камера
M 351	**moist gangrene**	feuchte Gangrän f, feuchter Brand m	gangrène f humide	влажная гангрена
M 352	**moist lung sounds**	feuchte Lungengeräusche npl	bruits mpl pulmonaires humides	влажные легочные шумы
M 353	**molar tooth,** grinder, cheek tooth	[hinterer] Backenzahn m, Molar m, Mahlzahn m	molaire f	задний коренной зуб, моляр
M 354	**molasse engorgement**	Überfütterung f mit Melasse	gavage m avec mélasse	перекормление мелассой
M 355	**molecular biology**	Molekularbiologie f	biologie f moléculaire	молекулярная биология
M 356	**molluscan host,** snail host	Schneckenwirt m (Parasitologie)	hôte-mollusque m	моллюск-хозяин
	molly	s. M 90		
	molt	s. M 388		
M 357	**mongrel,** hybrid	Bastard m, Hybrid m, Mischling m	bâtard m, hybride m	помесь, метис, гибрид
M 358	**monitor / to**	[kontinuierlich] beobachten und messen, ständig [einen bestimmten Parameter] überwachen	contrôler	контролировать
M 359	**monitoring of animal health**	Überwachung f der Tiergesundheit	surveillance f de la santé animale	надзор за здоровьем животных
M 360	**monkey**	Affe m	singe m	обезьяна
M 361	**monkey-house,** apery	Affenhaltung f; Affenhaus n	singerie f	содержание обезьян; помещение для содержания обезьян
	monocygotic twins	s. I 4		
	monodactyl animal	s. S 462		
M 362	**monogastrical animal,** single-stomached animal	monogastrisches Tier n, Tier mit einem Magen	animal m monogastrique	одножелудочное животное, животное с однокамерным желудком
M 363	**monolayer cell culture**	Monolayer-Zellkultur f, Einschichtzellkultur f	culture f cellulaire unistratifiée	однослойная клеточная культура
M 364	**monolocular stomach,** unicameral stomach	einhöhliger Magen m	estomac m à une cavité	однокамерный желудок
M 365	**monorchidism, monorchism**	Einhodigkeit f, Monorchie f	monorchidie f	монорхизм
M 366	**monosaccharide,** simple sugar	Monosaccharid n, Einfachzucker m	monosaccharide m, sucre m simple	моносахарид, простой сахар
M 367	**monosaccharide derivative**	Monosaccharidderivat n	dérivé m de monosaccharide	производное моносахарида
	monovular twins	s. I 4		
	monoxenic parasite	s. M 368		

M 368	**monoxenous parasite,** monoxenic parasite	einwirtiger (monoxener) Parasit *m*	parasite *m* monoxène	однохозяйский паразит
	moo / to	*s.* L 261		
	moonblindness	*s.* P 211		
	mop up / to	*s.* S 565		
	morbid change	*s.* P 137		
M 369	**morbidity rate,** rate of morbidity	Krankheitsrate *f*, Morbiditätsrate *f*, Erkrankungsziffer *f*	taux *m* de morbidité	индекс (процент) заболеваемости, число заболеванных
M 370	**morbidity report**	Seuchenbericht *m*	rapport *m* des épidémies	эпизоотический рапорт
M 371	**morbidity statistics**	Krankenstatistik *f*, Morbiditätsstatistik *f*	statistique *f* de morbidité	статистика заболеваемости
M 372	**morbid physiology,** pathological physiology, pathophysiology	Pathophysiologie *f*	pathophysiologie *f*	патофизиология
	morbific	*s.* P 134		
	morbigenous	*s.* P 134		
M 373	**mordant, mordant substance**	Fixierungsmittel *n*, Beize *f* *(Histologie)*	agent *m* de fixation, mordant *m*	фиксирующее средство, средство фиксации, фиксатив
	mortal	*s.* F 83		
	mortality rate	*s.* R 64		
M 374	**mosquito**	Stechmücke *f*, Mosquito *m* *(Familie Culicidae)*	moustique *m*	гнус кулициды
M 375	**mosquito-borne infection**	durch Stechmücken übertragene Infektion *f*	infection (maladie) *f* transmise par piqûre de moustique	болезнь, переносящаяся москитами
M 376	**mosquito-proof**	mückensicher	à l'abri des moustiques, sûrement sans moustiques	комаронепропускаемый, комаронадежный
	moss ill	*s.* H 374		
M 377	**mother cell**	Mutterzelle *f*	cellule *f* mère	маточная клетка
M 378	**mother hair** *(sheep)*	Stichelhaar *n (der Neugeborenen)*	poil *m* pointu des nouveau-nés	маточный волос
M 379	**mothering,** parental care	Brutpflege *f*, Pflegeverhalten *n*	surveillance *f* de l'incubation	забота о потомстве, поведение при насиживании
M 380	**mothering ability,** damming ability, maternal quality	Aufzuchtvermögen *n*, Muttereigenschaft *f*	qualité *f* maternelle	материнское свойство
	motility	*s.* M 342		
M 381	**motion sickness**	Kinetose *f*	cinétose *f*	кинетоз, болезнь при перевозке животных
M 382	**motor,** motoric	motorisch	moteur	моторный
M 383	**motor centre**	motorisches Zentrum *n (im Gehirn)*	centre *m* moteur	моторный центр
	motor disturbance	*s.* M 401		
	motoric	*s.* M 382		
	motoric end plate	*s.* E 176		
M 384	**motoric nerve, motor neuron**	motorischer Nerv *m*	nerf *m* moteur	моторный нерв
M 385	**mould / to**	schimmlig werden, [ver]schimmeln	moisir	заплеснеть
M 386	**moult / to**	[sich] haaren; [sich] mausern; [sich] häuten	perdre son poil; muer, être en mue; peler, changer de peau	менять волос; линять[ся]
M 387	**moult,** hair replacement, moulting	Haarwechsel *m*	changement *m* de poils, mue *f*	смена волос
M 388	**moult,** molt	Mauser *f*, Federwechsel *m*	mue *f*	линька
M 389	**moulting,** ecdysis	Häutung *f*	mue *f*	линька
	moulting	*s. a.* M 387		
M 390	**moulting fluid**	Häutungsflüssigkeit *f*	liquide *m* de desquamation	жидкость линьки
M 391	**mount / to**	einbetten *(Histologie)*	enrober	заливать
M 392	**mount / to**	aufspringen, bespringen	monter	напрыгать
	mountain sheep	*s.* H 225		
	mountant	*s.* E 105		
M 393	**mounting**	Aufspringen *n*	accouplement *m*, saillie *f*	садка, спаривание
	mounting	*s. a.* E 104		
M 394	**mounting,** mating, copulation	Deckakt *m*, Sprung *m*	saillie *f*, monte *f*	случка
	mountingmedium	*s.* E 105		
	mount in paraffin / to	*s.* E 103		
M 395	**mouse**	Maus *f*, Mus musculus	souris *f*	мышь
M 396	**mouse lethal test**	Mäuseletalitätstest *m*	test *m* de létalité de la souris	тест смертности (летальности) мышей
M 397	**mouse pox,** ectromelia	Mäusepocken *fpl*	ectromélie *f* de la souris, variole *f* murine	оспа мышей
M 398	**mouth gag**	Maulgatter *n*, Maulöffner *m*	ouvre-bouche *m*, bâillon *m*	зевник, ротовой клин
M 399	**mouth of uterus**	Muttermund *m*	orifice *m* de l'utérus	маточный зев
M 400	**mouth-parts**	Mundwerkzeuge *npl (Entomologie)*	parties *fpl* buccales	ротовые части
	mouth sickness	*s.* B 330		
	movability	*s.* M 342		
	movable kidney	*s.* F 353		

M 401	movement disorder, [lo-co]motor disturbance	Bewegungsstörung f	trouble m locomoteur	нарушение движения
M 402	movement restriction	Stallsperre f	restriction f de mouvement (déplacement)	закрытие фермы
M 403	muciferous, mucigenous	schleimbildend	produisant du mucus	слизеобразующий
M 404	muciferous	schleimausscheidend	sécrétant du mucus	слизевыделяющий
M 405	muciferous	schleimhaltig	contenant du mucus	слизесодержащий
	mucigenous	s. M 403		
	muck	s. D 512		
	muckheap	s. D 514/5		
M 406	muck out / to	ausmisten (Stall)	enlever le fumier, curer	удалить навоз
M 407	mucocutaneous border, mucocutaneous junction (margin)	Schleimhautgrenze f	bordure f de la muqueuse	граница слизистой оболочки
	mucocutaneous leishmaniasis	s. E 279		
	mucocutaneous margin	s. M 407		
M 408	mucoid colony, M-form	schleimige Kolonie f, M-Form f	colonie f muqueuse, forme-M f	слизистая колония, М-форма
M 409	mucopurulent	schleimig-eitrig, mukopurulent	mucopurulent	мукопурулентный
M 410	mucosa, mucous membrane	Schleimhaut f	muqueuse f	слизистая оболочка
M 411	mucosal	Schleimhaut...	muqueux	слизистый
M 412	mucosal disease (bovine virus diarrhoea)	Schleimhautkrankheit f, Virus-diarrhoe-Mucosal-Disease f	maladie f des muqueuses, diarrhé f à virus des bovins	вирусная диарея
M 413	mucous	schleimig, mukös, Schleim...	muqueux	слизистый, мукозный
M 414	mucous cyst	Schleimzyste f	kyste m du mucus	слизистая киста
M 415	mucous degeneration	mukoide (schleimige) Degeneration f	dégénération f mucoïdale	мышечная дегенерация
	mucous membrane	s. M 410		
M 416	mucous plug	Schleimpfropf m	tampon m muqueux	пробка слизи, слизистая пробка
M 417	mucus, phlegm	Schleim m	mucus m, glaire f	слизь
	mud fever	s. F 233		
M 418	mulberry heart disease (pig)	Maulbeerkrankheit f	microangiopathie f cardiaque du porc	бородавчатый эндокардит,"тутовое сердце"
M 419	mule	Maultier n	mulet m	лошак, мул
	mule-foot	s. S 942		
M 420	mule jack	Eselhengst m für Maultierzucht	baudet m par l'élevage de mulets	осёл (самец) для муло-родства
M 421	mules / to	die „Mules"-Operation ausführen (Schaf)	pratiquer l'opération des «Mules»	провести операцию «Муле-са», провести операцию по «Мулесу»
	mull	s. A 647		
	mull pad	s. G 52		
M 422	multicausal disease	Krankheit f mit mehreren Ursachen	maladie f à plusieurs causes	мультикаузальное (разно-причинное) заболевание
	multicellular organism	s. M 217		
M 423	multidose syringe, automatic syringe	automatische Spritze f, Impfpistole f	seringue f automatique (multi-dose)	автоматический шприц, пистолет для прививки, шприц-автомат для прививки
M 424	multifactorial disease	Faktorenkrankheit f	maladie f multifactorielle	факторное заболевание
M 425	multifactorial etiology	Mehrfaktorenätiologie f	étiologie f multifactorielle	многофакторная этиология
M 426	multifocal inflammation	vielherdige Entzündung f	infection f à plusieurs foyers	мультифокусное (многооча-говое) воспаление
M 427	multifocal necrosis	vielherdige Nekrose f	nécrose f multifocale	многоочаговый некроз
M 428	multigravidity, multiple pregnancy	Mehrfachträchtigkeit f, Mehrlingsträchtigkeit f	plurigestation f	многостельность
M 429	multihost tick	mehrwirtige Zecke f	tique f à plusieurs hôtes	многохозяйный клещ
M 430	multilayered, stratified	mehrschichtig	stratifié	многослойный
M 431	multilobular pneumonia	multilobuläre Pneumonie f	pneumonie f multilobulaire	мультилобулярная пневмо-ния
M 432	multilocular cyst	vielkammerige Zyste f	kyste m multiloculaire	многокамерная киста
M 433	multinuclear giant cell, multinucleated giant cell	vielkernige Riesenzelle f	cellule f géante multivalente (polyvalente)	многоядерная гигантская клетка
M 434	multipara, multiparous animal, pluripara	mehrgebärendes (vielgebä-rendes) Tier n, Pluripara f, Multipara f	multipare f	многоплодное животное
M 435	multiparous, pluriparous	vielgebärend, mehrgebärend	pluripare, multipare	многорождаемый
	multiparous animal	s. M 434		
M 436	multiple birth, plural birth	Mehrlingsgeburt f	naissance f multiple	многоплодие
M 437	multiple fracture	Mehrfachfraktur f, Mehrfach-bruch m	fracture f multiple	множественный перелом
	multiple infection	s. M 338		
M 438	multiple ovulation, superovulation	Mehrfachovulation f, Polyovu-lation f, Superovulation f	superovulation f	множественная овуляция, полиовуляция, супер-овуляция
	multiple pregnancy	s. M 428		

M 439	multiple species disease	auf mehrere Arten übertragbare Krankheit f	maladie f transmissible à plusieurs espèces	переносимое на несколько видов заболевание
M 440	multiplication herd	Vermehrungsherde f	troupeau m de reproduction	стадо размножения
	multiply / to	s. P 630		
M 441	multipurpose breed	Mehrzweckrasse f	race f à plusieurs utilités	универсальная порода
	multistage husbandry	s. T 164		
M 442	mummification (foetus)	Mumifizierung f	momification f	мумификация
M 443	mummy	mumifizierte Frucht f, Fruchtmumie f	embryon m momifié	мумифицированный плод
M 444	munch / to (ruminants)	schmatzend kauen	ruminer (mastiquer) en faisant du bruit	чмокать, жевать чмоканием
M 445	mural endocarditis	Endokarditis f im Bereich der Herzkammern	endocardite f	эндокардит в области камер сердца
M 446	murine	murin, Maus..., Ratten...	murin	мышиный
M 447	murine leukosis	Leukämie f der Mäuse	leucémie f des souris	лейкемия мышей
M 448	murine typhus, flea-borne typhus	murines Fleckfieber n, Flohfleckfieber n, murine Rickettsiose f	typhus m exanthématique murin	пятнистый тиф, пятнистая лихорадка, блошиный риккетсиоз
M 449	murmur	Geräusch n, Nebengeräusch n (Auskultation)	murmure m	побочный шум
	muscle degeneration	s. M 488		
	muscle disease	s. M 489		
M 450	muscle dystrophy, muscular dystrophy	Muskeldystrophie f	dystrophie f musculaire	мышечная дистрофия
M 451	muscle fibre, myofibre	Muskelfaser f	fibre f musculaire	мышечное волокно
	muscle fibrillation	s. T 100		
M 452	muscle larva	Muskellarve f	larve f musculaire	мышечная личинка
M 453	muscle relaxant	Muskelrelaxans n, Myorelaxans n	agent m relaxant du muscle	мышечный релаксанс
	muscles	s. M 459		
M 454	muscle spasm, muscular cramp	Muskelkrampf m	crampe f musculaire	мышечная судорога
M 455	muscle tone	Muskeltonus m	tonus m musculaire	мышечный тонус
M 456	muscovy duck	Cairina-Ente f, Moschusente f, Flugente f, Warzenente f, Cairina moschata	canard m moscovite (volante)	утка-каирина, мускусная порода уток
	muscular artery	s. A 589		
	muscular cramp	s. M 454		
	muscular dystrophy	s. M 450		
M 457	muscular insertion, attachment of a muscle	Muskelansatz m (Anatomie)	insertion f musculaire (terminale d'un muscle)	прикрепление мышцы
	muscular stomach	s. G 125		
M 458	muscular strain	Muskelzerrung f	foulure f musculaire, froissement m d'un muscle	растяжение мышц
M 459	muscular system, musculature, muscles	Muskulatur f	musculature f	мускулатура, мышцы
M 460	muscular tremor	Muskelzittern n	tremblement m musculaire	мышечное дрожание
M 461	muscular twitch, contraction of a muscle	Muskelzuckung f	secousse f musculaire	подергивание мышц, контракция мышц
	musculature	s. M 459		
M 462	musk ox	Moschusochse m, Moschustier n, Bisamochse m, Ovibos moschatus	bœuf m musqué	мускусный бык, овцебык, кабарга
M 463	muster / to (cattle, sheep)	Tiere in einer Herde zusammenstellen	rassembler des animaux en un troupeau	комплектировать стадо животных
M 464	muster of sheep	Gruppe f von Schafen	groupe (rassemblement) m de moutons	группа овец
M 465	mutagenic	mutagen, mutationserzeugend	mutagène	мутагенный
M 466	mutant, mutative	mutierend	mutant	мутирующий, изменчивый
M 467	mutate / to	mutieren	muer	изменять, мутировать
M 468	mutation load	Mutationsbelastung f, Mutationslast f (einer Population)	tare f de mutation	мутационная (наследственная) нагрузка
M 469	mutation rate	Mutationsrate f, Genmutationsrate f	taux m de mutation [génétique]	процент по наследственной изменчивости, процент [генной] мутации
	mutative	s. M 466		
	mutton	s. W 58		
M 470	mutton fat	Hammelfett n, Schaffett n, Hammeltalg m	graisse f de mouton, graisse ovine, suif m de mouton	[внутренний] бараний жир
M 471	mutton sheep	Fleischschaf n	mouton m à viande	мясная овца, овца мясной породы
M 472	mutual sucking	gegenseitiges Besaugen n	sucement m mutuel	взаимное сосание
M 473	muzzle / to	einen Maulkorb anlegen	museler	надеть намордник
M 474	muzzle (dog)	Maul n, Schnauze f	museau m	морда, рот
M 475	muzzle, nasal plane (cattle, sheep, goat)	Flotzmaul n, Nasenspiegel m, Planum nasi	museau m, mufle m, spéculum m nasal	носогубное зеркальце, носовое зеркало
M 476	muzzle	Maulkorb m	muselière f	намордник

	English	German	French	Russian
M 477	mycoplasmal pneumonia	Mykoplasmenpneumonie *f*	pneumonie *f* à mycoplasmes	микоплазмозная пневмония
	mycosis	*s.* F 588		
M 478	mycotic, fungal	Pilz..., mykotisch	mycotique	грибной
M 479	mycotic abortion	Abort *m* durch Pilze, Pilzabort *m*	avortement *m* mycotique	аборт от грибов, грибковый аборт
M 480	mycotic dermatitis, dermatophytosis	mykotische Dermatitis *f*, Hautpilzerkrankung *f*, Hautmykose *f*	dermite *f* mycétique	микотический дерматит, кожногрибковое заболевайне, дерматомикоз
	mycotic disease	*s.* F 588		
M 481	mycotic granuloma	mykotisches Granulom *n*, Pilzgranulom *n*	granulome *m* mycétique	микотическая (грибковая) гранулома
M 482	mycotoxicosis	Mykotoxikose *f*	mycotoxicose *f*	микотоксикоз
	mydriasis	*s.* D 274		
M 483	myelopathy	Erkrankung *f* des Rückenmarks, Rückenmarkerkrankung *f*	myélopathie *f*	заболевание спинного мозга, спинномозговое заболевание
M 483a	myiasis, fly strike	Myiasis *f*, Befall *m* mit Fliegenlarven, Fliegenlarvenbefall *m*	myiase *f (cutanée)*, affectation *f* cutaneé due aux larves de mouches	миазис, поражение личинками мух
M 484	myocardial	Myokard..., Herzmuskel...	myocardial	сердечный
M 485	myocardial cell	Herzmuskelzelle *f*	cellule *f* myocardiale	клетка сердечной мышцы
M 486	myocardial insufficiency	Herzmuskelversagen *n*	insuffisance *f* myocardiale	недостаточность сердечной мышцы
M 487	myocardium, cardiac muscle	Myokard *n*, Herzmuskel *m*	myocarde *m*	миокард, сердечная мышца
	myocastor	*s.* C 877		
M 488	myodegeneration, muscle degeneration	Muskeldegeneration *f*	dégénération *f* musculaire	дегенерация мускула
	myofibre	*s.* M 451		
M 489	myopathy, muscle disease	Muskelkrankheit *f*, Myopathie *f*	myopathie *f*	заболевание мышцы, миопатия
	myxobolosis of salmonids	*s.* M 492		
M 490	myxomatosis, infectious myxoma of rabbits	Myxomatose *f* [des Kaninchens]	myxomatose *f* [du lapin]	миксоматоз [кроликов]
M 491	myxoma virus	Myxomatosevirus *n*	virus *m* de la myxomatose	вирус миксоматоза
M 492	myxosomiasis of salmonids, myxobolosis (whirling disease) of salmonids	Myxosomatose (Drehkrankheit) *f* der Salmoniden	myxosomatose *f* des salmonidés	миксосоматоз (вертячка) сальмонид

N

	English	German	French	Russian
	nagana	*s.* A 208		
	nail	*s.* P 313		
N 1	nail bed	Nagelbett *n*	lit *m* de l'ongle, matrice *f* unguéale	копытный венчик, ногтевое ложе
N 2	nail bed infection	Infektion *f* des Nagelbettes	infection *f* du lit de l'ongle, infection de la matrice unguéale	инфекция копытного венчика, инфекция ногтевого ложа
N 3	nail-bind *(horse)*	Nageldruck *m*	pression *f* du clou, enclouure *f*	[прямая] заковка
N 4	nail prick, nail tread, gathered nail, pricked foot	Nageltritt *m* *(Pferd)*	clou *m* de rue	забитый гвоздь
N 5	Nairobi sheep disease	Nairobi-Krankheit *f* des Schafes und der Ziege	maladie *f* de Nairobi du mouton et de la chèvre	болезнь Найроби овец и коз, африканский гастроэнтерит
N 6	naive animal	unbelastetes Tier *n*, Tier *n* ohne vorherigen Kontakt mit einem Erreger	animal *m* n'ayant pas eu de contact avec un microbe	животное без предварительного контакта с возбудителем
	nanny	*s.* S 280		
N 7	nape, nucha	Genick *n*, Nacken *m*	nuque *f*	затылок
	narcosis	*s.* A 334		
N 8	narcotic, anaesthetic *(agent)*	Narkotikum *n*, Narkosemittel *n*	narcotique *m*	наркотик, средство для наркоза
N 9	narcotic analgesic	narkotisches Analgetikum *n*	analgésique *m* narcotique	наркотический анальгетик
	narcotic antagonist	*s.* A 341		
	narcotization	*s.* A 334		
	narcotize / to	*s.* A 338		
	nare	*s.* N 179		
N 10	narrow birth passage	enger Geburtsweg *m*	passage *m* pelvien étroit	узкие родовые пути
N 11	nasal bone	Nasenbein *n*, Os nasale (nasi)	os *m* nasal	носовая кость
	nasal bot	*s.* N 171		
N 12	nasal bot-fly, nostril fly	Nasendassel[fliege] *f*, Oestrus ovis	mouche *f* d'œstre	муха носового овода
N 13	nasal catarrh, snuffles, coryza	Nasenkatarrh *m*, katarrhalische Entzündung *f* der Nasenschleimhäute, Schnupfen *m*, Koryza *f*	catarrhe *m* nasal, inflammation *f* catarrhale de la muqueuse nasale, coryza *m*	катар носа, катаральное воспаление носовых слизистых оболочек, насморк
	nasal catarrh of rabbits	*s.* S 431		

N 14	**nasal comb,** snood frontal process *(turkey)*	Stirnlappen *m*, Nasenlappen *m*	trompe *f* frontale	носовая долька, носовой отросток *(индюк)*
N 15	**nasal conchae,** turbinate bones, turbinals	Nasenmuscheln *fpl*, Conchae nasales	cornets *mpl* nasaux	носовые раковины
N 16	**nasal gleet**	chronischer eitriger Nasenausfluß *m*	écoulement *m* nasal chronique suppurant	хроническое гнойное истечение из носа, хроническое гнойное носовое истечение
	nasal plane	*s.* M 475		
N 17	**nasal preparation**	Nasenmittel *n*	préparation *f* nasale	препарат (средство) для носа
N 18	**nasal stomach tube,** nasogastric (nasal) tube	Nasenschlundsonde *f*	sonde *f* nasogastrique	носоглоточный зонд
N 19	**nasal swab**	Nasentupfer *m*	tampon *m* nasal	носовой тампон
	nasal tube	*s.* N 18		
	nasogastric tube	*s.* N 18		
N 20	**nasolacrimal canal,** lacrimal duct	Tränennasengang *m*, Tränenkanal *m*	canal *m* lacrymonasal	слезноносовой ход, слезный канал
	natality	*s.* B 201		
	natimortality	*s.* N 104		
N 21	**national park**	Naturschutzpark *m*, Nationalpark *m*	parc *m* national	заповедник
	native	*s.* I 98		
	native sheep	*s.* L 220		
N 22	**natural focus,** natural nidus	Naturherd *m*	foyer *m* naturel	природный очаг
N 23	**natural host**	natürlicher Wirt *m*	hôte *m* naturel	естественный хозяин
	natural nidus	*s.* N 22		
N 24	**natural service**	natürlicher Deckakt *m*	saillie *f* naturelle	ручная случка
N 25	**naturopathy**	Naturopathie *f*, Naturheilverfahren *n*	thérapeutique *f* naturelle	наука о природном лечении
N 26	**nausea**	Übelkeit *f*, Brechreiz *m*	nausée *f*	тошнота
	navel	*s.* U 21		
	navel care	*s.* N 27		
N 27	**navel dress,** navel care	Nabelstrangpflege *f*	soins *mpl* du cordon ombilical	санитария пупка, уход за пуповиной
N 28	**navel ill,** omphalitis	Nabelinfektion *f* [der Neugeborenen]	infection *f* ombilicale [des nouveaux-nés], omphalite *f*	инфекция (воспаление) пупка
N 29	**navicular bone,** distal sesamoid bone *(horse)*	Strahlbein *n*, Os sesamoideum distale	os *m* naviculaire	дистальная сезамовидная кость, сезамовидная кость фаланги, челночная кость
N 30	**navicular bone,** central tarsal bone	Kahnbein *n*, Os tarsi centrale	scaphoïde *m*	центральная кость заплюсны
	navicular disease	*s.* P 381		
N 31	**near-term foetus**	reifer (ausgereifter) Fetus *m*	fœtus *m* à terme	созрелый фетус (плод)
N 32	**near-term time**	geburtsnaher Zeitraum *m*	temps *m* près de la mise bas	околородовый (природовый) период
N 33	**nebulize / to,** to mist	vernebeln; mit einem Spray behandeln	nébuliser	распылять; распрыскивать в виде аэрозоля
N 34	**neck,** cervix	Hals *m*	cou *m*	шея
N 35	**neck,** scrag end	Halsstück *n*, Nackenstück *n*, Kamm *m*	partie *f* du (de) cou, collet *m*	шейная часть *(свиньи)*, зарез *(рогатого скота)*, плечевая мягкость
	neck band	*s.* D 366		
	neck collar	*s.* D 366		
N 36	**neck collar** *(horse, cattle)*	Kum[me]t *n*	collier *m* de cheval	хомут
N 37	**neck-humped zebu**	Halsbuckelzebu *n*	zébu *m* à cou bossu	шейногорбый зебу
	neck of the uterus	*s.* C 326		
N 38	**neck stab,** evernazione	Genickstich *m (Schlachtmethode)*	ponction *f* sous-occipitale, ponction cisternale	затылочный укол
N 39	**neck yoke,** head clamp	Nackenriegel *m*, Haltebügel *m* zur Fixierung *(Rind)*	verrou *f* de nuque, verrou d'encolure	затылочная закрутка, рукоятка для фиксации
N 40	**necrocytosis,** cell death, cytolysis	Zelltod *m*	nécrocytose *f*	отмирание клетки
	necropsy	*s.* A 719		
	necropsy report	*s.* P 442		
N 41	**necrose / to,** to necrotize	nekrotisieren, absterben *(Gewebe)*	nécrotiser	отмереть
N 42	**necrosis**	Nekrose *f*, Gewebstod *m*	nécrose *f*	некроз
	necrotic dermatitis	*s.* G 24		
N 43	**necrotic focus**	Nekroseherd *m*, nekrotischer Herd *m*	foyer *m* nécrotique	некротический очаг, очаг некроза
	necrotize / to	*s.* N 41		
N 44	**necrotizing**	nekrotisierend	nécrotisant	некротизирующий
N 45	**necrotizing enteritis**	nekrotisierende Enteritis (Darmentzündung) *f*	entérite *f* nécrotique	некротизирующий энтерит, некротизирующее воспаление кишки
N 46	**necrotizing process**	Nekroseprozeß *m*	processus *m* nécrotique	некрозный процесс, процесс некроза

N 47	needle / to	[auf]nadeln (Entomologie)	coudre	наколоть
	needle / to	s. a. C 80		
N 48	needle	Nadel f (Chirurgie)	aiguille f	игла
N 49	needle, cannula	Kanüle f (Injektion, Punktion)	canule f	игла, канюля
N 50	needle biopsy, fine needle biopsy	Nadelbiopsie f	biopsie f à l'aide d'une aiguille	игольная биопсия
	needle driver	s. N 51		
N 51	needle holder, needle driver	Nadelhalter m	porte-aiguille m	иглодержатель
N 52	needleless vaccination	nadellose Schutzimpfung f	vaccination f sans aiguille	безыгольная вакцинация
	neigh / to	s. N 110		
	nematicidal	s. N 54		
	nematicide	s. N 53		
N 53	nematocide, nematocide agent, nematicide	Nematozid n, Nematoden abtötendes Mittel n, Nematizid n	agent m tuant les nématodes, nématocide m	нематоцид, противонематодное средство
N 54	nematocide, nematicidal	Nematoden abtötend, nematizid	nématocide	нематоцидный, убивающий нематод
	nematocide agent	s. N 53		
N 55	nematode, roundworm, threadworm	Nematode m, Rundwurm m, Fadenwurm m (Familie Nematoda)	nématode m, ver m rond	нематода, круглый червь
N 56	nematode larva	Nematodenlarve f	larve f de nématode	личинка нематод
N 57	neonatal, newborn	Neugeborenen..., neonatal	néonatal	новорожденный
N 58	neonatal bursectomy (chicken)	Entfernung f der Bursa Fabricii nach der Geburt, neonatale Bursaentfernung f	ablation f néonatale de la bourse de Fabricius	удаление фабрицевой бурсы у цыплят
N 59	neonatal diarrhoea	Neugeborenendurchfall m, neonatale Diarrhö[e] f	diarrhée f des nouveaux-nés	понос новорожденных, неонатальная диарея
N 60	neonate, newborn	Neugeborenes n	nouveau-né m	новорожденный
N 61	neoplasia	Tumorbildung f, Neoplasie f, Neubildung f, Geschwulstbildung f	néoplasie f	образование опухоли, неоплазия
N 62	neoplasm, tumour	Neubildung f, Tumor m, Geschwulst f, Neoplasma n	tumeur f, néoplasme m, néoplasie f	тумор, опухоль
N 63	neoplastic growth	Tumorwachstum n, neoplastisches Wachstum n	développement m néoplastique (tumoral)	рост тумора (рака, новообразования), неопластический рост
N 64	nephritic drug	Mittel n gegen Nierenerkrankungen, Nierenmittel n	médicament m contre les maladies rénales	средство против болезней почек, почечное средство
	nephritic failure	s. K 28		
N 65	nephritic pain	Schmerz m bei Nephritis	douleur f néphrétique	боль при нефрите
	nephrolith	s. R 175		
N 66	nephropathy, kidney disease	Nierenerkrankung f	maladie f rénale, néphropathie f	заболевание почек
N 67	nerve (anatomy)	Nerv m	nerf m	нерв
	nerve anaesthesia	s. C 703		
N 68	nerve block	Nervenblock m, Störung f der Nervenleitung	trouble m de la voie nerveuse	нервный блок, нарушение нервной проводимости
N 69	nerve cell, neurocyte	Nervenzelle f, Ganglienzelle f, Neurozyt m	cellule f nerveuse	нервная (ганглиевая) клетка, нейроцит
N 70	nerve centre	Nervenzentrum n, Rindenfeld n	centre m nerveux	нервный центр, корковое поле
N 71	nerve ending	Nervenendigung f	terminaison f nerveuse	нервное окончание
N 72	nerve fibre, neurofibril	Nervenfaser f	fibre f nerveuse	нервное волокно
N 73	nerve sheath, neurilemma, sheath of Schwann	Neurolemm[a] n, Schwann-Scheide f	gaine f de Schwann, névrilemme m	невролемм, влагалище Шванна
	nerve tissue	s. N 82		
N 74	nerve tract, neuron pathway	Nervenbahn f	voie f nerveuse	нервный путь
N 75	nerve twine	Nervenstrang m	cordon m nerveux	нервный ствол
	nervous	s. N 80		
	nervous tissue	s. N 82		
N 76	nestbox	Jungtierbox f, Nestkasten m, Wurfkasten m	box m pour jeunes animaux	бокс для молодняка
N 77	net / to	mit einem Netz fangen	attraper avec un filet	ловить сеткой
N 78	net acid-base excretion	Netto-Säure-Basen-Ausscheidung f	excrétion f acide-base nette	чистое кислотно-щелочное выделение
	net energy	s. M 205		
N 79	net protein utilization	Nettoproteinverwertung f	utilisation f de la protéine nette	усвоение чистого протеина
	nettle rash	s. H 243		
N 80	neural, nervous	Nerven..., Neural...	neural	нервный
N 81	neuralgia	Neuralgie f, Nervenschmerz m	névralgie f	невралгия
	neural lymphomatosis	s. M 91		
N 82	neural tissue, nerve (nervous) tissue	Nervengewebe n	tissu m nerveux	нервная ткань
N 83	neural transmission	Erregungsübertragung f	transmission f de l'excitation	передача возбуждения, невральная трансмиссия
	neurilemma	s. N 73		

	neurocyte	s. N 69		
	neurofibril	s. N 72		
N 84	neurogenic, neurogenous	neurogen, vom Nervensystem ausgehend	neurogène	неврогенный, исходящий из нервной системы
N 85	neurogenic atrophy	neurogene Atrophie f, neurogener Muskelschwund m	atrophie f neurogène	неврогенная атрофия, неврогенное исчезновение мышц
N 86	neurogenic myopathy	neurogene Myopathie (Muskelerkrankung) f	myopathie f neurogène	неврогенная миопатия, неврогенное заболевание мышц
	neurogenous	s. N 84		
N 87	neurohormonal reflex	neurohormonaler Reflex m	réflexe m neurohormonal	неврогормональный рефлекс
N 88	neurohumoral regulation	neurohumorale Steuerung (Regulation) f	régulation f neurohumorale	неврогуморальное управление, неврогуморальная регуляция
N 89	neurological emergency	neurologischer Notfall m	urgence f neurologique	неврологический экстренный случай
N 90	neuromuscular junction	neuromuskuläre Verbindung (Bindungsstelle) f	jonction f neuromusculaire, point m de jonction neuromusculaire	невромускулярная связь, невромышечная связь
N 91	neuromuscular transmission	neuromuskuläre Erregungsübertragung f	transmission f neuromusculaire d'excitation	невромускулярная передача возбуждения
	neuron pathway	s. N 74		
N 92	neuropathology	Neuropathologie f	neuropathologie f	невропатология
N 93	neuropathy	Erkrankung f der Nerven, Nervenkrankheit f, Neuropathie f	maladie f des nerfs, neuropathie f	воспаление нервов, невропатия, заболевание нервов
N 94	neurotization	Implantation f von Nerven	implantation f de nerfs	имплантация нервов
N 95	neurotization	Neurotisation f, Regeneration f durchtrennter Nerven	neurotisation f	невротизация, регенерация прорезанных нервов
N 96	neurotropic drug	neurotrope Substanz f, auf das Nervensystem wirkende Substanz	substance f neurotrope	нейротропное вещество, действующее на нервную систему вещество
N 97	neuter / to	Keimdrüsen entfernen	châtrer, supprimer les glandes génitales	удалить половые железы
	neuter	s. C 210		
N 98	neuter	geschlechtslos	asexuel	бесполый
	neutral fat	s. F 82		
N 99	neutralization test	Neutralisationstest m	test m de neutralisation	тест нейтрализации
N 100	neutralize / to	neutralisieren, unwirksam machen	neutraliser	нейтрализовать, сделать безвредным
N 101	neutralizing antibody	neutralisierender Antikörper m	anticorps m neutralisant	нейтрализирующее антитело
N 102	neutropenic animal	Tier n mit Neutrophilenmangel	animal m atteint de neutropénie	животное с нейтрофильной недостаточностью
	newborn	s. N 57, N 60		
N 103	newborn care	Neugeborenenpflege f	soins mpl avec nouveaux-nés	ухаживание за новорожденными
N 104	newborn mortality, natimortality	Neugeborenensterblichkeit f, Neugeborenenmortalität f	mortalité f des (chez les) nouveaux-nés	смертность (морталитет) новорожденных
N 105	Newcastle disease	atypische Geflügelpest f, Newcastle-Krankheit f, Pneumoencephalitis avium, Pseudopestis avium	maladie f de Newcastle, peste f aviaire asiatique	атипическая чума птиц, ньюкаслская болезнь, птичий пневмоэнцефалит, псевдочума птиц
N 106	new duck disease	infektiöse Serositis f der Enten	sérite f infectieuse du canard	инфекционный серозит уток
	newly calved cow	s. F 546		
N 107	newly hatched larva	frisch geschlüpfte Larve f	larve f sortie récemment	свеже вылупившаяся личинка
	newly weaned foal	s. W 43		
	Newmarket cough	s. E 253		
	next of kin	s. B 296		
	nibble / to	s. C 380		
N 108	nick / to	einen kleinen Einschnitt vornehmen	entailler, entreprendre une petite incision	провести маленький разрез
N 109	nick / to	zusammenpassen, gute Kombinationseignung aufweisen (Tierzucht)	harmoniser	подходить, сходиться
N 110	nicker / to, to neigh (horse)	wiehern	hennir	ржать
	nicking	s. V 74		
N 111	nictitating membrane, third eyelid	Nickhaut f, drittes Augenlid n, Membrana nictitans	membrane f nictitante	третье веко, мигательная перепонка
N 112	nidation, implantation (of an ovum)	Einbettung f, Einnistung f, Implantation f, Nidation f (eines befruchteten Eies im Uterus)	nidation f, implantation f	нидация, имплантация
N 113	nidicolous bird	Nesthocker m	oiseau m nidicole	гнездовая птица
N 114	nidifugous bird	Nestflüchter m	oiseau m nidifuge	выводковая птица

	English	German	French	Russian
N 115	night blindness	Nachtblindheit f	héméralopie f, amblyopie f crépusculaire, cécité f nocturne	ночная слепота
	nipple	s. T 49		
N 116	nitrate poisoning	Nitratvergiftung f	empoisonnement m au nitrate	отравление нитратами
N 117	nitrogen	Stickstoff m	azote m	азот
N 118	nitrogenous	stickstoffhaltig, Stickstoff...	nitrogène, azoté	азотсодержащий
N 119	nitrous oxide, laughing gas	Lachgas n	protoxyde m d'azote, gaz m hilarant	закись азота, веселящий газ
N 120	nocardial infection	Nocardieninfektion f	infection f nocardiale	инфекция нокардиями
N 121	nocturnal animal	nachtaktives Tier n	animal m nocturne	животное с ночной активностью
	nocturnal mite	s. R 123		
	nocuous agent	s. N 183		
N 122	node of Aschoff and Tawara, atrioventricular node	Aschoff-Tawara-Knoten m, Atrioventrikularknoten m	nodule m de Tawara, nœud m atrioventriculaire triculaire	узел Ашоффа-Тавара, атриовентрикулярный узел
N 123	node of Ranvier, Ranvier's node	Ranvierscher Schnürring m (Nervenfaser)	étranglement m [annulaire] de Ranvier	Ранверовский шнур
N 124	nodosity	Knotigkeit f	nodosité f	узловатость
N 125	nodular, nodulous	nodulär, knötchenförmig, nodulös	nodulaire	узлообразный; узловатый
	nodular goitre	s. A 136		
N 126	nodular worm	Knötchenwurm m, Oesophagostomum spp.	œsophagostomum m	эзофагостом
N 127	nodulation	Knotenbildung f, Knötchenbildung f	nodulation f	узлообразование, образование узлов (узелков), образование желваков, нодуляция
	nodulous	s. N 125		
N 128	no-effect level, non-effect level	unwirksame Dosis f	dose f inefficace	доза, ниже эффективной, недействующая доза
N 129	no-lesion pathology	Krankheitssymptomatik f ohne sichtbare Veränderungen	symptomatologie f d'une maladie sans lésions visibles	симптоматика болезни без видимых изменений
	no-litter keeping	s. L 189		
	no-litter loose housing	s. L 190		
N 130	nomadism	Nomadisieren n, Nomadismus m	nomadisme m	кочевание
	non-bacterial disease	s. A 1		
	non-castrated animal	s. U 24		
	non-contagious disease	s. N 137		
	non-degraded feed proteins	s. R 323		
	non-effective dose	s. I 110		
	non-effect level	s. N 128		
N 131	non-electrolyte (compound)	Nichtelektrolyt m	non-électrolyte m	неэлектролит
N 132	non-embryonated egg	nichtembryoniertes Ei n	œuf m non embryonné	неэмбрионированное яйцо
N 133	non-evaporative heat loss	Wärmeabgabe f außer Verdunstung	dégagement m de chaleur outre évaporation	теплоотдача посредством потоотделения
	non-experimental study	s. O 4		
N 134	non-fed cattle	Vormastrinder npl	bœufs mpl de préengraissement	предоткормочный скот
	non-hereditary	s. A 110		
N 135	non-human host	nichthumaner Wirt m, Nicht-Mensch-Wirt m	hôte m non humain	нечеловеческий хозяин
	non-identical twins	s. D 359		
N 136	non-infectious	nichtinfektiös, nicht ansteckend	non infectieux	незаразный
N 137	non-infectious disease, non-contagious disease	nichtinfektiöse Krankheit f, nicht ansteckende Krankheit	maladie f non infectieuse (contagieuse)	неинфекционное (незаразное) заболевание
N 138	non-inflammatory lesion	nichtentzündliche Veränderung f	lésion f non inflammatoire	не воспалительное изменение
N 139	non-irritant disinfectant	nichtreizendes Desinfektionsmittel n	désinfectant m non irritant	нераздражающее дезинфекционное средство
N 140	non-living disease agent	nicht lebendes pathogenes Agens n	agent m pathogène non vivant	неживой патогенный агент
N 141	non-motile bacillus	unbeweglicher Bazillus m	bacille m immobile	неподвижная бацилла
N 142	non-needle injector	nadelloser Injektor m	injecteur m sans aiguille	безыгольный инъектор
N 143	non-nucleated cell, unnucleated cell	kernlose Zelle f	cellule f non nucléée	безъядерная клетка
	non-operative treatment	s. C 731		
N 144	non-parasitic	nichtparasitär, nicht parasitisch	non parasite	не паразитарный, не паразитический
N 145	non-parasitized animal	parasitenfreies Tier n	animal m non parasité	животное, свободное от паразитов
	non-parous	s. N 193		
N 146	non-pathogenic, apathogenic	nicht pathogen, apathogen	non pathogène, apathogène	не патогенный, апатогенный

N 147	non-pathogenic germ	nichtpathogener (apathogener) Keim *m*	germe *m* apathogène	не патогенный (апатогенный) зародыш
N 148	non-permissiveness	Unempfänglichkeit *f (Infektionskrankheiten)*	immunité *f*, résistance *f*	невосприимчивость
N 149	non-pregnant, empty, barren	nicht tragend, güst	non gestant (plein, gravide)	яловый, нестельный
	non-pregnant period	s. C 58		
N 150	non-protein nitrogen	Nicht-Eiweiß-Stickstoff *m*	azote *m* non protéiné	небелковый азот
	non-purulent inflammation	s. N 157		
N 151	non-random selection	gezielte Auswahl *f*, gerichtete Selektion *f*	sélection *f* orientée (visée)	направленный отбор, направленная селекция
N 152	non-respiratory acidosis	nicht respiratorische Azidose *f*	acidose *f* non respiratoire	не респираторный ацидоз
N 153	non-return rate	Non-return-Rate *f (Prozentsatz der nicht zur Wiederbelegung kommenden Tiere)*	pourcentage *m* de non-retour des chaleurs	*количество не приходящих повторно в охоту свиноматок, коров и нетелей после осеменения*
N 154	non-saturation spray race	nicht durchnässender Sprühtunnel *m*	tube *m* de l'aérosol non traversé par l'humidité	непромокающий туннель обрызгивания
	non-scutate tick	s. S 447		
N 155	non-specific symptom	unspezifisches Symptom *n*	symptôme *m* non spécifique	неспецифический симптом
N 156	non-sporulating bacterium	sporenloses (nicht versporendes) Bakterium *n*	bactérie *f* non sporulée	бесспоровая (не спорообразующая) бактерия
	non-sterilizing immunity	s. P 527		
N 157	non-suppurative inflammation, non-purulent inflammation	nichteitrige Entzündung *f*	inflammation *f* non purulente (suppurante)	негнойное воспаление
N 158	non-surgical	unblutig	non sanglant	бескровный
N 159	non-surgical transfer	unblutige Übertragung *f*, nichtchirurgischer Transfer *m*	transfert *m* non chirurgical	бескровная передача, не хирургический трансферт
N 160	non-target organism	Nicht-Ziel-Organismus *m*	organisme *m* sans but	не целевой организм
N 161	non-tender swelling of a lymph node	harte Lymphknotenschwellung *f*	bubon *m*	твердое набухание лимфатического узла
N 162	non-toxic, atoxic	atoxisch, nicht toxisch (giftig)	non toxique	атоксический, не токсический
N 163	non-vector borne infection	direkte (nicht durch Vektoren vermittelte) Infektion *f*	infection *f* directe (sans l'intermédiaire de vecteurs)	прямая инфекция, инфекция без переносчиков
N 164	non-viability	Lebensunfähigkeit *f*	abiotrophie *f*	нежизнеспособность
N 165	non-viable	nicht lebensfähig, lebensunfähig	non viable	нежизнеспособный
N 166	non-viable foetus	nicht lebensfähiger Fetus *m*, lebensunfähiger Fetus *m*	fœtus *m* non viable	нежизнеспособный (безжизненный) плод
	Nordic bradsot	s. B 441		
N 167	no-response dose	reaktionslose Dosis *f*	dose *f* sans réaction	безреактивная доза
N 168	normal serum of horse	Pferdenormalserum *n*	sérum *m* normal de cheval	нормальная лошадиная сыворотка
N 169	northern fowl mite	Nordische Vogelmilbe *f*, Ornithonyssus sylviarum	mite *f* nordique des oiseaux	северный птичий клещ
N 170	Norway rat, common rat	Wanderratte *f*, Rattus norwegicus	rat *m* errant	рыжая (бродячая) крыса
N 171	nose bot, nasal bot	Nasendassel *f*, Larve *f* der Oestrinae	larve *f* d'œstre	овечий (носоглотный) овод
N 172	nose grip *(cattle)*	Nasengriff *m*	prise *f* nasale	носовой прием
N 173	nose grip, nose lead, bulldog, nose holder *(cattle)*	Nasenzange *f (Instrument)*	pince *f* nasale	носовые щипцы
	nose holder	s. N 173		
	nose lead	s. N 173		
N 174	nosema disease, nosematosis of bees	Nosemaseuche *f*, Darmseuche *f* der Bienen, Nosema[tose] *f* der Bienen	nosémose *f* des abeilles	нозематоз пчел
N 175	nose picking	Nasenpicken *n*, Schnabelpikken *n (Untugend)*	picotement *m*	клевание в нос (клюв)
N 176	nose ring	Nasenring *m*	anneau *m* nasal	носовое кольцо
N 177	nose twitch, bulldog twitch *(horse)*	Nasenbremse *f (Instrument)*	instrument *m* au niveau nasal pour mobiliser l'animal	носовая закрутка
N 178	nosoarea	Nosoareal *n*, Verbreitungsgebiet *n* einer Krankheit	nosoarea *f*	нозоареал, область распространения заболевания
N 179	nostril, nare *(horse)*	Nasenloch *n*, Nüster *f*, Nasenöffnung *f*	narine *f*, naseau *m*	ноздря
	nostril fly	s. N 12, S 275		
N 180	not digested	unverdaut	non digéré	непереваренный
	not fertile	s. B 65		
	notifiable disease	s. D 315		
N 181	notify a disease / to	eine Krankheit melden	déclarer une maladie	информировать (извещать) заболевании
	not robust animal	s. A 408		
	nourishment	s. A 281, F 439		
N 182	novel antigen	neuartiges Antigen *n*	nouvel antigène *m*	новый антиген

	English	German	French	Russian
N 183	**noxious agent,** nocuous agent **noxious substance**	schädlicher (giftiger) Stoff *m*, Schadstoff *m* *s.* D 111	agent *m* nocif	ядовитое (вредное) вещество
N 184	**nubility,** breeding maturity **nucha**	Zuchtreife *f* *s.* N 7	nubilité *f*	племенная зрелость
N 185	**nuchal ligament**	Nackenband *n*, Ligamentum nuchae	ligament *m* cervical postérieur	затылочная (шейная) связка
N 186	**nuchal rigidity**	Nackensteife *f*	raideur *f* de la nuque	ригидность шейной связки
N 187	**nuclear**	Kern..., Zellkern...	nucléaire	ядерный
N 188	**nuclear sex**	Kerngeschlecht *n*	sexe *m* nucléaire	ядерное поколение, пол ядра
N 189	**nuclear spindle**	Kernspindel *f (Zytologie)*	fuseau *m* dans une cellule en division	веретено (шпиндель) ядра
N 190	**nucleus herd,** seed-stock herd, foundation herd	Nukleusherde *f*, Stammherde *f*; Ausgangsherde *f*	colonie *f* nucléique, troupeau *m* reproducteur de base, troupeau de souche	нуклеусное стадо, ядро стада, племенное стадо
N 191	**nuisance fly**	lästige Fliege *f*	mouche *f* nuisible	вредная муха
N 192	**nullipara,** nulliparous animal	Tier *n*, das noch nicht geboren hat, Nullipara *f*	animal *m* qui n'a pas encore mis bas, nullipare *f*	еще не родившее животное
N 193	**nulliparous,** non-parous **nulliparous animal** **numerous death** **nurse**	nicht gebärend, [noch] ohne Geburt, nullipar *s.* N 192 *s.* M 104 *s.* F 504	nullipare	не родивший, без рождения
N 194	**nurse a sick animal / to** **nurse cow**	ein krankes Tier pflegen *s.* F 503	donner des soins à un animal malade	лечить больное животное
N 195	**nursery diarrhoea**	Durchfall *m* der Jungtiere	diarrhée *f* des jeunes animaux	понос молодняков (новорожденных)
N 196	**nursing animal**	säugendes Tier (Muttertier) *n*	animal *m* allaitant, nourrice *f*	подсосная матка
N 197	**nursing performance**	Säugeleistung *f*	performance *f* d'allaitement	подсосная мощность
N 198	**nutmeg liver** **nutria**	Muskatnußleber *f* *s.* C 877	foie *m* muscade	печень застойная (мускатная)
N 199	**nutrient** **nutrient**	Nährstoff *m* *s. a.* N 213	substance *f* nutritive	питательное вещество
N 200	**nutrient allowance**	Futtertagesration *f*, Futterration *f* eines Tages, Nährstoffzuteilung *f*	ration *f* alimentaire quotidienne	суточный кормовой рацион, кормовой рацион одного дня
N 201	**nutrient balance**	Nährstoffhaushalt *m*, Nährstoffbilanz *f*	balance *f* nutritive	баланс питательных веществ
N 202	**nutrient broth** *(microbiology)*	Nährbouillon *f*	bouillon *m* nutritif	питательный бульон
N 203	**nutrient content**	Nährstoffgehalt *m*	contenue *m* nutritif	содержание питательных веществ
N 204	**nutrient demand, nutrient requirement**	Nährstoffbedarf *m*	besoin *m* nutritif	потребность питательных веществ
N 205	**nutrient supply** **nutriment** **nutrition**	Nährstoffversorgung *f*, Nährstoffbereitstellung *f* *s.* F 439 *s.* A 281	approvisionnement *m* nutritif	обеспечение питательными веществами
N 206	**nutritional**	Ernährungs..., Nähr...	nutritionnel	питательный
N 207	**nutritional calcification**	ernährungsbedingte Verkalkung *f*	calcification *f* nutritionnelle	питательная (кормовая) кальцификация, кормовое обызвествление
N 208	**nutritional disorder**	Ernährungsstörung *f*	trouble *m* nutritionnel	нарушение питания
N 209	**nutritional error,** false diet **nutritional flushing**	Ernährungsfehler *m* *s.* F 386	erreur *f* nutritionnelle	ошибка кормления
N 210	**nutritional gout**	ernährungsbedingte (alimentäre) Gicht *f*	goutte *f* alimentaire	нутритивная (алиментарная) подагра, подагра питанием
N 211	**nutritional habits** **nutritional regime**	Ernährungsgewohnheiten *fpl* *s.* D 240	habitudes *fpl* alimentaires	привычки питания
N 212	**nutritional status,** nutritive state, state of nutrition **nutritious material**	Ernährungszustand *m* *s.* F 439	état *m* nutritionnel (de nutrition)	состояние упитанности, упитанность
N 213	**nutritive,** nutritory, nutrient **nutritive state**	nutritiv, nahrhaft *s.* N 212	nutritif	питательный, нутритивный
N 214	**nutritive value** **nutritory** **nutriture**	Nährwert *m* *s.* N 213 *s.* F 439	valeur *f* nutritive	питательность
N 215	**nymphal tick**	Zeckennymphe *f*, Nymphenstadium *n* der Zecke	stade *m* nymphal de la tique	нимфа клеща, клещевая нимфа
N 216	**nymphomania,** permanent oestrus, cystic ovarian disease	Nymphomanie *f*, Dauerbrunst *f*; Roßkoller *m (Pferd)*; Stiersucht *f (Rind)*	nymphomanie *f*	нимфомания, постоянная течка

O

O 1	**obese,** adipose	dick, fettsüchtig, übergewichtig, fett	obèse	толстый, ожиревший
	obesity	s. A 153		
O 2	**obligate parasite,** obligatory parasite	obligater Parasit *m*	parasite *m* obligatoire	облигатный паразит
	obligation to notify	s. C 677		
	obligatory parasite	s. O 2		
O 3	**obliterate / to**	verwachsen, veröden, verkleben (*Gefäß, Hohlraum*)	adhérer, oblitérer	зарастать, запустевать, склеивать
O 4	**observational study,** non-experimental study	Beobachtungsstudie *f*	étude *f* d'observation	наблюдательное исследование
	obstetric	s. O 5		
O 5	**obstetrical,** obstetric	Geburtshilfe..., geburtshilflich	obstétrical	родовспомогательный, акушерский
O 6	**obstetrical animal clinic**	geburtshilfliche Tierklinik *f*, Tierklinik *f* für Geburtshilfe	clinique *f* vétérinaire d'obstétrique, clinique d'obstétrique vétérinaire	гинекологическая клиника для животных
	obstetrical cord	s. C 56		
	obstetrical disorder	s. D 542		
O 7	**obstetric forceps**	Geburtszange *f*	forceps *m* obstétrique	родовспомогательные клещи
O 8	**obstetrics**	Geburtshilfe *f*, Obstetrik *f*	obstétrique *f*	родовспоможение
	obstipation	s. C 733		
O 9	**obstruct / to,** to obturate	verstopfen, verlegen	obstruer, obturer	закупорить, закрутить
O 10	**obstruction colic,** obstructive colic	Verschlußkolik *f*	colique *f* d'occlusion	обструкционная (запорная) колика
O 11	**obstructive icterus,** obstructive jaundice	Verschlußikterus *m*, Stauungsgelbsucht *f*, Retentionsikterus *m*	ictère *m* d'occlusion	желтуха от закупорки
	obturate / to	s. O 9		
O 12	**obturating thrombus**	Verschlußthrombus *m*	thrombus (caillot) *m* d'occlusion	закупоривающий тромб
	obvious sign	s. E 298		
O 13	**occasional host**	Gelegenheitswirt *m*, Zufallswirt *m*	hôte *m* occasionnel	случайный хозяин
O 14	**occipital bone**	Hinterhaupt[s]bein *n*, Os occipitale	os *m* occipital	затылочная кость
O 15	**occiput,** poll	Hinterkopf *m*, Hinterhaupt *n*	occiput *m*	затылок
O 16	**occiput** (*dog*)	Hinterhaupthöcker *m*	occiput *m*	затылочный бугор
O 17	**occult bleeding**	okkulte (verborgene) Blutung *f*	hémorragie *f* occulte	скрытое кровотечение
	occult disease	s. L 73		
	occupational accident	s. O 20		
O 18	**occupational disease**	Berufskrankheit *f*	maladie *f* professionnelle	профессиональная болезнь
O 19	**occupational group at risk**	beruflich gefährdete Personengruppe *f*	groupe *m* de personnes à risque professionnel	группа лиц, подвергающихся повышенному профессиональному риску
O 20	**occupational injury,** occupational accident	Arbeitsunfall *m*	accident *m* de travail	несчастный случай на производстве
O 21	**occurrence of a disease**	Vorkommen *n* einer Krankheit	apparition (occurence) *f* d'une maladie	появление (распространение) заболевания
O 22	**occur sporadically / to**	sporadisch vorkommen	paraître (arriver) sporadiquement	спорадически появиться
	ocular	s. O 94		
O 23	**ocular discharge**	Augenausfluß *m*	sécrétion *f* conjonctivale	истечение из глаза
O 24	**ocular disease,** eye disease	Augenkrankheit *f*, Erkrankung *f* des Auges	maladie *f* des yeux	заболевание глаза, глазная болезнь
	oculoguttae	s. E 376		
	odd-toed animal	s. O 25		
	odd-toed mammal	s. O 25		
O 25	**odd-toed ungulate,** odd-toed animal, odd-toed mammal, perissodactyle	Unpaarhufer *m*, Unpaarzeher *m* (*Ordnung Perissodactyla*)	périssodactyle *m*	непарнокопытное животное
	odontology	s. D 140		
O 26	**odour**	Geruch *m*, Duft *m*	odeur *f*	запах
O 27	**odour of putrefaction**	Fäulnisgeruch *m*, Aasgeruch *m*	odeur *f* de putréfaction	гнилостный запах
	oedema	s. D 460		
	oedema disease	s. G 282		
O 28	**oedematous**	Ödem..., ödematös	œdémateux	отечный
	oedematous condition	s. D 459		
O 29	**oesophageal**	Ösophagus...	œsophagien	глоточный
O 30	**oesophageal cast**	[entzündlicher] Ösophagusausguß *m*	épanchement *m* œsophagien	[воспалительное] выделени пищевода
O 31	**oesophageal groove,** reticular groove	Schlundrinne *f*	rainure *f* œsophagienne	глоточный желоб

O 32	**oesophageal groove closure**	Schlundrinnenverschluß *m*	obturation (occlusion) *f* des rainures œsophagiennes	закупорка пищеводного желоба
O 33	**oesophageal groove reflex**	Schlundrinnenreflex *m*	réflexe *m* des rainures œsophagiennes	рефлекс пищеводного желоба
O 34	**oesophageal hiatus**	Durchlaß *m* für Ösophagus durch Zwerchfell, Ösophagusöffnung *f*	hiatus *m* de l'œsophage	проход пищевода через диафрагму
	oesophageal obstruction	*s.* C 403		
O 35	**oesophageal tube,** probang	Schlundrohr *n*, Schlundsonde *f*	tube *m* œsophagien, sonde *f* œsophagienne	пищеводный зонд
O 36	**oesophagus,** gullet	Ösophagus *m*, Speiseröhre *f*, Schlund *m*	œsophage *m*	глотка, пищевая труба
	oestral display	*s.* F 491		
	oestral mucus	*s.* C 321		
O 37	**oestrinization** *(vagina)*	Auftreten *n* von Brunstzeichen	début *m* des chaleurs	появление признаков охоты
O 38	**oestrogenic**	Östrogen..., östrogen	œstrogène	эстрогенный
	oestrous mucus	*s.* C 321		
	oestrus	*s.* H 130		
	oestrus synchronization	*s.* S 941		
O 39	**offal**	Abfall *m*, Abprodukt *n*, Nebenprodukt *n*	ordures *fpl*	побочный продукт
O 40	**offal,** offals, slaughter scraps	Schlachtabfälle *mpl*, Konfiskat *n*	déchets *mpl*	боенские отходы, конфискат
O 41	**offal,** offals, viscera	Innereien *fpl (eßbare Schlachtabfälle)*	entrailles *fpl*, abats *mpl*	ливер, внутренности
	offals	*s.* O 40, O 41, W 11		
	official drug	*s.* O 43		
O 42	**official veterinarian**	amtlicher Tierarzt *m*	vétérinaire *m* officiel	ветврач, занимающийся административным ветеринарным делом
O 43	**officinal drug,** medicinal (official) drug	als Arzneimittel anerkanntes Medikament *n*, offizielles Medikament, registriertes Arzneimittel *n*	médicament *m* homologué	оффициальное (регистрированное) лекарство
O 44	**off-shears treatment**	Behandlung *f* nach der Schur	traitement *m* après la tonte	обработка после стрижки
O 45	**offspring,** progeny, descendants	Nachkommenschaft *f*, Nachkommen *mpl*	progéniture *f*, postérité *f*, descendants *mpl*	потомство
	O.I.E.	*s.* I 235		
O 46	**oil-adjuvant vaccine**	Öladjuvansvakzine *f*	vaccin *m* à adjuvant huileux	масляная вакцина
O 47	**oil-emulsified vaccine**	Ölemulsionsvakzine *f*	vaccin *m* à huile émulsionnée	масляно-эмульсионная вакцина
O 48	**oil-immersion objective**	Ölimmersionsobjektiv *n*	objectif *m* à immersion d'huile	объектив для масляной иммерсии
O 49	**oil seed**	Ölsamen *m (Tierernährung)*	graine *f* oléagineuse	масличное семя, семя масличных культур
O 50	**ointment,** salve	Salbe *f*	pommade *f*, onguent *m*	мазь
O 51/2	**ointment base,** excipient	Salbengrundlage *f*	excipient *m*, véhicule *m* pour pâtes	основа мази
	ointment for wounds	*s.* H 107		
O 53	**old age disease**	Krankheit *f* im Alter, Krankheit bei alten Tieren	maladie *f* de vieux animaux	старческое заболевание, заболевание в старости, заболевание у старых животных
O 54	**old boar,** mature boar	Alteber *m*	vieux verrat *m*	старый хряк
	Old World pigs	*s.* T 296		
O 55	**olecranon process,** point of elbow	Ellenbogenhöcker *m*, Processus olecrani	olécrane *m*, bec *m* de l'olécrane	локтевой бугор (горб)
O 56	**olfaction**	Riechen *n*	olfaction *f*	нюх
O 57	**olfaction,** sense of smell	Geruchssinn *m*	odorat *m*	обоняние, ольфактория
O 58	**olfactory**	Geruchs..., Geruchssinn...	olfactif	обонятельный
	olfactory mucous membrane	*s.* O 60		
O 59	**olfactory nerve**	Riechnerv *m*	nerf *m* olfactif	ольфакторный нерв
O 60	**olfactory part of the nasal mucosa,** olfactory mucous membrane	Riechschleimhaut *f*	muqueuse *f* olfactive	слизистая оболочка обонятельной области
O 61	**olfactory pit**	Riechgrube *f*	cavité *f* olfactive	обонятельная ямка
O 62	**olfactory tract**	Riechbahn *f*	circuit *m* olfactif	обонятельный путь (тракт)
O 63	**omasum,** manyplies, third stomach, psalterium, dial manyplies	Psalter *m*, Blättermagen *m*, Buch *n*, Omasum *n*	feuillet *m*, omasum *m*	книжка
O 64	**omental**	Netz..., Omentum...	de l'épiploon	сальниковый
O 65	**omentum,** caul	Netz *n*, Omentum *n*	filet *m*	сетка
O 66	**omnivore, omnivorous animal,** pantophage	Allesfresser *m*, Omnivore *m*	omnivore *m*	всеядное
	omphalitis	*s.* N 28		
O 67	**oncogenic virus**	onkogenes Virus *n*	virus *m* oncogène	онкогенный вирус
	one-digit animal	*s.* S 462		

O 68	one-host tick	einwirtige Zecke f	tique f à un hôte	однохозяйный клещ
O 69	one-humped camel, dromedary, arabian camel	Dromedar n, einhöckriges Kamel n, Camelus dromedarius	dromadaire m	одногорбый верблюд, дромедар
O 70	one-way gloves	Einmalhandschuhe mpl, Einweghandschuhe mpl	gants mpl jetables	одноразовые перчатки, перчатки разового пользования
	one-way syringe	s. D 338		
O 71	onset, start, outbreak (of a disease in individuals)	Beginn m, Ausbruch m	début m, éruption f, déclenchement m	начало, вспышка, появление
O 72	onset	Initialsymptom n	premier symptôme m, symptôme initial	начальный (определяющий) симптом
O 73/4	oocyst	Oozyste f	ookyste m	ооциста
	ooze out / to	s. D 299		
O 75	opaque	lichtundurchlässig	opaque	светонепропускаемый
O 76	opaque to X-rays	röntgenstrahlendicht, undurchlässig für Röntgenstrahlen	opaque aux rayons X	непроходимый для рентгеновских лучей
O 77	open breeding-producing herd	Herde f mit Reproduktion durch Zukauf	troupeau m avec reproduction par achat	стадо с репродукцией покупкой из других хозяйств
O 78	open cow	nichtträchtige Kuh f	vache f non gravide	нестельная (яловая) корова
O 79	open cow shed, open stable (shelter)	Offenstall m	étable f ouverte	беспривязное помещение
O 80	open fleece, tippy wool	offenes Vlies n	toison f ouverte	открытое руно
	open fracture	s. C 664		
	opening stage	s. D 275		
O 81	open pneumothorax	offener Pneumothorax m	pneumothorax m ouvert	открытый пневмоторакс
O 82	open reduction	Knochenbrucheinrichtung f durch Operation, offene Reposition f	réduction f ouverte	оперативное вправление костного перелома, открытая репозиция
	open shelter	s. O 79		
	open stable	s. O 79		
O 83	open the fleece / to	das Vlies scheiteln	peigner la toison	разделить руно
	open vessel	s. P 128		
O 84	operability	Operabilität f	possibilité f d'opération, possibilité opératoire	операбельность
O 85	operable	operabel, operierbar, operationsfähig	opérable	способный к операции
O 86	operated / to be	operiert werden	être opéré	быть прооперированным
O 87	operate upon an animal / to	ein Tier operieren	opérer un animal	оперировать животное
O 88	operating field	Operationsfeld n	champ m opératoire	операционное поле
	operating knife	s. S 867		
O 89	operating room	Operationshalle f, Operationssaal m	salle f d'opération	операционный зал
	operation	s. S 871		
	operational treatment	s. S 871		
	operation dangerous to life	s. C 898		
	operation scar	s. P 446		
O 90	operation table	Operationstisch m	table f d'opération	операционный стол
	operation wound	s. S 872		
O 91	operative mortality	Operationsmortalität f	mortalité f opératoire	операционная смертность
O 92	operative risk, surgical risk	Operationsrisiko n	risque m opératoire (chirurgical)	операционный риск
O 93	operative shock	Operationsschock m	choc m opératoire	операционный шок
O 94	ophthalmic, ocular	Augen...	oculaire	глазной
O 95	opportunistic pathogen	opportunistischer Krankheitserreger m, fakultativ pathogener Keim m	germe m opportuniste pathogène	оппортунистический возбудитель заболевания, факультативно патогенный возбудитель
O 96	opsonize / to	opsonieren (Immunologie)	pratiquer une opsonisation	опсонировать
O 97	optic dysfunction, visual disturbance, vision disorder	Sehstörung f	trouble m de la vision	нарушение зрения
O 98	optic nerve, visual nerve	Sehnerv m	nerf m optique	зрительный нерв
O 99	optic neuritis	Entzündung f des Sehnervs	inflammation f du nerf optique	воспаление зрительного нерва, воспаление нерва зрения
	opticofacial reflex	s. M 184		
O 100	optic pathway	Sehbahn f	chemin m optique	зрительный путь
O 101	optimal breeding time	günstigster Zeitpunkt m für Belegung	temps m le plus favorable pour la saillie	благоприятный срок случки
O 102	orad	mundwärts, zum Mund gerichtet	par voie buccale	оральный, направленный ко рту
O 103	oral	Mund..., oral, durch den Mund	oral	ротовой, оральный
O 104	oral application, peroral application	orale Applikation f	application f orale	оральная аппликация
	oral candidiasis in calves	s. C 44		
O 105	oral cavity, buccal cavity	Maulhöhle f, Mundhöhle f	cavité f orale	ротовая полость
O 106	oral hook (parasite)	Mundhaken m	crochet m buccal	ротовой крючок

O 107	oral sucker *(parasite)*	Kopfsaugnapf *m*	partie *f* suceuse de la tête	головная присоска
O 108	oral toxicity	orale Toxizität *f*	toxicité *f* orale	оральная токсичность
O 109	oral vaccination	orale Vakzination *f*, Schluckimpfung *f*	vaccination *f* orale	оральная вакцинация
	orbital cavity	*s.* E 381		
	orchis	*s.* T 88		
O 110	order	Ordnung *f (Taxonomie)*	ordre *m*	отряд
	orf	*s.* C 755		
	organ duplication	*s.* D 520		
O 111	organic	organisch, Organ...	organique	органический
O 112	organic chlorine compounds, chlorinated hydrocarbons, organochlorines	chlorierte Kohlenwasserstoffe *mpl*, Organochlorverbindungen *fpl*, Chlorkohlenwasserstoffe *mpl (Insektizide)*	composés *mpl* organochlorés	хлорорганические соединения, хлорированные углеводороды
O 113	organic disease	Organkrankheit *f*	maladie *f* d'organes	заболевание органа
O 114	organic involvement	Organbeteiligung *f*	participation *f* d'organe	участие органа
O 115	organic lesion	Organschädigung *f*	lésion *f* d'organe	повреждение органа
	organic phosphorous compound	*s.* O 119		
O 116	organic sulphur compounds	Organoschwefelverbindungen *fpl*	composés *mpl* organosoufrés	сероорганические соединения
O 117	organism	Lebewesen *n*, Organismus *m*	organisme *m*	живое существо, организм, животное
	organochlorines	*s.* O 112		
	organ of balance	*s.* S 657		
O 118	organoleptic analysis	organoleptische Prüfung *f*	analyse *f* organoleptique	органолептическое исследование
	organophosphate	*s.* O 119		
O 119	organophosphorous compound, organophosphate, organic phosphorous compound	Organophosphat *n*, phosphororganische Verbindung *f (Antiparasitikum)*	composé *m* organophosphaté	органофосфат, фосфорорганическое соединение
O 120	organ smear *(microbiology)*	Organausstrich *m*	frottis *m* d'organe	мазок (отпечаток) органа
O 121	organ specificity	Organspezifität *f*	spécifité *f* organique	специфичность органа
O 122	oribatid mite	Moosmilbe *f (Überfamilie Oribatoidea)*	ciron *m* de mousse	орибатид
	oriental cattle	*s.* Z 2		
O 123	orientation of animals	Orientierungsvermögen *n* der Tiere	faculté *f* d'orientation des animaux	способность ориентации животных
O 124	orifice	Körperöffnung *f*	orifice *m* corporel	отверстие тела
	ornithosis	*s.* P 678		
	orphan rearing	*s.* A 633		
O 125	orthopaedics	Orthopädie *f*	orthopédie *f*	ортопедия
O 126	osseous, bony	Knochen..., knöchern	osseux	костный
	osseous tissue	*s.* B 389		
	ossicle	*s.* B 378		
O 127	ossify / to	verknöchern, ossifizieren	ossifier	окостеневать, оссифицировать
O 128	osteochondral fracture	Knochen-Knorpel-Bruch *m*	fracture *f* ostéo-cartilagineuse	костнохрящевой перелом
O 129	osteomalacia, deossification	Knochenerweichung *f*, Osteomalazie *f*	ostéomalacie *f*	размягчение костей
	osteoporosis	*s.* R 59		
	OTC-drug	*s.* O 165		
	outbreak	*s.* O 71		
O 130	outbreak *(epizootic)*	Ausbruch *m*	éruption *f*, apparition *f*	вспышка
O 131	outbred population	Fremdzuchtpopulation *f*, Auszuchtpopulation *f*	population *f* étrangère à l'élevage	чужеродная популяция
O 132	outbreeding	Auszucht *f*, Fremdzucht *f*	outbreeding *m*	неродственное спаривание, аутбридинг, неродственное скрещивание
O 133	outcome of a disease	Ausgang *m* einer Krankheit	issue *f* d'une maladie	исход болезни
O 134	outdoor rearing	Freilandaufzucht *f*, Aufzucht *f* im Freien	élevage *m* en campagne	вольное (выгульное) выращивание
O 135	outer coat	Oberhaar *n*	pelage *m* extérieur	кроющий волос
O 136	outer ear, external ear	äußeres Ohr *n*	oreille *f* externe	наружное ухо
O 137	outer membrane	äußere Membran *f*	membrane *f* extérieure	внешняя мембрана
	outflow	*s.* D 300		
O 138	outpatient	ambulanter Patient *m*	client (patient) *m* sans hospitalisation	пациент амбулаторного лечения
O 139	outpatient clinic	Poliklinik *f*, Klinik *f* mit ambulanter Betreuung *f*	policlinique *f*	поликлиника, клиника с амбулаторным обслуживанием
	ovalbumen	*s.* E 46		
O 140	ovarian	Eierstock..., Ovarial...	ovarien	яичниковый, овариальный
O 141	ovarian cyclicity	Ovarperiodik *f*, Ovarrhythmus *m*	cycle *m* ovarien	овариальная периодика, овариальный рифм, цикл яичника

O 142	**ovarian cyst**	Eierstockzyste f, Ovarialzyste f	kyste m de l'ovaire, kyste ovarien	киста яичника
O 143	**ovarian cystic degeneration**	zystische Degeneration f des Ovars	dégénération f cystique de l'ovaire	кистозная дегенерация яичника
O 144	**ovarian disease**	Erkrankung f des Eierstockes, Ovarerkrankung f	maladie f ovarienne	заболевание яичника
O 145	**ovarian quiescence**	Ovar[ial]inaktivität f	inactivité f ovarienne	инактивность (инактивация) яичника
	ovarian tumour	s. T 317		
	ovarium	s. O 146		
O 146	**ovary,** female gonad, ovarium	Eierstock m, Ovar n	ovaire m	яичник
	ova transplantation	s. O 187		
	overall disinfection	s. D 324		
	overcrowding	s. C 919		
O 147	**overdosage**	Überdosierung f, Verabreichung f einer Überdosis	surdosage m	передозировка, дача сверх дозы
O 148	**overdose / to**	überdosieren	surdoser	передозировать
O 149	**overdose**	Überdosis f	surdose f	избыточная доза, доза выше указанной
	overdue parturition	s. D 104		
	overeating disease	s. P 703, R 318		
O 150	**overexertion,** overstrain	Überanstrengung f	surmenage m, surtension f	переутомление
	overextension	s. H 360		
O 151	**overfat animal**	verfettetes (übermästetes) Tier n	animal m surengraissé	ожиревшее (перекормленное) животное
O 152	**overfeed / to**	überfüttern	suralimenter	перекормить
	overfeeding	s. O 156		
	overfilling of the rumen	s. R 318		
O 153	**overgraze / to**	überweiden, übermäßig abweiden	surpaître	стравливать
O 154	**overgrazing**	zu starkes Abgrasen n (Weide), Überweidung f	pâturage m excessif	перетравливание, сильное стравливание
O 155	**overloading of the stomach**	Magenüberladung f	surcharge f de l'estomac	перегрузка желудка
	overlying	s. C 935		
O 156	**overnutrition,** overfeeding, supernutrition, suralimentation	Überernährung f, Überfütterung f	surnutrition f, suralimentation f	перекормление, перекормливание
	overpopulation	s. C 919		
O 157	**overreaching** (horse)	Einhauen n, Greifen n (Bewegungsstörung)		кование
O 158	**overriding aorta**	reitende Aorta f (Herzfehler)	aorte f galopante	скачущая аорта
O 159	**overriding fracture fragments**	sich überlagernde Fragmente npl eines Knochenbruches	fragments mpl superposés d'une fracture d'os	перекрывающиеся фрагменты перелома костей
O 160	**overshot jaw,** parrot mouth, brachygnathia	Karpfengebiß n, Überbiß m, Vorbiß m, verkürzter Unterkiefer m, Brachygnathia inferior	mâchoire f inférieure, bec m de perroquet, brachygnathie f	прогнатия, карповый прикус
O 161	**oversize foetus**	absolut zu großer Fetus m	fœtus m trop grand	сверхбольшой (чрезмерно большой) плод
O 162	**overstain / to**	überfärben	colorer excessivement	перекрасить
O 163	**overstocking**	Überbesatz m, zu hohe Populationsdichte f, Überbelegung f	surpeuplement m	сверхнормативная плотность, чрезмерно высокая плотность популяции
	overstrain	s. O 150		
O 164	**overt disease**	sichtbare Krankheit f	maladie f visible	видимое заболевание, наружная болезнь, явное заболевание, видимые признаки заболевания
O 165	**"over-the-counter" drug,** OTC-drug	nicht rezeptpflichtiges Arzneimittel n, freiverkäufliches Medikament n	médicament m non soumis à ordonnance	безрецептное лекарство
O 166	**overtiredness**	Übermüdung f	surmenage m, harassement m	переутомление
O 167	**overweight**	Übergewicht n	excédent m [de poids], surpoids m	перевес
O 168	**overwintered infective larva**	überwinterte infektiöse Larve f (Parasitologie)	larve f infectieuse hibernée	перезимовавшая инфекционная личинка
O 169	**overwintering larva**	überwinternde Larve f (Parasitologie)	larve f en hibernation	перезимующая личинка
	ovicidal drug	s. O 170		
O 170	**ovicide [agent],** ovicidal drug	Ovizid n, eiabtötendes Mittel n	ovicide m	овицидное средство; средство, действующее на яйца (паразитов)
	ovideposition	s. O 178		
	oviduct	s. F 33		
O 171	**oviduct impaction**	Eileiterblockade f, Eileiterverstopfung f	blocage m de la trompe utérine	блокада (закупорка) яйцевода
O 172	**ovine**	Schaf..., ovin	ovin	овечий
	ovine animal for breeding	s. E 302		

	English	German	French	Russian
O 173	ovine animal for fattening	Mastschaf *n*	mouton *m* à l'engrais	откормочная овца
O 174	ovine anthelminthic	Anthelminthikum *n* für Schafe	ant[i]helminthique *m* pour ovins	антгельминтик для овец
	ovine encephalomyelitis	*s.* L 255		
	ovine footrot	*s.* I 122		
	ovine mycotic dermatitis	*s.* L 278		
	ovine progressive interstitial pneumonia	*s.* M 8		
O 175	oviparity	Oviparie *f*, Fortpflanzung *f* durch nicht embryonierte Eier	oviparité *f*	овипарность, размножение (воспроизведение) неэмбрионированными яйцами
O 176	oviparous	eierlegend, sich durch Eier fortpflanzend, ovipar	ovipare	яйцекладущий, овипарный
O 177	oviposit / to	Eier ablegen *(Parasitologie)*	pondre des œufs	откладывать яйца
O 178	oviposition, ovideposition	Ablegen *n* der Eier, Eiablage *f*	ponte *f* d'œufs	откладка яиц
O 179	ovipositor	Legeapparat *m*, Ovipositor *m*	ovipositeur *m*	яйцеклад у насекомых
O 180	ovoviviparity	Ovoviviparie *f*, Ablegen *n* embryonierter Eier	ovoviviparité *f*	яйцеживородство, ововивипария, откладывание эмбрионированных яиц
O 181	ovoviviparous animal	ovovivipares Tier *n*, Tier, das embryonierte Eier ablegt	animal *m* ovovivipare	яйцеживородящее животное, животное, откладывающее эмбрионированные яйца
O 182	ovulate / to	ovulieren	ovuler	овулировать
O 183	ovulation	Eisprung *m*, Follikelsprung *m*, Ovulation *f*	ovulation *f*	овуляция
O 184	ovulation rate, ovulatory rate	Ovulationsrate *f*, Ovulationsgröße *f*	taux *m* d'ovulation	процент овуляции
O 185	ovulation timing	Bestimmung *f* des Ovulationszeitpunktes (Eisprunges), Ovulationsbestimmung *f*	détermination *f* du temps d'ovulation	определение [точки] овуляции
	ovulatory rate	*s.* O 184		
O 186	ovum	Ei *n*, Eizelle *f*, Ovum *n*	ovule *m*	яйцеклетка
O 187	ovum transplantation, ova transplantation	Eitransplantation *f*	transplantation *f* ovulaire (d'ovule)	трансплантация яйца
	owl-midges	*s.* S 33		
	ox	*s.* B 562		
O 188	ox	Ochse *m*	bœuf *m*	вол
O 189	ox bile	Rindergalle *f*	fiel *m* de bœuf	бычья желчь, желчь крупного рогатого скота
O 190	ox heart extract	Rinderherzextrakt *m (Bakteriologie)*	bouillon *m* de cœur de bœuf	экстракт бычьего сердца
O 191	ox hide, cattle hide	Rinderhaut *f*, Rindshaut *f*	peau *f* de bœuf	кожа крупного рогатого скота, бычья кожа
	ox warble fly	*s.* W 5		
	ox warbles	*s.* C 238		
O 192	oxygen demand, oxygen requirement	Sauerstoffbedarf *m*	besoin *m* en oxygène	потребность в кислороде

P

	English	German	French	Russian
	pace	*s.* G 4		
P 1	pace fault, gait fault	Gangfehler *m*, Schrittfehler *m*	défaut *m* d'allure, déformation *f* de la démarche	пороки походки (шага)
	pacemaker of the heart	*s.* S 335		
	pacer	*s.* A 302		
	pachydermis	*s.* E 93		
P 2	pack / to, to tampon[ade]	tamponieren, mit Gaze ausfüllen	tamponner, remplir de gaze	тампонировать, заполнить марлей
P 3	pack	Packung *f*, Einpackung *f*, Wickel *m*	enveloppement *m* humide	укутывание, обвертывание, упаковка
P 4	pack	Abpackung *f*	enveloppement *m*	упаковка, расфасовка
P 5	pack, kennel	Koppel *f*, Meute *f (Hund)*	couple *f*	стая
P 6	pack	Rudel *n (Wolf)*	harde *f*, bande *f*	стая
P 7	pack, set	Instrumentensatz *m*	set *m* d'instruments	набор инструментов
	pack	*s. a.* S 905		
P 8	pack animal	Lasttier *n*, Tragtier *n*	bête *f* de somme	вьючное животное
	packing	*s.* S 905		
P 9	pad	Wattepolster *n*, Polster *n*	rembourrage *m*	ватная подушка, подкладка
P 10	padded plaster	gepolstertes Pflaster *n*	emplâtre *m* rembourré	пластырь с подкладкой
	paddock	*s.* E 152		
P 11	paddock	Koppel *f*, Weidekoppel *f*	enclos *m*, pâturage *m*	загон, огороженное пастбище
P 12	paddock grazing, permanent grazing, enclosed pasture grazing	Standweide *f*, Koppelweide *f*	pâturage *m* en parcelle, pâturage par rotation, pâturage permanent	постоянное (огороженное) пастбище, загонная пастьба

	PAGE	*s.* P 398		
	pail-feeding	*s.* B 537		
P 13	**pain,** ache	Schmerz *m*	douleur *f*	боль
P 14	**painfree injection**	schmerzlose Injektion *f*	injection *f* sans douleur	безбольная инъекция
	painful on palpation	*s.* T 67		
P 15	**painful swelling**	schmerzhafte Schwellung *f*	tuméfaction *f* douloureuse	болезненная припухлость
	painfulto touch	*s.* T 67		
	pain in the back	*s.* B 4		
P 16	**painless killing,** euthanasia, mercy killing	schmerzlose Tötung *f*, Euthanasie *f*	euthanasie *f*	безболезненное умерщвление, эйтаназия
P 17	**pain reaction**	Schmerzreaktion *f*	réaction *f* de douleur	болевая реакция, реакция боли
P 18	**pain response**	Schmerzantwort *f*	réponse *f* de douleur	болевой ответ, болевая реакция
	pains	*s.* L 5		
P 19	**pain sensation**	Schmerzempfindung *f*	sensation *f* de douleur	чувство боли
	pain sensitivity	*s.* P 21		
P 20	**pain threshold**	Schmerzgrenze *f*, Schmerzschwelle *f*	seuil *m* douloureux	граница (порог) боли
P 21	**pain tolerance,** pain sensitivity	Schmerzempfindlichkeit *f*	sensibilité *f* à la douleur	болечувствительность
P 22	**paired serum samples**	Serumpaar *n*	paire *f* sérique	пара сывороток
P 23	**pair-feeding**	Paarfütterung *f*	alimentation *f* pour deux animaux	попарное кормление
P 24	**palatability**	Schmackhaftigkeit *f*; Bekömmlichkeit *f*	sapidité *f*, bon goût *m*	вкусность
P 25	**palatable**	schmackhaft; bekömmlich	savoureux	вкусный
P 26	**palatal reflex,** swallowing (palatine) reflex	Schluckreflex *m*, Gaumenreflex *m*	réflexe *m* de déglutition, réflexe du voile du palais	небный (глотательный) рефлекс
	palatal tonsil	*s.* P 28		
P 27	**palatine bone**	Gaumenbein *n*, Os palatinum	os *m* palatin	небная кость
	palatine reflex	*s.* P 26		
P 28	**palatine tonsil,** palatal tonsil	Gaumentonsille *f*, Gaumenmandel *f*	amygdale *f* palatine	небная миндалина
	palatine velum	*s.* S 444		
P 29	**pale meat**	Weißfleisch *n*	viande *f* blanche	белое мясо
P 30	**palliative treatment**	schmerzlindernde (erleichternde, symptomatische) Behandlung *f*	traitement *m* palliatif	болеутоляющее (облегчительное, симптоматическое) лечение
P 31	**pallor,** lividity	Blässe *f*	pâleur *f*	бледность
P 32	**palpate the abdomen / to**	den Bauch abtasten	palper l'abdomen	пальпировать живот
P 33	**palpatory findings**	Palpationsbefund *m*, Tastbefund *m*	résultat *m* palpatoire	результат пальпации
P 34	**palpatory percussion**	palpatorische Perkussion *f*, Tastperkussion *f*	percussion *f* palpatoire	пальпаторная перкуссия
P 35	**palpebral reflex**	Lidreflex *m*	réflexe *m* de clignement	рефлекс века
P 36	**pancreas**	Pankreas *n*, Bauchspeicheldrüse *f*	pancréas *m*	панкреас, поджелудочная (панкреатическая) железа
	pancreas islets	*s.* P 40		
P 37	**pancreatic**	Pankreas..., Bauchspeicheldrüsen...	pancréatique	поджелудочный, панкреатический
P 38	**pancreatic enzyme**	Pankreasenzym *n*, Enzym *n* der Bauchspeicheldrüse	enzyme *m* pancréatique	панкреатический энзим, энзим поджелудочной железы
P 39	**pancreatic islet cell**	Pankreasinselzelle *f*	cellule *f* de l'îlot pancréatique	клетка островков поджелудочной железы
P 40	**pancreatic islets,** pancreas islets, islets of Langerhans, cells of the islet	Pankreasinseln *fpl*, Langerhans-Pankreasinseln *fpl*, Langerhanssche Inseln *fpl*	îlots *mpl* pancréatiques (de Langerhans)	панкреатические островки, островки Лангерганса, островковые клетки
P 41	**pancreatic juice**	Pankreassaft *m*	suc *m* pancréatique	сок поджелудочной железы
P 42	**Paneth cell**	Paneth-Zelle *f*, Paneth-Körnerzelle *f*	cellule *f* de Paneth	клетка Панета
P 43	**pannage**	Waldmast *f*	paisson *m*	откорм свиней в лесу
P 44	**panniculus adiposus**	subkutanes Fettpolster *n*, Panniculus adiposus	pannicule *m* adipeux	подкожная жировая подушка
P 45	**panniculus reflex**	Fliegenabwehrreflex *m*, Hautmuskelzuckungen *fpl*	contractions *fpl* des peauciers	рефлекс обороны мух, дрожания кожных мышц
P 46	**panting,** polypnoea	hechelnde (beschleunigte) Atmung *f*	polypnée *f*	одышка, затрудненное дыхание
	pantophage	*s.* O 66		
P 47	**panzootic**	Panzootie *f*	panzootie *f*	панзоотия
P 48	**papilla of Vater,** Vater's papilla	Vatersche Papille *f*, Papilla duodeni	ampoule *f* de Vater, grande caroncule *f* duodénale	папилла Фатера, двенадцатиперстная папилла
	papula	*s.* P 51		
P 49	**papular**	papulös	papuleux	папулезный
P 50	**papulation**	Knötchenbildung *f*, Papelbildung *f*	formation *f* d'un nodule	образование узелков (желвака)
P 51	**papule,** papula	Papel *f*, Knötchen *n*	papule *f*	папула, узелок, желвак
P 52	**paracentesis,** puncture	Parazentese *f*, Punktion *f*	paracentèse *f*, ponction *f*	парацентез, пункция, прокол

	English	German	French	Russian
	paraffin gauze	s. P 259		
	paraffin ointment	s. P 260		
P 53	paraffin section	Paraffinschnitt m	coupe f de paraffine	парафиновый срез
	para II	s. S 126		
P 54	parakeratosis, parakeratotic hyperkeratosis	Parakeratose f	parakératose f	паракератоз
P 55	paralumbar fossa, hunger hollow	Hungergrube f	creux m du flanc	голодная яма
	paralysis of the rumen	s. R 330		
P 56	paralytic abasia	paralytische Laufunfähigkeit f	incapacité f paralytique de marche	паралитическая абазия (неспособность передвижения)
P 57	parametric[al] inflammation, parametritis	Parametritis f, Entzündung f des Beckenbindegewebes	paramétrite f, phlegmon m juxtautérin	параметрит, воспаление тазовой соединительной ткани
	paranasal sinus	s. A 77		
P 58	paraplegia	Querschnittslähmung f, Paraplegie f	paraplégie f	поперечный паралич
	parareflexia	s. R 135		
P 59	parasite	Parasit m (Teil einer asymmetrischen Doppelmißbildung)	parasite m	паразит
P 60	parasite	Parasit m, parasitärer Organismus m, Schmarotzer m	parasite m, organisme m parasitaire	паразит, паразитарный организм
	parasite control	s. C 794		
P 61	parasite expulsion	Austreibung (Ausstoßung) f von Parasiten	expulsion f des parasites	изгнание (выделение) паразитов
P 62	parasite-host interaction	Parasit-Wirt-Beziehung f	relation f hôte-parasite	отношение паразит-хозяин
P 63	parasite immunology	Immunparasitologie f	immunoparasitologie f	иммунопаразитология
P 64	parasite rejection	Abweisung f eines Parasiten	rejet m d'un parasite	отпор паразита
P 65	parasite vaccine	antiparasitärer Impfstoff m, Vakzine f gegen Parasiten	vaccin m antiparasitaire	антипаразитарная вакцина, вакцина против паразитов
	parasitic condition	s. P 66		
P 66	parasitic disease, parasitosis, parasitic condition	Parasitose f, parasitäre Krankheit f	parasitose f, maladie f parasitaire	паразитоз, паразитарное заболевание
	parasiticidal	s. P 67		
P 67	parasiticide, parasiticidal	antiparasitär, parasitizid, parasitenabtötend	parasiticide	противопаразитарный, паразитицидный, паразитоубивающий
P 68	parasitic protozoon	parasitischer Einzeller m	protozoaire m parasite (parasitaire)	паразитическое простейшее
P 69	parasitic way of life	parasitische Lebensweise f	mode f de vie parasitaire	паразитический образ жизни, паразитический режим
P 70	parasitism	Parasitismus m, Schmarotzertum n	parasitisme m	паразитизм
P 71	parasitization	Parasitieren n, Parasitenbefall m	infestation f parasitaire	поражение (заражение) паразитами
P 72	parasitize / to	parasitieren, schmarotzen	parasiter, écornifler	паразитировать
P 73	parasitized animal	von (mit) Parasiten infiziertes Tier n	animal m parasité	инфицированное паразитами животное
P 74	parasitological examination	parasitologische Untersuchung f	examen m parasitologique	паразитологическое исследование
P 75	parasitophorous vacuole	parasitophore Vakuole f (Parasitologie)	vacuole f parasitophore	паразитофорная вакуола
	parasitosis	s. P 66		
P 76	parasympathetic nervous system	parasympathisches Nervensystem n	système m [nerveux] parasympathique	парасимпатическая нервная система
P 77	paratenic host, transfer host	paratenischer Wirt m, Stapelwirt m, Wartewirt m, Sammelwirt m	hôte m paraténique	паратенический хозяин
	parathyroid body	s. P 78		
P 78	parathyroid gland, parathyroid body, accessory thyroid gland	Nebenschilddrüse f, Epithelkörperchen n, Parathyreoidea f	glande f parathyroïde	околощитовидная (добавочная щитовидная) железа, эпителиальные тельца, паратиреоиды
	paratuberculosis	s. J 15		
P 79	paratyphoid fever	Paratyphus m	paratyphus m	паратиф
	paravenous injection	s. I 170		
P 80	paravertebral block [anaesthesia]	Paravertebralanästhesie f	anesthésie f paravertébrale	паравертебральная анестезия
P 81	paraveterinary technician, animal (veterinary) nurse	Veterinärtechniker m	technicien m vétérinaire	ветеринарный техник (фельдшер), ветфельдшер
P 82	parenchymal, parenchymatous	Parenchym..., parenchymatös	parenchymateux	паренхиматозный
P 83	parenchymatous degeneration	parenchymatöse Degeneration f	dégénération f parenchymateuse	паренхиматозная дегенерация
P 84	parent	Elternteil n	parent m	родитель
P 85	parentage, descent	Elternschaft f, Abstammung f	parenté f, origine f, descendance f	родительство, происхождение

P 86	**parentage exclusion test,** parentage (paternity) testing	Vaterschaftsbestimmung *f,* Vaterschaftsnachweis *m*	détermination *f* de paternité	установление отцовства
P 87	**parental**	elterlich, Eltern...	parental	родительский
	parental care	*s.* M 379		
P 88	**parental generation**	Elterngeneration *f*	génération *f* des parents	родительское поколение, поколение родителей
	parenteral fluid therapy	*s.* I 142		
P 89	**parenteral therapy**	parenterale Behandlung *f,* Therapie *f* unter Umgehung des Verdauungskanals	thérapie *f* parentérale	парентеральная обработка, терапия с обходом пищеварительного канала
P 90	**paresis**	Parese *f,* unvollständige Lähmung *f*	parésie *f*	парез, неполный паралич
P 91	**pare the feet / to,** to trim claws	Klauen schneiden (pflegen)	parer les ongles, tailler les sabots (onglons)	обрезать копытца, расчищать копытца
P 92	**paretic gait**	Paresegang *m,* paretischer Gang *m,* Gang bei unvollständiger Lähmung	démarche *f* parésiée	паретическая походка, походка при неполном параличе
P 93	**parietal bone**	Scheitelbein *n,* Os parietale	os *m* pariétal	теменная кость
P 94	**parietal cell** *(gastric mucosa)*	Belegzelle *f*	cellule *f* de revêtement	выстилающая клетка
	parietal pleura	*s.* C 843		
	Paris bandage	*s.* P 348		
	parotid	*s.* P 96		
P 95	**parotid region**	Region *f* unter dem Ohr	région *f* parotidienne	подушная (паротидная) область
P 96	**parotid salivary gland,** parotid	Parotis *f,* Ohrspeicheldrüse *f*	parotide *f,* glande *f* parotide	паротис, околоушная железа
	parrot	*s.* P 677		
	parrot mouth	*s.* O 160		
P 97	**partial condemnation** *(meat inspection)*	Teilverwurf *m*	condamnation *f* partielle	частичная конфискация
P 98	**partial disinfection**	Teildesinfektion *f*	désinfection *f* partielle	частичная дезинфекция
P 99	**partial fracture**	inkompletter Knochenbruch *m*	fracture *f* partielle	парциальный (частичный) перелом костей
P 100	**partial immunity**	inkomplette Immunität *f,* Teilimmunität *f*	immunité *f* partielle	неполный (частичный) иммунитет
P 101	**partial pressure** *(gas)*	Partialdruck *m*	pression *f* partielle	парциальное давление
P 102	**partial recovery**	Defektheilung *f,* partielle Heilung *f*	guérison *f* partielle	парциальное лечение, излечение дефекта
P 103	**particle counter** *(laboratory device)*	Teilchenzählgerät *n*	appareil *m* de comptage de particules	прибор счета частиц, счетчик частиц
P 104	**parturient animal,** animal in labour	gebärendes Tier *n*	animal *m* femelle parturiente	рождающее животное
P 105	**parturient disease**	Krankheit *f* im geburtsnahen Zeitraum	maladie *f* parturiente	заболевание в родовом периоде
	parturient injury	*s.* B 198		
	parturient paresis	*s.* H 374		
P 106	**parturient recumbency**	Festliegen *n* während der Geburt	immobilisation *f* pendant la mise bas	залеживание при родах
P 107	**parturifacient**	Wehenmittel *n*	ocytocique *m*	средство, вызывающее родовые схватки, средство для стимуляции родовых схваток
P 108	**parturition,** birth	Geburt *f,* Geburtsvorgang *m*	accouchement *m,* naissance *f*	роды, рождение
	parvicellular infiltration	*s.* S 406		
	passing of urine	*s.* U 84		
	passive congestion	*s.* V 68		
	passive hyperaemia	*s.* V 68		
	pasta	*s.* P 109		
P 109	**paste,** pasta	Paste *f*	pâte *f (médicamenteuse)*	паста
P 110	**pasted vent** *(bird)*	verschmierte Kloake *f*	cloaque *m* souillé	загрязненная клоака
P 111	**pastern,** metacarpal region *(dog, cat)*	Mittelfuß *m*	paturon *m*	плюсна
P 112	**pastern bone** *(dog, cat)*	Mittelfußknochen *m*	métatarsien *m*	плюсневая кость
	pastern bone	*s. a.* P 667		
P 113	**pastern joint**	Krongelenk *n*	articulation *f* du paturon	венечный сустав
	pasteurellosis of sheep	*s.* H 33		
P 114	**pasteurization**	Pasteurisierung *f,* Pasteurisieren *n*	pasteurisation *f*	пастеризация
P 115	**pasture / to,** to graze	[be]weiden, grasen	paître, pâturer	выпасть
P 116	**pasture**	Weidefutter *n,* Weidegras *n*	pâture *f*	пастбищный корм
P 117	**pasture,** grazing *(area),* pasture land	Weide *f,* Weideland *n*	pâturage *m*	пастбище
P 118	**pasture farm**	landwirtschaftlicher Betrieb *m* mit überwiegender Weidewirtschaft	ferme *f* agricole avec activité principale de pâturage	сельскохозяйственное предприятие с преимущественным пастбищным содержанием
	pasture husbandry	*s.* P 119		
	pasture land	*s.* P 117		

P 119	**pasture management,** pasture husbandry	Weideführung f, Weidepflege f	conduite f de pâturage, exploitation f en pâturage	ведение пастбища, уход за пастбищем
P 120	**pasture milking parlour**	Weidemelkstand m	stalle f de traite en pâturage	пастбищная доильная установка
P 121	**pasturing,** grazing [husbandry]	Weidehaltung f, Weidegang m	mise f en pâturage (pâture), entretien m en pâturage	пастбищное содержание, пастьба
P 122	**pasty**	pastenartig, pastös	pâteux	пастообразный, пастозный
P 123	**patch**	Mal n	[in]signe m, marque f	клеймо, пятнышко, признак
P 124	**patchy,** spotty, dotted	fleckig	tacheté, maculé	пятнистый
P 125	**patella,** knee-cap, stifle-bone	Kniescheibe f, Patella f	rotule f	коленная чашка
P 126	**patent airway**	intakter Atemweg m, durchgängiger Luftweg m	voie f respiratoire intacte	интактный путь дыхания, проходимый (открытый) дыхательный путь
P 127	**patent period**	Patentperiode f (Parasitologie)	période f de patence	патентный период, период присутствия паразита
P 128	**patent vessel,** open vessel	durchgängiges (offenes) Gefäß n	vaisseau m ouvert (courant)	проходимый (открытый) сосуд
P 129	**paternal**	väterlich, Vater...	paternel, du côté paternel	отцовский
P 130	**paternal inheritance**	väterliche (paternelle) Vererbung f	hérédité f paternelle	отцовская (патернальная) передача по наследствию, отцовское наследие
	paternity test	s. D 186		
	paternity testing	s. P 86		
P 131	**pathogen,** pathogenic agent, pathogenic organism (germ), causative germ, causal agent	Krankheitserreger m, pathogener Keim m	agent (germe) m pathogène	возбудитель заболевания, патогенный микроорганизм, возбудитель болезни
P 132	**pathogenesis,** pathogeny	Pathogenese f	pathogenèse f, pathogénie f	патогенез
P 133	**pathogen-host interaction**	Erreger-Wirt-Beziehung f	relation f agent pathogène-hôte	соотношение возбудитель-хозяин
P 134	**pathogenic,** morbific, morbigenous	pathogen, krankheitserregend, krankmachend	pathogène	патогенный, болезнетворный
	pathogenic agent	s. P 131		
	pathogenic germ	s. P 131		
P 135	**pathogenicity**	Pathogenität f	pathogénicité f	патогенность
	pathogenic organism	s. P 131		
	pathogeny	s. P 132		
P 136	**pathognomonic**	pathognomonisch, kennzeichnend (charakteristisch) für eine Krankheit	pathognomonique	патогномический
P 137	**pathological change,** pathologic (morbid) change	pathologische Veränderung f	changement m pathologique	патологическое изменение
P 138	**pathological condition**	krankhafter (pathologischer) Zustand m	état m pathologique	болезненное (патологическое) состояние
	pathological physiology	s. M 372		
P 139	**pathological sequelae**	pathologische Auswirkungen fpl	conséquences (séquelles) fpl pathologiques	патологические последствия
	pathologic change	s. P 137		
	pathophysiology	s. M 372		
	paunch	s. R 314		
P 140	**peafowl**	Pfau m, Pavo spp.	paon m	павлин
P 141	**peak milk yield**	Maximum n der Milchleistung, Milchhöchstleistung f	maximum m de la production laitière	пик молочной продуктивности, максимум молочности
P 142	**peak of laying**	Gipfelpunkt m des Legens (Huhn); Gipfelpunkt m der Eiablage (Entomologie)	point m de ponte maximale	пик откладки яиц, максимум яйцекладки
P 143	**peanut meal**	Erdnußmehl n	farine f d'arachides	арахисовая мука
	pearl disease	s. P 230		
P 144	**peck / to** (bird)	picken	becqueter, picorer	клевать
	pecking order	s. P 145		
P 145	**peck order,** pecking order	Hackordnung f (Verhaltensbiologie)	classification f après évaluation du becquetage	правило подчинения
	pecten of the pubic bone	s. B 491		
P 146	**pectoral fin**	Brustflosse f	nageoire f pectorale	грудной плавник
	pectoral girdle	s. S 293		
	pectoral limb	s. F 485		
	pedal bone	s. C 562		
P 147	**pedal bone rotation**	Hufbeinrotation f, Rotation f des Hufbeines	rotation f d'os du sabot	ротация копытной кости
P 148	**pedal osteitis**	Periostitis f des Hufbeins	périostite f chronique du sabot	периостит копытной кости
	pediculosis	s. L 257		
P 149	**pedigree,** family tree	Ahnentafel f, Pedigree m, Stammbaum m	pedigree m	родословная
P 150	**pedigree animal**	reinrassiges Tier n, Tier mit Stammbaum, Herdbuchtier n	animal m avec pedigree	чистопородное (чистокровное) животное, животное с родословной

P 151	**pedigree boar**	Stammeber *m*, Herdbucheber *m*	verrat *m* de souche	племенной хряк
P 152	**pedigree breeding**	Herdbuchzucht *f*, Herdbuch-züchtung *f*	élevage *m* sélectionné (de souche)	племенное животноводство
	pedigree cattle	*s.* S 779		
	pedigree stock	*s.* S 781, S 782		
P 153	**peeling skin wound**	oberflächliche Hautverletzung *f*	blessure *f* superficielle de la peau	поверхностное повреждение кожи
P 154	**pelage**, coat	Haarkleid *n*, Haardecke *f*, Fell *n*	robe *f*, pelage *m*, peau *f*	волосяной покров
P 155	**pelleted feed**	pelletiertes Futter *n*, Pelletfutter *n*	aliment *m* en forme de pellets	пеллетированный (брикетированный) корм
P 156	**pelt / to**	pelzen	dépouiller	снимать шкуру
P 157	**pelt**	Haut *f*, [unzugerichtetes] Fell *n* (Wild)	peau *f*	кожа, кожный покров
P 158	**pelvic arrest** *(foetus)*	Beckeneinklemmung *f*	étranglement *m* pelvien, incarcération *f* pelvienne	ущемление таза
P 159	**pelvic cavity**	Beckenhöhle *f*	cavité *f* pelvienne	тазовая полость
P 160	**pelvic flexure**	Beckenflexur *f* (Kolon)	flexion (courbure) *f* pelvienne	тазовая флексура (петля)
P 161	**pelvic girdle**	Beckengürtel *m*	ceinture *f* pelvienne	тазовый пояс
P 162	**pelvic inlet**	Beckeneingang *m*	détroit *m* supérieur du bassin	тазовый вход
P 163	**pelvic ligaments**	Beckenbänder *npl*	ligaments *mpl* pelviens	тазовые связки
	pelvic limb	*s.* H 228		
P 164	**pelvic outlet**	Beckenausgang *m*	détroit *m* inférieur du bassin	тазовый выход
P 165	**pelvic strait**	Beckenenge *f*, Enge *f* des Beckens	partie *f* la plus étroite de la cavité pelvienne	узость таза
	pelvic symphysis	*s.* S 935		
P 166	**pelvimetry**	Beckenmessung *f*	pelvimétrie *f*	измерение таза
P 167	**pelvis**	Becken *n*	bassin *m*	таз
P 168	**pen / to**	pferchen, einsperren	parquer	содержать животных в загоне
	pen / to	*s. a.* F 432		
P 169	**pen**	Bucht *f*, Box *f*, Koben *m*, kleiner Stall *m*	box *m*	бокс, раскол
P 170	**pen**	Schafe *npl* in einem Pferch	ovins *mpl* en enclos	овцы в загоне
P 171	**pen**	weiblicher Schwan *m*	cygne *m* femelle	самка лебедя
	pen	*s. a.* E 152, F 433		
P 172	**pen barn**	Laufstall *m*, Boxenstall *m*	étable *f* libre	помещение для беспривязного содержания
P 173	**pendulous abdomen**, potbelly	Hängebauch *m*	ventre *m* pendant (en besace)	отвислое брюхо
	pendulous crop	*s.* S 480		
P 174	**pendulous ear**	Hängeohr *n*	oreille *f* pendante	висячее ухо
P 175	**penetrability**	Penetrationsvermögen *n*, Eindringungsvermögen *n*, Durchdringungsvermögen *n*	pénétrabilité *f*, capacité *f* de pénétration	пенетрационная способность
	pen for sick animals	*s.* S 307		
	penial	*s.* P 176		
P 176	**penile**, penial	Penis...	de pénis	пенисный
P 177	**penile prolapse**	Penisvorfall *m*	prolapsus *m* du pénis	выпадение полового члена, выпадение пениса
P 178	**penile translocation**, deviation of penis	Verlagerung *f* des Penis, Penisverlagerung *f* (Chirurgie)	déplacement *m* du pénis	транслокация пениса, перемещение полового члена
P 179	**penis**, pizzle	Penis *m*	pénis *m*	пенис, половой член
P 180	**pen-mate comparison**	Stallgefährtenvergleich *m*	comparaison *f* de compagnons d'écurie	сравнивание сверстников по помещению
P 181	**pepsin digestion**, peptic digestion	Verdauung *f* durch Pepsin, Pepsinverdauung *f*	digestion *f* à la pepsine, pepsination *f*	переваривание пепсином
P 182	**peptic**	Verdauungs..., Pepsin..., peptisch	peptique, digestif	переваривающий, пептидный
	peptic digestion	*s.* G 36, P 181		
	peptic ulcer	*s.* G 46		
P 183	**peracetic acid** *(disinfectant)*	Peressigsäure *f*	acide *m* hyperacétique	перуксусная кислота
	peracute	*s.* S 847		
P 184	**peracute course**	perakuter (hochakuter) Verlauf *m*	développement *m* suraigu (très aigu)	сверхострое течение
P 185	**percentage of blood**	Blutanteil *m* (Tierzucht)	pourcentage *m* sanguin	доля [прилитой] крови
P 186	**perceptible stimulus**	wahrnehmbarer Reiz *m*	stimulus *m* perceptible	распознаваемый стимул, ощутимое раздражение
P 187	**perch**	Sitzstange *f*, Hühnerstange *f*	perche *f*	насест [для кур]
P 188	**percussion note**, percussion sound	Perkussionston *m*	son *m* à la percussion	перкуссионный звук
P 189	**percutaneous absorption**	perkutane Absorption *f*, Absorption *f* durch die Haut	absorption *f* percutanée	перкутанная абсорбция, абсорбция через кожу
P 190	**percutaneous application**	perkutane Verabreichung *f*	application *f* percutanée	перкутанная аппликация, дача через кожу
P 191	**perforating wound**	Perforationswunde *f*	plaie *f* de perforation	перфорирующая (сквозная) рана
P 192	**performance animal**	Leistungstier *n*	animal *m* de performance	продуктивное животное

P 193	performance character, performance characteristic, performance trait	Leistungsmerkmal n	critère m de performance	признак продуктивности
	performance-oriented diagnosis	s. P 195		
P 194	performance-reducing factor	leistungmindernder Faktor m	facteur m de réduction de capacité	фактор снижающий продуктивность
P 195	performance related diagnosis, performance-oriented diagnosis	leistungsbezogene (leistungsorientierte) Diagnose f	diagnostic m orienté sur (vers) la performance	диагноз, направленный на продуктивность, продуктивный диагноз
P 196	performance testing, productivity evaluation, production testing	Leistungsprüfung f, Leistungskontrolle f	test m de performance	контроль продуктивности, бонитировка
	performance trait	s. P 193		
	perianal fistula	s. A 344		
	perianal scraping	s. A 354		
P 197	periarticular ringbone (horse)	Schale f, Gelenkschale f, äußere Ankylose f	ankylose f externe	[суставная] яма, наружный анкилоз
P 198	pericardial adhesion	Verwachsung f des Herzbeutels, Perikardverwachsung f	adhésion f péricardiale	срастание сердечной сумки, срастание перикарда
P 199	pericardial effusion	Herzbeutelerguß m	épanchement m péricardique	водянка сердечной сумки
P 200	pericardial rub	perikardiales Reibegeräusch n (Perikarditis)	râle (bruit) m de frottement péricardial	перикардиальный шум трения
	pericardial sac	s. P 201		
	pericardial tamponade	s. C 146		
P 201	pericardium, pericardial sac	Herzbeutel m, Perikard n	péricarde m	сердечная сумка, перикард
P 202	perilesional tissue	Gewebe n um eine Läsion, Gewebe n, das eine pathologische Veränderung umgibt	tissu m autour d'une lésion	околораневая ткань, ткань вокруг патологического изменения
	perilous operation	s. C 898		
P 203	perinatal	perinatal, mit der Geburt zeitlich und sachlich zusammenhängend	périnatal	перинатальный, связанный с родами [по времени и по делу]
P 204	perinatal mortality	Mortalität f in der Perinatalperiode, perinatale Sterblichkeit f	mortalité f périnatale	смертность в околородовом периоде
P 205	perinatal period	perinatale Periode f, um den Geburtstermin liegende Periode f	période f périnatale	околородовый период, период вокруг срока родов
P 206	perineal incision, episiotomy	Dammschnitt m, Episiotomie f	incision f périnéale, épisiotomie f	эпизиотомия, рассечение промежности
	perineal laceration	s. P 208		
P 207	perineal region	Dammgegend f	périnée m	область промежности
P 208	perineal tear, perineal laceration	Dammriß m	déchirure (rupture) f du périnée	разрыв промежности
P 209	perineum, twist	Damm m, Mittelfleisch n, Perineum n	périnée m	промежность
P 210	periodic acid Schiff reaction	PAS-Reaktion f, Schiff-Reaktion f, PAS-Färbung f (Histologie)	réaction f de Schiff	реакция ПАС (Шиффа), ПАС-окраска
P 211	periodic ophthalmia, recurrent iridocyclitis, moonblindness	periodische Augenentzündung f des Pferdes, Mondblindheit f	ophtalmie f périodique (cyclique), irido-cylite f, fluxion f périodique	периодическое воспаление глаз лошадей, лунная слепота
P 212	period prevalence	Periodenprävalenz f, Prävalenz f in einer Zeitperiode (bestimmten Zeitspanne)	prévalence f dans une période déterminée	превалентность в определенном периоде времени, периодическая превалентность, превалентность периода времени
P 213	periosteum	Periost n, Knochenhaut f	périoste m	периост, надкостница
P 214	peripheral circulatory failure	peripheres Kreislaufversagen n	défaillance f de la circulation périphérique	остановка наружного (периферического) кровообращения
P 215	peripheral nervous system	peripheres Nervensystem n	système m nerveux périphérique	периферическая нервная система
P 216	peripheral pulse	peripherer Puls m	pouls m périphérique	периферический пульс
P 217	perish / to (product)	verderben	gâter	испортиться
	perish / to	s. a. D 238		
P 218	perishable food	leicht verderbliches Lebensmittel n	aliment m (denrée f) facilement périssable	легкопортящаяся (скоропортящаяся) пища
	perissodactyle	s. O 25		
P 219	peristalsis, bowel movement	Peristaltik f, Darmbewegung f	péristaltisme m	перистальтика, движение кишечника
P 220	peristaltic movement	peristaltische Bewegung f	mouvement m péristaltique	перистальтическое движение
P 221	peristaltic rush	intensive Darmbewegung f, stürmische Peristaltik f	péristaltisme m intestinal intensif	интенсивная (бурная) перистальтика
	peristaltic unrest	s. D 540		

P 222	**peritoneal exudate**	Peritonealexsudat *n*, peritoneale Ausschwitzung *f*	exsudat (épanchement) *m* péritonéal	перитонеальный экссудат, перитонеальное выделение
P 223	**peritoneal fluid**	Bauchfellflüssigkeit *f*, Peritonealflüssigkeit *f*	liquide *m* du péritoine	перитонеальная жидкость
P 224	**peritoneum**	Bauchfell *n*, Peritoneum *n*	péritoine *m*	брюшина
P 225	**peritoneum forceps**	Bauchfellklemme *f*	pince *f* péritonéale	брюшинный зажим
P 226	**peritoneum macrophage**	Peritonealmakrophage *m*	macrophage *m* péritonéal	макрофаг брюшной полости, перитонеальный макрофаг
P 227	**peritrichous**	peritrich, ringsum begeißelt	péritrique	перитрихозный, кругом оснащенный жгутами
P 228	**perivascular cuffing**	Zellansammlung *f* um Gefäße, perivaskuläre Zellmanschette *f*	manchette *f* cellulaire périvasculaire	периваскулярное скопление клеток, скопление клеток вокруг сосудов, периваскулярная клеточная манжета
P 229	**perle**	Perle *f*, Gelatinekapsel *f (Pharmakologie)*	capsule *f* gélatineuse	желатиновая капсула
P 230	**perlsucht**, grape lesions, pearl disease	Perlsucht *f (Tuberkulose, Rind)*	tuberculose *f* pleurale, pommelière *f*	туберкулез [крупного рогатого скота], жемчужница
P 231	**permanent catheter**, indwelling (continuous, self-retaining) catheter	Dauerkatheter *m*, Verweilkatheter *m*	cathéter *m* permanent	постоянный катетер
P 232	**permanent damage**	Dauerschaden *m*	dégât *m* permanent	постоянное (перманентное) повреждение
P 233	**permanent dentition**	bleibendes Gebiß *n*	denture *f* permanente	постоянные зубы
	permanent grazing	*s.* P 12		
P 234	**permanent housing**	ganzjährige Stallhaltung *f*	stabulation *f* permanente	круглогодовое стойловое содержание
	permanent oestrus	*s.* N 216		
	permanent pain	*s.* C 767		
	permanent parasite	*s.* C 768		
P 235	**permanent pasture**, continuous grazing	Dauerweide *f*	pâture *f* permanente	постоянное пастбище
P 236	**permanent shedder**	Dauerausscheider *m*	sécréteur *m* permanent	носитель, постоянно выделяющий патогенные микроорганизмы
	permissible concentration	*s.* T 187		
P 237	**permissible level** *(toxicology)*	zulässige Konzentration (Menge) *f*	concentration *f* permise	допустимая концентрация
P 238	**permissible medication**	erlaubte Verabreichung *f* von Medikamenten *(vor Wettkampf, Tierschauen u.ä.)*	médication *f* permise	допустимая дача медикаментов
P 239	**permissiveness**, susceptibility	Empfänglichkeit *f (Infektionskrankheiten)*	réceptivité *f*, prédisposition *f*, susceptibilité *f*	восприимчивость
P 240	**peromelia**, amputated limb	Peromelie *f (Fehlen der Unterfüße, Letalfehler)*	péromèle *m*	перомелия
	peroral application	*s.* O 104		
P 241	**perosis**, slipped tendon, hock disorder	Perosis *f*, Manganmangelkrankheit *f*, Fersenkrankheit *f*	pérose *f*, tendon *m* luxé	пероз, болезнь недостатка марганца, заболевание нетелей
P 242	**persistent pain**	hartnäckiger Schmerz *m*	douleur *f* persistante	постоянная (непроходящая) боль
	perspiration	*s.* S 916		
	perspire / to	*s.* S 915		
P 243	**pest**	Schädling *m*, Schadorganismus *m*	vermine *f*, fléau *m*	вредитель
P 244	**pest**, plague	Pest *f*, Plage *f*, Seuche *f*	peste *f*, fléau *m*	чума, зараза
P 245	**pest arthropods**	Schadarthropoden *mpl*	arthropodes *mpl* nuisibles	вредные членистоногие (артроподы)
P 246	**pest control**	Schädlingsbekämpfung *f*	lutte *f* contre les parasites	борьба с вредителями
P 247	**pest control chemical**	chemisches Mittel *n* zur Schädlingsbekämpfung	produit *m* chimique pour la lutte contre les parasites	химическое средство для борьбы с вредителями
P 248	**peste des petits ruminants**, pest of small ruminants, pseudorinderpest, sheep and goat plague	Pest *f* der kleinen Wiederkäuer, Pseudorinderpest *f*	peste *f* des petits ruminants	чума мелких жвачных, псевдочума крупного рогатого скота
P 249	**pesticide**	Pestizid *n*, Schädlingsbekämpfungsmittel *n*	pesticide *m*	пестицид, средство для борьбы с вредителями
P 250	**pestle**	Pistill *n*, Reibekeule *f*	pilon *m*	ступка
	pest of small ruminants	*s.* P 248		
P 251	**pet**, companion animal	Heimtier *n*	animal *m* de compagnie	домовое животное
P 252	**pet bird**	Stubenvogel *m*	oiseau *m* d'intérieur, oiseau de compagnie	комнатная (любительская) птица
P 253	**petechia**, punctate bleeding (haemorrhage)	Petechie *f*, Punktblutung *f*	pétéchie *f*, hémorragie *f* punctiforme	петехия, точечное кровотечение (кровоизлияние)

P 254	**petechiation**	Auftreten *n* von Petechien (Hautblutungen)	manifestation *f* de pétéchies	появление петехий, возникновение кожных кровотечений
	pet feed	*s.* P 255		
P 255	**pet food,** pet feed	Heimtierfutter *n*	aliment *m* pour animaux de compagnie	корм для мелких животных
P 256	**pet keeping**	Haltung *f* von Heimtieren	élevage *m* d'animaux de compagnie	любительское содержание животных
P 257	**Petri dish,** culture disk, Petri plate	Petrischale *f*	boîte *f* de Pétri	чашка Петри
P 258	**petrified foetus**	versteinerte Frucht *f*, versteinerter Fetus *m*	fœtus *m* pétrifié	окаменевший плод
	Petri plate	*s.* P 257		
P 259	**petrolatum gauze,** petrolatum mesh, paraffin gauze	Paraffingaze *f*, paraffingetränkte Gaze *f (Chirurgie)*	gaze *f* imbibée de paraffine	парафиновая (напитанная парафином) марля
P 260	**petrolatum jelly,** paraffin ointment, vaseline, white petrolatum	Vaseline *f*, Paraffinsalbe *f*	vaseline *f*, pommade *f* de paraffine	вазелин, парафиновая мазь
	petrolatum mesh	*s.* P 259		
P 261	**petrous temporal bone**	Felsenbein *n*, Felsenteil *m*, Pars petrosa ossis temporalis	os *m* pétreux	пирамида височной кости, скалистая кость
P 262	**pet shop**	Tierhandlung *f*	boutique *f* d'animaux	зоомагазин
P 263	**Peyer's patches,** Peyer's plates	Peyer-Platten *fpl*, Peyer-Plaques *fpl*, Peyersche Platten *fpl*	plaques *fpl* de Peyer	Пейеровские блашки
P 264	**phage type,** lysotype, phagotype	Lysotyp *m*, Phag-Typ *m (Bakteriologie)*	lysotype *m*	лизотип, фаготип
P 265	**phage typing**	Typisierung *f* von Bakterien durch Phagen, Lysotypie *f*	lysotypie *f*, typage *m* des bactériophages	типизация бактерий фагами, лизотипизация
P 266	**phagocytic ability**	Phagozytosefähigkeit *f*	capacité *f* phagocytaire	способность к фагоцитозу
P 267	**phagocytic deficiency**	Phagozytoseschwäche *f*	faiblesse *f* de la phagocytose	фагоцитозный недостаток
P 268	**phagocytize / to, to phagocytose**	phagozytieren	phagocyter	фагоцитировать
	phagotype	*s.* P 264		
P 269	**phalanx**	Zehenknochen *m*, Os digiti	phalange *f* d'un orteil	кость пальцев стопы
	phalanxprima	*s.* P 667		
	phalanx tertia	*s.* C 562		
P 270	**phantom mare,** dummy mare	Phantomstute *f*	jument-mannequin *f*	кобыла-фантом, кобыла-чучело
	phantom pregnancy	*s.* P 673		
	phantom tumour	*s.* P 676		
P 271	**pharyngeal isthmus**	Rachenenge *f*	isthme *m* du gossier	зев
P 272	**pharyngeal reflex,** gag reflex	Rachenreflex *m*, Würgereflex *m*	réflexe *m* pharengé	фарингиальный рефлекс, рефлекс удушения
	pharynx	*s.* T 140		
	phase of healing	*s.* H 108		
P 273	**pheasant**	Fasan *m (Familie Phasianidae)*	faisan *m*	фазан
P 274	**pheasantry**	Fasanerie *f*	faisannerie *f*	фазаний выгул (двор), фазанник
P 275	**phenotype**	Phänotyp *m*, Erscheinungsbild *n*	phénotype *m*	фенотип, картина проявления
	phial	*s.* A 315		
	phlebotomy	*s.* B 285, V 59		
	phlegm	*s.* M 417		
	phlegmon	*s.* C 281		
	phosphate ridge	*s.* M 314		
	photodermatitis	*s.* P 277		
	photodermatosis	*s.* P 277		
P 276	**photophobia**	Lichtscheue *f*, Photophobie *f*, [schmerzhafte] Lichtempfindlichkeit *f*	photophobie *f*	светобоязнь, фотофобия
P 277	**photosensitive dermatitis,** photodermatitis, photodermatosis	Photodermatitis *f*	dermite *f* photosensitive	фоточувствительный дерматит, фотодерматит
P 278	**photosensitivity**	Licht[strahlen]empfindlichkeit *f*	photosensibilité *f*	светочувствительность, чувствительность к световому излучению
P 279	**photosensitization**	Photosensibilisierung *f*, Steigerung *f* der Lichtempfindlichkeit *(Haut)*	photosensibilisation *f*	фотосенсибилизация, повышение светочувствительности *(кожи)*
P 280	**photosensitizing plant**	photosensibilisierende Pflanze *f*	plante *f* photosensibilisante	фотосенсибилизирующее растение
P 281	**photostable pyrethroid**	lichtstabiles Pyrethroid *n*	pyréthroïde *m* photostable	светостабильный пиретроид
P 282	**phrenic ampulla** *(oesophagus)*	Erweiterung *f* des Ösophagus vor dem Zwerchfell	dilatation *f* de l'œsophage devant le diaphragme	расширение пищевода у диафрагмы, диафрагмальная ампула пищевода

P 283	**phrenic nerve**	Zwerchfellnerv *m*, Phrenikus *m*, Nervus phrenicus	nerf *m* phrénique	френикус, грудобрюшный нерв
	physical condition	*s.* H 4		
P 284	**physical diagnosis**	Diagnose *f* nach äußerlicher Untersuchung	diagnostic *m* après auscultation externe	диагноз после внешнего исследования
P 285	**physical examination**	Untersuchung *f* der körperlichen Verfassung, Untersuchung *f* des Körperzustandes, äußerliche Untersuchung *f*	examination *f* de l'état corporel	исследование физиологического состояния, исследование состояния тела, наружное исследование
P 286	**physical fitness**	körperliche Fitneß *f*, Leistungsvermögen *n*	force *f* physique	физическая способность
P 287	**physical restraint**	Anwendung *f* physischer Zwangsmittel, Einsatz *m* mechanischer Fixierungsmittel	utilisation *f* de matériel de fixation mécanique, utilisation *f* de matériel d'immobilisation	применение физических принудительных средств, применение механических средств фиксации
P 288	**physical strength**	Körperkraft *f*	force *f* corporelle	физическая сила, сила тела
	physic ball	*s.* P 729		
P 289	**physiological trait**	physiologische Eigenschaft *f*, physiologisches Merkmal *n*	trait *m* physiologique	физиологические свойства, физиологический признак
P 290	**physiologic jaundice**	physiologischer Ikterus *m*, physiologische Gelbsucht *f*	ictère *m* physiologique	физиологическая желтуха
P 291	**physis, [metaphyseal] growth plate**	Wachstumszone *f* des Knochens	zone *f* de croissance des os	зона роста кости
	pica	*s.* D 151		
P 292	**pick**	Kratzer *m (Instrument)*	grattoir *m*	скребок
	pickle / to	*s.* S 20		
	pickle	*s.* B 492		
	pick-up forceps	*s.* G 207		
	pig / to	*s.* F 64		
	pig	*s.* S 922		
P 293	**pig / to be in**	trächtig sein *(Schwein)*	être gravide	быть супоросной (беременной)
P 294	**pig-book**	Herdbuch *n (Schwein)*	registre *m* de troupeau, registre de l'effectif	племенная книга
P 295	**pigeon**	Taube *f (Familie Columbidae)*	pigeon *m*	голубь
	pigeon-breeder's lung	*s.* F 56		
	pigeon house	*s.* L 225		
P 296	**pigeon pox**	Taubenpocken *fpl*	variole *f* du pigeon	оспа голубей
	pigeon toes	*s.* P 319		
P 297	**pig farm,** piggery, hoggery	Schweinebetrieb *m*, Schweinefarm *f*	élevage *m* de porcs	свиноводческая ферма, свиноферма
P 298	**pig farming,** pig husbandry	Schweinehaltung *f*	exploitation *f* porcine	свиноводство
P 299	**pig fattening unit**	Schweinemastanlage *f*	entreprise *f* d'engraissement porcine	свинооткормочный комплекс, свинооткормочное предприятие
	piggery	*s.* P 297, P 309		
P 300	**pig holder,** pig snare, snout twitch	Schweinenasenbremse *f*, Schweinebremse *f (Instrument)*	instrument *m* d'immobilisation pour porcs	закрутка для свиней
	pig husbandry	*s.* P 298		
P 301	**piglet,** pigling, farrow	Ferkel *n*	porcelet *m*, cochon *m* de lait	[подсосный] поросенок
	pigleteczema	*s.* E 371		
	pigling	*s.* P 301		
P 302	**pigmentary defect**	Pigmentfehler *m*	déficience *f* pigmentaire	нарушение пигментации (пигмента)
P 303	**pigment layer**	Pigmentschicht *f*	couche *f* pigmentaire	пигментный слой
P 304	**pig recording,** litter recording	Kontrolle *f* der Zuchtleistung beim Schwein	contrôle *m* du rendement de l'élevage chez le porc	контроль племенной продуктивности свиньи
P 305	**pig ring**	Nasenring *m (Schwein)*	anneau *m* nasal	носовое кольцо
P 306	**pig service crate**	Deckstand *m* für Sauen	cage *f* de monte pour truies, montoir *m*	станок для осеменения свиноматок
P 307	**pig skin**	Schweinehaut *f*	peau *f* de porc	кожа свиньи
	pig snare	*s.* P 300		
P 308	**pig stock**	Schweinebestand *m*	cheptel *m* de porcs	стадо (поголовье) свиней
P 309	**pigsty,** piggery	Schweinestall *m*	porcherie *f*, étable *f* à porcs	свинарник
P 310	**piles**	Hämorrhoiden *fpl*	hémorroïdes *fpl*	геморрой, геморроидальные узлы
P 311	**pill,** pilule	Pille *f*	pilule *f*	пилюля
	pimple	*s.* P 740		
P 312	**pimply gut**	Darm *m* mit Ösophagostomumknötchen	intestin *m* avec nœuds d'œsophagostomum	кишка с эзофагостомными узелками
P 313	**pin,** nail	Knochennagel *m*	broche *f* pour os	костный гвоздь
P 314	**pin a bone / to**	einen Knochen nageln	brocher un os	соединить кость гвоздями
	pin bone	*s.* I 307		
	pincers	*s.* F 475		
P 315	**pineal body,** pineal gland	Epiphyse *f*, Zirbeldrüse *f*, Pinealorgan *n*	épiphyse *f*	эпифиз

P 316	pine disease *(due to cobalt deficiency)*	Kümmern *n*	sous-développement, développement *m* chétif	отставание в росте
	pine tar	*s.* W 118		
P 317	pin-firing	Strichbrennen *n*	brûlure *f* en tiret	штриховое прижигание
	pinfold	*s.* F 433		
P 318	pinion / to	flugunfähig machen, Flügel stutzen	couper le bout de l'aile	тупить (подрезать) крылья
	pinna	*s.* A 703		
P 319	pin toes, pigeon toes	eingerollte Zehen *fpl*	phalanges *fpl* enroulées	завернутые пальцы
P 320	pin worm	Pfriemenschwanz *m (Familie Oxyuridae)*	oxyure *m*	оксиурид
P 321	piped milking machine installation, pipeline milking plant	Rohrmelkanlage *f*	installation *f* de traite en tuyaux	доильная установка с молокопроводом
P 322	pipet, pipette, dropper	Pipette *f*	pipette *f*	пипетка
	pisciculture	*s.* F 277		
P 323	pith an animal / to *(at slaughter)*	einem Tier das Rückenmark zerstören	détruire la moelle épinière à un animal	разрушить животному спинной мозг
P 324	pituitary dwarfism	hypophysärer Zwergwuchs *m*	nanisme *m* hypophysaire	гипофизарный карликовость
	pivot joint	*s.* T 287		
	pizzle	*s.* P 179, P 537		
	pizzle rot	*s.* S 260		
P 325	pizzle strike	Hautmyiasis *f* am Präputium *(Schaf)*	myiase *f* cutanée du prépuce	кожный миаз на преруции
	place in quarantine / to	*s.* Q 12		
	placenta	*s.* A 209		
P 326	placental barrier	Plazentaschranke *f*, Plazentabarriere *f*	barrière *f* placentaire	плацентарный барьер
P 327	placental blood	Plazentarblut *n*	sang *m* placentaire	плацентарная кровь
P 328	placental dystocia	schwieriger Abgang *m* der Eihäute	expulsion *f* difficile des membranes ovulaires	сложное отторжение плаценты
P 329	placental fluid, amniotic fluid (liquor), liquor amnii	Fruchtwasser *n*, Amnionflüssigkeit *f*	liquide *m* amniotique	околоплодная вода (жидкость), амниотическая жидкость
P 330	placental sac	Fruchtblase *f*	poche *f* des eaux	плодный пузырь
P 331	placental transfer	Plazentapassage *f*, Plazentaübertritt *m*	passage *m* placentaire	пассаж плаценты, переход последа
P 332	placental villus	Plazentazotte *f*, Chorionzotte *f*	villosité *f* choriale (placentaire)	ворсинка плаценты (хориона)
P 333	placenta separation, detachment of placenta	Plazentaablösung *f*	décollement *m* du placenta	отделение плаценты, удаление последа, отторжение плаценты
P 334	placing	Setzen *n* der Extremitäten, Fußen *n*	action *f* de prendre pied	поставление конечностей
	plague	*s.* P 244		
P 335	plain-bodied sheep	Schaf *n* mit nur wenigen Hautfalten	mouton *m* avec peu de rides de la peau	овца с редкими складками
P 336	plain radiography	Übersichtsröntgendarstellung *f*	représentation *f* radiographique générale	обзорное рентгеновское изображение
P 337	plane / to, to abrade	ausschaben	curetter, faire un curettage	выскабливать
P 338	plane of anaesthesia	Narkosestadium *n*	état *m* de narcose	стадия наркоза
	plantar corium	*s.* S 454		
P 339	plantar haematoma, corn *(horse)*	Hämatom *n* in der Sohlenhaut, Hämatom der Sohle, Sohlenquetschung *f*	hématome *m* au niveau du cuir de la sole, hématome de la plante des pieds	кровоизлияние (гематома) в коже подошвы, кровяная опухоль в коже подошвы, гематома подошвы
P 340	plantar rot in cattle	Ballenfäule *f* bei Rindern	pourriture *f* rassemblée en sole des bovins	гниение кожи подошвы у крупного рогатого скота
P 341	plantigrade	Sohlengang *m*	plantigrade *m*	походка на подошве
P 342	plant poison	Pflanzengift *n*, pflanzliches Gift *n*	poison *m* végétal	растительный яд
P 343	plaque	erhabener Fleck *m*, Plaque *f*	tache *f* saillante, plaque *f*	возвышенное пятно
P 344	plasma, blood plasma	Blutplasma *n*	plasma *m* sanguin	плазма крови
P 345	plasma cell, plasmacyte, plasmocyte	Plasmazelle *f*	plasmocyte *m*	плазматическая клетка
P 346	plasma protein	Plasmaprotein *n*, Bluteiweiß *n*	protéine *f* plasmique	протеин плазмы, белок крови
P 347	plasma substitute	Plasmaexpander *m*, Plasmaersatzstoff *m*	équivalent *m* du plasma, produit *m* de remplacement du plasma	заменитель плазмы
	plasmocyte	*s.* P 345		
	plasmodial antigen	*s.* M 33		
P 348	plaster bandage, casting bandage, plaster dressing, plaster of Paris cast, Paris bandage	Gipsverband *m*	bandage *m* plâtré	гипсовая повязка
P 349	plaster cast	Gipsabdruck *m*	empreinte *f* plâtrée	гипсовый отпечаток
	plaster dressing	*s.* P 348		
P 350	plaster of Paris, gypsum	Verbandgips *m*	plâtre *m* pour bandage	гипс для повязки

	plaster of Paris cast	*s.* P 348		
P 351	**plaster shears**	Gipsschere *f*	ciseaux *fpl* à plâtre	гипсовые (тупые) ножницы
P 352	**plaster splint**	Gipsschiene *f*	attelle *f* plâtrée	гипсовая шина
P 353	**plastic inflammation,** productive (proliferative) inflammation	produktive Entzündung *f*	inflammation *f* proliférative	продуктивное воспаление
P 354	**plastic surgery,** reparative surgery	plastische Chirurgie *f*	chirurgie *f* plastique	пластическая хирургия
P 355	**plate / to**	ein Medium gießen *(Bakteriologie)*	couler le milieu	разливать (готовить) среду
P 356	**plate / to**	Bakterien kultivieren (anzüchten) *(auf Glasplatte)*	cultiver les bactéries	культивировать (выращивать) бактерии
P 357	**plate agglutination test**	Platten-Agglutinations-Test *m*	test *m* d'agglutination en plaques	агглютинационный тест на пластинках
P 358	**plate culture**	Plattenkultur *f*	culture *f* en plaque	пластинчатая культура
P 359	**platelet,** blood platelet, thrombocyte	Thrombozyt *m*, Blutplättchen *n*	thrombocyte *m*, plaquette *f* sanguine	тромбоцит, пластинка крови, кровяная пластинка, пластинка Биццоцеро
P 360	**platelet adhesion**	Thrombozytenadhäsion *f*, Anheftung *f* der Blutplättchen	adhésion *f* des thrombocytes	адгезия тромбоцитов, прикрепление кровяных пластинок
	platinum loop	*s.* B 29		
P 361	**play behaviour**	Spielverhalten *n* (Verhaltensbiologie)	attitude *f* de jeu	игровое поведение
P 362	**playing with the tongue**	Zungenspielen *n* (Untugend des Rindes)	jeu *m* de la langue	игра языком
	pledget	*s.* S 905		
P 363	**pleural adhesion**	Adhäsion *f* der Pleura, Verklebung *f* des Brustfells, Pleuraadhäsion *f*	adhésion *f* pleurale	адгезия (склеивание) плевры
P 364	**pleural friction rub**	Pleurareibegeräusch *n*	bruit *m* de frottement de la plèvre	шумы трения плевры
P 365	**pleural peel**	dicke, fibrinöse Pleuraauflagerung *f*, Pleuraschwarte *f*	croûte *f* pleurale	толстое фибринозное наслоение плевры
P 366	**pleural stripping**	Ausziehen *n* der Pleura, Entfernung *f* des Brustfells *(Schlachtprozeß)*	ablation *f* de la plèvre	выведение (выделка, удаление) плевры
	pleurisy	*s.* P 367		
P 367	**pleuritis,** pleurisy	Pleuritis *f*, Brustfellentzündung *f*	pleurite *f*, pleurésie *f*	плеврит, воспаление плевры
P 368	**pleximeter**	Plessimeter *n*	pleximètre *m*	плессиметр
P 369	**plexus lumbalis,** lumbar plexus	Lendengeflecht *n*, Plexus lumbalis	plexus *m* lombaire	поясничное сплетение
P 370	**pluck / to**	Wolle entfernen (ablösen) *(Schlachthof)*	tondre	удалить (снять) шерсть
P 371	**pluck / to**	Federn entfernen, rupfen *(Schlachtgeflügel)*	déplumer	удалить перья, ощипать, выдергать
P 372	**pluck** *(thoracic viscera plus liver)*	Geschlinge *n*	fressure *f*	ливер
P 373	**plug**	Pfropf *m*	tampon *m*, bouchon *m*	пробка
P 374	**plumage,** feathering	Gefieder *n*, Federkleid *n*	plumage *m*	оперение, перьевой покров
	plumbism	*s.* S 53		
P 375	**plunge dip,** swim (saturation) dip	Tauchbad *n*	bain *m* complet, bain d'immersion	погрузочная ванна
	plural birth	*s.* M 436		
	pluripara	*s.* M 434		
	pluriparous	*s.* M 435		
P 376	**pneumonia**	Pneumonie *f*, Lungenentzündung *f*	pneumonie *f*	пневмония, воспаление легких
P 377	**pneumonic**	Pneumonie..., pneumonisch	pneumonique	пневмонический
P 378	**pneumonic consolidation**	Lungenparenchymverfestigung *f*	consolidation *f* pneumonique	уплотнение легочной паренхимы
P 379	**pneumonitis,** interstitial pneumonia	interstitielle Pneumonie *f*	pneumonie *f* interstitielle	интерстициальная пневмони*
P 380	**pneumotropic**	pneumotrop, eine Affinität zur Lunge aufweisend	pneumotrope	пневмотропный
P 381	**podotrochlitis,** navicular disease *(horse)*	Podotrochlitis *f*, [chronische] Entzündung *f* der Hufrolle, chronisch aseptische Podotrochlitis *f*, Bursitis podotrochlearis	podotrochlite *f*, maladie *f* naviculaire	подотрохлеоз, [хроническое] воспаление челночного блока, хронический асептический подотрохл*
P 382	**poikilotherm animal, poikilothermic animal,** cold-blooded animal	wechselwarmes Tier *n*, Wechselwarmblüter *m*, Kaltblüter *m*, kaltblütiges Tier *n*	animal *m* à sang froid	пойкилотермное (холоднокровное) животное
P 383	**point firing**	Punktbrennen *n*	brûlure *f* en point	точечное прижигание
	point of elbow	*s.* O 55		
P 384	**point of hip**	Hüfthöcker *m*	pointe (protubérance) *f* de la hanche	маклоковидный бугор, маклок

385	**point prevalence**	Punktprävalenz f, Prävalenz f zu einem Zeitpunkt	point m de prédominance	точечная превалентность, превалентность к определенному сроку
386	**point-source epizootic**	Punktquellen-Tierseuche f, von einem Punkt ausgehende Tierseuche f	épizootie f d'un point comme source de départ	заразное заболевание, исходящее из одной точки
387	**poison,** toxin, toxicant	Gift n, Toxin n	poison m, toxine f	яд, токсин
388	**poison cupboard**	Giftschrank m	armoire f à poisons	шкаф для ядов
389	**poisoning,** [in]toxication, toxicosis	Vergiftung f	intoxication f, empoisonnement m	отравление
	poisonous	s. T 212		
	poisonous agent	s. T 216		
390	**poisonous plant**	Giftpflanze f	plante f vénéneuse	ядовитое растение
391	**pole test** (cattle)	Stabprobe f	test m du bâton	проба палкой
	poley animal	s. P 394		
392	**poll / to,** to dehorn (cattle)	enthornen	décorner	обезроживать
	poll	s. C 822, O 15		
393	**poll,** hornless	hornlos, ohne Hörner	sans cornes	без рогов
394	**polled animal,** poley (dehorned) animal	enthorntes Tier n	animal m décorné	обезроженное животное
395	**polledness,** hornlessness	Hornlosigkeit f	absence f de corne[s]	безрогость
396	**poll evil** (horse)	Genickbeule f, Talpa f, Bursitis nuchalis	bosse f de la nuque	опухоль (бурсит) затылка, тальпа
	polling	s. D 99		
397	**poll strike**	Hautmyiasis f an Hornbasis (Schaf)	myiase f cutanée à la base de la corne	кожный миаз на основе рога
398	**polyacrylamide gel electrophoresis,** PAGE	Polyacrylamid-Gelelektrophorese f	électrophorèse f en gel de polyacrylamide	полиакриламидный электрофорез на геле
399	**polyandry**	Polyandrie f, Bedeckung f mit mehreren männlichen Tieren	polyandrie f	покрытие с несколькими производителями
400	**polyarthritis of foals,** joint ill of foals	Fohlenlähme f	polyarthrite (paralysie) f du poulain	полиартрит (паралич) жеребенка
401	**polydactyly,** supernumerous digits	Polydaktylie f, überzählige Extremitätenendglieder npl	polydactylie f	полидактилия, дополнительные концевые члены конечностей
402	**polygastric animal**	polygastrisches Tier n, Tier mit mehrhöhligem Magen	animal m polygastrique	полигастерное (многожелудочное) животное
403	**polyinfection,** complex infection	Mehrfachinfektion f	infection f complexe (multiple), polyinfection f	множественная инфекция
	polymyositis	s. T 340/1		
404	**polyparasitism**	Befall m mit mehreren Parasitenspezies	polyparasitisme m	поражение несколькими видами паразитов
	polypnoea	s. P 46		
405	**polyuria**	Polyurie f, Harnflut f	polyurie f	полиурия, повыженное выделение мочи
	polyvalent vaccine	s. C 630		
406	**pond husbandry**	Teichhaltung f (Enten)	élevage m en étang	прудовое содержание
407	**poor appetite**	schlechter Appetit m	mauvais appétit m	плохой аппетит
408	**poor condition,** poorness	schlechter Zustand m	mauvaise condition f	плохое состояние
409	**poor feathering**	schlechte (dürftige) Befiederung f	mauvais emplument m	плохое оперение
	poor housing	s. P 410		
410	**poor husbandry conditions,** poor housing	schlechte Haltungsbedingungen fpl	mauvaises conditions fpl d'exploitation, mauvaises conditions de stabulation	плохие условия содержания
411	**poor hygienic conditions,** poor sanitary facilities	schlechte hygienische Bedingungen fpl	mauvaises conditions fpl d'hygiène	плохие санитарные условия
	poorness	s. P 408		
412	**poor prognosis**	schlechte (infauste) Prognose f	mauvaise prognose f	плохой прогноз
	poor sanitary facilities	s. P 411		
413	**poor seeking**	schwache Suchbewegung f (Deckakt)	mouvement m de recherche faible	слабое искательное движение
414	**popliteal space**	Kniekehle f	creux m poplité (du genou), jarret m	подколенная ямка (впадина)
	popped knee	s. K 48		
415	**population at risk,** risk population	gefährdete Population f	population f en danger	угрожаемая популяция
416	**population density**	Populationsdichte f	densité f de la population	плотность популяции
417	**population dynamics**	Populationsdynamik f	dynamique f de population	динамика популяции
418	**population limitation**	Begrenzung f der Population	limitation f de la population	ограничение популяции
419	**population size**	Populationsgröße f, Umfang m einer Population	importance f d'une population	объем (численность) популяции
420	**porcine**	Schwein...	porcin	свиной
421	**porcine atrophic rhinitis,** bull nose	Rhinitis f atrophicans des Schweines, Schnüffelkrankheit f	rhinite f atrophique du porc	инфекционный атрофический ринит свиней

	English	German	French	Russian
P 422	**porcine intestinal adenomatosis**	intestinale Adenomatose f der Schweine	adénomatose f intestinale du porc	интестинальный (кишечный) аденоматоз свиней
	porcine tapeworm	s. P 426		
P 423	**pork**	frisches Schweinefleisch n	viande f de porc fraîche	свежее свинное мясо, свежая свинина
P 424	**porker**	leichtes Fleischschwein n, Porker m	porc m légère	легкая мясная свинья, поркер
P 425	**pork mince loaf**	Hackepeter m	hachis m de viande	свиной мясной фарш
P 426	**pork tapeworm**, porcine (armed) tapeworm	Schweine[finnen]bandwurm m, bewaffneter Bandwurm m [des Menschen], Taenia solium	ténia f du porc, ténia armé	ленточный червь свиной финны, вооруженный ленточный червь [человека], целлюлезный ленточный червь
P 427	**portal circulation**	Pfortaderkreislauf m	circulation f porte	портальное кровообращение
P 428	**portal of entry** (of a germ)	Eintrittspforte f	porte f d'entrée	ворота проникновения, входные ворота
P 429	**portal vein**	Pfortader f, Vena portae	veine f porte	воротная вена
P 430	**position of a foetus**	Stellung f eines Fetus	position f d'un fœtus	положение (позиция) плода
	position of legs	s. S 632		
	postcapture myopathy	s. C 106		
P 431	**post-dipping lameness** (sheep)	Lahmheit f nach dem Baden	boiterie f après le bain	хромота после ванны
P 432	**posterior chamber**	hintere Augenkammer f	chambre f postérieure de l'œil	задняя глазная камера
P 433	**posterior paralysis**	Nachhandlähmung f, Kreuzlähmung f	paralysie f du membre postérieur	паралич задних конечностей, крестцовый паралич
P 434	**posterior presentation** (foetus)	Hinterendlage f	présentation f postérieure	тазовое предлежание
	postexpositional vaccination	s. P 435		
P 435	**postexposure vaccination**, postexpositional vaccination (e.g. rabies)	postexpositionelle Impfung f	vaccination f post-expositionnelle	вакцинация после контакта инфекцией
P 436	**postmature**	überreif	de trop grande maturité	перезрелый
P 437	**postmortem / to**, to make a postmortem, to dissect	sezieren, eine Sektion ausführen, zerlegen, obduzieren	pratiquer une autopsie, disséquer	вскрыть, провести вскрытие
	postmortem body heat loss	s. A 276		
P 438	**postmortem change**	postmortale Veränderung f	changement m postmortal	посмертное (постмортальное) изменение
P 439	**postmortem decomposition**	postmortaler Zerfall m	décomposition f postmortale	постмортальное разложение, посмертный распад
P 440	**postmortem diagnosis**	Sektionsdiagnose f	diagnostic m post mortem	диагноз вскрытия
	postmortem discoloration	s. L 209		
P 441	**postmortem findings**, gross lesions, autopsy findings	Sektionsbefund m	résultat m d'autopsie	результат патологоанатомического вскрытия
P 442	**postmortem report**, necropsy report	Sektionsprotokoll n, Sektionsbericht m	rapport m nécropsique (d'autopsie)	протокол вскрытия
P 443	**postmortem set**	Obduktionsbesteck n, Sektionsbesteck n	instruments mpl d'autopsie, instruments (set m) de dissection, set d'autopsie	набор для вскрытия, секционный набор
P 444	**postoperative bleeding**	Nachbluten n, postoperative Blutung f	hémorragie f postopérative	постоперационное кровотечение
P 445	**postoperative complication**	postoperative Komplikation f	complication f postopérative	послеоперационное осложнение
P 446	**postoperative scar**, operation scar	Operationsnarbe f	cicatrice f postopérative	операционный рубец
P 447	**postparturient cow**	postpartale Kuh f, Kuh f nach der Geburt	vache f après mise bas	корова после родов
P 448	**postparturient laminitis** (horse, cattle)	Geburtsrehe f		послеродовая сапремия
P 449	**postparturient period**, puerperal period	Nachgeburtsstadium n, Nachgeburtsperiode f	période f de la délivrance	послеродовая стадия, послеродовый период
P 450	**postrenal azotaemia**	extrarenale Azotämie f	azotémie f postrénale	внепочечная азотемия
P 451	**postshearing mortality**	Todesfälle mpl nach der Schur	mortalités fpl après la tonte	смертельные случаи после стрижки
P 452	**postural abnormalities**	Stellungsanomalien fpl der Gliedmaßen	anomalies fpl de position	аномалии постановки конечностей
P 453	**postural anomaly**, faulty posture (foetus)	Haltungsfehler m	anomalie f de position	ошибка положения
P 454	**postural contraction**	angespannte Körperhaltung f	attitude f de contraction	напряженное положение тела, подтянутость
P 455	**postural reflex**	Stellreflex m, Haltungsreflex m	réflexe m d'attitude	рефлекс постановки
P 456	**posture** (anatomy, foetus)	Haltung f, Körperhaltung f	position f; présentation f	положение, осанка
	posture	s. a. L 157		
P 457	**posture balance**	Gleichgewichtshaltung f	attitude f d'équilibre	положение равновесия
P 458	**posture sense**	Haltungssinn m	sens m d'attitude	чувство положения
P 459	**postvaccinal**	nach einer Impfung auftretend, postvakzinell	postvaccinal	возникающий после прививки, поствакцинальный

P 460	**post-weaning anoestrus**	Brunstlosigkeit f nach dem Absetzen	absence f des chaleurs après le sevrage	анэстрия после отъема
P 461	**post-weaning unthriftiness**	Kümmern n nach Absetzen	chagrin m après sevrage	истощение после подъема, исхудание после отъема, худосочность
P 462	**potable water,** drinking water	Trinkwasser n	eau f potable	питьевая вода
	potbelly	s. P 173		
	potence	s. P 463		
P 463	**potency,** potence	Potenz f, Deckfähigkeit f, Zeugungsfähigkeit f	aptitude f à procréer	потентность
P 464	**potent**	zeugungsfähig, potent	puissant	способный к воспроизводству, потентный
	potent drug	s. H 220		
	potential fatal	s. L 142		
P 465	**potentiation effect** (of drugs)	potenzierende Wirkung f, Potenzierungseffekt m	effet m d'augmentation de puissance	потенцирующее действие
P 466	**potion**	Trank m, Trunk m, Arzneitrank m	breuvage m	напой, питье, напиток, лекарственный напой
P 467	**poudrage,** dusting	Pudern n, Einpudern n, Puderapplikation f	application f de poudre	пудрование, дустирование
P 468	**poult,** growers, growing birds	Junggeflügel n	jeune volaille f	молодняк сельскохозяйственной птицы
	poult	s. a. T 330		
P 469	**poultice**	Breianstrich m, Breiumschlag m	cataplasme m	грязелечение, лечение глиной, кашице-укутывание
P 470	**poultry,** fowl	Geflügel n, Nutzgeflügel n, Federvieh n	volaille f	[домашняя] птица
P 471	**poultry disease**	Geflügelkrankheit f	maladie f aviaire	заболевание птиц
P 472	**poultry house**	Geflügelstall m, Hühnerstall m	bâtiment m aviaire, poulailler m	птичник
P 473	**poultry industry**	Geflügelwirtschaft f	industrie f aviaire	птицеводство
P 474	**poultry stock**	Geflügelbestand m	cheptel m de volaille	поголовье птиц
P 475	**pound**	Tierasyl n	pension f pour animaux	дом для животных
	pound	s. a. F 433		
	pound up / to	s. F 432		
P 476	**pour-on technique**	Aufgießverfahren n, Pour-on-Technik f	technique f du pour on	способ поливания
P 477	**powdered eggs,** egg powder, dry egg	Eipulver n, Trockenei n	poudre f d'œuf, œuf m en poudre	яичный порошок, сухое яйцо
P 478	**powdered milk,** dried milk	Trockenmilch f, Milchpulver n	lait m en poudre, poudre f de lait	сухое (порошковое) молоко, молочный порошок
P 479	**pox**	Pocken fpl	variole f	оспа
P 480	**practise / to**	eine Praxis unterhalten, praktizieren	pratiquer	вести практику, практиковать
	practising veterinarian	s. P 481		
P 481	**practitioner,** practising veterinarian	praktischer Tierarzt m	médecin m vétérinaire praticien	практический ветеринарный врач
P 482	**preanaestetic medication,** premedication, preliminary medication	Ruhigstellung f (vor Narkose), Prämedikation f, Narkosevorbereitung f	immobilisation f, prémédication f	дооперационное успокоение, премедикация, подготовка наркоза
P 483	**prebreeding check**	Fruchtbarkeitsuntersuchung f [vor der Besamung]	examen m de fertilité avant insémination	исследование воспроизводственной способности до осеменения
P 484	**precapillary anastomosis**	präkapillare Anastomose f	anastomose f précapillaire	прекапиллярный анастомоз
P 485	**precipitating cause**	auslösende Ursache f	cause f occasionnelle (déclenchante)	вызывающая причина
P 486	**precipitating factor** (epidemiology)	auslösender Faktor m	facteur m de déclenchement	вызывающий фактор
P 487	**preclinical term**	vorklinisches Semester n	semestre m préclinical	предклинический семестр
	precocial breed	s. P 488		
	precocious	s. P 511		
P 488	**precocious breed,** precocial (early maturing, premature) breed	frühreife Rasse f	race f à maturité précoce, race prématurée	скороспелая порода
	precocious development	s. P 518		
	precociousness	s. P 518		
	precocity	s. P 518		
P 489	**preconditioning,** preparatory feeding	Vorbereitung f auf Intensivmast, Vor[bereitungs]mast f (bei Kälbern)	préparation f à un engraissement intensif, engraissement m préparatoire (précoce)	подготовка на интенсивный откорм, подготовительный откорм
	precursor cell	s. S 669		
	precursor drug	s. P 605		
	predacious animal	s. P 490		
	predation	s. P 491		
	predator	s. P 490		

P 490	**predatory animal,** predator, predacious animal, beast of prey	Raubtier *n*	carnassier *m*	хищное животное
P 491	**predatory behaviour,** predation	Raubverhalten *n*, räuberische Lebensweise *f*, Jagdverhalten *n*	comportement *m* rapace	хищение, хищнический образ жизни, хищное поведение, хищный образ жизни, охотничее поведение
P 492	**predatory fish**	Raubfisch *m*	poisson *m* carnassier (de proie)	хищная рыба
P 493	**predatory game**	Raubwild *n*	gibier *m* de proie, gibier rapace	хищная дичь
	prediction	*s.* P 615		
P 494	**predigestion**	Vorverdauung *f*	prédigestion *f*	предварительное переваривание
P 495	**predispose / to**	prädisponieren	prédisposer	предрасполагать, предиспонировать
P 496	**predisposing cause**	prädisponierende Ursache *f*	cause *f* de prédisposition	предрасполагающая причина
P 497	**predisposition,** disposition	Anfälligkeit *f*, Disposition *f*, Prädisposition *f*	[pré]disposition *f*, vulnérabilité *f*, délicatesse *f* de santé	восприимчивость, [пре]диспозиция, предрасположенность
	pre-doctor care	*s.* F 266		
P 498	**preferred name**	Vorzugsname *m*, empfohlene Bezeichnung *f (Krankheit, Arzneimittel)*	nom *m* de préférence	предпочтенное (рекомендуемое) название
P 499	**preferred site** *(of a disease)*	Prädilektionsstelle *f*	endroit *m* de préférence	предпочтительное (основное, предилекционное) место
P 500	**pregnancy,** gestation, gravidity	Trächtigkeit *f*	gestation *f*, gravidité *f*	беременность
P 501	**pregnancy complication**	Komplikation *f* der Trächtigkeit	complication *f* de la gestation	компликация беременности
P 502	**pregnancy diagnosis,** pregnancy test	Trächtigkeitsdiagnose *f*	diagnostic *m* de gestation	диагностика беременности
	pregnancy duration	*s.* G 100		
	pregnancy test	*s.* P 502		
P 503	**pregnancy toxaemia** *(sheep)*	Trächtigkeitstoxämie *f*, Trächtigkeitstoxikose *f*, Ketose *f* der Schafe	toxicose *f* de gestation	кетоз овец
P 504	**pregnant / to be,** to carry a foetus, to bear a foetus	einen Fetus tragen, trächtig sein	porter un fœtus, être gravide	носить плод, быть беременной
	pregnant ewe	*s.* I 174		
	pregnant gilt	*s.* I 187		
	pregnant mare	*s.* I 140		
P 505	**pregnant animal,** gravid animal, gravida	trächtiges (tragendes) Tier *n*	animal *m* gravide	беременное животное
P 506	**pregnant mare serum**	Serum *n* trächtiger Stuten	sérum *m* des juments pleines	сыворотка жеребых кобыл
P 507	**prehatched embryo**	vorentwickelter Embryo *m*	embryon *m* prédéveloppé	сильно развитый эмбрион
P 508	**prehension of feed,** feed prehension	Erfassen *n* der Nahrung, Aufnahme *f* des Futters	préhension *f* de l'alimentation	прием пищи (корма)
P 509	**preliminary cleaning**	Grobreinigung *f*	prénettoyage *m*	поверхностная (первичная) чистка
P 510	**preliminary examination**	Voruntersuchung *f*	examination *f* préliminaire	предварительное исследование
	preliminary medication	*s.* P 482		
P 511	**premature,** precocious	frühreif	prématuré, précoce	скороспелый
	premature beat	*s.* E 36		
	premature birth	*s.* P 512		
	premature breed	*s.* P 488		
P 512	**premature delivery,** premature birth	Frühgeburt *f*	mise *f* bas prématurée	преждевременные роды
P 513	**premature dentition**	vorzeitiger Zahndurchbruch *m*, Dentia praecox	éruption *f* dentaire précoce	преждевременный прорыв зуба
P 514	**premature foetus**	frühreifer Fetus *m*	fœtus *m* prématuré	скороспелый плод
P 515	**premature placenta separation**	vorzeitige Plazentaablösung *f*	décollement *m* prématuré du placenta	преждевременное отторжение плаценты
P 516	**premature young**	vor der Zeit geborenes Tier *n*, zu früh geborenes Tier	animal *m* né prématurément, prématuré *m*	преждевременно рожденное животное
P 517	**prematurity,** underdevelopment	Unterentwicklung *f*, Zustand *m* vor der vollen Entwicklung	sous-développement *m*	недоразвитие, состояние до полного развития
P 518	**prematurity,** early maturity, precocity, precociousness, precocious development, earliness in maturity	Frühreife *f*	précocité *f*, prématurité *f*	скороспелость, ранняя зрелость
	premaxilla	*s.* I 77		
	premedication	*s.* P 482		
P 519	**premilk / to**	vormelken	tirer les premiers jets	раздоить

P 520	premilking cleaning	Reinigung f vor dem Melken (Euter)	nettoyage m avant la traite	чистка до дойки
P 521	premilking technique	Melkvorbereitung f	préparation f de traite	подготовка доения (дойки)
	premise of origin	s. F 60		
P 522	premium pet food	Qualitätsfutter n für [kleine] Heimtiere	aliment m de qualité pour [petits] animaux domestiques	корм высокого качества для мелких домашних животных, высококачественный корм для мелких домашних животных
P 523	premium sire	prämiertes Vatertier n	père m primé	премированный производитель
P 524	premix	Prämix m, Vormischung f, Vormischfutter n	prémélange m	премикс, лекарственная добавка
P 525	premolar	vorderer Backenzahn m, Prämolar m	prémolaire f, dent f prémolaire	премоляр
P 526	premorbid symptom	prämorbides Symptom n, Symptom vor Ausbruch der Krankheit	symptôme m avant la déclaration de la maladie	предболезненный (преморбидный) симптом, симптом до вспышки заболевания
	premunition	s. C 689		
P 527	premunition, non-sterilizing immunity	Prämunität f	prémunition f	премунитет
P 528	premunitve enhancement	Verstärkung f der Prämunität	renforcement m prémunitif	усиление премунитета
	prenatal	s. A 449		
P 529	prenatal care	Behandlung f des Muttertieres im geburtsnahen Zeitraum	traitement m de la mère pendant la parturité	пренатальное лечение, лечение маток в родовом периоде
P 530	prenatal infection	pränatale (vorgeburtliche) Infektion f	infection f prénatale	пренатальная (предродовая) инфекция
P 531	preoperative care	präoperative Behandlung f, Operationsvorbereitung f	traitement m préopératoire	предоперационное лечение, подготовка операции
P 532	preparation	Präparat n (Anatomie, Histologie)	préparation f	препарат
	preparatory feeding	s. P 489		
	preparatory stage	s. D 275		
P 533	prepartum milking	Melken n vor der Geburt	traite f avant la mise bas	доение до родов
P 534	prepatent period	Präpatentperiode f, Präpatentzeit f, Präpatenz f	période f prépatente (de prépatence), prépatence f	препатентный период, препатентность
P 535	prepotence	Individualpotenz f (Tierzucht)	puissance f individuelle	индивидуальная способность (потенция)
P 536	prepuberal, prepubertal, prepubescent	präpuberal, vor der Geschlechtsreife	impubère	до половой зрелости, препубертальный, препуберальный
P 537	prepuce, preputium, sheath, pizzle (cattle)	Vorhaut f, Präputium n	prépuce m	крайняя плоть, препуциум
P 538	preputial washing	Präputialspülung f, Vorhautspülung f; Präputialspülprobe f, Vorhautspülprobe f	rinçage m préputial; lavage m préputial	промывание препуциума (крайней плоти); проба препуциального смыва, проба смыва крайней плоти
	preputium	s. P 537		
P 539	presale examination, examination prior to sale	Verkaufsuntersuchung f	examination f de vente	комерческое исследование, исследование для продажи
P 540	prescribe / to	verschreiben, [ein Rezept] ausschreiben, rezeptieren	prescrire	выписать, выписать рецепт
P 541	prescription	verschriebene Medizin f, Verschreibung f	prescription f médicale	предписанное лекарство, предписание
P 542	prescription	Rezeptur f	prescription f	рецептура
	prescription drug	s. P 543		
P 543	prescription-only medicine, restricted (prescription) drug	rezeptpflichtige Arznei f	médicament m sur ordonnance	подлежащее рецептированию лекарство, прескриптивное лекарство
P 544	prescription pad	Rezeptblock m	bloc m d'ordonnances	рецептная книжка
P 545	present / to	sich einstellen (ein Fetus bei der Geburt)	se présenter	появиться
P 546	presentation, lie (foetus)	Lage f, Geburtslage f	présentation f	положение [плода], расположение, позиция
P 547	presenting signs	vorgestellte Symptome npl (einer Krankheit)	symptômes mpl présentés	представленные симптомы
P 548	preservation of food	Konservierung f von Nahrungsmitteln	conservation f de produits alimentaires	консервация (консервирование) пищевых продуктов
	preservation of species	s. P 646		
P 549	preservative (agent)	Konservierungsmittel n	substance f de conservation	консервирующее средство
P 550	preserve / to (game)	hegen	protéger	уходить за дикими животными
	preserve	s. E 152		

P 551	preserved meat products	Fleischdauerwaren *fpl*	produits *mpl* de viande conservée	долго хранящиеся мясные продукты, мясные презервы
P 552	preserved milk, milk preserve	Dauermilch *f*	lait *m* préservé	молоко долгого хранения, долго хранящееся молоко
P 553	pre-slaughter examination, inspection of live animals	Schlachttieruntersuchung *f*, Lebendbeschau *f*	examination *f* de l'animal d'abattage	исследование убойных животных, предубойный осмотр
P 554	pressing, straining *(after parturition)*	Drängen *n*	poussée *f*	потуги
P 555	pressure, stress, strain	Druck *m*, Anspannung *f*, Belastung *f*	pression *f*, stress *m*, tension *f*	давление, напряжение, нагрузка
P 556	pressure atrophy	Druckatrophie *f*	atrophie *f* par pression	давящая атрофия, атрофия давления
P 557	pressure bandage, pressure (compression) dressing	Druckverband *m*; Staubinde *f*	bandage *m* de [com]pression	давящая (компрессионная) повязка
P 558	pressure necrosis pressure sore	Drucknekrose *f* *s.* D 58	nécrose *f* par pression	давящий некроз
P 559	pressure washer	Hochdruckreinigungsgerät *n*	appareil *m* de nettoyage à haute pression	прибор для чистки высоким давлением
P 560	presternal calcification, putty brisket *(cattle)*	verkalkte Liegeschwiele *f* an der Brustbeinspitze	calcification *f* présternale	обызвествленная мозоль на верхушки грудной кости
P 561	presumptive diagnosis, tentative diagnosis	Verdachtsdiagnose *f*	diagnostic *m* présomptif	подозреваемый (предположительный) диагноз
P 562	pretest	Vorversuch *m*, Probetest *m*	prétest *m*	предварительный опыт, пробный тест
P 563	pretreatment, previous treatment	Vorbehandlung *f*	prétraitement *m*, traitement *m* préliminaire	предварительная обработка
P 564	prevalent / to be	vorkommen, auftreten, vorherrschen *(von Symptomen, einer Krankheit)*	apparaître, surgir	распространиться, возникать, преобладать, господствовать
P 565	preventive area	Schutzzone *f*	zone *f* préventive	зашитная зона
P 566	preventive control	vorbeugende Überwachung *f*	surveillance *f* préventive	предохранительный (профилактический) надзор
P 567	preventive measure	Vorbeugemaßnahme *f*, Präventivmaßnahme *f*	mesure *f* préventive	предохранительная мера, превентивное мероприятие
	previous treatment	*s.* P 563		
P 568	preweaned calf	Kalb *n* vor dem Absetzen	veau *m* avant le sevrage	теленок перед отъема
P 569	prey animal	Beutetier *n*	animal *m* de proie	«животное-добыча»
P 570	prick-eared, stiff-eared *(pig)*	stehohrig	à oreilles droites	со стоящими ушами
	prickedfoot	*s.* N 4		
P 571	pricket	zweijähriger Junghirsch *m*, Spießbock *m*	daguet *m*	двухлетний молодой олень
P 572	prickle cell, spinous (wing) cell	Stachelzelle *f*, Zelle *f* im Stratum spinosum	élément *m* (cellule *f*) de la couche filamenteuse de l'épiderme, cellule épineuse	шиповидная клетка
P 573	prickle cell layer	Stachelzellschicht *f*, Stratum spinosum	couche *f* filamenteuse de l'épiderme, corps *m* muqueux de Malpighi	слой шиповидных клеток
P 574	primary bronchus, main bronchus	Hauptbronchus *m*	bronche *f* primaire	главный бронх
P 575	primary cause	Primärursache *f*	cause *f* primaire	первичная причина, первичный источник
P 576	primary cell culture	Frischzellkultur *f*, Primärzellkultur *f*	culture *f* cellulaire primaire	свежеклеточная культура, первичная культура клеток
P 577	primary complex	Primärkomplex *m*	complexe *m* primaire	первичный комплекс
P 578	primary culture	Anzüchtungskultur *f*	culture *f* primaire	первичная культура
P 579	primary focus	Primärherd *m*, Primäraffekt *m*, Primärinfekt *m*	foyer *m* primaire	первичный очаг
P 580	primary follicle, primordial follicle	Primärfollikel *m*	follicule *m* primordial	первичный фолликул
P 581	primary response	Primärantwort *f*, Primärreaktion *f* *(Immunologie)*	réaction (réponse) *f* primordiale	первичный ответ, первичная реакция
P 582	primary sex character, primary sexual characteristic	primäres Geschlechtsmerkmal *n*	caractère *m* sexuel primaire	первичный половой признак
P 583	primary tuberculosis	Primärtuberkulose *f*	tuberculose *f* primaire	первичный туберкулез
P 584	primary tumour	Muttergeschwulst *f*, erste Geschwulst *f*, Primärtumor *m*	tumeur *f* première (primordiale)	маточная (первая) опухоль, первичный тумор
P 585	primary vaccination, primo-vaccination	Erstimpfung *f*	première vaccination *f*, primo-vaccination *f*	первичная прививка
P 586	primary wound closure	primärer Wundverschluß *m*	fermeture *f* primaire de la plaie	первичное закрытие (заживление) раны
P 587	primate	Primat *m*, Herrentier *n*, Primates	primate *m*	человекообразная обезьяна, примат
P 588	primate medicine	Primatenmedizin *f*	médicine *f* des primates	медицина приматов (обезьяноподобных)

P 589	**primigravida,** gravida I	erstmals trächtiges Tier *n*	animal *m* primipare (gravide pour la première fois)	впервые забеременевшее животное
	priming dose	*s.* L 210		
P 590	**primipara,** primiparous animal, uniparous animal	erstgebärendes Tier *n*, Erstgebärende *f*, Primipara *f*	animal *m* primipare, primipare *f*	впервые родившее животное, первородящая, примипара
P 591	**primiparity**	Erstgeburt *f*, erstmalige Geburt *f*	première mise *f* bas	первичные (первые) роды
P 592	**primiparous,** uniparous	erstgebärend, primipar	primipare	первородящий, рождающий впервые
	primiparous animal	*s.* P 590		
P 593	**primitive breed**	unentwickelte Rasse *f*, Primitivrasse *f*, Urrasse *f*	race *f* primitive	неразвитая (аборигенная, примитивная) порода
P 594	**primitive organs**	Urorgane *npl*, Primitivorgane *npl*	organes *mpl* primordiaux	первичные (примитивные) органы
	primordial follicle	*s.* P 580		
	primo-vaccination	*s.* P 585		
	principal cell	*s.* C 385		
	principal host	*s.* M 14		
	principle of action	*s.* A 116		
P 595	**prior damage**	Vorschädigung *f*	lésion *f* antérieure	предварительное повреждение
P 596	**proband,** propositus	Proband *m*, Versuchstier *n*	animal *m* d'essai	пробанд, опытное животное
	probang	*s.* O 35, P 600		
P 597	**probang gag**	Maulholz *n* (*mit zentralem Loch*)	ouvre-bouche *m* en bois	ротовой клин, роторасширитель
P 598	**probe / to,** to sound	sondieren	sonder	зондировать
P 599	**probe**	Sondierung *f*, Sondieren *n*	sondage *m*	зондирование
P 600	**probe,** sound, tube, probang	Sonde *f*	sonde *f*	зонд
P 601	**probe ended needle**	Knopfkanüle *f*	canule *f* à piston	пуговчатая игла, игла для взятия крови
P 602	**problem case**	schwerer Krankheitsfall *m*	cas *m* grave de maladie	тяжелый случай заболевания (болезни)
	processed meat	*s.* M 83		
	process of digestion	*s.* D 264		
P 603	**process of infection**	Infektionsgeschehen *n*	processus *m* d'infection	инфекционный процесс
P 604	**procreation,** generation	Zeugung *f*	procréation *f*	зарождение, творение
	procumbent cow	*s.* R 113		
	prod	*s.* E 76		
P 605	**prodrug,** precursor drug	Arzneimittelvorläufer *m*, Vorläufer *m* eines Arzneimittels	précurseur *m* d'un médicament	предшественник лекарственного вещества, предшественник лечебного средства
P 606	**produce a reaction / to**	eine Reaktion auslösen	produire une réaction	вызвать реакцию
P 607	**production disease**	Produktionskrankheit *f*	maladie *f* de production	производственное заболевание
P 608	**production ration**	Leistungsration *f*	ration *f* de production	продуктивный рацион
P 609	**production sanitation**	Produktionshygiene *f*	hygiène *f* de production	производственная санитария
	production testing	*s.* P 196		
	productive inflammation	*s.* P 353		
P 610	**productive livestock**	Wirtschaftsvieh *n*	animal *m* économique	хозяйственное животное
	productivity evaluation	*s.* P 196		
P 611	**product safety**	Unbedenklichkeit *f* des Produktes	sûreté *f* du produit	бессомнительность продуктов, безупречность продукта
P 612	**profuse diarrhoea**	starker Durchfall *m*	diarrhée *f* profuse	профузный (сильный) понос
P 613	**progenesis**	Vorentwicklung *f*, Progenese *f*, Entwicklung *f* der Keimzellen	développement *m* des cellules germinatives	прогенез, предварительное развитие, развитие зародышевых клеток
	progeny	*s.* O 45		
P 614	**progeny testing**	Nachkommenprüfung *f*	test *m* de progéniture (reproduction)	испытание (проверка) по потомству
P 615	**prognosis,** prediction	Prognose *f*	prognose *f*	прогноз
P 616	**prognosticate / to**	prognostizieren, eine Prognose geben	prognostiquer	прогнозировать, дать прогноз
P 617	**progravid endometrium**	Endometrium *n* vor Einbettung des Eies	endomètre *m* (muqueuse *f* utérine) avant l'implantation de l'œuf	неоплодотворенный эндометрий, эндометрий до прикрепления яйцеклетки
P 618	**progressive ataxia**	progressive Ataxie *f*, fortschreitende Bewegungsstörung *f*	ataxie *f* progressive	прогрессивная атаксия, развивающееся нарушение движения
P 619	**progressive disease**	fortschreitende (progrediente) Krankheit *f*	maladie *f* progressive	прогрессирующее заболевание
P 620	**projection** (*histology*)	Zellfortsatz *m*	appendice *m* cellulaire	клеточный отросток
P 621	**prokaryotic organism**	Prokariote *m*, Protokariot *m*	procaryote *m*	прокариот, прокариотный организм
	prolactin	*s.* L 23		
P 622	**prolapse / to**	vorfallen, prolabieren	prolaber, se ptôser	выпадать

P 623	**prolapse of the third eye lid**	Nickhautvorfall *m*	prolapsus *m* de la membrane nictitante	выпадение третьего века
	proliferative dermatitis	*s.* S 750		
	proliferative inflammation	*s.* P 353		
P 624	**prolificacy, prolificity**	Fruchtbarkeit *f (Neigung zu Mehrlingsgeburten)*	prolificite *f*	плодородность, плодовитость
P 625	**prolific queen**	legetüchtige Königin *f (Apiologie)*	reine *f* prolifique	[оплодотворенная] отгулявшая матка
P 626	**prolific race**	fruchtbare Rasse *f*	race *f* prolifique	продуктивная (многоплодная, плодовитая) порода
	prolonged action	*s.* S 894		
P 627	**prolonged administration,** long-term application	Langzeitapplikation *f*	application *f* prolongée	пролонгирующая аппликация
P 628	**prolonged gestation**	verlängerte Trächtigkeit (Tragezeit) *f*	gestation *f* prolongée	удлиненная беременность, удлиненный срок беременности
	proneness	*s.* V 76		
P 629	**pro-oestrus**	Vorbrunst *f*, Proöstrus *m*	prooestrus *m*	проэструс, предварительная течка
	propaedeutics	*s.* C 484		
P 630	**propagate / to,** to multiply, to reproduce	[sich] vermehren, fortpflanzen	[se] reproduire, [se] propager	размножать[ся]
P 631	**propagate / to,** to extend	sich ausbreiten *(Erreger, Seuche)*	propager	распространяться
P 632	**propagating epidemic**	eine sich ausbreitende Tierseuche *f*	épidémie *f* se propageant	распространяющаяся эпизоотия
	propagation	*s.* R 200		
P 633	**propagative transmission**	Übertragung *f* mit Erregervermehrung	transmission *f* avec propagation du microbe	передача с размножением возбудителя
P 634	**prophylactic vaccination**	prophylaktische Impfung *f*	vaccination *f* prophylactique	профилактическая прививка
P 635	**prophylaxis**	Prophylaxe *f*, Krankheitsverhütung *f*, Vorbeuge *f*, vorbeugender Gesundheitsschutz *m*	prophylaxie *f*	профилактика, предотвращение заболевания
	propositus	*s.* P 596		
	proppy gait	*s.* S 698		
	prosector	*s.* D 345		
P 636	**prosimian,** half-ape, lemur	Halbaffe *m (Unterordnung Prosimii, Familie Lemuridae)*	maki *m*	полуобезьяна
	prostate	*s.* P 637		
P 637	**prostate gland,** prostate	Prostata *f*, Vorsteherdrüse *f*	prostate *f*	простата, предстательная железа
P 638	**prostatic cyst**	Prostatazyste *f*	kyste *m* prostatique	киста простаты, циста предстательной железы
P 639	**prostatic disease**	Prostataerkrankung *f*	maladie *f* de la prostate	заболевание предстательной железы
P 640	**prostrated / to be**	entkräftet (niedergestreckt) sein	être prostré	быть обессиленный
	prostrating disease	*s.* D 40		
P 641	**prostration,** extreme exhaustion, debilitation	hochgradiger Kräfteverfall *m*, Prostration *f*, [hochgradige] Entkräftung *f*	prostration *f*	сильный распад сил, прострация, высокостепенное обессиливание
P 642	**protected grazing zone**	Weideschutzzone *f*	zone *f* de protection de pâturage	охранная зона пастбища
P 643	**protection cloth,** protective clothing	Arbeitsschutzkleidung *f*	vêtements *mpl* (tenue *f*) de protection	защитная одежда
P 644	**Protection of Animal Act**	Tierschutzgesetz *n*	loi *f* de la protection animale	закон охраны животных
	protection of animals	*s.* A 419		
P 645	**protection of nature**	Naturschutz *m*	protection *f* de la nature	охрана природы
P 646	**protection of species,** preservation of species	Artenschutz *m*	protection (préservation) *f* de l'espèce	защита видов
P 647	**protective bandage,** protective dressing	Schutzverband *m*	bandage (pansement) *m* protecteur	защитная повязка
P 648	**protective behaviour**	Schutzverhalten *n (Verhaltensbiologie)*	comportement *m* de protection	протективное (защитное) поведение
	protective clothing	*s.* P 643		
	protective dressing	*s.* P 647		
	protective mask	*s.* R 223		
P 649	**protective measure**	Schutzmaßnahme *f*	mesure *f* protective	защитное мероприятие
P 650	**protective reflex**	Schutzreflex *m*	réflexe *m* de protection	защитный рефлекс
P 651	**protein**	Protein *n*, Eiweiß *n*	protéine *f*	белок, протеин
P 652	**protein-bound**	proteingebunden	lié aux protéines, lié à la protéine	связанный с протеином
P 653	**protein breakdown**	Eiweißabbau *m*	fractionnement *m* des protéines	расщепление белка
P 654	**protein-containing,** albuminous	eiweißhaltig	contenant de l'albumine	альбуминовый, белковый

P 655	protein metabolisme disorder	Störung f des Eiweißstoffwechsels	trouble m du métabolisme protidique (protéique)	нарушение белкового обмена
P 656	proteolytic enzyme	proteolytisches (eiweißspaltendes) Enzym n	enzyme m protéolytique	протеолитический энзим, энзим расщепляющий белок
	protist	s. P 659		
	protozoal	s. P 658		
P 657	protozoal disease, protozoan disease	protozoäre Erkrankung f	maladie f protozoaire	протозойное заболевание
P 658	protozoan, protozoal	Protozoen..., protozoär	protozoaire	простейший, протозойный
	protozoan	s. a. P 659		
	protozoan disease	s. P 657		
P 659	protozoon, protozoan, protist, single-celled organism, unicellular organism	Protozoon n, einzelliger Organismus m, einzelliges Lebewesen n, Einzeller m, Urtierchen n	protozoaire m, organisme m unicellulaire, unicellulaire m	протозоон, одноклеточный организм, одноклеточное животное, живое существо
P 660	protracted effect (of a drug)	verlängerte (protrahierte) Wirkung f	effet m prolongé	пролонгирующий эффект, удлиненное действие
P 661	protrude the penis / to	ausschachten	faire sortir	выводить
P 662	proud flesh	wildes Fleisch n	chair f morte	дикое мясо
	proven sire	s. P 663		
P 663	proven tested sire, proven sire	[nachkommen]geprüftes Vatertier n	producteur m testé, mâle m testé en progéniture	проверенный по потомству производитель (самец), проверенное мужское животное, проверенный производитель
P 664	proventriculus, glandular stomach	Drüsenmagen m (Vögel)	proventricule m	железистый желудок
	provisional bandage	s. E 130		
P 665	provisional diagnosis	vorläufige Diagnose f	diagnostic m provisoire	предварительный диагноз
	provocation	s. I 301		
P 666	provocative exposure	Provokationsexposition f	exposition f provocatrice	провокационная экспозиция
P 667	proximal phalanx, [long] pastern bone, first phalanx, phalanx prima	Fesselbein n, Phalanx proximalis, Os compedale	os m du paturon, canon m	путовая кость
P 668	proximal sesamoid bones, sesamoid bones	Gleichbeine npl, Ossa sesamoidea	os mpl sésamoïdes [proximaux]	[проксимальные] сезамовидные кости
	pruritus	s. I 314		
	psalterium	s. O 63		
	pseudocowpox	s. M 276		
	pseudocyesis	s. P 673		
P 669	pseudohermaphroditism	Scheinzwittertum n, Pseudohermaphroditismus m	pseudohermaphrodisme m	ложный гермафродитизм, псевдогермафродитизм
P 670	pseudomelanosis	Pseudomelanose f	pseudomélanose f	псевдомеланоз, ложный меланоз
P 671	pseudomembrane, false membrane	Pseudomembran f, Neomembran f	pseudomembrane f, fausse membrane f	псевдомембрана, ложная мембрана, неомембрана
P 672	pseudomucin	Metalbumin n, Pseudomuzin n, schleimähnliche Substanz f	métalbumine f	псевдомуцин, метальбумин, слизоподобное вещество
P 673	pseudopregnancy, false (phantom) pregnancy, pseudocyesis	Scheinträchtigkeit f, Pseudogravidität f	pseudogestation f, pseudogravidité f	ложная беременность
P 674	pseudopregnant animal	scheinträchtiges Tier n	animal m en pseudogestation (gestation imaginaire)	ложнобеременное (псевдобеременное) животное
	pseudorabies	s. A 701		
P 675	pseudoreaction, false (deceptive) reaction	Pseudoreaktion f, unspezifische Reaktion f	pseudoréaction f, réaction f non spécifique	псевдореакция, ложная (неспецифическая) реакция
	pseudorinderpest	s. P 248		
	pseudotuberculosis	s. Y 8		
P 676	pseudotumour, phantom tumour	Scheingeschwulst f, Pseudotumor m	pseudotumeur f	ложная опухоль, псевдоопухоль
P 677	psittacine, parrot	Papagei[vogel] m (Familie Psittacidae)	perroquet m	попугай, попугаевидная птица
P 678	psittacosis, ornithosis	Psittakose f, Ornithose f, Papageienkrankheit f	ornithose f, psittacose f, maladie f des perroquets	пситтакоз, орнитоз, болезнь попугаев
P 679	psoroptic mange, common scab (cattle, sheep), [sheep] scab, body mange	Psoroptesräude f, Körperräude f	gale f psoroptique	кожеедная чесотка, псороптоз
	psychomotor epilepsy	s. B 127		
	psychomotor seizure	s. B 127		
P 680	psychotropic drug	Psychopharmakon n	médicament m psychotrope	психосредство, психотропное средство
	ptilosis	s. F 121		
	ptosis	s. L 137		
P 681	puberty	Pubertät f, Eintritt m der Geschlechtsreife	puberté f	половая зрелость
P 682	puberty rate	Pubertätsrate f	degré m de puberté	процент половой зрелости

P 683	**pubescent animal**	heranwachsendes (geschlechtsreif gewordenes) Tier *n*	animal *m* pubescent (pubère)	половозрелое (растущее) животное
	pubic bone	*s.* P 685		
P 684	**pubic region**	Schamgegend *f*	région *f* pubienne	срамная (лонная, лобковая) область
	pubicridge	*s.* B 491		
P 685	**pubis,** pubic bone	Scham *f*, Schambein *n*, Os pubis	parties *fpl* génitales externes	вульва, лобковая (лонная) кость
P 686	**public health**	Volksgesundheit *f*, öffentliche Gesundheit *f*	santé *f* publique	народное (общественное) здоровье
P 687	**public health pest**	Hygieneschädling *m*	parasite *m* perturbant l'hygiène	санитарный вредитель
P 688	**puerperal disease**	Krankheit *f* im Puerperium, Puerperalkrankheit *f*	maladie *f* puerpérale	заболевание при родах, пуэрперальное заболевание
	puerperal disorder	*s.* P 689		
	puerperal period	*s.* P 449		
	puerperal tetany	*s.* B 206		
P 689	**puerperal trouble,** puerperal disorder	Puerperalstörung *f*	trouble *m* puerpéral	нарушение послеродового периода, пуэрперальное нарушение
P 690	**pullet**	Junghenne *f*	poulette *f*	молодая курица
	pullet disease	*s.* A 739		
P 691	**pullet year**	erste Legesaison *f*	première saison *f* de ponte	первый сезон яйцекладки
	pullorum disease	*s.* F 516		
P 692	**pulmonary acariasis**	Befall *m* mit Lungenmilben	acariasie *f* pulmonaire	поражение легочными клещами
P 693	**pulmonary adenomatosis,** jaagsiekte, lung adenomatosis *(sheep)*	Lungenadenomatose *f*, Jaagsiekte *f*	adénomatose *f* pulmonaire [du mouton], jaagsiekte *f*	легочный аденоматоз
P 694	**pulmonary bed**	Kapillarnetz *n* der Lunge	réseau *m* capillaire des poumons	капиллярная сеть легких, сеть капилляров легких
P 695	**pulmonary calcinosis**	Lungenverkalkung *f*, Kalkablagerung *f* in der Lunge	infiltration *f* calcaire dans les poumons	кальцификация легких, отложение кальция в легких, легочный кальциноз
P 696	**pulmonary circulation**	Lungenkreislauf *m*, pulmonaler (kleiner) Blutkreislauf *m*	circulation *f* pulmonaire, petite circulation	легочный круг кровообращения
P 697	**pulmonary congestion**	Hyperämie *f* der Lunge	hyperémie *f* des poumons	гиперемия легких
	pulmonary heart	*s.* C 827		
	pulmonary lobe	*s.* L 214		
	pulmonary murmur	*s.* R 233		
	pulmonary oedema	*s.* L 284		
P 698	**pulmonary trunk**	Stamm *m* der Lungenarterien, Truncus pulmonalis	tronc *m* pulmonaire (des artères pulmonaires)	ствол легочных артерий
P 699	**pulmonary valve**	Pulmonalklappe *f*	valvule *f* sigmoïde de l'artère pulmonaire	легочный (пульмональный) клапан
P 700	**pulmonary vein**	Lungenvene *f*	veine *f* pulmonaire	легочная вена
P 701	**pulp canal,** root canal	Wurzelkanal *m (Zahn)*	canal *m* radiculaire	корневой канал
P 702	**pulp cavity**	Zahnhöhle *f*, Pulpahöhle *f*, Pulpakavum *n*	cavité *f* dentaire (pulpaire)	полость зуба, зубная полость
P 703	**pulpy-kidney disease,** overeating disease *(sheep)*, Clostridium-perfringenstype D enterotoxaemia	Breinierenkrankheit *f*, Clostridium-perfringens-Typ-D-Enterotoxämie *f*	entérotoxémie *f* type D	инфекционная энтеротоксемия овец, размягченная почка, энтеротоксемия типа Д
P 704	**pulsatile**	pulsierend	pulsatif	пульсирующий
P 705	**pulse**	Puls[schlag] *m*	pouls *m*	пульс, пульсовый удар
P 706	**pulse rate**	Pulsfrequenz *f*	fréquence *f* du pouls	частота пульса
P 707	**pulse-release bolus**	Intervallbolus *m*	bol *m* à (par) intervalle	интервальный болюс
P 708	**punctate appearance,** spotted appearance	geflecktes Aussehen *n (Pathologie)*	apparence *f* tachetée (mouchetée)	пятнистый вид, пятнистость
	punctate bleeding	*s.* P 253		
	punctate haemorrhage	*s.* P 253		
	puncture / to	*s.* C 80		
	puncture	*s.* P 52		
P 709	**punctured wound,** stab wound	Stichwunde *f*	blessure *f* perforante	колотая рана
P 710	**pungent ointment,** blister	scharfe Einreibung *f*, Scharfsalbe *f*, Blister *m*	pommade *f* piquante (brûlante, forte)	острое втирание, острая мазь, блистер
P 711	**pup,** puppy, whelp	Welpe *m*	chiot *m*	щенок
P 712	**pup / to be in**	trächtig sein *(Hund)*	être gravide	быть беременной
	pupillary response	*s.* R 69		
P 713	**pupa**	Puppe *f (Entomologie)*	pupe *f*	куколка
	pupal case	*s.* P 715		
P 714	**pupal stage**	Puppenstadium *n (Entomologie)*	stade *m* de pupe (chrysalide)	стадия куколки
P 715	**puparium,** pupal case	Tönnchenpuppe *f*, Tönnchen *n*, Puparium	chrysalide *f*	пупарий, бочковидная куколка

P 716	**pupate / to**	sich verpuppen *(Entomologie)*	se changer en chrysalide, chrysalider, nymphoser	окукливаться
P 717	**pupation**	Verpuppung *f (Entomologie)*	transformation *f* en chrysalide	окукливание, закукливание
P 712	**pup / to be in**	trächtig sein *(Hund)*	être gravide	быть беременной
	pupillary response	*s.* R 69		
P 718	**pupillary rigidity**	Lichtstarre *f*, Pupillenstarre *f*	rigidité *f* pupillaire, aréfléxie *f*	отсутствие реакции на свет, зрачковая ригидность
P 719	**pupiparous insect**	Insekt *n*, das verpuppungsreife Larven ablegt, pupipares Insekt	insecte *m* dont la chrysalide mature dépose des larves	пупипарное двухкрылое; двухкрылое, отлагающее способное к окукливанию личинки
	puppy	*s.* P 711		
P 720	**puppy bitch**	weiblicher Hund *m* im Alter von sechs bis zwölf Monaten	chienne *f* de six à douze mois d'âge	собака женского пола, в возрасте от 6 до 12 месяцев, сучка
P 721	**pure-bred**	reinrassig	de race pure	чистопородный
P 722	**pure-bred animal**	reinrassiges Tier *n*	animal *m* de race pure	чистопородное животное
P 723	**pure-breed / to**	reinzüchten	élever purement	чисто разводить
P 724	**pure breeding**	Reinzucht *f*	élevage *m* pur	чистокровное разведение
P 725	**pure culture**	Reinkultur *f (Bakterien)*	culture *f* pure	чистая культура
P 726	**pure substance,** reference substances	Reinsubstanz *f*	substance *f* pure	чистое вещество, чистая субстанция
	purgative	*s.* L 89		
P 727	**purgative,** laxative	abführend, laxierend	laxatif	слабительный
	purgative agent	*s.* L 89		
P 728	**purge the intestine / to**	den Darm entleeren (reinigen)	purger l'intestin	опорожнить (чистить) кишечник
P 729	**purging ball,** physic ball, cathartic bolus	Abführbolus *m*, laxierender Bolus *m*	grosse pilule *f* laxative, bol *m* laxatif	слабительный (лаксирующий) болюс
	purify / to	*s.* C 466		
P 730	**purity** *(of a substance)*	Reinheit *f*	pureté *f*	чистота
P 731	**purity standard**	Reinheitsanforderung *f*	demande *f* de pureté, requête *f* de limpidité	требования чистоты
P 732	**purpura**	Purpura *f*, Punktblutungen *fpl*	purpura *m*	точечное кровоизлияние
P 733	**purpura haemorrhagica**	Blutfleckenkrankheit *f*, Morbus maculosus	purpura *m* hémorragique	болезнь кровяных бляшек
	purse	*s.* S 104		
P 734	**purse-string suture,** tobacco bag suture	Tabaksbeutelnaht *f*	suture *f* en bourse	шов табачного кошелка
	pursiness	*s.* C 419		
P 735	**pursy,** broken-winded *(horse)*	dämpfig	asthmatique	запаленный
P 736	**purulent,** suppurative	eitrig, purulent	purulent	гнойный
P 737	**pus,** matter	Eiter *m*, Pus *n*	pus *m*	гной
P 738	**pus cell**	Eiterzelle *f*	pyocyte *m*, cellule *f* du pus	гнойная клетка
P 739	**pustulation**	Pustelbildung *f*	pustulation *f*	образование пустул
P 740	**pustule,** pimple	Pustel *f*, Eiterbläschen *n*	pustule *f*	пустула
	put in animals / to	*s.* S 605		
	put into quarantine / to	*s.* Q 12		
P 741	**put on weight / to**	zunehmen, Gewicht ansetzen	prendre du poids	повысить (поднимать) вес, толстеть
P 742	**putrefaction,** putrescence	Fäulnis *f*, Verwesung *f*	putréfaction *f*	гниение
	putrefactivebacterium	*s.* S 43		
P 743	**putrefy / to,** to rot	faulen, verwesen, verfaulen	putréfier	гнить, тлеть, разлагаться
	putrefying	*s.* P 745		
P 744	**putrefying tissue,** putrescent tissue	faulig-nekrotisches Gewebe *n*	tissu *m* putréfié	гнойно-некротическая ткань
	putrescence	*s.* P 742		
P 745	**putrescent,** putrefying	faulend, verwesend, Fäulnis...	en putréfaction	гниющий, разлагающийся
	putrescent tissue	*s.* P 744		
P 746	**putrid,** rotten, putrified	verfault, verwest, verdorben	putréfié	гнилый, испорченный
	putrid carcass	*s.* P 747		
	putrified	*s.* P 746		
P 747	**putrified carcass,** putrid (rotten) carcass	in Fäulnis übergegangener Tierkörper *m*	carcasse *f* putréfiée	переходящий к гниению труп, гнилой труп
P 748	**put to pasture / to**	auftreiben, austreiben *(Weide)*	mettre en pâturage	выгонять
	putty brisket	*s.* P 560		
P 749	**P-wave**	P-Zacke *f*, Vorhofzacke *f (EKG)*	pic *m* de l'oreillette	П-зубец, преддверный зубец
P 750	**pyaemic hepatitis**	pyämische Hepatitis *f*	hépatite *f* pyémique	пиемический (гнойный) гепатит, гнойное воспаление легких
P 751	**pyknotic nucleus**	pyknotischer Kern *m*	noyau *m* pycnoïde	пикнотическое ядро
P 752	**pyloric antrum**	Pylorusvorhof *m*, Magenabschnitt *m* kranial vom Pylorus	partie *f* de l'estomac en cranial du pylore	отдел желудка, краниальный от пилоруса
P 753	**pyloric dysfunction**	Störung *f* der Pylorusfunktion	disfonction *f* du pylore	нарушение функции пилоруса, дисфункция пилоруса

P 754	**pyloric obstruction**	Verlegung f des Magenausganges, Magenausgangsverschluß m	obstruction f du pylore	перемещение выхода желудка
P 755	**pylorus,** exit from stomach	Magenausgang m, Pylorus m, Magenpförtner m	pylor m, sortie f de l'estomac	выход [из] желудка, пилорус, приватник
	pyogenetic	s. P 756		
P 756	**pyogenic,** pyogenetic	pyogen, eiterbildend	pyogène	пиогенный, гнойный
P 757	**pyogenic bacterium**	Eitererreger m	agent m pyogène	гнойный возбудитель
	pyrexia	s. F 134, F 211		

Q

Q 1	**Q fever,** Query fever	Q-Fieber n, epidemische Bronchopneumonie f	fièvre f Q, coxiellose f	Ку-лихорадка, Q-лихорадка, квинсландская лихорадка
Q 2	**quack / to** (duck, goose)	schnattern	criailler, caqueter	крякать
Q 3	**quack**	Quacksalber m, Kurpfuscher m	charlatan m	знахарь, шаман
Q 4	**quackery**	Quacksalberei f, Kurpfuscherei f	charlatanisme m	знахарство, шаманство
Q 5	**quadruped**	Vierfüßer m	quadrupède m	четвероногое
Q 6	**quadruped**	mit vier Füßen, vierfüßig	quadrupède	четвероногий, с четырмя ногами
Q 7	**quadruplets, quads**	Vierlinge mpl	quadruplés mpl, quadrijumeaux mpl	четверня
Q 8	**quail**	Wachtel f, Conturnix conturnix	caille f	перепелка
Q 9	**quail disease,** ulcerative (ulcerated) enteritis	ulzerative Enteritis f des Geflügels, Quail disease f	entérite f ulcérative des volailles, entérite ulcérative de la volaille	ульцеративный энтерит птиц
Q 10	**quarantinable disease**	Quarantänekrankheit f, quarantänepflichtige Krankheit f	maladie f de quarantaine	карантинное заболевание, карантинная болезнь
Q 11	**quarantinable unit**	quarantänierbare Einheit f (Tiergruppe)	unité f à mettre en quarantaine	карантинируемая единица
Q 12	**quarantine / to,** to place in quarantine, to put into quarantine	in Quarantäne legen, quarantänisieren, unter Quarantäne stellen, isolieren	mettre en quarantaine	ставить на карантин, карантинизировать, наложить карантин
Q 13	**quarantine**	Quarantäne f	quarantaine f	карантин
Q 14	**quarantine area**	Sperrbezirk m	département m en quarantaine	закрытая (карантинная) зона
Q 15	**quarantine kennel**	Quarantänezwinger m	chenil m de quarantaine	карантинный загон (бокс, вольер)
Q 16	**quarantine regulation**	Quarantänevorschrift f	règlement m de quarantaine	положение о карантине
Q 17	**quarantine restriction**	Quarantänebeschränkung f	restriction f de la quarantaine	карантиннее ограничение
Q 18	**quarter** (carcass)	Viertel n	quartier m	четверть
Q 19	**quarter,** wall (hoof, claw)	Trachtenwand f, Seitenwand f	quartier m	пяточная (боковая) стенка
Q 20	**quarter** (udder)	Euterviertel n	quartier m de mamelle	четверть вымя
Q 21	**quarter clip** (horseshoe)	Seitenaufzug m	partie f latérale du sabot	боковой подъем (подкова)
	quarter crack	s. S 32		
	quarter ill	s. B 218		
Q 22	**quarter milk sample**	Viertelgemelkprobe f	prélèvement m de lait de chaque cartier de mamelle	проба надоя (молока) из четверти вымени
Q 23	**quarternary ammonium base**	quarternäre Ammoniumbase f	base f d'ammoniaque quaternaire	квартернальная аммонийная щелочь
	queen / to	s. K 42		
Q 24	**queen**	Bienenkönigin f, Königin f, Weisel m	reine f (des abeilles)	[пчело]матка, королева
	queen breeding	s. Q 25		
	queen raising	s. Q 25		
Q 25	**queen rearing,** queen breeding (raising)	Königinnenzucht f, Weiselzucht f	élevage m de reines	вывод маток, матковыведение, матководство
	Queensland itch	s. C 959		
	Query fever	s. Q 1		
Q 26	**quick freezing,** shock freezing	Schockfrostung f (Fleisch)	congélation f rapide (par choc)	шоковое (быстрое) замораживание
Q 27	**quick lime,** calx, lime (CaO)	Ätzkalk m, Branntkalk m, ungelöschter Kalk m	chaux f vive	едкая (обожженная, негашенная) известь
Q 28	**quick pulse,** accelerated pulse	beschleunigter Puls m	pouls m accéléré	ускоренный пульс
Q 29	**quidding** (horse)	Priemen n, Herausfallen n von Futterbissen	chute f d'aliment au moment de la nutrition	выпадение кусков корма
Q 30	**quill**	Federschaft m, Federkiel m	tuyau m de la plume	перьевой ствол, стержень пера
	quittor	s. Q 31		
Q 31	**quittor of the hoof,** quittor (horse)	Hufknorpelfistel f	fistule f du cartilage du sabot	фистула копытного хряща

R

R 1	rabbit	Kaninchen *n*, Oryctolagus cuniculus	lapin *m*	кролик
	rabbit doe	*s.* D 363		
R 2	rabbit fever, tularaemia *(Francisella tularensis infection)*	Tularämie *f*, Nagerpest *f*, Hasenpest *f*	tularémie *f*	туларемия, чума грызунов
	rabbit house	*s.* R 3		
R 3	rabbit-hutch, rabbit house, hutch, rabbitry	Kaninchenstall *m*, Kaninchenbucht *f*, Kaninchenkäfig *m*	clapier *m* pour lapins	помещение (клетка) для кроликов, крольчатник
	rabbitry	*s.* R 3		
R 4	rabbitry	Kaninchenfarm *f*, größere Kaninchenhaltung *f*	élevage *m* de lapins	кролиководческая ферма
	rabbit snuffles	*s.* S 431		
	rabiate animal	*s.* R 5		
	rabic animal	*s.* R 5		
R 5	rabid animal, rabic (rabiate) animal	tollwütiges Tier *n*	animal *m* enragé	бешеное животное
R 6	rabies, lyssa	Tollwut *f*, Lyssa *f*	rage *f*	бешенство
	rabies vaccine	*s.* A 506		
R 7	rabiform disease	tollwutähnliche (tollwutartige) Krankheit *f*	maladie *f* ressemblant à la rage, maladie rabiforme	бешенствоподобное заболевание
R 8	race	Treibgang *m*	couloir *m*	прогон, трасса, раскол
	race	*s. a.* B 457, S 761		
R 9	racehorse, racing horse, blood stock	Rennpferd *n*	cheval *m* de course (compétition)	скаковая (спортивная) лошадь, рысак, рысистая лошадь
	race of cattle	*s.* B 480		
R 10	race-track	Rennbahn *f*	hippodrome *m*, champ *m* de course	ипподром
R 11	rachitic rosary	rachitischer Rosenkranz *m*	chapelet *m* costal	рахитические четки
R 12	racing dog	Rennhund *m*, Wettkampfhund *m*	chien *m* de concours	гончая (спортивная) собака
R 13	racing heart, galloping heart	rasendes (jagendes) Herz *n*	cœur *m* frénétique	галопирующее (стучащее) сердце
	racing horse	*s.* R 9		
R 14	racing pigeon	Wettkampftaube *f*, Sporttaube *f*	pigeon *m* de compétition (sport)	спортивная голубь
	rack	*s.* F 153		
R 15	radial pulse	an der Vorderextremität gemessener Puls *m*, Radialpuls *m*	pouls *m* radial	пульс, измеряемый у передней конечности, радиальный пульс
R 16	radiate / to	ausstrahlen *(Schmerz)*	répondre, rayonner	распространяться
R 17	radiation injury	Strahlenschädigung *f*, Strahlenschaden *m*	lésion *f* due à la radiation	радиопоражение, лучевое повреждение
R 18	radiation sickness	Strahlenkrankheit *f*	maladie *f* due à la radiation	лучевая болезнь
	radiation therapy	*s.* R 33		
R 19	radical operation	Radikaloperation *f*	opération *f* radicale	радикальная операция
R 20	radioactive contamination	radioaktive Kontamination *f* (Verseuchung)	contamination *f* radioactive	радиоактивная контаминация
R 21	radiobiology	Radiobiologie *f*, Strahlenbiologie *f*	radiobiologie *f*	радиобиология, лучевая биология
R 22	radiochemistry	Radiochemie *f*, Strahlenchemie *f*	radiochimie *f*	радиохимия, лучевая химия
R 23	radiocurable	durch Bestrahlung heilbar	curable par irradiation	излечимый облучением
R 24	radiodense, radiopaque	strahlendicht, strahlenundurchlässig	imperméable à la radiation	лученепроницаемый
R 25	radiodensity	Strahlenundurchlässigkeit *f*	imperméabilité *f* à la radiation	непроходимость для лучей
R 26	radiodiagnosis, X-ray diagnosis	Röntgendiagnose *f*	diagnostic *m* par radiographie	рентгеновский диагноз
	radiograph / to	*s.* T 24		
R 27	radiograph, X-ray picture, roentgenogram, roentgenograph	Röntgenaufnahme *f*	radiographie *f*	рентгеновский снимок
	radiographic examination	*s.* X 5		
R 28	radiographic findings, radiologic findings	Röntgenbefund *m*	résultat *m* radiographique	рентгеновский результат
R 29	radiography, roentgenography	Röntgen *n*, Röntgendarstellung *f*, Radiographie *f*	radiographie *f*	рентген, рентгенография
	radiography	*s. a.* X 5		
R 30	radioiodine	Iod-131 *n*, Radioiod *n*	iode-131 *m*, radioiode *m*	иод 131, радиоактивный иод
R 31	radioiodine labelled	mit Radioiod markiert	marqué au radioiode	меченый радиоактивным иодом
	radiological department	*s.* X 4		
	radiologic findings	*s.* R 28		
	radiology department	*s.* X 4		
	radiolucent	*s.* R 34		
	radiopaque	*s.* R 24		

	radioparent	s. R 34		
R 32	radioscopy, roentgenoscopy, transillumination	Durchleuchtung f, Röntgendurchleuchtung f	transillumination f, diascopie f	рентгеноскопия, просвечивание
R 33	radiotherapy, [ir]radiation therapy	Strahlentherapie f, Strahlenbehandlung f, Bestrahlungstherapie f	radiothérapie f, thérapie f par radiation (irradiation, rayonnement)	лучевая терапия, терапия облучения, облучение, радиотерапия, терапия облучением
R 34	radio-translucent, radiolucent, radio[trans]parent	[röntgen]strahlendurchlässig	perméable à la radiation	лучепропускаемый
	radiotransparent	s. R 34		
R 35	rain gauge	Regenmesser m, Niederschlagsmesser m	pluviomètre m	измеритель осадков
R 36	rain rot (sheep)	Regenfäule f	putréfaction f par la pluie	дождевая гниль, мокнущая экзема
R 37	rain scald (horse)	regenbedingter Haarausfall m (auf dem Rücken)	chute f de poils conditionnée par la pluie	обусловленное дождем выпадение волос
	raise / to	s. R 83		
	raising by hand	s. A 633		
R 38	rale	Rasselgeräusch n	râle m	крепетирующий шум
R 39	ram, tup, male sheep	Schafbock m, Bock m, Widder m	bélier m	баран
	ram hogg	s. H 248		
R 40	ramification, branching, bifurcation	Abzweigung f, Aufzweigung f, Bifurkation f	bifurcation f, dérivation f	ответвление, разветвление, бифуркация
R 41	ram-lamb	Bocklamm n, Lammbock m	chevrau m	ягненок мужского пола, баранчик
R 42	ram mating harness	Geschirr n für einen Deckbock	instrumentation f pour un bélier géniteur	снаряжение для племенного барана
R 43	randomly sampled population	willkürliche Probennahme f in einer Population	échantillon m pris arbitrairement dans une population	спонтанное (выборочное) взятие проб в популяции
R 44	random mating	Zufallspaarung f	saillie f par hazard	случайное спаривание
R 45	random sample	Stichprobe f	échantillon m pris au hazard, épreuve f faite au hazard	выборочная (случайная) проба, выборка
R 46	random sample test	Stichprobenprüfung f	test m d'échantillon pris au hazard	выборочное испытание, испытание выборочных проб, исследование отборных проб
	range	s. R 48		
R 47	range cattle	[extensiv gehaltene] Weiderinder npl	bœufs mpl de pâturage extensif	пастбищный скот
R 48	rangeland, range	Grasland n für extensive Weidehaltung, Naturweideland n	grand pâturage m, surface f de grand pâturage, parcours m	луг для экстенсивного пастбищного содержания
R 49	range of motion	Bewegungsradius m (Gelenk)	angle m de mouvement	радиус подвижности
R 50	range of tolerance	Reaktionsbreite f	ampleur f de la réaction	диапазон (широта) реакции
R 51	rangy animal	leichtrahmiges, hochbeiniges Tier n	animal m sur hautes pattes	легкое, длинноногое животное, стройное животное
	ranula	s. S 13		
	Ranvier's node	s. N 123		
R 52	rapid acting drug	schnellwirkendes Mittel n	médicament m à effet rapide	быстродействующее средство
R 53	rapid agglutination test	Agglutinationsschnelltest m	test m rapide d'agglutination	экспресс-тест агглютинации
R 54	rapid diagnosis	Schnelldiagnose f	diagnostic m rapide	экспресс-диагноз
R 55	rapid fattening, rapid finishing	Schnellmast f	engraissement m rapide	ускоренный (экспрессный) откорм
	rapid growth	s. G 253		
R 56	rapid induction of anaesthesia	Sturznarkose f	anesthésie f à induction rapide	стремительный наркоз
R 57	rapid test	Schnelltest m	test m rapide	экспресс-тест, экспресс-метод
	raptor	s. B 193		
R 58	rare done meat, underdone meat	halbgares Fleisch n, Fleisch „halb durch"	viande f «saignante»	полуваренное мясо
R 59	rarefying osteitis, osteoporosis	Osteoporose f, Knochenschwund m	ostéoporose f, atrophie f osseuse	остеопороз
R 60	rasp the edges of teeth / to, to float the edges of teeth	Zähne raspeln (Pferd)	râper des dents	срезать зубы рашпилем
R 61	rat	Ratte f (Ordnung Rodentia)	rat m	крыса
R 62	rat-bite fever, sodoku	Rattenbißfieber n, Sodoku n	fièvre f de morsure de rat	хейверхильская лихорадка
R 63	rate of lethality, lethality rate	Letalitätsrate f, Sterblichkeitsrate f	taux m de létalité	норма смертности; летательность
	rate of morbidity	s. M 369		
R 64	rate of mortality, mortality rate	Mortalitätsrate f	taux m de mortalité	индекс смертности
	rate of stocking	s. S 713		
	ration	s. F 172		
R 65	ration composition	Rationszusammensetzung f	composition f de la ration	состав рациона
R 66	ration formulation	Rationsgestaltung f	formation f de la ration	формирование рациона

R 67	raw hide	Rohhaut f, ungegerbtes Leder n	peau f brute	кожевенное сырье, сырая кожа
R 68	raw milk	Rohmilch f	lait m brut (cru)	сырое молоко
	reactibility	s. R 72		
R 69	reaction of the pupil, pupillary response	Pupillenreaktion f	réaction f de la pupille	реакция зрачка, зрачковая реакция
R 70	reaction time	Reaktionszeit f	temps m de la réaction	продолжительность реакции
R 71	reactivate / to	reaktivieren	réactiver	реактивировать, восстановить
R 72	reactivity, responsiveness, reactibility	Reaktionsfähigkeit f	capacité f de réaction, réactivité f	реактивность, способность к реакции, реакционная способность
R 73	reactor	Reagent m	réacteur m	реагент, реагирующее животное
R 74	readiness for slaughter	Schlachtreife f		убойный возраст
R 75	readiness to mate	Paarungsbereitschaft f	disponibilité f à l'accouplement	готовность к спариванию
R 76	ready for breeding	zuchtreif	mûr pour la reproduction, en âge de reproduction	половозрелый
	ready for slaughter stock	s. R 78		
R 77	ready to fry food	bratfertiges Lebensmittel n	aliment m prêt à la friture	готовый для жарения пищевой продукт, пищевой полуфабрикат
R 78	ready to kill stock, ready for slaughter stock, fit for slaughter animals	Schlachtvieh n, schlachtreifes Vieh n	animal m prêt à l'abattage	убойный скот
R 79	ready to use drug	gebrauchsfertige Arznei f	médicament m prêt à l'emploi	готовое лекарство
	reagent strip	s. T 91		
	reagin	s. R 80		
R 80	reaginic antibody, reagin	Reagin n	anticorps m réaginique	реагин
R 81	reanimate / to	wiederbeleben	réanimer	оживить
R 82	reanimation attempt	Wiederbelebungsversuch m	essai m de réanimation	попытка возвратить к жизни
R 83	rear / to, to breed, to raise, to grow (animal)	ein Tier aufziehen	élever un animal	выращивать животное
R 84	rear / to (horse)	sich aufbäumen, auf der Hinterhand stehen	se cabrer	становиться на дыбы
R 85	rearing battery (poultry)	Aufzuchtbatterie f	batterie f d'élevage	батерея выращивания
	rearing house	s. G 247		
R 86	rearing loss	Aufzuchtverlust m	perte f d'élevage	потеря выращивания
R 87	rearing of young stock	Jungviehaufzucht f	élevage m de jeunes animaux	выращивание молодняка
R 88	rearing performance	Aufzuchtleistung f	performance f d'élevage	продуктивность выращивания
R 89	rearing period	Aufzuchtphase f	phase f d'élevage	период выращивания
	rear quarters	s. H 229		
R 90	rebreed / to	nachdecken, wieder belegen	resaillir	повторно покрыть
R 91	recently voided urine	frisch abgesetzter Harn m	urine f évacuée récemment	свеже выделенная моча
R 92	recessive character	rezessives (überdecktes) Merkmal n (Tierzucht)	caractère m récessif	рецессивный (скрытый) признак
R 93	recheck	Nachuntersuchung f	réexamen m	повторное исследование
R 94	recidivity	Rezidivierung f, Neigung f zum Rezidiv, Neigung zur Wiedererkrankung f	récidivité f	склонность к рецидивам (новому заболеванию)
R 95	recipe, veterinary prescription	Rezept n, Arzneiverordnung f	ordonnance f, prescription f	рецепт
R 96	reciprocal grooming	Sozialpflege f	soin m d'assistance, soin social	социальный уход
R 97	reclassify / to	neu klassifizieren (einordnen), umklassifizieren	reclassifier	заново классифицировать, переклассифицировать
R 98	record / to (e.g. health data)	aufzeichnen, speichern, sammeln	emmagasiner	записать, собирать, хранить
R 99	record milk / to	Milch kontrollieren (prüfen)	contrôler le lait	контролировать молоко
R 100	record on discharge	Entlassungsbericht m	rapport m de décharge	акт выписки
R 101	recover / to	genesen, sich erholen	guérir	выздороветь
	recover germs / to	s. I 310		
R 102	recovery, convalescence	Wiederherstellung f, Genesung f, Erholung f, Heilungsprozeß m, Rekonvaleszenz f, Restitution f	convalescence f, restitution f	реконвалесценция, реституция, восстановление, выздоровление, процесс заживления
R 103	recovery of embryos	Embryonengewinnung f	gain m d'embryons	получение эмбрионов
R 104	recovery phase	Erholungsphase f; Heilungsphase f (Krankheit)	phase f de convalescence; phase de guérison	реконвалесцентность, фаза восстановления; фаза лечения
	recrudescence	s. F 320		
	rectal ampulla	s. A 316		
	rectal atresia	s. I 53		
R 105	rectal examination, rectal exploration	rektale Untersuchung f	exploration f rectale	ректальное исследование
R 106	rectal manipulation	rektale Kontrolle f (künstliche Besamung)	contrôle m rectal	ректальный контроль, ректальная проверка

	English	German	French	Russian
R 107	**rectal palpation**	rektale Palpation *f*, Abtastung *f* durch das Rektum	toucher *m* rectal	ректальная пальпация, ощупывание через прямую кишку
R 108	**rectal probe**	Stab *m* für rektale Trächtigkeitsdiagnose *(Schaf, Ziege)*	sonde *f* pour le diagnostic rectal de gestation	прибор для ректального диагноза суягости
R 109	**rectal prolapse**	Mastdarmvorfall *m*	prolapsus *m* du rectum	выпадение прямой кишки
R 110	**rectal tear**	Riß *m* in der Rektumschleimhaut, Mastdarmverletzung *f*	blessure *f* rectale	разрыв слизистой прямой кишки, повреждение прямой кишки
R 111	**rectal temperature**	Rektaltemperatur *f*	température *f* rectale	прямокишечная (ректальная) температура
	rectrix	s. T 12		
R 112	**recumbency**	liegende Stellung *f*, Festliegen *n*	position *f* couchée	лежачее положение, залеживание
R 113	**recumbent cow**, procumbent cow	festliegende Kuh *f*	vache *f* immobilisée	залегшая корова
R 114	**recumbent horse**	abgelegtes (abgeworfenes) Pferd *n*	cheval *m* couché	фиксированная (уложенная) лошадь
	recur / to	s. R 151		
R 115	**recurrence of a disease**, relapse, recurrency	Wiedererkrankung *f*, Rückfall *m*, Rezidiv *n*	récidive *f*, rechute *f*	повторное заболевание, возврат, рецидив
	recurrency	s. R 115		
	recurrent	s. R 152		
R 116	**recurrent colic**	rezidivierende (wiederkehrende) Kolik *f*	colique *f* récidivante	рецидивирующая (возвратная) колика
R 117	**recurrent disease**, recurring disease	rezidivierende (zurückkehrende) Krankheit *f*	maladie *f* récidive	рецидивирующее (возвратное) заболевание
	recurrent iridocyclitis	s. P 211		
	recurring disease	s. R 117		
R 118	**recycled animal waste**	wiederverwendete Abfallprodukte *npl* [der Tierproduktion], verwertete Abfallprodukte *npl*	détritus *mpl* [de la production animale] réutilisés	вновь используемые отходы [животноводческого производства]
	redblood corpuscule	s. E 274		
R 119	**red deer**	Rothirsch *m*, Rotwild *n*, Cervus elaphus	cerf *m* rouge	благородный олень
	reddening of the skin	s. E 273		
R 120	**red disease** *(pike, carp etc.)*	Rotseuche *f*	épizootie *f* rouge	рожа
	rede	s. A 52		
	red fever	s. S 924		
R 121	**redia**	Redie *f* *(Parasitologie)*	rédie *f*	редия
R 122	**red meat abattoir**	Schlachthof *m* für Säugetiere	abattoir *m* pour mammifères	бойня для млекопитающих
R 123	**red mite**, roost (nocturnal, spider) mite	Rote Vogelmilbe *f*, Dermanyssus gallinae	sarcopte *m* (mite *f*) rouge des oiseaux	красный птичий клещ
R 124	**red mouth disease in trout**	Rotmaulkrankheit *f* der Forelle, Yersinia ruckeri	yersiniose *f* de la truite	болезнь красного рта форелей, ярсиниоз форелей
	redness	s. E 273		
R 125	**red pulp**, splenic pulp	Milzpulpa *f*, rote Pulpa *f*	pulpe *f* rouge, boue *f* splénique	селезеночная (красная) пульпа
	redressement	s. D 437, R 198, R 199		
R 126	**reduce a fracture / to**	einen Knochenbruch richten, eine Fraktur einstellen	réduire une fracture	вправить перелом костей, вправить фрактуру
R 127	**reduce a joint / to**	ein Gelenk wieder einrenken	remboîter (remettre) une articulation	вправить сустав
R 128	**reducible**	reponierbar, reponibel, zurückführbar, wiedereinrichtbar	réductible	репонирующий, возвратимый
	reduction	s. R 198, R 199		
R 129	**reduction of a prolapse**	Reposition *f* eines Prolaps	reposition *f* d'un prolapsus	вправление пролапса
R 130	**reef / to**	raffen *(Gewebe, Chirurgie)*	enlever	собирать в складки
	reef knot	s. S 865		
R 131	**reepithelialize / to**	reepithelisieren, wieder mit Epithel bedecken	rééépithéliser	реэпителизировать, вновь покрыть эпителием
	reference substances	s. P 726		
R 132	**reference value**	Vergleichswert *m*, Normwert *m*	valeur *f* de référence	сравнительные данные, нормы
R 133	**reflex / without**	reflexlos	sans réflexe	безрефлексный, нечувствительный
R 134	**reflex chain**	Reflexkette *f*	chaîne *f* de réflexes	рефлекторная цепь
R 135	**reflex disturbance**, parareflexia	Reflexstörung *f*	trouble *m* de réflexe	нарушение рефлекса
R 136	**refractory**	unempfindlich, refraktär	insensible	нечувствительный
R 137	**refractory**	widerstandsfähig, nicht anfällig	résistant, réfractaire	устойчивый
R 138	**refractory disease**	hartnäckige (nicht beeinflußbare) Krankheit *f*	maladie *f* opiniâtre (réfractaire)	не подлежащая влиянию болезнь
R 139	**refresh a wound / to**	eine Wunde auffrischen	aviver une blessure (plaie)	освежить рану

R 140	**refusal of service**	Deckverweigerung f, Verweigerung f des Sprunges	refus m de la saillie	отказ от садки (случки)
	refuse	s. W 11		
	refuse feed / to	s. R 150		
	regional anaesthesia	s. L 216		
R 141	**regional lameness**	Lahmheit f eines bestimmten Extremitätenabschnittes	claudication f régionale	хромота определенного отдела конечности
R 142	**regional lymph node,** associated lymph node	regionärer Lymphknoten m	ganglion m régional	регионарный (местный) лимфатический узел
	region of dullness	s. A 573		
R 143	**regressing,** retrogressive	in Rückbildung begriffen	régressif	регрессивный, в состоянии инволюции
R 144	**regulation disease**	Regulationskrankheit f	maladie f de la régulation	регуляционное заболевание
	regulation of oestrus	s. C 793		
R 145	**rein**	Zügel m	rêne m	поводья
R 146	**reindeer,** caribou	Ren[tier] n, Karibu n, Rangifer tarandus	renne m	северный олень
R 147	**reinforce / to,** to build up	stärken, kräftigen (Gesundheit)	renforcer	крепить, усилить
R 148	**reinforcement of a dip,** dipping-out	Zugabe f von einem Präparat in das Bad (Erhöhung der Konzentration)	supplément m d'une préparation dans le bain	добавка препарата в ванну
R 149	**reintroduction of a virus**	Wiedereinschleppung f eines Virus	réintroduction f d'un virus	повторный занос вируса
R 150	**reject feed / to,** to refuse feed	Futter verweigern	refuser l'aliment	отказаться от корма
R 151	**relapse / to,** to recur	wiederauftreten, wiederkehren (einer Krankheit)	réapparaître	появиться вновь
	relapse	s. R 115		
R 152	**relapsing,** recurrent	rückfällig	récidiviste	возвратный, повторяющийся
R 153	**relapsing fever**	Rückfallfieber n	fièvre f récurrente	возвратная лихорадка
	related by blood	s. C 726		
	relationship	s. D 402		
R 154	**relaxant** (agent)	Relaxans n	relaxant m	расслабляющее, релаксант
	relaxation suture	s. T 78		
	relaxed position	s. R 245		
	release / to	s. L 130, T 280		
R 155	**release from quarantine / to**	aus der Quarantäne entlassen	sortir de la quarantaine	снять с карантина
R 156	**release of vasoactive amines**	Freisetzung f von vasoaktiven Aminen	dégagement m (libération f) d'amines vasoactives	освобождение сосудистоактивных аминов
	releaser	s. R 157		
R 157	**releasing factor,** releaser, releasing hormone	Freisetzungfaktor m, Releasing-Hormon n (Neurophysiologie)	releasing-hormone f	фактор освобождения, релизинг-фактор, фактор выявления
	releasing hormone	s. R 157		
	releasing mechanism	s. T 279		
	releasing threshold	s. T 281		
R 158	**reliability of a method**	Zuverlässigkeit f einer Methode	fidélité f d'une méthode	надежность метода
	relief of pain	s. A 6, M 330		
R 159	**relieve congestion / to**	Blutstauung beseitigen	supprimer une congestion	устранить застой [крови]
	relievepain / to	s. E 22		
R 160	**remains of feedstuffs**	Futterreste mpl	restes mpl alimentaires	остатки корма
R 161	**remedial,** curative, therapeutic, medicinal	Heilmittel..., heilend, kurativ, therapeutisch	curatif	лечебный
R 162	**remedial therapy,** medicamentous treatment	medikamentelle (medikamentöse) Therapie f, Behandlung f mit Arzneimitteln	thérapie f médicamenteuse	лечение медикаментами
R 163	**remedy for external application**	Arznei f für äußerliche Anwendung	médicament m à usage externe	лекарство для наружного применения
R 164	**remedy of choice**	Präparat (Medikament) n der Wahl	remède (médicament) m au choix	препарат по выбору
R 165	**remission**	Abklingen n (Krankheitssymptome)	disparition f des symptômes d'une maladie	исчезновение симптомов заболевания
R 166	**remittent fever**	remittierendes Fieber n (Tagesdifferenz 1,5 °C)	fièvre f rémittente	ремитирующая лихорадка
R 167	**remounts**	Pferdebestand m der Armee	effectif m équin de l'armée	ремонты, состав лошадей армии
	removal of positive reactors	s. R 168		
R 168	**removal of reactor animals,** removal of positive reactors	Aussonderung f von Reagenten	suppression f de réacteurs	отделение реагентов
	removal of stitches	s. S 902		
R 169	**removal without risk,** riskless removal	unschädliche Beseitigung f	suppression f sans risque	безвредное уничтожение
	remove / to	s. C 1005		
R 170	**remove quarantine / to,** to lift quarantine	die Quarantäne aufheben	lever la quarantine	снимать карантин
R 171	**remove the stitches / to**	Fäden ziehen (Chirurgie)	enlever les fils	снять шов

R 172	remove warbles / to	abdasseln	détruire les œstres, enlever les larves	удалить личинки подкожного овода
R 173	renal	Nieren..., renal	rénal	почечный
	renal adipose capsule	s. A 150		
R 174	renal blood flow	Nierendurchblutung f	irrigation f sanguine des reins	кровоснабжение почек
R 175	renal calculus, kidney stone, nephrolith	Nierenstein m	calcul m rénal	почечный камень
R 176	renal cast, urine cylinder	Harnzylinder m	cylindre m urinaire	мочевой цилиндр
	renal cast	s. a. U 78		
R 177	renal clearance	Nieren-Clearance f, renale Clearance f	clairance f urinaire, clearance f rénale	почечный клиренс, клиренс почек, коэффициент очищения почек
R 178	renal embolism	Embolie f der Niere	embolie f rénale	эмболия почек
	renal failure	s. K 28		
	renal function test	s. K 29		
R 179	renal medulla	Nierenmark n	zone f médullaire du rein	мозговое вещество почек
R 180	renal pelvis, kidney pelvis	Nierenbecken n	bassinet m	почечная лоханка
R 181	renal tubule	Nierentubulus m	tube m rénal	почечный тубус
R 182	render fat / to, to melt down	Fett auslassen, Fett schmelzen	fondre de la graisse, faire fondre	топить жир
	rennet	s. A 52		
R 183	rennet, rennin, chymosin	Lab n, Labferment n	présure f	сычужный фермент
R 184	rennetability	Labfähigkeit (Milch)	pouvoir m de présure	способность свертывания, пригодность к сыроварению
R 185	rennet coagulation	Labgerinnung f	coagulation f de présure	свертывание сычужным ферментом
R 186	renneting time	Labzeit f, Dicklegungszeit f (Milch)	temps m de présure	срок закваски, продолжительность сычужной коагуляции
	rennin	s. R 183		
	reparative surgery	s. P 354		
R 187	repeat-breeder cow	umrindernde Kuh f	vache f en chaleur répétitive, vache en chaleurs répétitives	корова повторно пришедшая в охоту, корова, пришедшая повторно в охоту
R 188	repeat-breeder sow	Umrauscher f	truie f en état de retour de l'œstrus	вторичная охота свиноматки
R 189	repeated dosing	Nachdosierung f	dose f répétée	дододозировка, дополнительная дозировка
R 190	repeated insemination, second insemination	Nachbesamung f	réinsémination f	повторное осеменение
	repellent	s. I 197		
	repellent agent	s. I 197		
R 191	repell the flies / to, to ward off the flies	Fliegen abwehren	repousser les mouches	отпугать мух
	replacement animals	s. R 194		
R 192	replacement heifer	Zutreterfärse f, Nachzuchtfärse f	génisse f de remplacement	ремонтная нетель
R 193	replacement rate, turnoff rate	Reproduktionsrate f (einer Herde)	pourcentage (taux) m de reproduction	процент репродукции (воспроизводства), норма репродукции, темп воспроизводства стада
R 194	replacement stock, replacement animals	Zutreter mpl, Nachzuchttiere npl, Reproduktionstiere npl	femelles fpl sélectionnées pour le développement d'un effectif de reproduction	ременты
R 195	replenishment of a dip, topping-up a dip	Nachfüllen n eines Bades (Ektoparasitenbekämpfung)	remplissage m d'une baignoire	дополнение ванны
R 196	repopulation	Bestandsneubildung f, Einführung f in einen zuvor geräumten Bestand	repopulation f, repeuplement m	создание нового стада
R 197	reporting system	Meldesystem n	système m de déclaration	система рапорта
R 198	reposition, redressement, reduction	Einrenkung f (eines Gelenkes), Reposition f	reposition f, remboîtement m, réduction f (d'une articulation)	репозиция (сустава), вправление вывиха
R 199	reposition, reduction, redressement	Knochenbrucheinrichtung f	reposition (réduction) f d'une fracture	костоправление, репозиция перелома костей
	reproduce / to	s. P 630		
R 200	reproduction, propagation, generation	Fortpflanzung f, Vermehrung f	reproduction f	репродукция, воспроизводство
	reproductive	s. G 65		
R 201	reproductive capacity, reproductive potential	Fortpflanzungsvermögen n, Reproduktionspotential n	potentiel m de reproduction	воспроизводительная способность, способность воспроизводства
R 202	reproductive disorder	Fruchtbarkeitsstörung f, Fortpflanzungsstörung f	trouble m de reproduction	нарушение воспроизводства
R 203	reproductive failure	Reproduktionsausfall m, Reproduktionsversagen n	échec f de la reproduction	воспроизводственная неудача

R 204	**reproductive life span**	Nutzungsdauer *f*	durée *f* d'utilisation	пользовательный (репродукционный) срок, срок использования
R 205	**reproductive performance**	Fortpflanzungsleistung *f*, Reproduktionsleistung *f*	performance *f* de reproduction	воспроизводительная продуктивность, репродукторная мощность
	reproductive potential	*s.* R 201		
R 206	**reptile**	Reptil *n*, Kriechtier *n (Klasse Reptilia)*	reptile *m*	рептилия, пресмыкающее
R 207	**require treatment / to**	einer Behandlung bedürfen, eine Behandlung erfordern	nécessiter un traitement	нуждаться в лечении, требовать лечения
	reserve blood	*s.* R 213		
	reserve host	*s.* R 208		
R 208	**reservoir host,** reserve (supplemental) host	Reservewirt *m*, Ersatzwirt *m*, Ausweichwirt *m*	hôte *m* de réserve	резервный (дополнительный) хозяин
R 209	**reservoir of virus**	Virusreservoir *n*	réservoir *m* de virus	резервуар вируса
R 210	**resident parasite,** autochthonous (autochthonal) parasite	autochthoner (einheimischer) Parasit *m*	parasite *m* autochtone	аутохтонный (отечественный) паразит
R 211	**residual**	Rest...	résiduel	остаточный
R 212	**residual action**	Residualwirkung *f*	action *f* résiduelle	остаточное действие
R 213	**residual blood,** reserve blood	Reserveblut *n*, Restblut *n*	sang *m* de réserve	резервная кровь
R 214	**residual nitrogen**	Reststickstoff *m*, Rest-N *m*	nitrogène (azote) *m* résiduel	остаточный азот
R 215	**residual pathogenicity**	Restpathogenität *f*	pathogénicité *f* résiduelle	остаточная патогенность
R 216	**residual spraying**	Sprühbehandlung *f* mit Langzeitwirkung	traitement *m* aérosol avec effet à long terme	орошение с длительным действием
R 217	**residual urine**	Restharn *m*, Residualharn *m*	urine *f* résiduelle	резидуальная моча, остаток мочи
R 218	**residue**	Rückstand *m*, Rest *m*	résidu *m*	остаток, остаточное вещество
R 219	**resistant**	resistent	résistent	резистентный
R 220	**resonating organ**	Resonanzorgan *n*	organe *m* de résonance	резонансный орган
R 221	**resorption-formation sequence**	Ablauf *m* der Knochenbildung	résorption *f* de l'ostéogenèse (l'ossification)	система (течение, ход) образования костей
R 222	**respiration,** breathing	Atmung *f*	respiration *f*	дыхание
	respiration rate	*s.* B 453		
R 223	**respirator, dust (protective) mask**	Atem[schutz]maske *f*, Atemschutzgerät *n*	masque *m* à respiration, masque de protection	защитная маска, защитный прибор
R 224	**respiratory acidosis**	respiratorische Azidose *f*	acidose *f* respiratoire	респираторный ацидоз
R 225	**respiratory airflow**	Atem[luft]strom *m*	flux *m* de l'air de respiration	поток дыхательного воздуха
R 226	**respiratory arrest,** breathholding, cessation of respiration, asphyxia, apnoea	Atemstillstand *m*	arrêt *m* respiratoire	остановка дыхания
R 227	**respiratory centre**	Atmungszentrum *n*	centre *m* respiratoire	дыхательный центр, центр дыхания
R 228	**respiratory chain** *(biochemistry)*	Atmungskette *f*	chaîne *f* respiratoire	дыхательная цепь
R 229	**respiratory disease**	respiratorische Erkrankung *f*	maladie *f* respiratoire	респираторное заболевание
	respiratory distress	*s.* S 291		
R 230	**respiratory exchange ratio,** respiratory quotient	Respirationsrate *f*, respiratorischer Quotient *m*	quotient *m* respiratoire	дыхательный (респираторный) коэффициент
	respiratory frequency	*s.* B 453		
R 231	**respiratory infection**	Atemweginfektion *f*	infection *f* des voies respiratoires	инфекция дыхательного пути
R 232	**respiratory metabolism**	Atmungsstoffwechsel *m*	métabolisme *m* respiratoire	респираторный метаболизм, дыхательный обмен веществ
R 233	**respiratory noise,** sound of breathing, pulmonary murmur	Atemgeräusch *n*	bruit (murmure) *m* respiratoire	дыхательный шум
R 234	**respiratory organs,** respiratory tract	Atmungsorgane *npl*, Respirationsapparat *m*, Respirationstrakt *m*	organes *mpl* respiratoires, appareil *m* respiratoire	органы дыхания, респираторный аппарат (тракт)
R 235	**respiratory poison**	Atemgift *n*	poison *m* respiratoire	дыхательный яд
	respiratory quotient	*s.* R 230		
	respiratory tract	*s.* R 234		
	respire / to	*s.* B 451		
R 236	**respondent behaviour**	Antwortverhalten *n (Physiologie, Reflexe)*	comportement *m* de réponse	ответное поведение
R 237	**respond to a treatment / to**	auf eine Behandlung ansprechen	répondre à un traitement	отвечать на лечение
	response to fright	*s.* F 556		
	responsiveness	*s.* R 72		
R 238	**resting ECG**	Ruhe-EKG *n*	ECG *m* de repos	электрокардиограмма покоя
R 239	**resting form**	Dauerform *f*, Ruheform *f*	forme *f* permanente	постоянная форма
R 240	**resting heart rate**	Ruheherzfrequenz *f*	rythme *m* cardiaque de repos, régime *m* du cœur reposé	сердцебиение в покое
R 241	**resting period**	Ruhephase *f*, Ruhezeit *f*	période *f* de repos	фаза покоя, период отдыха

	resting stage	s. D 390		
R 242	restlessness	Ruhelosigkeit f, Unruhe f	agitation f, nervosité f	беспокойство
R 243	restock / to (with animals)	aufstocken, Viehbestand ergänzen	repeupler	пополнять (увеличить) скотом
	restocking	s. I 86		
R 244	restore blood volume / to	Blutvolumen auffüllen	rétablir le volume sanguin	дополнить объем крови
R 245	rest position, relaxed position	Ruhestellung f	position f de repos	зафиксированное положение, состояние покоя
R 246	restrain / to	fesseln, eine Zwangsmaßnahme durchführen	maîtriser, contenir	сковать, путать, принимать принудительную меру
	restraining chute	s. C 420		
	restraint of animals	s. I 24		
	restricted drug	s. P 543		
R 247	restricted feeding, limited feeding	restriktive Fütterung f, Restriktionsfütterung f	alimentation f limitée	рестриктивное (ограниченное) кормление
	resuture	s. S 120		
R 248	retained corpus luteum	nicht zurückgebildeter Gelbkörper m, persistierender Gelbkörper m	corps m jaune persistant	персистирующее (не преобразованное) желтое тело
	retained placenta	s. R 255/6		
	retaining stitch	s. S 664		
R 249	retard / to	hemmen, verzögern, retardieren	retarder	задержать, замедлить, ретардировать
R 250	retardation	Verzögerung f, Entwicklungshemmung f, Retardierung f, Zurückbleiben n	retardement m, ralentissement m	задержание, замедление, ретардирование, отставание
R 251	retarded	verzögert, retardiert, in der Entwicklung zurückgeblieben	retardé, sous-développé	замедленный, ретардированный
R 252	retarded foetus	unterentwickelter Fetus m	fœtus m retardé (sous-développé)	недоразвитый плод
R 253	retarded growth	retardiertes (verzögertes) Wachstum n	croissance f retardée	замедленный рост (задержанный, ретардный) рост
R 254	retch / to	würgen	avoir des haut-le-cœur	душить
R 255/6	retention of placenta, retained placenta	Nachgeburtsverhaltung f, Plazentaretention f	rétention f placentaire	задержание последа
	retention of urine	s. I 307a		
R 257	reticular cell	Retikulumzelle f	cellule f du tissu réticulé	ретикулярная клетка
	reticular fibre	s. L 87		
	reticular groove	s. O 31		
	reticulin fibre	s. L 87		
R 258	reticulum, honeycomb bag, second stomach	Netzmagen m, Haube f, Retikulum n	bonnet m	сетка
	retinal detachment	s. D 180		
	retinol	s. V 166		
R 259	retransfusion, autotransfusion	Eigenbluttransfusion f	retransfusion f	переливание собственной крови
R 260	retrieve / to, to fetch	apportieren	rapporter	аппортировать
	retrogressive	s. R 143		
R 261	returned effect (of a poison)	paradoxe Wirkung f	effet m contraire	парадоксальное действие
R 262	return to oestrus / to	umrindern (Rind); umbocken (Schaf, Ziege); umrauschen (Schwein); umrossen (Pferd)	revenir au stade de l'œstrus	повторно охотиться
R 263	revaccination	Wiederimpfung f, Revakzinierung f	revaccination f	ревакцинация, ревакцинирование, повторная прививка
	reversion	s. A 668		
	R-form	s. R 297		
	rhagade	s. C 350		
	rhodanide	s. T 122		
	Rhodesian tick fever	s. E 23		
R 264	rich in protein	eiweißreich	riche en protéines	богатый белком
	rich milk	s. W 81		
R 265	rickets	Rachitis f	rachitisme m	рахит
	rickettsial disease	s. R 266		
R 266	rickettsiosis, tick-borne fever, rickettsial disease	Rickettsiose f, Zeckenfieber n	rickettsiose f, coxiellose f	риккетсиоз
	ridgling	s. C 946		
R 267	riding horse; saddle horse	Reitpferd n	cheval m de course	верховая лошадь
R 268	riding school	Reitschule f	école f de cavalerie	школа верховой езды
R 269	Rift Valley fever	Rift-Tal-Fieber n, enzootische Leberentzündung f	fièvre f de la vallée du Rift, hépatite f enzootique	лихорадка долины Рифт, энзоотический гепатит крупного рогатого скота, энзоотическое воспаление печени
R 270	rig (pig)	Binneneber m, Spitzeber m	verrat m cryptorchide	крипторхидный хряк, хряк-крипторх

R 271	**right-sided heart failure**	rechtsseitiges Herzversagen *n*	défaillance *f* du côté droit du cœur	правосторонняя сердечная недостаточность
	rigid bandage	*s.* T 166		
R 272	**rigor mortis,** cadaveric rigidity	Totenstarre *f*	rigidité *f* cadavérique	трупное окоченение
R 273	**rind**	Schwarte *f*	croûte *f*	шкура
R 274	**rinderpest,** cattle plague	Rinderpest *f*	peste *f* bovine	чума крупного рогатого скота
	ring knife	*s.* F 261		
R 275	**ring vaccination**	Ringimpfung *f*	vaccination *f* en anneau	вакцинация вокруг очага, круговая вакцинация
	ringworm	*s.* T 277		
R 276	**rise in temperature,** temperature rise	Temperaturanstieg *m*, Temperaturerhöhung *f*	élévation *f* de température	повышение (поднятие) температуры
R 277	**rise in titre**	Titeranstieg *m*	hausse (élévation) *f* du titre	повышение титра
	risk	*s.* H 90		
R 278	**risk animal**	Risikotier *n*, gefährdetes Tier *n*	animal *m* en péril	животное, подверженное риску заражения
	riskless removal	*s.* R 169		
R 279	**risk of infection,** danger of infection	Infektionsgefahr *f*	risque (danger) *m* d'infection	опасность инфекции
	risk population	*s.* P 415		
	roach back	*s.* K 53		
	roam / to	*s.* S 751		
R 280	**roaring,** laryngeal hemiplegia *(horse)*	Kehlkopfpfeifen *n*	paralysie *f* de larynx	свистящее удушье
R 281	**roaster**	schweres Jungmastgeflügel *n*	jeune poulet *m* de consommation lourd, poulet à rôtir lourd	тяжелый откормочный молодняк птиц
R 282	**rod cell** *(eye)*	Stäbchenzelle *f*	cellule *f* à bâtonnet	палочковидная клетка
R 283	**rodent,** gnawing animal, simplicidentate	Nagetier *n*, Nager *m (Ordnung Rodentia)*	animal *m* rongeur, rongeur *m*	грызун
R 284	**rodent control**	Schadnagerbekämpfung *f*	lutte *f* raticide	борьба с грызунами
	rodenticidal agent	*s.* R 285		
R 285	**rodenticide** *(agent)*, rodenticidal agent	Rodentizid *n*, Mittel *n* gegen Schadnager	raticide *m*	родентицид, средство против грызунов, средство для дератизации
R 286	**rod-shaped bacterium**	stäbchenförmiges Bakterium *n*, Stäbchen *n*	bactérie *f* en forme de bâtonnet[s]	палочковидная бактерия, палочка
R 287	**roentgenize / to,** to X-ray	bestrahlen	irradier par les rayons X	облучать рентгеном
	roentgenize / to	*s. a.* T 24		
	roentgenogram	*s.* R 27		
	roentgenograph	*s.* R 27		
	roentgenography	*s.* R 29		
	roentgenoscopy	*s.* R 32		
	roentgen ray	*s.* X 2		
R 288	**roller flask**	Rollrandflasche *f (Zellkultur)*	flacon *m* à bord roulé	роллерная бутылка, роллерный флакон
R 289	**Roller-tube culture**	Roller-tube-Kultur *f (Zellkultur)*	culture *f* en tube de Roller	роллерно-тубусная культура
	roost mite	*s.* R 123		
	root canal	*s.* P 701		
R 290	**root of the mesentery,** mesentery root	Gekrösewurzel *f*	racine *f* du mésentère	корень брыжейки (мезентерия)
	root of the tail	*s.* T 14		
R 291	**rostral plane** *(pig)*	Dorsalfläche *f* des Rüssels	surface *f* dorsale du groin	дорзальная поверхность хобота
	rostrum	*s.* S 428		
	rot / to	*s.* P 743		
R 292	**rot,** decay	Fäulnis *f*, Verwesung *f*, Verfall *m*	putréfaction *f*, décomposition *f*	гниение, тление, разложение, распад
	rotary joint	*s.* T 287		
R 293	**rotary milking parlour,** rotolactor	Melkkarussell *n*, Karussellmelkstand *m*	rotolactor *m*, manège *m* de traite	конвейерно-кольцевая доильная установка
R 294	**rotational crossbreeding**	Rotationskreuzung *f*	croisement *m* en rotation	ротационное скрещивание, ротационный кроссбридинг
R 295	**rotational grazing,** controlled grazing	Rotationsweide *f*, Umtriebsweide *f*	pâturage *m* tournant (par rotation)	пастбищеоборот, ротационное пастбище
	rotation joint	*s.* T 287		
	rotolactor	*s.* R 293		
	rotten	*s.* P 746		
	rotten carcass	*s.* P 747		
R 296	**roughage,** forage, coarse fodder (feed)	Rauhfutter *n*; Grobfutter *n*	fourrage *m* grossier, ballast *m*	грубый корм
R 297	**rough colony,** R-form	rauhe Kolonie *f*, R-Form *f*	colonie *f* jaune, forme *f* R	рыхлая колония, R-форма
	rough hair	*s.* S 247		
R 298	**rough pasture**	Magerweide *f*	pâturage *m* rocailleux	бедное пастбище
	rouleaux formation	*s.* S 395		

R 299	**round ended probe**	Knopfsonde f	sonde f boutonnée (à boutons)	пуговчатый зонд
R 300	**round heart disease,** egg heart disease *(poultry)*	enzootischer Herztod m der Hühner, Rundherzkrankheit f	maladie f enzootique du cœur rond des volailles, maladie du cœur rond	энзоотическая сердечная смерть кур, болезнь круглого сердца
R 301	**round needle,** curved needle, taperpoints	Rundnadel f	aiguille f ronde (courbée)	круглая игла
R 302	**round up animals / to**	Tiere zusammentreiben	rassembler les animaux	собирать (сгонять) животных
	roundworm	s. N 55		
	roup	s. A 731, A 741		
	route of administration	s. M 346		
R 303	**route of infection**	Infektionsweg m	voie f d'infection	путь заражения
R 304	**route of inoculation**	Impfmethode f	méthode f d'inoculation, méthode de vaccination	метод прививки
R 305	**routine examination**	Routineuntersuchung f	examination f de routine	обычное (рутинное) исследование
R 306	**rubber bandage**	Gummibandage f	bandage m (bande f) caoutchoutée	резиновый бинд
R 307	**rubber glove**	Gummihandschuh m	gant m en caoutchouc	резиновая перчатка
R 308	**rubber matting**	Gummimattenbelag m (einstreulose Haltung)	revêtement m du sol en caoutchouc	резиновое покрытие *(при бесподстилочном содержании)*
	rubber ring method of castration	s. C 213		
	rubbers	s. S 93		
	rubber stall	s. C 845		
R 309	**rubefacient [agent]**	hautreizendes Mittel n	épispastique m	кожераздражающее средство
R 310	**rudimentary organ,** vestigial organ	rudimentäres (verkümmertes) Organ n	organe m rudimentaire	рудиментарный орган
R 311	**ruffled feathers**	aufgeplustertes Gefieder n	plumage m ébouriffé	взъерошенное оперение
R 312	**rugose skin**	faltige Haut f	peau f ridée	складчатая кожа
R 313	**rugosity**	starke Hautfaltenbildung f	rugosité f	сильная складчатость кожи
R 314	**rumen,** paunch, first stomach	Pansen m, Rumen m	panse f, rumen m	рубец
	rumenal	s. R 325		
R 315	**rumen atony,** atony of the rumen, ruminal atony	Pansenatonie f	atonie f de la panse	атония (безподвижность) рубца
	rumen digestion	s. R 316		
R 316	**rumen fermentation,** rumen digestion	Pansenverdauung f, Pansengärung f	fermentation f au niveau du rumen	рубцовое переваривание
R 317	**rumen fluid,** rumen liquor, ruminal fluid	Pansensaft m, Pansenflüssigkeit f	suc m de la panse	рубцовый сок, рубцовая жидкость
R 318	**rumen impaction,** overfilling of the rumen, overeating disease	Pansenverstopfung f, Anschoppung f im Pansen	bouchage m du rumen	закупорка (переполнение) рубца
R 319	**rumen ingesta**	Panseninhalt m	contenu m de la panse	содержимое рубца
R 320	**rumen ingesta transfer,** cud transfer	Übertragung f von Panseninhalt	transfert m du contenu de la panse	перенесение содержания рубца
	rumen inoculation	s. I 265		
	rumen liquor	s. R 317		
R 321	**rumen motility**	Pansenbewegungen fpl, Motilität f des Pansens, Pansenmotorik f	motilité f de la panse	движение (моторика) рубца
R 322	**rumenotomy**	Pansenschnitt m, Pansenöffnung f	incision f de la panse	рассечение (раскрытие) рубца
R 323	**rumen passage feed proteins,** non-degraded feed proteins	ruminale Durchflußproteine npl	protéines fpl de débit ruminales	проточные желудочные протеины
R 324	**rumen stasis**	Pansenstase f, Pansenruhe f	stase f de la panse	стаз (безподвижность) рубца
	rumen tympany	s. B 249		
R 325	**ruminal,** rumenal	Pansen...	ruminal	рубцовый
	ruminal atony	s. R 315		
R 326	**ruminal fill,** dry matter capacity of the rumen	Pansenfüllung f, Pansenvolumen n	capacité f du rumen	наполнение (объем) рубца
	ruminal fluid	s. R 317		
R 327	**ruminal implantation**	Einbringung f (eines Bolus oder eines Geräts) in den Pansen	implantation f ruminale	имплантация (задавание) в рубец
R 328	**ruminal ingestion**	Verdauungsstörung f im Pansen	trouble m digestif de la panse	нарушение переваривания в рубце, расстройство пищеварения в рубце
R 329	**ruminal microbial metabolism**	Stoffwechsel m der Pansenflora	métabolisme m de la flore de la panse	обмен веществ флоры рубца
R 330	**ruminal paresis,** paralysis of the rumen	Pansenlähme f	parésie f du rumen	парез рубца
R 331	**ruminal pillar**	Pansenpfeiler m	pilier m de la panse	тяж рубца
R 332	**ruminal sound**	Pansengeräusch n	bourdonnement m de la panse	шум рубца

R 333	**ruminant**	Wiederkäuer *m (Unterordnung Ruminantia)*	ruminant *m*	жвачное [животное]
R 334	**ruminant digestion**	Verdauung *f* in den Vormägen, Vormagenverdauung *f*, Verdauung *f* bei Wiederkäuern	digestion *f* des ruminants	переваривание в преджелудках, преджелудочное переваривавне, переваривание у жвачных
R 335	**ruminant stomach**	Magen *m* der Wiederkäuer, Wiederkäuermagen *m*	estomac *m* des ruminants	желудок жвачных
R 336	**rumination,** chewing of the cud, cudding	Wiederkäuen *n*, Rumination *f*	rumination *f*	жвачка
R 337	**rumpy animal**	rumpfiges Tier *n*	animal *m* bruyant	животное с широким телосложением
	run	*s.* R 339		
R 338	**running service**	Herdensprung *m*	saillie *f* en troupeau	вольная (косячная, сакманная) случка
	running suture	*s.* G 145		
R 339	**run-out yard,** run	Auslauf *m*	aire *f* libre, course *f*	загон, выгульная площадка
R 340	**runt,** bad doer	Kümmerer *m*	sujet *m* chétif, crevard *m*	заморыш *(свинья)*; задохлик *(птицы)*
R 341	**runt disease**	Kümmerwachstumkrankheit *f*, Kümmerwuchskrankheit *f*	maladie *f* de développement chétif, maladie de croissance arrêtée	болезнь скудного роста
	runting	*s.* S 788		
R 342	**runting syndrome**	Syndrom *n* des Kümmerns *(Autoimmunkrankheit)*	syndrome *m* de rabougrissement	синдром низкорослости (карликовости, заморышей)
R 343	**runt offspring,** stunted (undersized) offspring	Nachkommen *mpl* mit Kümmerwuchs	descendants *mpl* avec rabougrissement (croissance arrêtée)	низкорослое потомство, потомство карликового роста, скуднорослое потомство
R 344	**runt stock**	minderwertiges Vieh *n*	bétail *m* de mauvaise qualité	низкокачественный скот
R 345	**ruptured egg yolk**	Dottersackriß *m*	rupture *f* du sac vitellin	разрыв белковой сумки (оболочки)
R 346	**rut** *(deer)*	Brunft *f*	rut *m*	гон *(у оленей)*
	rut	*s. a.* H 130		
R 347	**rutting season,** rutting time	Brunftzeit *f*	période *f* de rut	половой сезон

S

S 1	**Sabin-Feldman dye test,** methylene blue dye binding test	Sabin-Feldman-Farbtest *m (Toxoplasmosediagnostik)*	test *m* de coloration de Sabin-Feldman	цветной тест Сабина-Фелдмана
	sacculated abscess	*s.* E 145		
S 2	**sacral vertebra**	Kreuz[bein]wirbel *m*	vertèbre *f* sacrée	крестцовый позвонок
S 3	**sacrifice an animal / to**	ein Tier [für einen bestimmten Zweck] töten	tuer un animal [pour un but précis]	убить животное [для определенной цели]
	saddle feathers	*s.* F 128		
S 4	**saddle gall,** saddle sore *(horse)*	Satteldruck *m*	blessure *f* de selle	отпечаток седла
	saddle horse	*s.* R 267		
S 5	**saddle joint,** articulus sellaris	Sattelgelenk *n*, Articulatio sellaris	articulation *f* en selle	седловидный сустав
	saddle sore	*s.* S 4		
S 6	**safe disposal** *(e.g. contaminated material)*	unschädliche Beseitigung *f*	suppression *f* sans risque	безвредное уничтожение
S 7	**safe milk**	hygienisch einwandfreie Milch *f*	lait *m* sain hygiéniquement	санитарно (гигиенически) безупречное молоко
S 8	**safety** *(of a drug)*	Gefahrlosigkeit *f*, Sicherheit *f*	sûreté *f*, manque *m* de danger	безопасность, надежность
	safety margin	*s.* T 104		
	sagging crop	*s.* S 480		
	sagittal suture	*s.* L 104		
S 9	**sago spleen**	Sagomilz *f*, Amyloidosemilz *f*	rate *f* sagou	амилоидозная селезенка
S 10	**sale gilt**	Jungsau *f* zum Verkauf	jeune truie *f* à la vente	ремонтная свиноматка для продажи
S 11	**saline extract**	Kochsalzextrakt *m*	extrait *m* salin	экстракт поваренной соли
S 12	**saline solution**	Kochsalzlösung *f*	solution *f* saline	раствор поваренной соли, физиологический раствор
	saliva	*s.* S 16		
	salivary calculus	*s.* S 304		
S 13	**salivary cyst,** ranula, salivary duct dilatation	Ranula *f*, Speicheldrüsenzyste *f*	ranule *f*, grenouillette *f*	ранула, киста слюнной железы
S 14	**salivary digestion**	Verdauung *f* durch Speichel, Speichelverdauung *f*	digestion *f* salivaire	переваривание слюной
	salivary duct dilatation	*s.* S 13		
S 15	**salivary gland**	Speicheldrüse *f*	glande *f* salivaire	слюнная железа
S 16	**salivary secretion,** saliva	Speichel *m*, Speicheldrüsensekret *n*	salive *f*, sécrétion *f* salivaire	слюна, секрет слюнных желез

S 17	**salivation**	Speicheln *n*, Speichelabson-derung *f*, Salivation *f*, Spei-chelfluß *m*	salivation *f*	слюновыделение, слюноте-чение, саливация
S 18	**sallenders** *(horse)*	chronische Dermatitis *f* in der Fesselbeuge, Raspe *f*	dermite *f* chronique au niveau de l'articulation tarsienne	хронический дерматит ска-кательного сустава
	salmonellosis in ducks	*s.* K 4		
S 19	**salmonid**	Salmonide *m*, Lachsartiger *m* *(Familie Salmonidae)*	saumoné *m*	сальмонид
S 20	**salt / to**, to cure, to pickle *(meat)*	einsalzen, pökeln	saler, mettre dans la saumure	[за]солить, засаливать
S 21	**salt block, salt brick,** salt (mineral) lick	Salzlecke *f*, Salzleckstein *m*	pierre *f* de sel (léchage), bloc *m* de sel	солевой лизунец, соль-лизу-нец
S 22	**salted food**	eingesalzenes Lebensmittel *n*	aliment *m* de salaison, aliment salé	засоленный продукт питания
S 23	**salted meat**	gepökeltes Fleisch *n*	viande *f* salée	засоленное (маринованное) мясо
	salt lick	*s.* S 21		
S 24	**salt-losing crisis**	Salzverlustsyndrom *n*	syndrome *m* de perte de sel	синдром потери соли
	salt sickness	*s.* L 136		
S 25	**saltwater fish,** marine fish	Seefisch *m*	poisson *m* marin	морская (соленоводная) ры-ба
	salve	*s.* O 50		
S 26	**sample / to**	eine Probe [ent]nehmen, eine Probe ziehen	prélever d'échantillon	взять пробу
S 27	**sample,** specimen	Untersuchungsmaterial *n*, Un-tersuchungsprobe *f*, Probe *f*	échantillon *m* d'analyse, prélè-vement *m*	проба для исследования, исследовательский мате-риал, материал для иссле-дования
S 28	**sample an animal / to**	von einem Tier Proben neh-men	faire des échantillons (prélève-ments) sur un animal	взять пробы от животного
S 29	**sample jar**	Probengefäß *n*	éprouvette *f*	посуда для проб
S 30	**sampling,** specimen handling	Probennahme *f*	prélèvement *m*, échantillon-nage *m*	взятие проб
S 31	**sand colic** *(horse)*	Sandkolik *f*	colique *f* à sable	песочная колика
S 32	**sandcrack,** toe (quarter) crack	Riß *m* der Hufwand, Hornspalt *m*	crevasse *f* dans la paroi du sa-bot	трещина стенки копыта, трещина рога
S 33	**sand flies,** owl-midges	Sandmücken *fpl*, Sandfliegen *fpl*, Phlebotomus spp.	moustiques *mpl* de sable	москиты
	sand rat	*s.* G 80		
	sanitary	*s.* H 357		
S 34	**sanitary**	sanierend, heilend; Gesund-heits...	sanitaire	оздоровительный, лечущий
	sanitary certificate	*s.* A 403, H 113		
	sanitary measure	*s.* S 37		
S 35	**sanitary slaughter house**	Sanitätsschlachtbetrieb *m*	établissement *m* d'abattage sanitaire	санитарная бойня
	sanitation	*s.* H 354		
S 36	**sanitation**	Sanierung *f*	assainissement *m*	оздоровление
	sanitation break	*s.* S 218		
S 37	**sanitization,** sanitary measure	Hygienemaßnahme *f*	mesure *f* d'hygiène	санитарное мероприятие
S 38	**sanitize / to**	heilen, retten	guérir	лечить, спасать
S 39	**sanitize / to**	sterilisieren, säubern	stériliser	стерилизовать, чистить
S 40	**sanitize / to**	prophylaktisch behandeln	traiter prophylactiquement	профилактически обрабаты-вать
S 41	**sanitize / to**	sanieren, Hygienemaßnahmen durchführen	assainir	проводить гигиенические меры
S 42	**sanitizer**	Mittel *n* zur Desinfektion und Säuberung, keimhemmen-des Mittel	agent *m* de désinfection et de nettoyage	средство для дезинфекции и чистки
S 43	**saprogen, saprophyte,** putre-factive bacterium	Fäulniserreger *m*, Fäulnisbak-terium *n*	saprophyte *m*, microbe *m* de la putréfaction, germe *m* sa-progène	сапрофит, гнойный возбуди-тель, гнилостная бактерия
	sarcoptic mange	*s.* S 63		
S 44	**satellite bacterium** *(haemo-philic bacteria, strepto-cocci)*	Ammenkeim *m*	bactérie *f* satellite	сопутствующая бактерия, возбудитель-кормилица
S 45	**satellite phenomenon** *(haemophilic bacteria, streptococci)*	Ammenphänomen *n*	phénomène *m* de satellitisme	феномен кормилицы
S 46	**satiety**	Sättigung *f (Ernährung)*	satiété *f*	сытость, насыщение
S 47	**satiety centre**	Sättigungszentrum *n*	centre *m* de satiété	центр насыщения (сытости)
S 48	**saturate / to**	sättigen *(Chemie)*	saturer	насыщать
S 49	**saturate / to**	durchtränken	imbiber, imprégner	промачивать, пропитать
S 50	**saturated fatty acid**	gesättigte Fettsäure *f*	acide *m* gras saturé	насыщенная жирная кислота
S 51	**saturation**	Sättigung *f (Chemie)*	saturation *f*	насыщение
	saturation dip	*s.* P 375		

S 52	**saturation shower dip**	Übergießen *n* bis zur Durch- nässung, Dusche *f (Ektopa- rasitenbekämpfung)*	douche *f*, arrosage *m* jusqu'à trempage	обливание до промокания, душ
S 53	**saturnism,** plumbism, lead poisoning	Bleivergiftung *f*, Saturnismus *m*	saturnisme *m*, intoxication *f* saturnine	отравление свинцом, сатур- низм
S 54	**satyriasis,** semen staggers	Samenkoller *m*	satyriasis *m*	сатириаз
S 55	**savage / to**	beißen, anfallen *(Pferd, Sau)*	attaquer sauvagement	кусать, нападать
S 56	**savage**	wild, bösartig, gefährlich, scharf *(Hund)*	sauvage	дикий, злой
S 57	**savage horse**	bissiges Pferd *n*	cheval *m* mordeur	кусающая лошадь
S 58	**savage sow syndrome**	Bösartigkeit *f* der Sau	malignité *f* de la truie	зловредность свиноматки
S 59	**sawhorse posture, sawhorse stance**	Sägebockstellung *f*	position *f* du tréteau en X	столбнячная постановка
S 60	**scab,** slough	Schorf *m*, Kruste *f*; Wund- schorf *m*	croûte *f*, escarre *f*, eschare *f*	корка, струп, кожный струп; раневой струп
	scab	*s. a.* P 679		
S 61	**scabbed animal, scabby ani- mal**	Tier *n* mit Räude, räudiges (an Räude erkranktes) Tier	animal *m* galeux	животное с чесоткой, чесо- точное животное
S 62	**scabicide,** scabieticide *(agent)*	Sarkoptesmilben tötendes Mittel *n*	agent *m* tuant les mites sar- coptiques	противочесоточное средство, саркоптицид, скабицид, средство уби- вающее кожеедных клещей
S 63	**scabies,** sarcoptic mange; barn itch *(cattle)*	Sarkoptesräude *f*	gale *f* sarcoptique	саркоптозная чесотка, сар- коптоз
	scabietic animal	*s.* S 64		
	scabieticide	*s.* S 62		
S 64	**scabiotic animal,** scabietic animal	Tier *n* mit Sarkoptesräude	animal *m* scabieux	животное с саркоптозной (зудневой) чесоткой, сар- коптозное животное
	scabious	*s.* M 80		
	scab leg	*s.* L 107		
	scab mite	*s.* M 78		
S 65	**scad** *(sheep)*	Frostlahmheit *f*	paralysie *f* causée par le froid	морозная хромота, хромота при морозе, хромота от за- мерзнувшей почвы
S 66	**scaffold** *(histology)*	Stützgerüst *n*	squelette *m*	подпорный аппарат
S 67	**scald / to**	abbrühen, abkochen	échauder, ébouillanter, faire cuire (bouillir)	ошпарить, отварить
S 68	**scald,** interdigital dermatitis *(sheep)*	Zwischenklauenentzündung *f*	inflammation *f* interdigitale	воспаление межкопытцево- го пространства
	scald	*s. a.* B 578		
S 69	**scald a carcass / to**	einen Schlachtkörper brühen *(Schwein, Geflügel)*	échauder une carcasse	ошпарить тушу
S 70	**scalding tank** *(slaughter- house)*	Brühkessel *m*, Brühtrog *m*	échaudoire *m*	ошпарник; котел для ошпа- ривания
S 71	**scale / to**	Zahnstein entfernen	détartrer *(une dent)*	удалить зубной камень
	scale	*s.* D 131		
S 72	**scale-eating mite**	Nagemilbe *f*	mite *f* rongeuse	кожеедный клещ
S 73	**scales,** scurf	Schuppen *fpl (Hautablösun- gen)*	écailles *fpl*, pellicules *fpl*	шелухи, перхость
	scaling	*s.* S 392		
	scalpel	*s.* S 867		
S 74	**scaly leg mite**	Kalkbeinmilbe *f*, Knemidocop- tes mutans	sarcopte *m* changeant	клещ известковой ноги, кне- мидокоптидный клещ, клещ кнемидокоптеза
S 75	**scan / to**	abtasten	palper	ощупывать
	scanning beam electron microscope	*s.* S 76		
S 76	**scanning electron micro- scope,** scanning beam elec- tron microscope	Rasterelektronenmikroskop *n*	microscope *m* électronique à balayage	растерный электронный ми- кроскоп
S 77	**scanning electron micros- copy**	Rasterelektronenmikroskopie *f*	microscopie *f* électronique à balayage	растерноэлектронная ми- кроскопия
	scapulohumeral joint	*s.* S 294		
S 78	**scar,** cicatrix	Narbe *f*	cicatrice *f*	рубец, шов
	scar formation	*s.* S 80		
S 79	**scarify / to**	skarifizieren, die Haut einritzen	scarifier	скарифицировать
	scar over / to	*s.* H 103		
	scarred	*s.* C 423		
S 80	**scarring,** scar formation	Vernarbung *f*, Narbenbildung *f*	cicatrisation *f*	рубцевание, образование рубца
	scar tissue	*s.* C 425		
S 81	**scavange / to**	Nahrung suchen *(nur Tier)*	chercher la nourriture	искать корм
S 82	**scavanger** *(hoof)*	Hufreiniger *m*	nettoyeur *m* de sabots	очиститель для копыта
S 83	**scavenger,** carrion feeder *(eater)*	Aasfresser *m*	nécrophage *m*	трупоед, трупоядное живот- ное
	scavenger cell	*s.* H 306		

S 84	scent gland	Duftdrüse f	glande f à sécrétion odoriférante	пахучая железа, железа Насонова
S 85	scheduled disease	in der Tierseuchenverordnung aufgeführte Krankheit f	maladie f inscrite sur le décret des épizooties	заболевание, перечисленное в ветеринарном законодательстве по эпизоотологии
	schooling	s. B 447		
S 86	sciatic nerve	Hüftnerv m, Nervus ischiadicus	nerf m sciatique	седалищный нерв
	science of animal nutrition	s. V 117		
	science of heredity	s. G 72		
	scission	s. C 991		
	sclerotic scar	s. I 107		
S 87	scoop, sharp scoop (spoon)	scharfer (chirurgischer) Löffel m	cuillère f tranchante (chirurgicale)	острая (хирургическая) ложка
S 88	scoot / to (dog)	rutschen (auf dem After)	glisser	скользнуть
S 89	scour / to	Durchfall haben	avoir la diarrhée	страдать от поноса
S 90	scour	Reinigung f der Rohwolle	nettoyage m de la laine brute	чистка (мойка) сырой шерсти
	scour	s. a. D 232		
S 91	scouring	Scheuern n (z.B. Geschirr, Tröge)	récurage m	мытье
	scouring	s. a. D 232		
S 92	scouring action	Abführwirkung f	action f purgative (laxative)	слабительное действие
	scouringrush	s. F 234		
	scours	s. D 232		
	scrag end	s. N 35		
S 93	scrapie, traberkrankheit, rubbers (sheep)	Traberkrankheit f, Scrapie f, Paraplexia f enzootica ovium	tremblante f du mouton, scrapie f	скрепи, почесуха овец, энзоотическая параплексия овец
S 94	scratch / to (dog, cat)	sich kratzen	se griffer, se gratter	чесать, расчесываться
	scratches	s. G 220		
	scratch technique	s. S 95		
S 95	scratch vaccination, scratch technique	Vakzination f durch Ritzung der Haut	vaccination f par égratignure de la peau	вакцинация скарифицированным кожи
S 96	screen / to	untersuchen (große Probenanzahl)	examiner	исследовать
S 97	screening, serial examination	Reihenuntersuchung f	examen m (auscultation f) en série	поголовное исследование
S 98	screening test	Siebtest m, Screening n	test m de tamisage	скрининг тест
S 99	screw-tail, ingrown tail	Ringelrute f, Ringelschwanz m (Hund)	queue f en tire-bouchon	закрученный хвост
S 100	screw-worm disease, screw-worm myiasis	Schraubenwurmkrankheit f, Befall m mit Larven von Cochliomyia hominivorax, Wundmyiasis f	infestation f aux larves de Cochliomyia hominivorax	поражение личинками кохлиомы, вольфартиоз, раневой миаз
S 101	screw-worm fly	Schraubenwurmfliege f, Cochliomyia hominivorax	mouche f bouchère	муха каллитрога
	screw-worm myiasis	s. S 100		
S 102	scrotal circumference	Skrotumumfang m	circonférence f scrotale, volume m scrotal	объем мошонки
S 103	scrotal mange	Skrotalräude f, Räude f des Skrotums	gale f scrotale	чесотка мошонки
S 104	scrotum, purse, bag	Skrotum n, Hodensack m	scrotum m, bourses fpl	мошонка
	scrubs	s. S 105		
S 105	scrub stock, scrubs	Tiere npl niederer Abstammung	race f première	поголовье скота, отставшее в развитии
	scurf	s. S 73		
S 106	seal	Robbe f, Seehund m (Unterordnung Pinnipedia)	phoque m, veau m marin	тюлень
S 107	sealed ampoule	„versiegelte" (zugeschweißte) Ampulle f	ampoule f scellée	запечатанная (заваренная) ампула
S 108	seal position (paralysed hind legs)	Robbenstellung f	position f de phoque	«тюленевая» постановка, постановка «тюленья»
S 109	seam	Naht[stelle] f	suture f, point m suture	шов, место шва
	season / to	s. A 221		
S 110	season / to be in, to be in heat (bitch)	läufig sein	être en chaleur	быть в охоте, находиться в половой охоте
	season	s. H 130		
S 111	seasonality	Saisoncharakter m, Saisongebundenheit f, Saisonalität f	caractère m saisonnier	сезонный характер
S 112	seasonal mating	Saisonpaarung f, Saisonbedeckung f	accouplement m de saison	сезонное спаривание
S 113	seasonal occurrence of disease	saisonbedingtes Vorkommen n von Krankheiten	apparition f saisonnière de maladies	сезонное распространение заболевании
S 114	seasonal pattern of infestation	Saisondynamik f des Befalls (Parasitologie)	dynamique f saisonnière de l'infestation	сезонная динамика поражения
S 115	sebaceous cyst	Talgzyste f	kyste m sébacé	жирная киста; сальная циста
S 116	sebaceous gland	Talgdrüse f	glande f sébacée	сальная железа
	sebaceous matter	s. S 118		

S 117	**seborrhoeic dermatitis**	Talgfluß-Dermatitis *f*, Hautentzündung *f* mit starker Talgabsonderung	dermite *f* à forte sécrétion sébacée	жиропотный дерматит, воспаление кожи при сильном выделении жиропота
S 118	**sebum,** sebaceous matter	Talg *m (Haut)*	sébum *m*	жир, жиропот
S 119	**secondary damage**	Folgeschaden *m*	dégât *m* secondaire	вторичное повреждение
	secondary response	*s.* A 357		
S 120	**secondary wound closure,** resuture	sekundärer Wundverschluß *m*, Sekundärnaht *f*, sekundäre Naht *f*	suture *f* secondaire	вторичное заживление (закрытие) раны, вторичный (секундарный) шов
	second cervical vertebra	*s.* A 753		
	second dentition	*s.* T 200		
	second insemination	*s.* R 190		
S 121	**second kidder**	zum zweiten Mal lammende Ziege *f*	chèvre *f* mettant bas pour la deuxième fois	второокотившаяся коза, коза, окотившаяся второй раз
	second-level host	*s.* S 313		
	second stage of labour	*s.* E 351		
	second stomach	*s.* R 258		
	secrete / to	*s.* E 316		
S 122	**secretion**	Sekretion *f*, Absonderung *f*	sécrétion *f*	секреция, выделение
S 123	**secretion**	Sekret *n*, Ausscheidung *f* *(Produkt)*	sécrétion *f*	секрет, выделение
S 124	**secretory cell**	sekretorische Zelle *f*	cellule *f* sécrétrice	секреторная клетка
S 125	**secretory mechanism**	Sekretionsmechanismus *m*	mécanisme *m* de sécrétion	механизм секреции
	section	*s.* C 991		
	sectorial tooth	*s.* C 163		
S 126	**secundipara,** para II	zum zweiten Mal gebärendes Tier *n*	animal *m* mettant bas pour la deuxième fois	животное, родившее второй раз
	sedate / to	*s.* T 225		
	sedative	*s.* I 25		
S 127	**sedentary animal**	träges (inaktives) Tier *n*	animal *m* sédentaire	инактивное (вялое) животное
S 128	**sediment**	Sediment *n*, Bodensatz *m*	sédiment *m*	осадок, седимент
	sediment	*s. a.* D 150		
	sedimentation	*s.* D 150		
S 129	**sedimentation basin,** settling (subsidence) basin, settling tank	Absetzbecken *n*, Absetzbehälter *m*	bassin *m* de sédimentation (dépôt, décantation)	седиментационный бассейн, отстойник
S 130	**sedimentation of blood,** erythrocyte sedimentation	Blutsenkung *f*	sédimentation *f* du sang	оседание крови, седиментация эритроцитов
	seed-eating animal	*s.* G 199		
	seed-stock herd	*s.* N 190		
	seed tick	*s.* L 71		
S 131	**seedy toe,** hollow wall, dystrophia ungulae *(horse)*	hohle (lose) Wand *f*	muraille *f* creuse	пустая стенка копыта
S 132	**seedy wool**	eingefütterte Wolle *f*	laine *f* pailleuse (salie lors de l'alimentation)	шерсть загрязненная кормом, загрязненная шерсть
S 133	**seeking movement** *(mating)*	Suchbewegung *f*	mouvement *m* d'essai	отыскивание
	seen with the naked eye	*s.* M 7		
S 134	**segmentation of the nucleus**	Kernsegmentierung *f*	segmentation *f* du noyau	сегментация ядра
S 135	**segmented neutrophil**	segmentkerniger Granulozyt *m*	granulocyte *m* à noyau segmenté	сегментированный гранулоцит
S 136	**segregation,** separation, isolation *(disease control)*	Absonderung *f*, Separierung *f*, Isolierung *f*	séparation *f*, isolement *m*	выделение, отделение, сепарация
S 137	**segregation and isolation**	Absonderung *f* und Isolierung *f (Tierseuchenbekämpfung)*	sécrétion *f* et isolement *m*, séparation *f* et isolement *m*	отделение и изоляция
	segregation rate	*s.* M 185		
	seizure	*s.* A 681		
S 138	**selection**	Selektion *f*, Auslese *f (Tierzucht)*	sélection *f*	селекция
S 139	**selective enrichment** *(bacteriology)*	selektive Anreicherung *f*, Selektivanreicherung *f*	enrichissement *m* sélectif	селективное (выборное) обогащение
S 140	**selective medium**	Selektivnährmedium *n*, Selektivnährboden *m (Bakteriologie)*	milieu *m* de culture sélectif	селективная среда
S 141	**selective slaughter**	Selektionsschlachtung *f*	abattage *m* sélectif	селекционный (выборочный) убой
S 142	**selective staining** *(histology, bacteriology)*	Selektivfärbung *f*, Elektivfärbung *f*	coloration *f* sélective	селективная окраска
S 143	**selenium poisoning,** alkali disease	Selenvergiftung *f*	empoisonnement *m* au sélénium	отравление селеном
S 144	**selenized saltblock**	mit Selen versetzter Salzblock *m*, Leckstein *m* mit Selenzusatz	pierre *f* à lécher à additif de sélénium	солевой блок с селеном, лизунец с добавкой селена
S 145	**self-coloured animal,** whole-coloured animal	einfarbiges Tier *n*	animal *m* uni *(couleur)*	одноцветное животное
S 146	**self-cure, self-cure phenomenon**	Selbstreinigung *f (Parasitologie)*	autolibération *f* parasitaire, self cure *m*	самоочищение

S 147	**self-feeder,** feed facility	Futterautomat m, Selbstfütterer m	mangeoire f automatique	кормоавтомат, автоматическая кормушка
S 148	**self-feeding,** self-feeding system	Selbstfütterung f	autoalimentation f	самокормление
S 149	**self-fertilization**	Selbstbefruchtung f, Autogamie f	autofécondation f	самооплодотворение
	self-induced infection	s. A 709		
S 150	**self-limiting disease**	sich selbst begrenzende Krankheit f	maladie f autodélimitée	самоограничивающее заболевание
S 151	**self-mutilation,** self-trauma	Selbstverstümmelung f, Autotomie f	mutilation f volontaire, autotomie f	самокалечение, автотомия, аутотомия
S 152	**self-nursing,** self-sucking	Selbstaussaugen n der Milch (Untugend der Kuh)	autosucement m du lait	самовыдоение (самовысасывание) молока
	self-retaining catheter	s. P 231		
	self-sucking	s. S 152		
	self-trauma	s. S 151		
S 153	**semen,** sperm	Sperma n, Samen m	sperme m	сперма, семя, эякулят
	semen	s. a. S 446		
S 154	**semen collection**	Samenentnahme f, Spermagewinnung f, Spermaentnahme f	récolte (collecte) f de spermes	получение эякулята, взятие семени, спермовзятие, взятие спермы
	semen congestion	s. S 511		
S 155	**semen diluent,** semen extender	Spermaverdünner m, Samenverdünner m	diluant m de sperme, dilueur m	разбавитель спермы
S 156	**semen dilution,** semen extension	Spermaverdünnung f	dilution f des spermes	разбавление спермы
S 157	**semen evaluation**	Spermabewertung f	évaluation f du sperme	оценка спермы
	semen extender	s. S 155		
	semen extension	s. S 156		
S 158	**semen freezability**	Gefrierfähigkeit f des Spermas	capacité f de congélation du sperma	замораживающая способность спермы
S 159	**semen pelleting**	Spermapelletierung f	transformation f du sperme en pellets	пелетирование спермы
	semen staggers	s. S 54		
S 160	**semen straw**	Paillette f (Besamung)	paillette f	пайетка
S 161	**semicircular canal**	Bogengang m (Ohr)	canal m semi-circulaire	полукружный канал
S 162	**semifine-woolled sheep**	Schaf n mit halbfeiner Wolle; Halbfeinwollschaf n	mouton m à laine semi-fine	полутонкорунная овца
S 163	**semimoist feed**	feucht-krümeliges Futter n	aliment m humide et grumeleux	влажно-комковый корм
S 164	**seminal fluid**	Samen[blasen]flüssigkeit f	liquide m séminal, liqueur f spermatique	семенная жидкость
	seminal gland	s. T 88		
S 165	**seminal vesicle**	Samenblase f (akzessorische Geschlechtsdrüse)	vésicule f séminale	семенной пузырь
S 166	**seminiferous tubule**	Samenkanälchen n	canalicule m séminifère	семенной каналец
S 167	**semisynthetic penicillin**	halbsynthetisches Penicillin n	pénicilline f semi-synthétique	полусинтетический пенициллин
S 168	**semithin section**	Semidünnschnitt m (Elektronenmikroskopie)	section f semi-fine	полутонкий срез
S 169	**senile atrophy**	Altersatrophie f	atrophie f sénile	старческая (возрастная) атрофия, атрофия старости
S 170	**senior veterinarian**	Obertierarzt m	médecin-vétérinaire-chef m	старший ветеринарный врач
S 171	**sense**	Sinn m, Empfindungsvermögen n	sens m	смысл, орган чувства
	sense of smell	s. O 57		
S 172	**sense organ,** sensory organ	Sinnesorgan n	organe m sensuel	орган чувства
	sense strand	s. C 557		
	sensibilization	s. S 177		
S 173	**sensible**	empfindlich	sensible	чувствительный, сенситивный
	sensitation	s. S 177		
S 174	**sensitivity test**	Empfindlichkeitstest m	test m de sensibilité	испытание (тест) чувствительности
S 175	**sensitivity to antibiotics,** antibiotic sensitivity	Antibiotikaempfindlichkeit f	sensibilité f aux antibiotiques	чувствительность к антибиотикам
S 176	**sensitivity to pressure**	Druckempfindlichkeit f	sensibilité f à la pression	чувствительность к надавлению
S 177	**sensitization,** sensitation, sensibilization, allergization	Sensibilisierung f	sensibilisation f	сенсибилизация, аллергизация
S 178	**sensitize / to**	sensibilisieren	sensibiliser	сенсибилизировать
S 179	**sensory**	sensorisch, Sinnes...	sensitif, sensoriel	сенсорный, чувствительный
S 180	**sensory disorder**	sensorische Störung f, Störung f des Sensoriums, Sinnesstörung f	trouble m sensoriel	нарушение чувства, сенсорное нарушение
	sensory hair	s. T 4		
	sensory organ	s. S 172		

S 181	sentinel animal	Indikatortier n, Tier n im biologischen Test, Kontrolltier n	animal m en indicateur	индикатор-животное, животное в биологическом опыте
S 182	sentinel gland	pathognomisch vergrößerter Lymphknoten m	ganglion m lymphatique pathognomonique	патогномически (болезнено) увеличенный лимфатический узел
S 183	sentinel unit	Indikatoreinheit f, Indikatortierbestand m	unité f indicatrice	индикаторная единица, индикаторное стадо животных
S 184	sentry dog	Patrouillenhund m (Militär)	chien m de garde (patrouille)	сторожевая (патрульная) собака
	separate / to	s. C 1005		
	separate cream / to	s. S 347		
	separated milk	s. S 348		
	separation	s. S 136		
S 185	sepsis, septicaemia	Sepsis f, Septikämie f	septicémie f	сепсис, септицемия
S 186	septic, septicaemic	septisch, septikämisch	septicémique	септический, септицемический
S 187	sequela (of a disease)	Folgeerscheinung f, Folgezustand m	suite f d'une maladie	последовательное (вторичное) явление, последствие
S 188	sequestration	Sequesterbildung f, Abstoßung f toten Gewebes	séquestration f	секвестрация, отторжение мертвой ткани
S 189	sequestrum	Sequester m, abgestoßenes totes Gewebe n	séquestre m	секвестр
S 190	serial dilution	Verdünnungsreihe f (Serologie)	série f de dilution	разбавительный ряд, ряд разбавления
	serial examination	s. S 97		
S 191	serial passage	Serienpassage f (Bakteriologie)	passage m en série	серийный пассаж
S 192	serial section	Serienschnitt m (Histologie)	coupe f en série	серийный срез
S 193	serial test	Reihenversuch m	test m en série	серийный опыт
S 194	serious state, critical state	ernster (gefährlicher, kritischer) Zustand m	situation f dangereuse, état m critique	критическое (опасное, серизное) состояние
S 195	seroconversion	Serokonversion f (Auftreten oder Verschwinden von Serumantikörpern)	séroconversion f	конверсия сыворотки
S 196	seroconverted animal	Tier n mit Serokonversion	animal m avec séroconversion	животное с конверсией сыворотки
S 197	seroculture	Bakterienkultur f auf Blutserum	séroculture f	серокультура, бактериальная культура на сыворотке крови
S 198	serodiagnosis, serological diagnosis	serologische Diagnose f, Serodiagnose f	diagnostic m sérologique, sérodiagnostic m	серологический диагноз, серодиагностика
S 199	serological grouping, group identification	Bestimmung f der Zugehörigkeit zu einer serologischen Gruppe	identification f de groupe sérologique	определение принадлежности к серологической группе, идентификация серогрупп
S 200	seronegative animal	seronegatives (serologisch negatives) Tier n	animal m séronégatif	серонегативное животное, отрицательное по серологии животное
S 201	seronegative reaction	seronegative (serologisch negative) Reaktion f	réaction f séronégative	серонегативная реакция, отрицательная серореакция
S 202	seropositive animal	seropositives (serologisch positives) Tier n	animal m séropositif	серопозитивное животное, положительное по серологии животное
S 203	serosurvey	serologische Übersichtsuntersuchung f	analyse f sérologique sommaire	серологические выборочные исследования
	serotherapy	s. S 207		
S 204	serous	serös, serumreich	séreux	серозный
S 205	serum bank	Serumbank f, Bank f für Blutsera	banque f de sérums sanguins	хранилище для сывороток, сывороточный банк
	serum rash	s. A 513/4		
S 206	serum sickness	Serumkrankheit f	maladie f du sérum	сывороточная болезнь
S 207	serum therapy, serotherapy	Serumtherapie f, Serumbehandlung f	sérothérapie f	сывороточная терапия
S 208	serve / to, to cover, to line, to breed, to sire	[be]decken, belegen	saillir, coïter, copuler, monter, sauter, accoupler; couvrir (chien); cocher (volailles)	покрыть, оплодотворить
S 209	service, breeding, covering, serving, copulation	Bedeckung f, Belegung f; Beschälen (Stute)	saillie f, monte f, saute f, accouplement m, coït m, copulation f; lutte f (mouton)	случка, спаривание, покрытие
	serviceability	s. S 217		
S 210	service boar, stock boar	Zuchteber m, Besamungseber m, Deckeber m	verrat m de reproduction	племенной хряк, хряк-производитель
S 211	service boots	Hufschützer mpl, Hufschuhe mpl (Stute, Deckakt)	protecteurs mpl de sabots	копытные башмаки
	service crate	s. S 215		
S 212	service notification	Deckbescheinigung f	attestation f d'accouplement	справка о случке (покрытии)

	service passage	s. G 61		
	service period	s. S 218		
S 213	service register	Deckregister n	registre m de service	список (книга) случки
S 214	service season, joining (covering, mating) season	Decksaison f, Paarungssaison f	saison f d'accouplement	сезон случки (оплодотворения, спаривания), случной сезон
S 215	service stocks, service crate	Deckstand m, Sprungstand m, Absamungsstand m	stalle f destinée à la collecte de sperme, place f préparée pour l'accouplement	станок для случки (покрытия, взятия спермы)
	serving	s. S 209		
S 216	serving behaviour, mating behaviour	Deckverhalten n, Paarungsverhalten n	comportement m à l'accouplement	поведение при покрытии (спаривании, случке)
S 217	serving capacity, serviceability	Deckleistungsvermögen n, Deckfähigkeit f	capacité f de saillie	производительная способность, половая потенция, продуктивная способность к покрытию
S 218	serving period, service period, sanitation break	Serviceperiode f (Hygiene)	période f de service	сервис-период
	sesamoid bones	s. P 668		
S 219	sesamoid lameness	Gleichbeinlahmheit f	boiterie f sésamoïdienne	сезамоидная хромота
	set	s. P 7		
	set-fast	s. E 254		
S 220	setmilk, sour (curdled, coagulated) milk	Dickmilch f, Sauermilch f, geronnene (dickgelegte) Milch f	lait m caillé (coagulé)	[обыкновенная] простокваша, свернутое молоко
	set of antlers	s. A 520		
	set of chromosomes	s. C 416		
S 221	set of teeth, dentition, denture	Gebiß n	denture f	зубы
S 222	setting of eggs	Auflegen n der Eier (Brüterei)	pose f des œufs	закладка яиц (инкубатор)
	setting of eggs	s. a. C 522		
	settling basin	s. S 129		
	settling tank	s. S 129		
	sever / to	s. C 1005		
S 223	severity (of a disease)	Schwere f	gravité f	тяжесть
S 224	sewage, effluent, wastewater, foul water	Abwasser n	eau f résiduaire, eaux fpl d'égouts	сточные воды
S 225	sewage biology	Abwasserbiologie f	biologie f des eaux résiduaires	биология сточных вод
	sewage disposal plant	s. S 230		
S 226	sewage field	Rieselfeld n	prairie f irriguée	поле орошения
S 227	sewage pit, dry well	Sickergrube f	fosse f de suintement	сточная яма
	sewage plant	s. S 230		
S 228	sewage sludge, sludge	Klärschlamm n, Faulschlamm m	vase f de filtrage, boue f d'épuration	осадочный ил
S 229	sewage treatment	Abwasseraufbereitung f	traitement m des eaux d'égouts	обработка сточных вод
S 230	sewage treatment works, sewage disposal plant, clarification (sewage) plant	Kläranlage f, Abwasseraufbereitungsanlage f	installation f de clarification	отстойник, отстойное сооружение
S 231	sex character	Geschlechtsmerkmal n	caractère m sexuel	половой признак
S 232	sex chromosome	Geschlechtschromosom n	chromosome m sexuel	половая хромосома
	sex-conditioned	s. S 237		
S 233	sex determination, sexing	Geschlechtsbestimmung f, Bestimmung f des Geschlechtes	détermination f du sexe	определение пола
S 234	sex difference	Geschlechtsunterschied m	différence f sexuelle	половая разница, половой диморфизм
S 235	sex differentiation disorder	Störung f der Geschlechtsbildung (sexuellen Differenzierung)	trouble m de la différenciation sexuelle	нарушение образования пола, нарушение сексуальной дифференциации
	sex dimorphism	s. S 243		
S 236	sex hormone	Geschlechtshormon n, Sexualhormon n	hormone f sexuelle	половой (сексуальный) гормон
S 237	sex-influenced, sex-conditioned	geschlechtsabhängig	dépendant du sexe	полозависящий
	sexing	s. S 233		
S 238	sexing (embryo transfer)	Geschlechtsmanipulierung f	manipulation f de sexes	половая манипуляция
S 239	sex-limited anomaly	geschlechtschromosomengebundene Anomalie f	anomalie f liée aux chromosomes sexuels	аномалия связанная с половыми хромосомами
S 240	sex-linked anomaly	geschlechtsgebundene Anomalie f	anomalie f en relation avec le sexe	половая аномалия, аномалия связанная с полом
	sex parity	s. S 241		
S 241	sex ratio, sex parity	Geschlechtsverhältnis n, Geschlechterverhältnis n	rapports mpl sexuels	соотношение полов
S 242	sexual cycle	Geschlechtszyklus m, Sexualzyklus m	cycle m sexuel	половой цикл

S 243	**sexual dimorphism,** sex di- morphism	Geschlechtsdimorphismus *m*, Geschlechtsunterschei- dung *f*	dimorphisme *m* sexuel	половой диморфизм, поло- вое различие
	sexual drive	*s.* L 132		
S 244	**sexually mature stage**	geschlechtsreifes Stadium *f*	stade *m* de maturation	половозрелая стадия
	sexually transmitted disease	*s.* V 58		
S 245	**sexual maturity**	Sexualreife *f*, Geschlechtsreife *f*, Paarungsreife *f*	maturité sexuelle	половая зрелость
	S-form	*s.* S 417		
S 246	**shadow cell,** ghost cell	Schattenzelle *f (Erythrozyten)*	cellule *f* morte	теневая клетка
	shaft	*s.* D 231		
S 247	**shaggy hair,** rough hair	struppiges (rauhes) Haar *n*	poil *m* ébouriffé	взъерошенный волос
	shaggy heart	*s.* V 147		
S 248	**shaking bottle**	Schüttelflasche *f*	bouteille *f* d'agitation	шутель-бутылка, бутылка для встряхивания
S 249	**sham feeding**	Scheinfütterung *f*	alimentation *f* de simulation	ложное кормление
S 250	**sham injection**	Scheininjektion *f*	injection *f* de simulation	ложная инъекция
	shank	*s.* T 148		
S 251	**sharp dissection**	Präparieren *n* mit einem Skal- pell und Schere *(Anatomie)*	dissection *f* à l'aide d'un scal- pel et de ciseaux	препаровка скальпелем и ножницами
S 252	**sharp hook retractor**	scharfer Haken *m*	crochet *m* tranchant	острый крючок
	sharp scoop	*s.* S 87		
	sharp spoon	*s.* S 87		
S 253	**sharp teeth** *(horse)*	Kantengebiß *n*	denture *f* angulaire (tran- chante)	острые зубы
S 254	**shear / to,** to clip, to cut	scheren	tondre	стригать
S 255	**shearing,** clipping, cut	Schur *f*	tonte *f*	стрижка
S 256	**shearing of fully grown wool,** full-grown wool	Vollschur *f*	tonte *f* totale	полная (основная) стрижка
S 257	**shearling**	[einjähriges] erstmals gescho- renes Schaf *n*	mouton *m* d'une année	молодняк, годовик
S 258	**she-ass,** jenny[-ass], jennet	Eselin *f*, Eselstute *f*	ânesse *f*	ослица
S 259	**sheath**	Scheide *f*	gaine *f*	влагалище
	sheath	*s. a.* P 537		
	sheath of Schwann	*s.* N 73		
S 260	**sheath rot,** pizzle rot, bacterial (enzootic) balanoposthitis	ansteckende Vorhautentzün- dung *f (Schaf)*	balanoposthite *f* contagieuse	заразное воспаление препу- ция, энзоотический бала- нопостит
S 261	**she-camel**	Kamelstute *f*	chamette *f*	верблюжица
	shechita	*s.* J 13		
S 262	**shed a germ / to**	einen Keim ausscheiden	éliminer un germe	выделить возбудителя
	shed animals / to	*s.* S 605		
	shedder	*s.* A 117		
S 263	**shedding** *(germs; cells)*	Ausscheidung *f*; Abstoßung *f*	excrétion *f*; rejet *m*	выделение; отторжение
S 264	**shed eggs / to**	Eier ausscheiden	pondre des œufs	выделять яиц
S 265	**sheep**	Schaf *n*, Ovis sp.	mouton *m*	овца
	sheep and goat plague	*s.* P 248		
	sheep barn	*s.* S 270		
S 266	**sheep biting louse,** sheep tick	Schafhaarling *m*, Bovicola bo- vis	mallophage *m* du mouton	власоед овец, овечий власо- ед
	sheep body louse	*s.* B 327		
	sheep cheese	*s.* S 274		
	sheep cote	*s.* S 270		
S 267	**sheep cradle**	Schafwiege *f*	berceau *m* à soins pour mou- tons	овечья колыбель
S 268	**sheep dog**	Schäferhund *m*, Hütehund *m*	chien *m* de berger	овчарка, пастушья собака
	sheep dropping	*s.* S 269		
S 269	**sheep dung,** sheep dropping	Schafmist *m*	fumier *m* de mouton	овечий навоз
S 270	**sheep house,** sheep barn (cote)	Schafstall *m*	bergerie *f*	овчарня
S 271	**sheep in full wool**	Schaf *n* in vollem Wollbesatz	mouton *m* avec toute sa laine	овца с полным руном
S 272	**sheep itch mite**	Psorergatesmilbe *f*, Psorerga- tes ovis	mite *f* Psorergates	клещ псорергатес, псорер- гатный клещ
S 273	**sheep ked**	Schaflausfliege *f*, Melophagus ovinus	tique *f* du mouton	овечий рунец
	sheep liver fluke	*s.* C 645		
S 274	**sheep milk cheese,** sheep cheese	Schaf[s]käse *m*	fromage *m* de brebis	овечий сыр
	sheep nasal bot-fly	*s.* S 275		
S 275	**sheep nose bot-fly,** nostril fly, sheep nasal bot-fly	Nasendasselfliege *f* des Scha- fes, ,,Schafbremse'' *f*, Oestrus ovis	œstre *f* du mouton	овечий овод, эстроз овец, носоглоточный овод
	sheep pelt	*s.* S 279		
S 275a	**sheeppox**	Schafpocken *fpl*, Pockenseu- che *f*	clavelée *f*, variole *f* ovine, pi- cotte *f*	оспа овец
	sheep scab	*s.* P 679		
S 276	**sheepshead**	Ramskopf *m*, Probatozephalie *f*	tête *f* busquée	пробатоцефалия

	sheep shearer	s. S 278		
S 277	**sheep shearing crate**	Schafscherstand m	place f de tonte du mouton	станок для стрижки овец
S 278	**sheep shears,** sheep shearer	Schafschermaschine f	tondeuse f pour ovins	стригальный агрегат, стригальная машинка
S 279	**sheepskin,** sheep pelt	Schaffell n	peau f de mouton	кожа овцы, овчина, овечья шкура
	sheep tick	s. C 208, S 266		
	sheet	s. D 426		
	she-fox	s. V 169		
S 280	**she-goat,** female goat, doe, nanny	Ziege f, Geiß f	chèvre f	коза
S 281	**shell formation** (egg)	Schalenbildung f	formation f de la coquille	образование скорлупы
	shell-less egg	s. W 99		
S 282	**shell strength**	Bruchfestigkeit f (Ei)	résistance f à la cassure	прочность скорлупы [яйца]
S 283	**shelly hoof** (sheep)	Klaue f mit abgelöster Hornwand	sabot m avec la paroi détachée	копыто с отслоенной стенкой
	shield of a boar	s. B 338		
	shift to the left	s. D 198		
	shin	s. T 148		
	shin bone	s. T 148		
	shiver / to	s. T 264		
S 284	**shivering,** shivers, shivering fit	Schüttelfrost m, Kältezittern n	frisson m	озноб
	shiveringfit	s. S 284		
	shivers	s. S 284		
	shock bodies	s. H 343		
	shock freezing	s. Q 26		
S 285	**shock lung**	Schocklunge f	poumon m de choc	шоковые легкие
S 286	**shod / to be**	beschlagen sein (Pferd)	être ferré	быть подкованным
S 287	**shoe / to**	beschlagen (Pferd)	ferrer	подковать
S 288	**shorn wool**	Schurwolle f	laine f de tonte, laine grasse	стриженная шерсть
S 289	**short-haired**	kurzhaarig	à poil court	коротковолосый
S 290	**shorthorn cattle**	Kurzhornrind n, Shorthornrind n	bœuf m à courtes cornes	короткороговый скот
S 291	**shortness of breath,** dyspnoea, respiratory distress, breathlessness	Dyspnoe f, Atemnot f	dyspnée f	диспноэ, затруднение дыхания, одышка
S 292	**short-nosed cattle louse**	Kurznasige Rinderlaus f, Haematopinus eurysternus	pou m des bœufs à nez court	коротконосовая бычья вошь, вошь крупного рогатого скота
S 293	**shoulder girdle,** pectoral (thoracic) girdle	Schultergürtel m	ceinture f scapulaire	плечевой пояс
S 294	**shoulder joint,** scapulohumeral joint	Buggelenk n, Schultergelenk n	articulation f scapulo-humérale	плечевой сустав
S 295	**shower dip**	Dusche f, Übergießen n (Ektoparasitenbekämpfung)	douche f, versement m	душ, обливание
S 296	**showing poor reaction**	reaktionsarm	pauvre en réaction, faible de réaction	слабо реагирующий, мало реактивный
S 297	**shreds** (feeding)	Schnitzel fpl	cossettes fpl	жом
S 298	**shrink / to**	schrumpfen	rétrécir	сморщиваться
S 299	**shrinkage**	Schrumpfung f (Fleisch)	rétrécissement m	усадка, усушка, убыль в массе
S 300	**shrunken comb**	eingefallener (geschrumpfter) Kamm m	crête f affaissée	сморщенный гребень
	shunt	s. B 587		
S 301	**shy / to,** to balk, to baulk	scheuen (Pferd)	craindre	пугать
S 302	**shy breeder**	Tier n, das schwer trächtig wird, Tier n, das schwierig aufnimmt	animal m difficilement gravide	плохо оплодотворяющееся животное
S 303	**shy feeder**	schlecht fressendes Tier n, schlechter Fresser m	animal m avec mauvais appétit	животное, плохо поедающее корм, плохо нагуливающее животное
S 304	**sialolith,** salivary calculus	Sialolith m, Speichelstein m	sialolithe m, calculs mpl salivaires	камень слюны, слюнный камень
	sibilant rale	s. W 68		
S 305	**sibs,** siblings	Geschwister npl	frères mpl et sœurs fpl, enfants mpl de mêmes parents	братья или сестры, сибсы
S 306	**sibship**	Tiergruppe f mit gemeinsamen Eltern	groupe m d'animaux d'ascendants communs	группа животных с общими родителями
S 307	**sick bay,** pen for sick animals	Krankenbucht f, Krankenabteil n	box m des animaux malades, infirmerie f	загон (бокс) для больных
S 308	**sickle cell**	Sichelzelle f, Drepanozyt m	drépanocyte f, hématie f falciforme	серповидная клетка, дрепаноцит
S 309	**sickle cell anaemia**	Sichelzell[en]anämie f	anémie f à hématies falciformes, drépanocytose f	анемия серповидных клеток, серповидноклеточная (дрепаноцитарная) анемия
	sickness	s. D 306		
S 310	**sick slaughter**	Krankschlachtung f	abattage m d'animal malade	убой больных животных

311	sidebone [disease]	Verknöcherung f des Hufknorpels, Hufknorpelverknöcherung f	ossification f du cartilage latéral	окостенение копытного (мякишного) хряща, оссификация копытного хряща
312	side effect	Nebenwirkung f	réaction f secondaire	побочное действие
313	side host, second-level host	Nebenwirt m	hôte m secondaire	дополнительный хозяин
	sideropenia	s. I 286		
314	signet ring	Siegelringform f (Malaria)	forme f en bague à sceau	перстневидная форма
315	signet-ring cell	Siegelringzelle f	cellule f en bague à sceau	перстневидная клетка
316	sign of life, manifestation of life	Lebensäußerung f, Lebenszeichen n	signe m de vie	признак жизни
317	sign of maturity (foetus)	Reifezeichen n	signe m de maturité	признак созревания (зрелости)
318	sign of oestrus	Brunstsymptom n	signe m de l'œstrus	признак (симптом) охоты (течки)
319	Sikh slaugther, Jakta slaugther (sheep, goat, buffalo)	Dekapitierung f mit einem Schwertschlag (Schlachtmethode)	décapitation f à l'aide d'un coup de glaive	декапитирование (удаление головы, убой) ударом мечом
320	silage	Silage f, Gärfutter n, Sauerfutter n	ensilage m	силос
321	silage crop	Silierpflanze f	plante f d'ensilage	силосное растение
322	silage effluent	Silowasser n, Silosickersaft m	effluent m d'ensilage	силосная вода
	silage maize	s. M 21		
323	silage making	Silagebereitung f, Silierung f	préparation f d'ensilage	заготовка силоса
	silent	s. C 481		
324	silent heat, silent oestrus; suboestrus	stille (schwache) Brunst f	rut m silencieux, œstrus m faible	незаметная (слабая) охота, тихая (слабая) течка
	silent infection	s. I 65		
	silent oestrus	s. S 324		
325	silver impregnation, silver staining	Silberimprägnierung f (Histologie)	imprégnation f sur argent	импрегнирование серебром
	simple fracture	s. C 506		
326	simple joint	einfaches Gelenk n, Articulus simplex	articulation f simple	простой сустав
	simple sugar	s. M 366		
	simplicidentate	s. R 283		
327	sinciput	Vorderkopf m	sinciput m	передний лоб, предголова
	sinew	s. T 69		
328	singe / to	abflammen, abbrennen (Borsten); absengen (Federn)	roussir	сжигать (щетину)
329	single-age flock	gleichaltriger Bestand m (Geflügel)	cheptel m d'animaux de même âge	ровесное стадо
	single birth	s. S 333		
	single-celled organism	s. P 659		
330	single-cell protein	Einzellerprotein n	protéine f unicellulaire	протеин одноклеточных
	single dose	s. I 101		
	single penning	s. S 331		
331	single-pen rearing, single penning	Einzelaufstallung f (in Einzelbuchten)	stabulation f séparée (isolée)	индивидуальное стойловое содержание
	single-stomached animal	s. M 362		
332	single-stranded RNA	einsträngige RNA f	ARN m monocaténaire	одноветочная РНК
	single-toed ungulate	s. S 462		
333	singleton, single birth	Einling m	naissance f singulière	одиночка
	sinoatrial node	s. S 335		
334	sinus arrest	Ausfall m des Sinusknotens (Herz)	arrêt m du nœud sino-auriculaire	выпадение (выход из строя) синусного узла
	sinus lactiferous	s. M 271		
335	sinus node, pacemaker of the heart, sinoatrial node	Sinusknoten m	nœud m sino-auriculaire	синусовый узел
336	sire / to	zeugen (Nachkommen)	engendrer, procréer	плодить
	sire / to	s. a. S 208		
337	sire	Vatertier n	père m, animal-père m	отец, производитель
338	sire evaluation	Vatertierprüfung f, Leistungsbewertung f von Vatertieren	évaluation f de l'animal-père	оценка продуктивности отцов (производителей)
339	sire verification	Bestätigung f der Vaterschaft	confirmation f de paternité	подтверждение отцовства
340	sirloin (beef)	Lendensteak n	filet m	ростбиф
341	sirloin (pig)	Lendenstück n, Filetkotelettstück n	morceau m de filet	ляжка, поясничная часть
	sit / to	s. B 510		
342	site of action	Wirkungsort m	localisation f de l'action	место действия
	sitter	s. B 521		
343	skeletal muscle	Skelettmuskel m	muscle m du squelette	скелетный мускул
	skeletal system	s. S 346		
344	skeletization	hochgradige Abmagerung f	amaigrissement m intense	сильное исхудание (истощение)
345	skeletization	Entfernung f der Weichteile	enlèvement m des parties molles	удаление мякоти от костей
346	skeleton, skeletal system	Skelett n, Knochengerüst n	squelette m	скелет, костяк

S 347	skim / to, to separate cream	entrahmen, abrahmen *(Milch)*	écrémer	сепарировать, снимать, обезжиривать
	skimmed milk	*s.* S 348		
S 348	skim milk, skimmed (separated) milk	Magermilch *f*	lait *m* écrémé	снятое (сепарированное, обезжиренное) молоко
	skim milk powder	*s.* D 441		
S 349	skin / to, to flay	enthäuten, Haut abziehen	écorcher, dépouiller, enlever la peau	снять шкуру
S 350	skin / to	sich mit einer neuen Haut bedecken *(Wunde)*	se couvrir d'une peau nouvelle	заживлять раны
S 351	skin	Haut *f*	peau *f*	кожа
	skin appendages	*s.* C 997		
	skin diamonds	*s.* D 226		
S 352	skin disease, dermatopathy, dermopathy	Dermatose *f*, Hautkrankheit *f*, Hauterkrankung *f*	dermatose *f*, maladie *f* de la peau	дерматоз, кожное заболевание, кожная болезнь
S 353	skin fold test, skin tent test	Hautfaltentest *m*	test *m* des plis de la peau	тест кожной складки, внутрикожная проба
S 354	skin glanders, farcy, cutaneous glanders	Hautrotz *m*	farcin *m*	кожный сап
S 355	skin lesions in pike	Fleckenseuche *f* des Hechtes	lésions *fpl* cutanées du brochet	пятнистая болезнь щуки
S 356	skin parasite	Hautparasit *m*	parasite *m* de la peau	кожный паразит
	skin reaction	*s.* D 161		
S 357	skin scrapings	Hautgeschabsel *n*	gratture *f* de la peau, prélèvement *m* de peau	соскоб
	skin tent test	*s.* S 353		
S 358	skin test, cutaneous test	Hauttest *m*, Hautprobe *f*	test *m* intradermal	кожная проба
S 359	skirtings	Wollspitzen *fpl*, Vliesspitzen *fpl*	extrémités *fpl* de la laine	верхушки руна
S 360	skull, cerebral cranium, brain case	Schädel *m*	crâne *m*, boîte *f* crânienne	[мозговой] череп, черепная коробка
S 361	skull bone	Schädelknochen *m*, Knochen *m* des Schädels	os *m* du crâne	черепные кости, кости черепа
S 362	slackening of pelvic ligaments	Einfallen *n* der Beckenbänder	relâchement *m* des ligaments pelviens	ослабление тазовых связок
	slack-loin animal	*s.* H 258		
S 363	slaked lime	Löschkalk *m*	chaux *f* éteinte	гашенная известь
	slant agar	*s.* S 364		
S 364	slant culture, slant agar	Bakterienkultur *f* auf Schrägagar, Schrägkultur *f*	culture *f* bactérienne sur agar oblique	бактериальная культура на косом агаре
S 365	slatted concrete floor	Betonspaltenboden *m*	sol *m* en dalles de béton	бетонно-щелевой пол
S 366	slatted floor husbandry	Spaltenbodenhaltung *f*	stabulation *f* en plancher à fentes	содержание на щелевом полу
S 367	slatted grate	Gitterrost *m*, Lattenrost *m*	grille *f*	решетка
S 368	slaughter / to	schlachten	abattre, égorger	убивать
S 369	slaughter, killing	Tötung *f*	abattage *m*	убой
S 370	slaughter, slaughtering	Schlachtung *f*, Schlachten *n*	abattage *m*	убой
	slaughter animal	*s.* A 400		
	slaughterer	*s.* S 376		
	slaughter floor	*s.* S 372		
S 371	slaughter grade	Schlachtwertklasse *f*	catégorie (classe) *f* d'abattage	убойная классификация, оценка мяса
S 372	slaughter hall, slaughter floor	Schlachthalle *f*, Schlachtraum *m*	salle *f* d'abattage	бойня
S 373	slaughter-house, abattoir, meat packing plant, slaughtery	Schlachthof *m*, Schlachthaus *n*, Schlachtbetrieb *m*	abattoir *m*	бойня
	slaughtering	*s.* S 370		
S 374	slaughtering of selected animals	Verwertungsschlachtung *f*	abattage *m* de sélection	селективный убой, убой бракованных животных
S 375	slaughtering performance	Schlachtleistung *f*	performance *f* d'abattage	мясная продуктивность, убойный выход мяса
S 376	slaughterman, slaughterer, butcher	Schlächter *m*, Metzger *m*, Fleischer *m*, Schlachter *m*	boucher *m*	мясник
	slaughter pig	*s.* S 378		
	slaughter scraps	*s.* O 40		
S 377	slaughter spleen *(pig)*	Schlagmilz *f*	hyperémie *f* splénique *(abattoir)*	убойная селезенка
S 378	slaughter swine, slaughter (fat) pig	Schlachtschwein *n*	porc *m* de boucherie, porc à égorger	убойная (откормленная) свинья
S 379	slaughter weight	Schlachtgewicht *n*, Schlachtmasse *f*	poids *m* à l'abattage	убойный вес, убойная масса
	slaughtery	*s.* S 373		
	sled dog	*s.* S 380		
S 380	sledge dog, sled dog	Schlittenhund *m*	chien *m* à traîneau	ездовая собака, собака для санной упряжи
S 381	sleeping sickness	Schlafkrankheit *f*, Trypanosoma brucei	maladie *f* de sommeil	сонная болезнь

	sleuth	*s.* S 425		
	slide	*s.* M 238		
S 382	**slide agglutination**	Objektträgeragglutination *f*, Schnellagglutination *f*	agglutination *f* rapide	ускоренная агглютинация, агглютинация на предметном стекле
S 383	**sliding hernia,** slip[ped] hernia	[zurück]gleitende Hernie *f*	hernie *f* glissante	скользящая грыжа
S 384	**sliding microtome**	Gleitmikrotom *n (Histologie)*	microtome *m* à coulisse	скользящий микротом
	slightly sour milk	*s.* A 106		
S 385	**slim overweight / to**	Übergewicht verlieren, schlank werden, „abspecken"	perdre du surpoids, maigrir	потерять перевес, похудеть, сбросить жир
	slink	*s.* S 386		
S 386	**slink calf,** slink	zu früh geborenes Kalb *n*, ungeborenes Kalb	avorton *m*, veau *m* né prématurément	недоросток, нерожденный теленок
S 387	**slink veal**	Fleisch *n* eines ungeborenen (fehlgeborenen) Kalbes	viande *f* d'un veau avorté	мясо нерожденного (абортированного) теленка
	slip hernia	*s.* S 383		
	slipped disc	*s.* D 304		
	slipped hernia	*s.* S 383		
	slipped shoulder	*s.* S 917		
	slipped stomach	*s.* D 333		
	slipped tendon	*s.* P 241		
S 388	**slobbers,** wet dewlap *(rabbit)*	feuchte Dermatitis *f* der Wamme	dermite *f* humide du fanon	мокрый дерматит подгрудка
	slop feeding	*s.* W 56		
S 389	**slough / to**	abstoßen *(nekrotisches Gewebe)*	éliminer, rejeter	отторгать
S 390	**slough / to**	verschorfen	former une croûte	покрыть струпом
S 391	**slough**	nekrotisches (abgestoßenes) Gewebe *n*	tissu *m* nécrotique (rejeté)	некротическая (отторгнутая) ткань
	slough	*s. a.* S 60		
S 392	**sloughness,** scaling	Schorfigkeit *f*	capacité *f* de formation d'escarre, écaillage *m*	струпость, струповидность
S 393	**slow kill**	verzögerte Mortalität *f (Arzneimittelprüfung)*	mortalité *f* lente	затяжная (замедленная) смертность
	slow parturition	*s.* D 110		
	slow-release preparation	*s.* S 895		
	sludge	*s.* S 228		
S 394	**sludged blood**	[hochgradig] eingedicktes Blut *n*, Blut *n* mit Geldrollenbildung der Erythrozyten	sang *m* formé de globules rouges disposées en forme de rouleaux de pièces de monnaie	кровь с эритроцитами, образующие монетные столбы, [сильно] сгущенная кровь
S 395	**sludging of the blood,** rouleaux formation	Geldrollenbildung *f (der Erythrozyten)*	formation *f* d'hématies empilées	формирование монетных столбиков
S 396	**sluice for men**	Personenschleuse *f (Tierhygiene)*	écluse *f* pour personnes	санпропускник для персонала
S 397	**sluice in / to**	einschleusen	écluser	заносить
S 398	**sluice out / to**	ausschleusen	sortir de l'écluse	выносить
S 399	**slurry,** liquid manure	Gülle *f*, Jauche *f*, Flüssigmist *m*	boue *f*, coulis *m*, purin *m*	жидкий навоз, навозная жижа
S 400	**slurry disposal**	Güllebeseitigung *f*	épandage *m* (apport *m*) de lisier	утилизация жижи
S 401	**slurry store**	Güllebehälter *m*, Güllelager *m*	réservoir *m* pour purin	хранилище для жидкого навоза
S 402	**small animal**	Kleintier *n*	petit animal *m*	мелкое животное
S 403	**small animal keeping**	Kleintierhaltung *f*	élevage *m* de petits animaux	содержание мелких животных
S 404	**small animal practice**	Kleintierpraxis *f*	pratique *f* de médicine pour petits animaux	ветеринария для мелких животных, ветеринарная лечебница, ветлечебница, лечебница для мелких животных
S 405	**small animal surgery**	Kleintierchirurgie *f*	chirurgie *f* pour petits animaux	хирургия мелких животных
S 406	**small cell infiltration,** parvicellular infiltration	kleinzellige Infiltration *f*	infiltration *f* microcellulaire	мелкоклеточная инфильтрация
	small dog	*s.* M 316		
S 407	**small gauge needle**	kleinkalibrige (englumige) Kanüle *f*	canule *f* de petit calibre	малокалиберная игла, игла с узким просветом
S 408	**small growth**	Kleinwuchs *m*	petite pousse *f*	мелкий рост
S 409	**smallholding**	landwirtschaftlicher Kleinbetrieb *m*	petite exploitation *f* agricole	малое сельскохозяйственное предприятие
	small house fly	*s.* L 115		
S 410	**small intestinal disease**	Erkrankung *f* des Dünndarmes	maladie *f* de l'intestin grêle	заболевание тонкой кишки
S 411	**small intestine**	Dünndarm *m*	intestin *m* grêle	тонкая кишка
S 412	**small laboratory animal**	kleines Versuchstier *n*	petit animal *m* de laboratoire	мелкое опытное (лабораторное) животное
	small metacarpal bone	*s.* S 550		

S 413	small ruminant	kleiner Wiederkäuer *m*, Klein- wiederkäuer *m*	petit ruminant *m*	мелкое жвачное
S 414	smear / to	ausstreichen	enduire, barbouiller	мазать
S 415	smear	Ausstrich *m*, Abstrich *m*	enduit *m*, barbouillage *m*	отпечаток, мазок
	SMEDI-syndrome	*s.* S 696		
S 416	smoked meat	Rauchfleisch *n*	viande *f* fumée	копченое мясо
S 417	smooth colony, S-form	glatte Kolonie *f*, S-Form *f*	colonie *f* plate	гладкая колония, С-форма
S 418	smooth muscle, involuntary muscle	glatter Muskel *m*	muscle *m* plat	гладкий мускул
S 419	smooth muscle cell	glatte Muskelzelle *f*	cellule *f* musculaire lisse	гладкая мышечная клетка
S 420	smudge cell	rupturierter Leukozyt *m (Blut- ausstrich)*	leucocyte *m* déchiré	лопнувший лейкоцит
S 421	snaffle, bit *(horse)*	Trense *f*	bridon *m*	уздечка
	snail host	*s.* M 356		
S 422	snake venom	Schlangengift *n*	venin *m* de serpent	зменный яд
S 423	snare	Schlinge *f*, Schlingeninstru- ment *n (Geburtshilfe, Chir- urgie)*	anse *f*	петля, петлевой инструмент
S 424	snarl / to	knurren	grogner	рычать
S 425	sniffer dog, sleuth, tracker dog, tracking hound	Spürhund *m*, Suchhund *m*	chien *m* courant	собака-ищейка, служебно- розыскная собака, иска- тельная (тренированная) собака
	snood frontal process	*s.* N 14		
S 426	snore / to	schnarchen	ronfler	храпеть
S 427	snort / to	prusten, schnauben *(Pferd)*	renifler	фыркать
S 428	snout, rostrum *(pig)*	Rüssel *m*, Rüsselscheibe *f*, Planum rostrale	groin *m*, boutoir *m*	хобот[ок]
S 429	snout rubbing	Rüsselreiben *n (Untugend beim Schwein)*	frottement *m* de groin	трение хоботка
S 430	snout score *(pig)*	Rüsselschnitt *m (zur Untersu- chung der Rhinitis atrophi- cans)*	cision *f* du groin	разрез хоботка
	snout twitch	*s.* P 300		
S 431	snuffles, rabbit snuffles, nasal catarrh of rabbits	Schnupfen *m* (Pasteurellose *f*) des Kaninchens	pasteurellose *f* du lapin	пастереллез кроликов, нас- морк кролика
S 432	snuffles	Schnupfen *m* (Rhinitis *f*) der Katzen	rhume *m* (rhinite *f*, coryza *m*) des chats	насморк (ринит) кошек
	snuffles	*s. a.* N 13		
S 433	soak / to, to steep	einweichen	macérer	смачивать
S 434	social behaviour	Sozialverhalten *n*, soziales Verhalten *n*	conduite *f* sociale	социальное поведение
S 435	socialization, familiarization	Sozialisierung *f*, erfolgreiche Eingliederung *f* in eine Gruppe *(Tierverhalten)*	familiarisation *f*	социализация, успешное включение в группу
	social order	*s.* S 436		
S 436	social ranking, social order (scale)	Rangordnung *f (Verhaltens- biologie)*	échelle *f* sociale	ранговый порядок
S 437	social stress	Sozialstreß *m (Verhaltensbio- logie)*	stress *m* social	социальный стресс
S 438	Society for the Prevention of Cruelty to Animals	Tierschutzverein *m*	société *f* protectrice des ani- maux	Союз защиты животных
S 439	socket, articular fossa	Gelenkpfanne *f*	cotyle *m*, cavité *f* glénoïdale	суставная впадина
S 440	soda lye, lye *(NaOH)*	Natronlauge *f*	soude *f* caustique	раствор едкого натра, натрия гидроокись, каустическая сода
	sodium chloride	*s.* C 647		
	sodium hydroxide	*s.* C 255		
S 441	sodium pump	Natriumpumpe *f*	pompe *f* à sodium	натриевый насос
	sodoku	*s.* R 62		
S 442	softening focus	Erweichungsherd *m (Gehirn)*	foyer *m* de ramollissement	фокус смягчения
S 443	soft padded bandage	gepolsterter Verband *m*	bandage *m* rembourré	повязка с подкладкой, поду- шечная повязка
S 444	soft palate, palatine velum, veil	Gaumensegel *n*	voile *m* du palais	мягкое небо, небная зана- веска
	soft paraffin	*s.* L 178		
S 445	soft pulse, weak pulse	weicher Puls *m*	pouls *m* faible	мягкий пульс
S 446	soft roe, semen	Fischmilch *f (Hoden und Sa- menflüssigkeit der Fische)*	laitance *f*	молоко рыб
S 447	soft tick, argasid (non-scu- tate) tick	Lederzecke *f (Familie Argasi- dae)*	argaside *m*	аргасовый клещ
S 448	soft tissues	Weichteile *npl*	parties *fpl* molles	мягкие части
S 449	soil / to	beschmutzen, kontaminieren	contaminer	загрязнять, контаминировать
S 450	soil nematode	Bodennematode *m*, Wurzelne- matode *m*	nématode *m* de sol	почвенная нематода
S 451	solar plexus, coeliac plexus	Solarplexus *m*, Plexus solaris	plexus *m* solaire	солнечное сплетение
S 452	solar radiation	Sonneneinstrahlung *f*	radiation *f* solaire	солнечное излучение
S 453	solation	Verflüssigung *f* eines Gels	liquéfaction *f* d'un gel	разжижение гела, соляция

S 454	**solear corium,** plantar corium	Sohlen[leder]haut *f*	chorion *m* de la sole	подошва, кожа подошвы
S 455	**sole feed,** complete diet	Alleinfutter *n*	aliment *m* complet	единственный корм, монокорм
S 456	**sole trauma**	Sohlenverletzung *f*, Sohlentrauma *n*	blessure *f* de la plante des pieds	травма (повреждение) подошвы
S 457/8	**sole ulcer[ation]** *(cattle)*	[Rusterholzsches] Sohlengeschwür *n*	ulcère *m* (ulcération *f*) de la plante des pieds, ulcère de la sole des bovins	[Рустергольцовская] язва подошвы
S 459	**solid animal house,** traditional animal house	Massivstall *m*	étable *f* bâtie en solide	массивное (традиционное) животноводческое помещение
S 460	**solid food**	feste Nahrung *f*	aliment *m* solide	твердая пища
S 461	**solid medium**	fester Nährboden *m*	milieu *m* solide	плотная [питательная] среда
S 462	**soliped,** single-toed ungulate, one-digit animal, monodactyl animal	Einhufer *m*, Equidae	solipède *m*	однокопытное животное
S 463	**soliped meat**	Fleisch *n* von Einhufern	viande *f* de solipèdes	мясо однокопытных животных
S 464	**solitary tumour**	Solitärtumor *m*, Einzelgeschwulst *f*	tumeur *f* solitaire	солитарный рак, одиночная опухоль
S 465	**solubilize / to**	löslich machen, Löslichkeit erreichen	rendre soluble	растворить, достигнуть растворимость
S 466	**solute**	gelöste Substanz *f*	soluté *m*	растворенное вещество (средство)
S 467	**solution**	Lösung *f*	solution *f*	раствор
S 468	**solvent poisoning**	Vergiftung *f* durch Lösungsmittel	empoisonnement *m* par un solvant	отравление растворителем
S 469	**sonicate / to**	mit Ultraschall behandeln, Ultraschall ansetzen	traiter à l'ultrason	обработать ультразвуком
S 470	**sonication**	Behandlung *f* mit Ultraschall	traitement *m* aux ultrasons	лечение (обработка) ультразвуком
S 471	**sonic intensity**	Schallstärke *f*	intensité *f* du son	сила (мощность) звука
	soor	*s.* C 66		
S 472	**sore**	Wunde *f*	plaie *f*	рана
S 473	**sore**	schmerzhaft	douloureux	болезненный
S 474	**sore** *(skin)*	wund, durchgelegen, entzündet	écorché	раневой
	sore	*s. a.* I 133, U 8		
	sore-mouth	*s.* C 755		
S 475	**souffle**	[schwaches] Geräusch *n (bei Auskúltation)*	souffle *m* à l'auscultation	[слабый] шум при аускультации
	sound / to	*s.* P 598		
	sound	*s.* P 600		
S 476	**sound attenuation,** dullness	Schalldämpfung *f (bei Perkussion)*	absorption *f* (amortissement *m*) du son	звукопоглощение, поглощение звука
	soundness certificate	*s.* H 113		
S 477	**soundness examination**	Untersuchung *f* der Gesundheit und der Leistungsfähigkeit *(vor Verkauf)*	examen *m* de santé et de capacité de rendement	исследование состояния здоровья и продуктивности
	sound of breathing	*s.* R 233		
S 478	**sound wool**	griffige (gesunde) Wolle *f*	laine *f* saine	здоровая шерсть
S 479	**source of infection**	Infektionsquelle *f*	source *f* d'infection	источник заражения
S 480	**sour crop,** pendulous (sagging) crop	Hängekropf *m*	jabot *m* pendant	висячий зоб
	sour milk	*s.* S 220		
S 481	**sow**	Sau *f*, Muttersau *f*, Mutterschwein *n*	truie *f*	свиноматка
S 482	**sow in farrow,** sow with farrow	Sau *f* mit Ferkeln	truie *f* avec porcins	свиноматка с поросятами
	sowmouth	*s.* U 31		
	sow stall	*s.* F 67		
	sow with farrow	*s.* S 482		
S 483	**soya bean**	Sojabohne *f*	grain *m* de soja	соя
S 484	**soya [bean] meal, soybean meal, soy-meal**	Soja[bohnen]mehl *n*	farine *f* [de grains] de soja	соевая мука, мука сои
S 485	**space-occupying lesion,** expanding lesion	raumfordernde Veränderung *f*	lésion *f* qui demande de la place	пространственное изменение
	Spanish fly	*s.* B 248		
S 486	**spasm**	Spasmus *m*, Krampf *m*	spasme *m*, crampe *f*	спазм, судорога, конвульсия
S 487	**spasmodic colic,** spastic colic *(horse)*	Krampfkolik *f*	colique *f* spasmodique	спастическая колика
	spasmodic lifting of hind limb	*s.* C 555		
	spasmodic lifting of hind limbs	*s.* C 555		
S 488	**spasmolytic** *(agent),* antimotility drug	Spasmolytikum *n*, krampflösendes Mittel *n*	spasmolytique *m*	спазмолитик, расслабляющее средство
	spastic colic	*s.* S 487		
S 489	**spastic constipation**	spastische Verstopfung *f*	constipation *f* d'origine spasmodique	спастический запор

S 490	**spastic paresis**	spastische Parese f (Erbkrankheit)	parésie f spastique	спастический парез
S 491	**spatial distribution**	Verbreitung f in einem Territorium (einer Population)	extension f dans un territoire	распределение в территории
S 492	**spavin** (horse)	Spat m	éparvin m	шпат
S 493	**spawn / to**	laichen, ablaichen	frayer	нерестеть
S 494	**spawn**	Laich m	frai m	икра
S 495	**spawn**	Myzel n, Pilzrasen m, Hyphengeflecht n	micelle f	мицелий
S 496	**spay / to**	Eierstöcke entfernen, ovarektomieren, kastrieren	enlever l'ovaire, castrer	удалять яичников, кастрировать
S 497	**spayed sow**	kastriertes weibliches Schwein n, kastrierte Sau f	truie f castrée	кастрированная свиноматка
	specialist veterinarian	s. V 141		
	specialization of breeding	s. D 288		
	specialized veterinarian	s. V 141		
S 498	**speciate / to**	in [neue] Arten einteilen	sélectionner	специфицировать, распределить в [новые] виды
S 499	**speciation**	Einteilung f in Arten	différenciation (classification) f des espèces	разделение на виды, спецификация
S 500	**species of animal,** animal species	Tierart f, Spezies f	espèce f animale	вид животного
S 501	**species-specific**	artspezifisch	spécifiquement [à l'espèce]	видоспецифический
S 502	**species-specific parasite**	artspezifischer Parasit m	parasite m spécifique	видоспецифический паразит
S 503	**species specifity**	Artspezifität f	spécificité f du genre	видоспецифичность
S 504	**specific drug**	spezifisch wirksames Arzneimittel n	médicament m à effet spécifique	специфически действующее лекарство
S 505	**specific-germfree animal**	spezifisch (spezifiziert) keimfreies Tier n	animal m dépourvu de germes spécifiques, animal aseptique	свободное по специфическим (специфицированным возбудителям животное
S 506	**specific-pathogen-free animal,** SPF	spezifiziert pathogenfreies Tier n, SPF-Tier n	animal m libéré d'agents pathogènes spécifiques, animal sans agent pathogène spécifique	специфично свободное от патогенных микроорганизмов животное, животное, свободное от специфически патогенной микрофлоры
S 507	**specific stimulus**	adäquater (spezifischer) Reiz m	stimulus m spécifique, excitation f adéquate	адекватное возбуждение, специфическое раздражение
S 508	**specific treatment,** aetiological treatment	Kausalbehandlung f	traitement m spécifique	этиологическое (каузальное лечение
	specimen	s. S 27		
S 509	**specimen**	Muster n (Arzneimittel)	échantillon m	образец
S 510	**specimen collection**	Probenentnahme f	prise f (prélèvement m) d'échantillons, échantillonnage m	взятие проб
	specimen handling	s. S 30		
	sperm	s. S 153		
S 511	**spermastasis,** damming-back of semen, spermiostasis, semen congestion	Samenstauung f	congestion f séminale, stase f spermatique	застой семя, спермиостаз, застой спермиев
S 512	**spermatic**	Samen..., Sperma...	spermatique	семенной, сперматический
	spermatic cell	s. S 515		
S 513	**spermatic cord**	Samenstrang m, Funiculus spermaticus	cordon m spermatique	семяпровод
S 514	**spermatic cord torsion**	Verdrehung f des Samenstranges, Samenstrangtorsion f	torsion f du cordon spermatique	закручивание (заворот) семяпровода
S 515	**spermatocyte,** spermatic cell	Spermium n, Samenzelle f, Spermie f	spermatozoïde m, cellule f spermatique	живчик, семенная клетка
	spermiostasis	s. S 511		
S 516	**sperm motility**	Bewegungsfähigkeit f des Samens, Spermienbeweglichkeit f	capacité f de mouvement du sperme, motilité f du sperme, mobilité f des spermes	подвижность спермы (спермиев)
S 517	**sperm viability**	Spermienvitalität f, Lebensfähigkeit f der Spermien	vitalité f des spermes	жизненность (жизнеспособность) спермиев
	SPF	s. S 506		
S 518	**sphenoidal sinus**	Keilbeinhöhle f	sinus m sphénoïdal	основная (клиновидная) пазуха
S 519	**sphenoid bone**	Keilbein n, Os sphenoidale	os m sphénoïde	клиновидная кость
S 520	**spherical** (histology)	abgerundet	sphérique	округленный, сферический
	sphincter	s. S 521		
S 521	**sphincter muscle,** sphincter, constrictor [muscle]	Schließmuskel m, Ringmuskel m, Sphinkter m	sphincter m	сфинктер, кольцевой мускул
	spider mite	s. R 123		
S 522	**spike,** wave	Zacke f (EKG)	pic m, ondulation f	вершина, пик, зубец

S 523	**spinal canal,** vertebral canal	Rückenmarkkanal *m*, Wirbelkanal *m*	canal *m* central de la moelle, canal rachidien	спинномозговой (позвоночный) канал
S 524	**spinal cord,** spinal marrow, medulla	Rückenmark *n*	moelle *f* épinière	спинной мозг
S 525	**spinal cord compression**	Kompression *f* des Rückenmarkes, Rückenmarkkompression *f*	compression *f* de la moelle épinière	сдавливание (компрессия) спинного мозга
	spinal marrow	*s.* S 524		
S 526	**spinal meningitis**	Entzündung *f* der Rückenmarkhäute, Meningitis spinalis	méningite *f* spinale, inflammation *f* des méninges rachidiennes	спинальный менингит, воспаление оболочек спинного мозга
S 527	**spinal reflex**	Rückenmarkreflex *m*	réflexe *m* spinal	спинномозговой рефлекс
S 528	**spindle-cell tumour**	Spindelzellentumor *m*, Spindelzellgeschwulst *f*	tumeur *f* de la cellule fusiforme	веретеноклеточный рак
	spine	*s.* V 89		
	spinous cell	*s.* P 572		
S 529	**spinous process [of the vertebra]**	Dornfortsatz *m*	apophyse *f* épineuse	спинальный отросток
S 530	**spiral bandage**	Spiralverband *m*	bandage *m* en spirale	спиральная повязка
S 531	**spiral colon,** spiral loop (colon)	Kolonspirale *f*	spirale *f* du côlon	спираль толстой кишки
S 532	**spiral deformity of the claw**	Rollklaue *f (Rind)*	sabot *m* enroulé	сжатое копытце
S 533	**spiral fracture,** torsion fracture	Torsionsknochenbruch *m*, Spiralfraktur *f*	fracture *f* en spirale	торсионный перелом кости, спиральная фрактура
	spiral loop	*s.* S 531		
S 534	**splanchnic blood**	Blut *n* der Eingeweide, Blut im Splanchnikusgebiet	sang *m* viscéral	кровь внутренностей, внутренностная кровь
S 535	**splanchnic circulation**	Blutzirkulation *f* in der Bauchhöhle	circulation *f* sanguine au niveau de la cavité abdominale	циркуляция крови в брюшной полости
S 536	**splanchnic nerve**	Splanchnikusnerv *m*, Eingeweidenerv *m*	nerf *m* splanchnique	нерв внутренностей, внутренностный нерв
S 537	**splanchnology**	Eingeweidelehre *f*	splanchnologie *f*	спланхнология, наука о внутренностях
S 538	**splay / to**	spreizen, grätschen	écarter	расставлять
S 539	**splayed claw**	Spreizklaue *f*	sabot *m* écarté	распущенное копытце
S 540	**splayleg** *(pig)*	Ausgrätschen *n (Erkrankung bei Ferkeln)*	écartement *m* des pattes postérieures	разножка
S 541	**splenectomize / to**	die Milz entfernen, splenektomieren	splénectomier, enlever la rate	удалить селезенку, спленэктомировать
S 542	**splenectomized animal**	entmilztes Tier *n*, splenektomiertes Tier *n*	animal *m* splénectomié	спленэктомированное животное
S 543	**splenic**	Milz...	splénique	селезеночный
	splenic fever	*s.* A 460		
S 544	**splenic infarction**	Milzinfarkt *m*	infarctus *m* splénique	инфаркт селезенки
	splenic pulp	*s.* R 125		
S 545	**splenic rupture**	Milzruptur *f*, Milzriß *m*	rupture *f* splénique	разрыв селезенки
S 546	**splenic tissue,** lienal tissue	Milzgewebe *n*	tissu *m* splénique	селезеночная ткань, ткань селезенки
S 547	**splenization**	milzartige Verfestigung *f* des Lungenparenchyms	splénisation *f* du parenchyme pulmonaire	спленизация, селезеновидное уплотнение легочной паренхимы
S 548	**splint / to**	schienen	mettre une attelle	накладывать шину, класть в лубок
S 549	**splint**	Schiene *f (Chirurgie)*	attelle *f*	шина
S 550	**splint bone,** small metacarpal bone	Griffelbein *n*	jambe *f* styloïde	грифельная кость
	splintered fracture	*s.* S 552		
S 551	**splinter forceps**	Splitterpinzette *f*	pince *f* à (pour) écharde, pincette *f* à éclat	осколочный пинцет
S 552	**splinter fracture,** splint (splintered, split) fracture	Splitterfraktur *f*, Splitterbruch *m*	fracture *f* en esquilles	оскольчатый перелом
S 553	**splinter of a bone,** bone fragment	Knochensplitter *m*	éclat *m* d'os	костный осколок
	splint fracture	*s.* S 552		
S 554	**splints,** interosseus desmitis (equine orthopaedics)	tiefes metakarpales Überbein *n*; tiefes metatarsales Überbein	suros *m*, exostose *f* du métacarpien; exostose du métatarsien	метакарпальный эксостоз
S 555	**splints / in**	geschient	en attelle, en gouttière	положенный в лубок
S 556	**split ears**	Spaltohrigkeit *f*, Schlitzohrigkeit *f (Erbkrankheit)*	maladie *f* des oreilles fendues	расщепленные уши
S 557	**split fat**	gespaltenes Fett *n (Tierernährung)*	graisse *f* fendue (scindée)	расщепленный жир
	split fracture	*s.* S 552		
S 558	**split oestrus**	geteilte (zweiphasige) Brunst *f*	œstrus *m* en deux phases	раздельная охота, двухфазная течка
S 559	**split product,** degradation product	Spaltprodukt *n*	produit *m* de dégradation (fission)	продукт расщепления (распада)

S 560	**splitting**	Aufspaltung f *(genetisch)*	éclatement m	расщепление
S 561	**splitting of heart sounds**	Spaltung f der Herztöne	dédoublement m des bruits du cœurs	расщепление тонов сердца
S 562	**split vaccine,** subunit vaccine	Spaltimpfstoff m	vaccin m de fission	«сплит»-вакцина, субъединичная вакцина
S 563	**spoilage**	Verderb m *(Lebensmittel, Silage)*	perte f, déchets mpl	порча
	spondylolisthesis	s. K 36		
S 564	**sponge forceps,** tampon forceps	Kornzange f *(Chirurgie)*	pince-gouge m	корнцанг
S 565	**sponge up / to,** to mop up	[ab]tupfen	éponger	тампонировать
S 566	**spongy degeneration**	spongiöse (schwammige) Degeneration f	dégénération f spongieuse	спонгиозная дегенерация
S 567	**spontaneous fracture**	Spontanfraktur f	fracture f spontanée	спонтанный перелом
S 568	**spontaneous generation,** abiogenesis	Urzeugung f, Abiogenese f	génération f primordiale (spontanée), abiogenèse f	самозарождение
S 569	**spontaneous healing,** spontaneous recovery	Spontanheilung f, Selbstheilung f	guérison f spontanée, autoguérison f	спонтанное заживление (излечение, самозаживление), самоизлечение
S 570	**spontaneous movement**	Eigenbewegung f	mouvement m spontané	спонтанное (самостоятельное) движение, самоподвижность
	spontaneous recovery	s. S 569		
S 571	**spoon nail**	Hohlnagel m	ongle m concave	полый гвоздь
S 572	**spoon shaped depressor**	Kropflöffel m	cuillère f en forme d'abaisseur	зобная ложка
S 573	**spore**	Spore f	spore f	спора
S 574	**spore formation**	Sporenbildung f	formation f de spores	спорообразование
	spore forming bacterium	s. S 579		
S 575	**sport horse,** athletic (competition) horse	Sportpferd n	cheval m de compétition	спортивная лошадь
S 576	**sporulate / to**	Sporen ausstreuen	répondre des spores	разносить споры
S 577	**sporulate / to**	Sporen bilden, sporulieren	sporuler	образовать споры, спорулировать
S 578	**sporulated oocyst**	sporulierte Oozyte f	ookyste m sporulé	спорулированная ооциста
S 579	**sporulating bacterium,** spore forming bacterium	sporenbildendes Bakterium n, Sporenbildner m	bactérie f sporulante (formant des spores)	спорообразующая бактерия, спорообразующий микроорганизм
S 580	**spot-on technique**	Auftupfverfahren n, Spot-on-Technik f	technique f de tamponnement	способ накапания, спот-он-техника
	spotted appearance	s. P 708		
	spotty	s. P 124		
S 581	**sprain,** distortion	Verstauchung f, Verrenkung f, Verdrehung f, Distorsion f, Zerrung f	distorsion f, foulure f	вывих, растяжение [связок], дисторзия
S 582	**sprain fracture**	Distorsionsfraktur f	fracture f par distorsion	дисторзионный перелом
S 583	**spray dip,** spray race	Fixiergang m für Sprühbehandlung, Sprühtunnel m	tunnel m de pulvérisation, couloir m de fixation pour traitement en spray	фиксирующий проход для обрызгивания, раскол для обработки обрызгиванием, обрызгивающий туннель
	sprayer	s. S 584		
S 584	**spraying device,** sprayer	Sprühgerät n	pulvérisateur m, vaporisateur m, atomiseur m	обрызгиватель, прибор для обрызгивания
	spray race	s. S 583		
S 585	**spraywash**	Sprühbrühe f, Spritzbrühe f	liquide m à injecter	раствор для разбрызгивания, обрызгивающая эмульсия
S 586	**spread / to,** to disseminate, to extend	sich ausbreiten, verbreiten	[se] propager, [se] répandre	распространять[ся]
S 587	**spreadable speculum**	Spreizspekulum n	spéculum m écarteur	[раздвигающееся] влагалищное зеркало
S 588	**spreading area,** area of spreading	Ausbreitungsgebiet n	région f de propagation	район распространения
S 589	**spreading factor**	Ausbreitungsfaktor m	facteur m de propagation	фактор распространения
S 590	**spread of a disease**	Weiterverbreitung (Ausbreitung) f einer Krankheit	propagation (extension) f d'une maladie	дальнейшее распространение заболевания
S 591	**springbuck**	Springbock m, Antidoreas marsupialis	springbok m	спрингбок, антилопа прыгун
S 592	**spring calving**	Frühjahrsabkalbung f	vêlage m de printemps	весенний отел
	springer	s. S 593		
S 593	**springing heifer,** springer	Färse f vor dem Abkalben *(ein bis zwei Wochen davor)*	génisse f une à deux semaines avant le vêlage	первотелка перед отелом
S 594	**spring viraemia of carp**	Frühjahrsvirämie f der Karpfen	virémie f de printemps de la carpe	весенняя виремия карпов
	spur	s. E 266		
S 595	**squab**	Jungvogel m	jeune oiseau m	птенец
S 596	**squab,** baby pigeon	junge Masttaube f	pigeonneau m de viande	молодой откормочный голубь

S 597	squamous cell carcinoma	Plattenepithel[zell]karzinom *n*	épithélioma *m* pavimenteux	рак клеток плоского эпите- лия
S 598	squamous epithelium	Plattenepithel *n*	épithélium *m* pavimenteux	плоский эпителий
S 599	squeaker	Jungtaube *f*	pigeonneau *m*	молодой голубь, голубка
S 600	squeeze cage	Käfig *m* zum Fixieren von Tie- ren	cage *f* pour fixer les animaux	клетка для фиксации живот- ных
S 601	squid / to	mit künstlichen Ködern fi- schen	pêcher à l'aide d'appâts artifi- ciels	ловить рыбу искусственной приманкой
S 602	squid	künstlicher Köder *m*	appât *m* artificiel	исскуственная приманка
	stab cell	*s.* U 55		
S 603	stab culture	Stichkultur *f (Bakteriologie)*	culture *f* par piqûre	культура, полученная уколом
S 604	stabilize / to, to strengthen, to consolidate	festigen *(Gesundheit)*	stabiliser	укреплять, крепить, стабили- зировать
	stable	*s.* H 302		
S 605	stable animals / to, to shed animals, to put in animals, to house animals	Tiere in den Stall bringen, Tiere einstellen	établer, mettre à l'étable	содержать в стойле
	stable cough	*s.* E 253		
	stabled cattle	*s.* H 322		
S 606	stable fly	Gemeiner Wadenstecher *m*, Stomoxys calcitrans	stomaxe *f*	осенняя жигалка
S 607	stable guard	Stallwache *f*	gardien *m* d'écurie	охрана помещения, дежурст- во в помещении
S 608	stable immunity	belastbare Immunität *f*	immunité *f* stable	стабильный иммунитет
S 609	stable-mate	Stallgefährte *m*	compagnon *m* d'étable	сверстники *(из одного жи- вотноводческого помеще- ния)*
S 610	stables, stalls, livestock hous- ing, housing [stables], live- stock accommodation (house)	Stallung *f*, Stallgebäude *n*, Tierunterkunft *f*	étable *f*, écurie *f* [pour ani- maux]	помещение для животных, животноводческое по- мещение
S 611	stable unit	Stalleinheit *f*	unité *f* d'étable	секция помещения
S 612	stabling, housing	Aufstallung *f*	stabulation *f*	размещение животных
	stab wound	*s.* P 709		
S 613	stag, brawner	Altschneider *m*, kastrierter Zuchteber *m*	verrat *m* d'engraissement cas- tré	кастрированный племенной хряк
S 614	stag, hart	fünfjähriger Hirsch *m*	cerf *m* de cinq ans	пятилетный олень
S 615	stag	spät kastrierter Bulle *m*	taureau *m* castré en retard	поздно кастрированный бык
S 616	stag	junger Hahn *m*	jeune coq *m*	молодой петух
	stag	*s. a.* T 328		
S 617	stage	Mikroskop-Tisch *m (für Ob- jektträger)*	plateau *m* à microscope	микроскопический столик
S 618	stage of lactation	Laktationsstadium *n*	stade *m* (période *f*) de lacta- tion	стадия лактации
S 619	stage-specific vaccine	stadiumspezifische Vakzine *f*	vaccin *m* spécifique de la pé- riode	специфическая вакцина по стадии
	staggering gait	*s.* S 620		
S 620	staggers, staggering gait	unsicherer (taumelnder, schwankender) Gang *m*, In- koordination *f*	démarche *f* titubante	неуверенная (шатающая, шаткая) походка
	stain / to	*s.* D 533		
S 621	staining	Färbung *f (Histologie, Mikro- biologie)*	coloration *f*	окрашивание, окраска
S 622	staining method	Färbetechnik *f*	méthode *f* de coloration	техника окраски
S 623	staining reaction	Färbereaktion *f*, Färbungsre- aktion *f*	réaction *f* de coloration	реакция окраски, цветная ре- акция
S 624	staining solution	Farblösung *f (Histologie)*	solution *f* colorante	раствор краски
S 625	stale / to, to stall *(horse)*	stallen, Harn absetzen	uriner	мочеиспускать
	stale cow	*s.* C 872		
	stall / to	*s.* S 625		
S 626	stall climate, micro-climate within the animal houses	Stallklima *n*	climat *m* de l'étable	климат животноводческого помещения
	stall gangway	*s.* G 61		
S 627	stall gangway	Stallgang *m*	allée *f* d'étable	проход в помещении
S 628	stallion, stud (entire) horse	Hengst *m*, Zuchthengst *m*, Be- schäler *m*	étalon *m*, cheval *m* entier (re- producteur)	жеребец, племенной жере- бец
	stalls	*s.* S 610		
S 629	stall width, width of a standing	Stallplatzbreite *f*	largeur *f* d'une place à l'étable	ширина стойла
	stamina	*s.* V 160		
	stamina performance	*s.* E 177		
S 630	stampede / to	ausbrechen, durchgehen	fuir	прорваться, выломить
S 631	stamping out	Keulung *f*, Bestandskeulung *f*	piétinement *m*	[поголовный] убой, стампинг аут
S 632	stance, position of legs	Beinstellung *f*	aplombs *mpl*	постановка ног
S 633	stance phase	Standphase *f (Bewegungs- physiologie)*	phase *f* de posture	фаза покоя

S 634	**stanchion barn,** tying (tether, tie-in) stall	Anbindestall *m*	étable *f* entravée	привязное помещение (стойло), животноводческое помещение с привязью
	stanch the blood / to	*s.* S 662		
S 635	**standard deviation**	Standardabweichung *f*	déviation *f* standard	стандартное отклонение
S 636	**standard error**	Standardfehler *m*	erreur *f* standard	стандартная ошибка
S 637	**standard practice**	übliche Praxis *f*	pratique *f* standard	стандартный прием, обычная практика
S 638	**standing castration**	Kastration *f* am stehenden Tier	castration *f* en position debout	кастрация у стоящего животного
S 639	**standing heat**	Duldung *f (während der Brunst)*	tolérance *f*	рефлекс неподвижности
S 640	**standleg phase**	Stützbeinphase *f (Bewegungsphysiologie)*	phase *f* de la jambe d'appui	фаза опирающей ноги
	Stanton's disease	*s.* M 181		
S 641	**stapes,** stirrup	Stapes *m,* Steigbügel *m*	étrier *m*	стремя
S 642	**staple / to**	klammern *(Chirurgie)*	faire des agrafes	скоблить
	staple	*s.* S 643		
S 643	**staple of wool,** staple *(fine-wool sheep)*	Büschel *n* Schafwolle	bouquet *m* de laine de mouton	пучок овечьей шерсти
	staple wool	*s.* G 221		
S 644	**starch capsule**	Stärkekapsel *f (Pharmakologie)*	capsule *f* amidonnée	крахмальная капсула
	starch equivalent	*s.* S 645		
	starch sugar	*s.* G 146		
S 645	**starch unit,** starch equivalent	Stärkeeinheit *f,* Stärkewert *m*	unité *f* de force	крахмальная единица
S 646	**starchy feed**	kohlenhydratreiches Futter *n*	aliment *m* riche en hydrates de carbone	богатый углеводами корм
S 647	**staring coat**	trockenes Haarkleid *n*	pelage *m* sec	сухой волосяной покров
	stars	*s.* C 969		
	start	*s.* O 71		
S 648	**starter medium**	Anzuchtmedium *n (Virologie)*	milieu *m* de culture	среда выращивания, стартерная среда
	starter pig	*s.* W 35		
S 649	**starter ration**	Starterration *f*	ration *f* de démarrage	стартерный (начальный) рацион
S 650	**starvation**	Hungern *n*	inanition *f*	голодание
	starvation	*s. a.* I 64		
S 651	**starvation acidosis**	Hungerazidose *f*	acidose *f* due au jeûne	голодный ацидоз, ацидоз голодания
S 652	**starve / to,** to fast	hungern, fasten	jeûner, endurer la faim	поститься, голодать
S 653	**starve / to**	hungern (fasten) lassen	laisser sans manger	ставить на голодание
S 654	**starve / to**	verhungern	mourir de faim	умирать от голода
S 655	**stasis liver,** cardiac liver	Stauungsleber *f*	foie *m* cardiaque	застойная печень
	state of health	*s.* H 119		
S 656	**state of immunity**	Immunstatus *m*	état *m* d'immunité	иммунное состояние, иммунный статус
	state of nutrition	*s.* N 212		
S 657	**static organ,** vestibular organ, organ of balance	Gleichgewichtsorgan *n*	organe *m* d'équilibre	орган равновесия
S 658	**stationary parasite**	stationärer Parasit *m*	parasite *m* stationnaire	стационарный паразит
S 659	**stationary treatment**	stationäre Behandlung *f*	traitement *m* stationnaire (en station)	стационарное лечение
S 660	**stature**	Höhe *f* eines Tieres, Widerristhöhe *f*	stature (hauteur) *f* d'un animal	высота в холке, рост животного
S 661	**statutory dipping**	Pflichtbaden *n (Ektoparasitenbekämpfung)*	bain *m* obligatoire	обязательное купание
	staunch the blood / to	*s.* S 662		
S 662	**stay a haemorrhage / to,** to stem a haemorrhage, to sta[u]nch (stop) the blood	eine Blutung stillen	arrêter une hémorragie, arrêter le sang	остановить кровотечение
S 663	**stay apparatus**	Spannbandapparat *m (Anatomie)*	appareil *m* de soutien, appareil d'arrêt	ленточный аппарат напряжки
S 664	**stay suture,** retaining stitch	Haltenaht *f*	suture *f* de soutien	крепительный (поддерживающий) шов
S 665	**steam sterilization**	Dampfsterilisation *f*	stérilisation *f* à vapeur	паровая стерилизация, стерилизация паром
S 666	**steel wire suture**	Stahldrahtnaht *f*	suture *f* du fil d'acier	проволочный шов, проволочная лигатура
	steep / to	*s.* S 433		
	steer	*s.* B 562		
S 667	**stell**	runde Schutzhütte *f* für Schafe	hutte *f* ronde de protection pour ovins	круглый навес для овец
S 668	**stellate cell**	Sternzelle *f,* sternförmige Zelle *f*	astrocyte *m,* cellule *f* étoilée	звездная (звездовидная) клетка
	stem a haemorrhage / to	*s.* S 662		
S 669	**stem cell,** ancestral (precursor) cell	Stammzelle *f*	cellule *f* souche	маточная клетка

S 670	**stenotic nares**	eingeengte (stenotische) Nasenöffnung *f*, Stenose *f* der Nasenöffnung	sténose *f* nasale	стеноз носового отверстия, суженное носовое отверстие
S 671	**stenoxenous parasite**	stenoxener (engwirtiger) Parasit *m*	parasite *m* sténoxène	стеноксенный (приуроченный) паразит
S 672	**stenoxeny**	Engwirtigkeit *f*, Stenoxenie *f*		стеноксенность, малохозяйство
S 673	**step mouth**	Stufengebiß *n*	denture *f* irrégulière	ступенчатые зубы
S 674	**sterilant** *(agent)*	sterilisierendes Agens *n*	agent *m* stérilisant	стерилизующее средство
S 675	**sterile**	steril, keimfrei	stérile	стерильный
	sterile	*s. a.* B 65		
S 676	**sterile-male method**	Sterile-Männchen-Technik *f* *(Parasitologie)*	technique *f* des mâles stériles	техника половой стерилизации самцов
S 677	**sterility**	Keimfreiheit *f*, Sterilität *f*	stérilité *f*, absence *f* de microbes	стерильность, стерилизованное состояние
S 678	**sterility**, infertility, barrenness	Unfruchtbarkeit *f*, Sterilität *f*	stérilité *f*, infertilité *f*	бесплодие
S 679	**sterility test**	Prüfung *f* auf Freisein von Bakterien, Sterilitätstest *m* *(Pharmakologie)*	test *m* de stérilité	тест стерильности, исследование на отсутствие бактерии
S 680	**sterilization**	Keimfreimachung *f*, Sterilisieren *n*, Sterilisation *f*	stérilisation *f*	стерилизация
S 680a	**sterilization**	Unfruchtbarmachung *f*, Sterilisierung *f*, Kastration *f*	stérilisation *f*	стерилизирование, кастрация
S 681	**sterilize / to**	entkeimen, keimfrei machen, sterilisieren	stériliser	стерилизовать
S 681a	**sterilize / to**	unfruchtbar machen, sterilisieren, kastrieren	stériliser	стерилизировать, кастрировать
	sterilize instruments / to	*s.* B 365		
S 682	**sterilizer**	Sterilisator *m*, Sterilisierapparat *m*	stérilisateur *m*	стерилизатор
S 683	**sterilizing immunity**	sterile Immunität *f*	immunité *f* stérile	стерильный иммунитет
S 684	**sternal fistula**	Sternalfistel *f*	fistule *f* sternale	стернальная фистула
S 685	**sternal rib**, true rib	wahre (echte) Rippe *f*, Sternalrippe *f*	vraie côte *f*, côte sternale	истинное ребро
S 686	**sternum**, breastbone	Brustbein *n*, Sternum *n*	sternum *m*	грудная кость
S 687	**stick / to**	stechen *(Schlachthof)*	piquer	колоть
S 688	**sticking plaster**, adhesive plaster, fixation tape	Heftpflaster *n*	emplâtre *m* de fixation	пластырь
S 689	**sticky trap**	Leimfalle *f (Entomologie)*	piège *m* adhésif	клеевая мухоловка
	stiff-eared	*s.* P 570		
S 690	**stiff gait**	steifer Gang *m*	pas *m* raide, démarche *f* raide (rigide)	ригидная (напряженная) походка
S 691	**stiffness**	Steifheit *f*, Steifigkeit *f*	rigidité *f*	окоченелость, неподвижность, ригидность
S 692	**stifle / to**	ersticken	étouffer	удушать
S 693	**stifle**, knee	Knie *n*	genou *m*	колено
	stifle-bone	*s.* P 125		
	stifle fold	*s.* G 231		
S 694	**stifle joint**, knee joint	Kniegelenk *n*	articulation *f* du genou	коленный сустав
S 695	**stillbirth**, dead birth	Totgeburt *f*	naissance *f* d'un mort-né	мертворождение, мертвый плод
S 696	**stillbirth-mummifications-embryonic deaths-infertility-syndrome**, SMEDI-syndrome	Totgeburten-Mumifikationen-embryonale Frühtode-Unfruchtbarkeits-Syndrom *n*, SMEDI-Syndrom *n*	syndrome *m* de SMEDI, syndrome de mortinatalité-momification-mortalité embryonnaire-stérilité	мертвые плоды-мумификации-ранние эмбриональные смерти-синдром бесплодия, синдром СМЕДИ
S 697	**stillborn**, born dead	totgeboren	mort-né	мертворожденный
	stillborn animal	*s.* D 29		
S 698	**stilted gait**, proppy gait	stelzender Gang *m*, Stelzgang *m*	démarche *f* guindée	козинцовая походка
S 699	**stimulant**, stimulant agent	Anregungsmittel *n*, Stimulans *n*	stimulant *m*	средство возбуждения, стимуланс
S 700	**stimulant**	stimulierend, anregend, erregend	stimulant	стимулирующий, возбуждающий
	stimulant agent	*s.* S 699		
S 701	**stimulate / to**	stimulieren, anregen, erregen	stimuler	стимулировать, возбудить, волновать
	stimulated	*s.* E 312		
	stimulation	*s.* I 301		
	stimulus	*s.* E 310		
	stimulus threshold	*s.* I 305		
S 702	**sting / to** *(horse)*	dopen	doper	принимать допинг
S 703	**sting**	Insektenstachel *m*	aiguillon *m* d'insecte	жало (колющий аппарат) насекомых
S 704	**sting**, bite	Insektenstich *m*, Stich *m*	piqûre *f* [d'insecte]	укус [насекомых], укол
S 705	**stingless insect**	stacheloses Insekt *n*	insecte *m* sans aiguillon	безжалостное насекомое
S 706	**stippling**	Tüpfelung *f*	moucheture *f*	пятнистость
	stirrup	*s.* S 641		

S 707	**stitch abscess,** suture abscess	Nahtabszeß *m*, Abszeß *m* nach Wundverschluß	abcès *m* de suture	абсцесс шва, абсцесс после зашивания раны
S 708	**stock / to**	besetzen, belegen *(mit Vieh)*	mettre en pâturage, faire pâturer, occuper, emplir	заселять, занимать
S 709	**stock**	Besatz *m (Wild, Fische)*	occupation *f*	плотность заселения, численность
	stock	*s. a.* L 201		
	stock boar	*s.* S 210		
	stock breeding	*s.* A 383		
S 710	**stock culture** *(bacteriology)*	Stammkultur *f*	culture *f* de souche	основная (маточная) культура
S 711	**stock farm**	Zuchtbetrieb *m*, Zuchtfarm *f*	ferme *f* d'élevage	племенной завод, племенная ферма
S 712	**stocking** *(horse, dog)*	Stiefelung *f (Extremitätenzeichnung)*	balzane *f*	башмаки
	stocking density	*s.* S 713		
S 713	**stocking rate,** rate of stocking, stock rate, stocking density	Besatzdichte *f*, Besatz *m*, Weidebesatz *m*	densité *f* d'occupation	плотность, пастбищная нагрузка, нагрузка пастбища
S 714	**stocking-up** *(horse)*	Hydrops *m* der Extremitäten, Ödembildung *f* an Extremitäten	hydropsie *f* des extrémités, formation *f* d'œdème aux extrémités	гидропсия (водянка) конечностей
	stock keeper	*s.* A 409		
	stockman	*s.* A 409		
	stock rate	*s.* S 713		
S 715	**stock route**	Treibweg *m*	chemin *m* du pâturage	трасса, прогон
S 716	**stockyard**	Tiermarkt *m*, Auktionsplatz *m*	marché *m* à bestiaux	животный рынок, площадь аукциона
S 717	**stomach,** gaster	Magen *m*	estomac *m*	желудок
	stomach bleeding	*s.* G 41		
S 718	**stomach flounces,** locks	Bauchwolle *f*	toison *f* abdominale	брюшная шерсть
	stomach gland	*s.* G 40		
S 719	**stomachic**	Stomachikum *n*, magenstärkendes Mittel *n*	stomachique *m*	стомахик, средство, укрепляющее желудок
S 720	**stomach juice,** gastric fluid	Magensaft *m*	suc *m* gastrique	желудочный сок
S 721	**stomach motility**	Magenbewegung *f*	motilité *f* de l'estomac	движение (подвижность) желудка
S 722	**stomach poison**	Fraßgift *n*	poison *m* gastrique	кишечный яд[охимикат]
S 723	**stomach tube**	Magensonde *f*	sonde *f* gastrique	желудочный зонд
	stomach ulcer	*s.* G 46		
	stone	*s.* C 31		
	stone formation	*s.* C 691		
S 724	**stone mole,** calcified mole	Steinmole *f*	môle *m* calculeux	обызвествленный пузырный занос
S 725	**stool examination,** faeces examination	Stuhluntersuchung *f*	examination *f* des selles	исследование стула (кала)
S 726	**stop** *(dog)*	Stop *m*, Stirnabsatz *m*	front *m* chez le chien	напереносье
S 727	**stop a treatment / to,** to discontinue a treatment	eine Behandlung abbrechen	interrompre un traitement	прекратить лечение, остановить обработку
	stop the blood / to	*s.* S 662		
S 728	**storage disease,** thesaurosis, accumulation disease	Speicher[ungs]krankheit *f*	thésaurismose *f*	депонирующее заболевание, болезнь накопления, аккумуляционная болезнь
S 729	**storage fat**	Depotfett *n*	graisse *f* de dépôt	депонированный жир
S 730	**storage organ**	Speicherorgan *n*	organe *m* d'emmagasinage	депонирующий орган, орган накопления
S 731/2	**store animal**	zur Mast bestimmtes Tier *n*		животное, предназначенное для откорма
	store calf	*s.* V 42		
S 733	**stored-product pest**	Vorratsschädling *m*, Lagerschädling *m*	parasite *m* des dépôts	амбарный вредитель, вредитель склада
S 734	**stored-product pest control**	Bekämpfung *f* der Lagerschädlinge	lutte *f* contre les parasites des dépôts	борьба с амбарными вредителями
	store lamb	*s.* F 149		
S 735	**stosstherapy,** massive dose therapy	Stoßtherapie *f*, Stoßdosis *f*	thérapie *f* de choc	ударная терапия (доза)
	stot	*s.* B 562		
S 736	**straight scissors**	gerade Schere *f*	ciseaux *mpl* droits	прямые ножницы
S 737	**strain / to**	überanstrengen, überlasten	surcharger	перенапрягать, перегрузить
S 738	**strain / to**	pressen, drücken *(auf Kot, Harn)*	presser	прессовать, давить
	strain / to	*s. a.* F 246		
S 739	**strain** *(microbiology)*	Stamm *m*	souche *f*	штамм
	strain	*s. a.* P 555, V 28		
S 740	**strain collection** *(microbiology)*	Stammsammlung *f*	collection *f* de souche[s]	коллекция (набор) штаммов
S 741	**strained tendon,** bowed tendon, tendon strain	Sehnenzerrung *f*	froissement *m* des tendons	растяжение связок

	straining	s. P 554, T 74, T 75		
S 742	**straining cloth,** filter cloth	Milchtuch n, Seihtuch n	filtre m (à lait)	цедильное полотно
S 743	**strangles**	Druse f (Erkrankung der Pferde)	gourme f	мыт
S 744	**strangulate / to**	abschnüren, einklemmen, inkarzerieren	ligaturer	затягивать, ущемлять, закручивать, странгулировать
S 745	**strangulated hernia**	abgeschnürter Bruch m, abgeschnürte Hernie f	hernie f ligaturée	отшнурованная грыжа
	strangulation	s. L 146		
S 746	**strangulation obstruction**	Strangulationsverschluß m (Darm)	occlusion f par étranglement	ущемленный запор, странгуляционная обструкция, перешнуровка
S 747	**strangury**	schmerzhafter Harnabsatz m	strangurie f	болезненное мочеиспускание
S 748	**strap / to**	mit Pflaster verbinden	faire un bandage au sparadrap	перевязать пластырем
	strapping	s. A 139, D 435, D 436		
	stratified	s. M 430		
S 749	**stratified epithelium**	Schichtepithel n, geschichtetes Plattenepithel (Epithel) n	épithélium m stratifié	многослойный эпителий
S 750	**strawberry foot rot in sheep,** proliferative dermatitis	Dermatophilose f [im distalen Gliedmaßenbereich]	streptothricose f, dermatophilose f [au niveau de la région distale des membres]	дерматофилез [в дистальных частях конечностей]
S 751	**stray / to,** to roam	streunen	errer, rôder	бродить
S 752	**stray dog**	herrenloser (streunender) Hund m	chien m errant	бродячая (бесхозяйная) собака
	streak canal	s. T 50		
S 753	**streak culture**	Strichkultur f (Bakteriologie)	ensemencement m (culture f) en stries	штриховая культура
S 754	**street virus**	Straßenvirus n	virus m des rues	уличный вирус
	strengthen / to	s. S 604		
S 755	**streptococcal mastitis** (cattle)	Gelber Galt m	streptococcie f mammaire, mammite f contragieuse	стрептококковый мастит
	stress	s. P 555		
S 756	**stress-susceptible**	streßempfindlich	susceptible au stress	стрессчувствительный
S 757	**striated muscle, striate (striped) muscle**	quergestreifter Muskel m	muscle m strié	поперечнополосатый мускул
S 758	**stride,** walk	Schritt m	pas m	шаг
	strike	s. C 1001, W 137		
	strike-fly	s. B 318		
	stringhalt	s. C 555		
S 759	**strip / to,** to milk out	ausmelken	traire	выдоить
S 760	**strip / to**	eine Insektizidlösung durch Haar und Vlies filtrieren, das Insektizid zurückhalten, ,,strippen''	filtrer une solution d'insecticide	фильтровать раствор инсектицида через волосяной покров и руно, задерживать инсектицид
S 761	**stripe,** race	Strich m (Signalement)	raie f, trait m, rayure f	лысина
	striped muscle	s. S 757		
S 762	**strip grazing,** close folding	Streifenweide f, Rationsweide f, Portionsweide f	ration f de pâturage	порционная (загонная) пастьба
S 763	**stripping**	Ausmelken n	traite f jusqu'à la vidange de la mamelle	выдаивание
S 764	**strippings**	Nachgemelk n	après-traite f	додоек
	stroke	s. C 307		
S 765	**stroke culture**	Ausstrichkultur f (Bakteriologie)	culture f de frottis	культура посева (мазка)
	stroke of heat	s. H 144		
S 766	**stroke of lightning,** lightning strike	Blitzschlag m	coup m de foudre	удар молнии
S 767	**stroma**	Grundgewebe n, Stroma n	trame f de tissu, stroma m	строма, основная ткань
S 768	**strong base**	starke Base f	base f forte	сильная щелочь
	strong-boned	s. H 147		
S 769	**strong pains**	heftige Wehen fpl	douleurs fpl violentes	острые (сильные) потуги
	struck	s. H 29		
S 770	**struck sheep**	mit Fliegenlarven befallenes Schaf n	mouton m infesté de larves de mouches	овца, пораженная личинками мух
S 771	**structural formula**	Strukturformel f	formule f structurale	структурная формула
S 772	**stubby ear**	Stummelohr n	oreille f en trançon	изуродованное ухо
S 773	**stud / to be at**	auf Deckstation stehen	être à la station de saillie	находиться на станции осеменения
S 774	**stud,** stud-farm	Gestüt n	haras m	конный завод, конезавод
S 775	**stud / at**	zur Zucht	pour la reproduction	на племя, племенной
S 776	**stud animal**	registriertes Zuchttier n	animal m reproducteur, géniteur m	племенное животное
S 777	**stud-book**	Zuchtbuch n, Stutbuch n (Pferd)	registre m de reproduction	племенная книга, студбук
S 778	**stud cat**	Zuchtkatze f	chat m de reproduction (race)	племенная кошка

S 779	**stud cattle,** pedigree cattle	Herdbuchrinder *npl*	bovins *mpl* avec pedigree	племенной скот, скот, записанный в племенной книге, скот с известным происхождением
S 780	**studdish behaviour**	Hengstmanieren *fpl*	comportements *mpl* de l'étalon	манеры жеребца, жеребцовое поведение
	stud-farm	*s.* S 774		
S 781	**stud herd,** pedigree stock	Stammzuchtherde *f*, Stammherde *f*, Herdbuchbestand *m*	troupeau *m* d'étalons	племенное стадо *(у крупного рогатого скота)*, племенная стара *(у овец)*
	stud horse	*s.* B 476, S 628		
S 782	**stud stock,** pedigree stock	Herdbuchbestand *m*	registre *m* de pedigree	племенное поголовье
S 783	**stumbling gait**	stolpernder Gang *m*	pas *m* trébuchant, démarche *f* trébuchante	спотыкающая походка
S 784	**stump**	Extremitätenstumpf *m (nach Amputation)*	moignon *m*	культя конечности
S 785	**stun / to**	betäuben *(Schlachthof)*	anesthésier	оглушить
S 786	**stunner**	Betäubungsgerät *n (Schlachthof)*	instrument *m* d'anesthésie	прибор для оглушения, глушитель
S 787	**stunted growth,** ill-thrift, unthriftiness	Kümmererwachstum *n*, Kümmerwuchs *m*	hyposomie *f*	скудный рост
	stunted offspring	*s.* R 343		
S 788	**stunting,** runting, wasting	Kümmern *n*, Wachstumshemmung *f*	rabougrissement *m*	ретардация (задержка) роста
S 789	**stupe**	medikierter heißer Schwamm *m (äußerliche Anwendung)*	compresse *f*	лечебная горячая губка, горячая примочка, теплый компресс
	sturdy	*s.* C 560		
	sturdy water brain	*s.* C 560		
	Stuttgart disease	*s.* C 74		
S 790	**sty**	Schweinekoben *m*, Einzelbucht *f (Schwein)*	box *m* individuel	индивидуальный бокс
	sty	*s. a.* S 791		
S 791	**stye,** sty, hordeolum	Gerstenkorn *n*	grain *m* d'orge	ячмень, блефарит
S 792	**subculture**	Subkultur *f*, Abimpfung *f*	sous-culture *f*	субкультура
S 793	**subcutaneous adipose tissue**	Unterhautfettgewebe *n*	tissu *m* adipeux sous-cutané	подкожная жировая ткань
S 794	**subcutaneous injection,** hypodermic injection, hypodermic	subkutane Injektion *f*	injection *f* sous-cutanée (hypodermique)	подкожная инъекция
	subcutis	*s.* H 378		
S 795	**subfebrile,** marginally febrile	subfebril, an der Fiebergrenze	subfébrile	субфебрильный, на границе лихорадки
S 796	**subfertility,** marginal fertility, subinfertility	verminderte Fruchtbarkeit *f*	fertilité *f* réduite	субфертильность, пониженная плодовитость, уменьшенная плодовитость
	subinfertility	*s.* S 796		
S 797	**subinflammatory reaction**	schwache entzündliche Reaktion *f*	réaction *f* inflammatoire faible	слабая воспалительная реакция
S 798	**subinvolution,** incomplete involution	unvollständige Rückbildung *f*; Kontraktionsschwäche *f (Uterus)*	faiblesse *f* de contraction	слабость контракции, недостаточность сокращения, несовершенная инволюция
S 799	**subjected to control measures**	bekämpfungspflichtig *(Krankheit)*	astreint à la lutte	обязательно подлежащий лечению
S 800	**subliminal stimulus**	unterschwelliger Reiz *m*	excitation *f* au-dessous du seuil	подпороговое раздражение
S 801	**sublingual caruncle,** sublingual caruncula	Unterzungenkarunkel *f*	caroncule *f* sublinguale	подязычный карункул
S 802	**submissive behaviour,** subordinance behaviour	Unterwerfen *n*, Verhalten *n* der Unterwürfigkeit, Subordinationsverhalten *n (Verhaltensbiologie)*	comportement *m* de soumission	подчинение, субординация
S 803	**submucosal, submucous**	submukös, unter der Schleimhaut	sous-muqueux	субмукозный, подслизистый
	suboestrus	*s.* S 324		
	subordinance behaviour	*s.* S 802		
S 804	**subscription**	Bereitungsanweisung *f* und Abgabevorschrift *f (Apotheker, Arzneianfertigung)*	souscription *f*	субскрипция, указание по изготовлению, предписание по выдаче
S 805	**subserous**	subserös	sous-séreux	субсерозный, подсерозный
S 806	**subside / to**	abklingen *(Krankheit)*	disparaître	выздоравливать
S 807	**subside / to**	nachlassen *(Schmerz)*	se réduire	утолить, смягчать
	subsidence basin	*s.* S 129		
	subsistence level	*s.* M 20		
S 808	**subspecies** *(taxonomy)*	Unterart *f*, Subspezies *f*	sous-espèce *f*	подвид
S 809	**substance eliminated by the urine**	harngängige Substanz *f*	substance *f* pouvant être éliminée par l'urine	средство выделяющееся с мочой

S 810	**substance usually eliminated by the urine**	harnpflichtige Substanz f	substance f obligatoirement éliminée par l'urine	вещество выделяющееся с мочой
S 811	**substitute feed**	Ersatzfutter n	aliment m de substitution	заменитель корма, кормовой заменитель
S 812	**substitution therapy**	Substitutionstherapie f	thérapie f de substitution	зубституционная (замещаю-щая) терапия
	substrate	s. M 176		
S 813	**subtle pain**	plötzlich einsetzender Schmerz m, perakuter Schmerz m	douleur f subite	внезапно начинающая боль
S 814	**subungual abscess**	Abszeß m unter der Hufleder-haut	abcès m sous-ongulaire (sous-unguéal)	субунгулярный абсцесс, аб-сцесс под подошвой копы-та
	subunit vaccine	s. S 562		
S 815	**succulent feed**, fresh green roughage	Saftfutter n	aliment m succulent (aqueux), fourrage m vert frais	сочный корм
	succus	s. B 350		
S 816/7	**suck / to**	saugen	sucer	сосать
S 818	**sucker**, suction cup (parasite)	Saugnapf m	ventouse f	присоска
S 819	**sucker**, suckler, suckling ani-mal	säugendes Tier (Jungtier) n	jeune animal m allaitant, jeune m allaitant	сосущее животное
	sucking calf	s. S 824		
	sucking lamb	s. S 826		
S 820	**sucking louse**	Laus f, Anoplura	pou m	вошь
S 821	**sucking mite**	Saugmilbe f	mite f psoroptique	накожниковый клещ
S 822	**sucking pig, suck[l]ing piglet, baby pig**	Saugferkel n, Spanferkel n	porcin (porcelet) m de lait	молочный (подсосный) поро-сенок, сосун
	sucking reflex	s. S 831		
S 823	**suckle / to**	säugen	allaiter	сосать
	suckler	s. S 819		
S 824	**suckler calf**, sucking (un-weaned) calf	Saugkalb n, Milchkalb n, an der Mutter belassenes Kalb n	veau m de lait	молочный теленок, остав-шийся у коровы теленок, сосун
S 825	**suckler herd** (cattle)	Bestand m an säugenden Kü-hen und deren Kälbern	troupeau m de vaches allai-tantes et leur veaux	стадо дойных коров и их телят
	suckling animal	s. S 819		
S 826	**suckling lamb**, sucking lamb	Sauglamm n	agneau m de lait	сосуд, молочный ягненок
S 827	**suckling mice test**, suckling mouse assay	Babymaustest m	test m du souriceau	тест на детенышевых мышей, тест на мышат
S 828	**suckling mouse**	Babymaus f	souriceau m	мышонок
	suckling mouse assay	s. S 827		
S 829	**suckling period**	Säugezeit f	période f d'allaitement	подсосный период
	suckling piglet	s. S 822		
S 830	**suckling sow**	säugende Sau f	truie f allaitante	подсосная свиноматка
S 831	**suck reflex**, sucking reflex	Saugreflex m	réflexe m de succion	сосательный рефлекс, ре-флекс сосания
S 832	**suction**	Absaugung f, Ansaugung f; Saugen n	sucement m	отсасывание, присасывание; сосание
	suction cup	s. S 818		
S 833	**sudden death**	plötzlicher Tod m	mort m subite	внезапная смерть
	sudden death syndrome	s. F 113		
	sudor	s. S 916		
S 834	**sudoriferous gland**, sweat gland	Schweißdrüse f	glande f sudoripare	потовая железа
S 835	**suffer from a disease / to**	an einer Krankheit leiden	souffrir d'une maladie	страдать болезнью
	suffering from heart disease	s. C 150		
S 836	**suffocation**, asphyxia, chok-ing	Asphyxie f, Ersticken n, Erstik-kung f	suffocation f, asphyxie f	удушение, удушье, асфикция
S 837	**sugar-icing liver**, zuckerguss liver	Zuckergußleber f, fibröse Peri-hepatitis f	périhépatite f fibrineuse	«глазурная печень», фибри-нозный перигепатит
S 838	**suint**	Wollschweiß m	suint m de la laine	жиропот, шерстяной шир
	sulpha drug	s. S 840		
S 839	**sulphiding** (animal carcass)	Sulfhämoglobinbildung f, Ver-doglobinbildung f	formation f de sulfhémoglo-bine	образование сульфгемогло-бина, образование вердо-глобина
S 840	**sulphonamide**, sulpha drug	Sulfonamid n	sulfonamide m	сульфонамид
S 841	**sulphur / to**, to sulphurize	abschwefeln, ausschwefeln (Biologie)	sulfuriser	окуривать серой
S 842	**sulphuration** (apiculture)	Schwefeln n, Schwefelung f, Abschwefeln n	sulfuration f	обработка серой
S 843	**sulphur granules**, club colony, drusen	Drusen fpl bei Aktinomykose	«grains m jaunes»	актиномикозные гранулы
	sulphurize / to	s. S 841		
S 844	**summer bleeding** (horse)	Sommerbluten n	saignement m d'été	летнее кровотечение, бляшки (парафилярноз лошадей)
	summer dermatitis	s. C 959		
	summer dormancy	s. A 196		

S 845	**summer mastitis** *(cattle)*	Corynebacterium-pyogenes-Mastitis *f*, Weidemastitis *f*	mammite *f* à corynobactérie pyogènes	коринебактериальный (летний, пастбищный) мастит, мастит, вызванный синегнойной палочкой
S 846	**summer sores,** swamp cancer *(horse)*	Sommerwunden *fpl*	plaies *fpl* d'été	кожный габронематоз
S 847	**superacute,** peracute, hyperacute	hochakut, perakut	superaigu, suraigu	сверхострый
S 848	**superinvolution** *(uterus)*	übermäßige Rückbildung *f* (Uterus post partum)	involution *f* intensive de l'utérus post-partum	суперинволюция, чрезмерная инволюция
S 849	**supernatant / to be**	obenschwimmend (im Überstand) sein	être surnageant	находиться в насадочной жидкости
S 850	**supernatant**	Überstand *m*	surnageant *m*	надосадочная жидкость
S 851	**supernumerary organ**	überzähliges Organ *n*	organe *m* excédentaire	дополнительный орган
S 852	**supernumerary teat**	überzählige Zitze *f*, Beizitze *f*, Afterzitze *f*	trayon *m* supplémentaire	дополнительный сосок
	supernumerary tooth	*s.* W 116		
	supernumerous digits	*s.* P 401		
	supernutrition	*s.* O 156		
	superovulation	*s.* M 438		
S 853	**supersaturated solution**	übersättigte Lösung *f*	solution *f* hypersaturée	пересыщенный раствор
	supervirulent germ	*s.* H 221		
	supervision	*s.* S 875		
	supplemental host	*s.* R 208		
S 854	**supplementary feed**	Beifutter *n*, Zusatzfutter *n*, Ergänzungsfutter *n*	aliment *m* supplémentaire	добавочный (дополнительный) корм
S 855	**supporting leg lameness**	Stützbeinlahmheit *f*	boiterie *f* de la patte de soutien	хромота упирающей ноги
S 856	**supporting therapy,** supportive therapy	unterstützende Behandlung *f*	traitement *m* (thérapie *f*) de support	поддерживающее лечение
S 857	**supporting tissue,** supportive tissue	Stützgewebe *n*	tissu *m* de soutien	опорная ткань
	supportive therapy	*s.* S 856		
	supportive tissue	*s.* S 857		
S 858	**suppurant wound,** suppurative wound	eiternde Wunde *f*	blessure *f* suppurante	нагноительная (гнойная) рана
S 859	**suppuration**	Eiterung *f*, Eitern *n*	suppuration *f*	нагноение
	suppurative	*s.* P 736		
S 860	**suppurative inflammation**	eitrige Entzündung *f*	inflammation *f* suppurative	гнойное воспаление
	suppurative wound	*s.* S 858		
	suprarenal gland	*s.* A 163		
	suprascapular paralysis	*s.* S 917		
	suralimentation	*s.* O 156		
	surface active agent	*s.* D 182		
S 861	**surface-active agent,** surfactant	oberflächenaktiver Stoff *m*, oberflächenaktives Mittel *n*	agent *m* tensioactif	поверхностно-активное вещество
S 862	**surface anaesthesia,** topical anaesthesia	Oberflächenanästhesie *f*	anesthésie *f* superficielle	поверхностная анестезия
S 863	**surface cell,** cover cell	Deckzelle *f (Histologie)*	cellule *f* de recouvrement	покровная клетка
S 864	**surface coat antigen**	Hüllenantigen *n*	antigène *m* enveloppé (en gaine)	оболочковый антиген
	surfactant	*s.* S 861		
S 865	**surgeon's knot,** reef (surgical) knot	chirurgischer Knoten *m*	nœud *m* chirurgical	хирургический узел
	surgical abdomen	*s.* A 123		
S 866	**surgical animal clinic,** chirurgical animal clinic	chirurgische Tierklinik *f*	clinique *f* vétérinaire chirurgicale	хирургическая ветеринарная клиника
S 867	**surgical blade,** scalpel, operating knife	chirurgisches Messer *n*, Skalpell *n*, Operationsskalpell *n*	bistouri *m*, scalpel *m*	хирургический нож, скальпель, лезвие
	surgical cleansing	*s.* D 42		
S 868	**surgical gloves**	Operationshandschuhe *mpl*	gants *mpl* d'opération, gants chirurgicaux	операционные перчатки
S 869	**surgical gown**	Operationskittel *m*	blouse *f* d'opération	операционный халат
S 870	**surgical insemination**	operative Besamung *f*, Besamung *f* mittels operativen Eingriffs	insémination *f* chirurgicale	оперативная инсеминация, осеменение операцией
S 871	**surgical intervention,** operational treatment, operation	Operation *f*, chirurgischer Eingriff *m*	intervention *f* chirurgicale	операция, хирургическое вмешательство
	surgical knot	*s.* S 865		
	surgical pack	*s.* T 31		
	surgical risk	*s.* O 92		
S 872	**surgical wound,** operation wound	Operationswunde *f*	plaie *f* chirurgicale	операционная рана
S 873	**surplus stock**	überzähliges Vieh *n*	animaux *mpl* excédentaires	скот сверх плана
S 874	**surra**	Surra *f*, Trypanosoma-evansi-Infektion *f*	surra *f*, infection *f* par Trypanosoma evansi	сурра, трипанозомоз, инфекция трипанозомой эванс
S 875	**surveillance,** supervision	Überwachung *f*	surveillance *f*	надзор

S 876	**surveillance of reproduction**	Fortpflanzungsüberwachung *f*	surveillance *f* de la reproduction	надзор за воспроизводством
S 877	**surveillance zone**	Überwachungszone *f*	zone *f* de surveillance	зона надзора
S 878	**survey / to**	einen Überblick verschaffen	examiner, inspecter	получить обзор
S 879	**survivability,** survival ability	Überlebensfähigkeit *f*	survivance *f*, aptitude *f* de survie	жизнеспособность
S 880	**survival** **survival ability**	Überleben *n* *s.* S 879	survie *f*	пережить
S 881	**survival rate,** survivorship rate	Überlebensrate *f*	taux *m* de survie	процент выживания
S 882	**survival time**	Überlebenszeit *f*	temps *m* de survie	время переживания
S 883	**survive / to**	überleben, weiterleben, überdauern	survivre	пережить, продолжать жить
	survivorship rate **susceptibility**	*s.* S 881 *s.* P 239		
S 884	**susceptible animal**	empfängliches Tier *n*	animal *m* prédisposé	восприимчивое животное
S 885	**susceptible to stimuli**	reizempfindlich	sensible au stimulus	раздражительный
S 886	**suspect a disease / to**	einen Krankheitsverdacht haben	suspecter une maladie	иметь подозрение на заболевание
S 887	**suspect reaction,** doubtful reaction	fragliche Reaktion *f*	réaction *f* suspecte	сомнительная реакция
S 888	**suspended animation**	[vorübergehendes] Aussetzen *n* der Lebensfunktionen	arrêt *m* intermittant des fonctions de vie	[временное] выпадение жизненных функций
S 889	**suspension colloids**	Suspensionskolloide *npl*	colloïdes *mpl* de suspension	суспендирующие коллоиды
S 890	**suspension device,** suspensory device	Hängegerät *n*, Trageapparat *m*, Einrichtung *f* zum Stützen von Tieren	instrument *m* de suspension, appareil *m* pour porter, installation *f* pour supporter les animaux	прибор для подвешивания, подносный аппарат, приспособление для поддержки животных
S 891	**suspension of pain**	[temporäre] Schmerzlinderung *f*	adoucissement *m* temporaire	временное утоление боли
	suspensory device	*s.* S 890		
S 892	**suspicion of a disease**	Krankheitsverdacht *m*	suspicion *f* d'une maladie	подозрение на заболевание
S 893	**suspicious animal,** apparently affected animal	ansteckungsverdächtiges Tier *n*	animal *m* suspecté contagieux	животное, подозрительное как источник инфекции, подозрительное в заражении животное
S 894	**sustained action,** prolonged action, long-term effect	Langzeitwirkung *f*	action *f* prolongée	пролонгирующее (длительное) действие
S 895	**sustained-release preparation,** controlled-release drug, slow-release (frequent-pulse) preparation	Retardpräparat *n*, Präparat *n* mit verzögerter Wirkstoffabgabe	préparation *f* retard (à effet retardé)	ретард-препарат, препарат с замедленной отдачей действующего начала
	sutura	*s.* S 897		
S 896	**suture**	Naht *f (Chirurgie)*	suture *f*	шов
S 897	**suture,** sutura, cranial suture	Knochennaht *f (Schädel)*	suture *f* osseuse	костный шов
	suture **suture abscess**	*s. a.* S 901 *s.* S 707		
S 898	**suture clip,** wound clip	Wundklammer *f*, Nahtklammer *f*	agrafe *f*	раневая скобка, скобка Мишеля
S 899	**suture hook**	Fadenfänger *m*	pêche-fil *m*	сатурный крючок
S 900	**suture knot**	Fadenknoten *m (Chirurgie)*	nœud *m* de suture	узел нитки
S 901	**suture material,** suture	Nahtmaterial *n*	matériel *m* de suture	шовный материал
	suture pattern	*s.* S 903		
S 902	**suture removal,** removal of stitches	Fädenziehen *n*	enlèvement *m* des fils de suture	снятие швов
S 903	**suture technique,** suture pattern	Nahttechnik *f*	technique *f* de suture	техника наложения шва
	SVD	*s.* S 927		
S 904	**swab / to**	eine Tupferprobe nehmen	écouvillonner, faire un écouvillement pour prélèvement	взять пробу тампоном
S 905	**swab,** pledget, pack[ing], tampon	Tampon *m*, Tupfer *m*	tampon *m*, écouvillon *m*	тампон
S 906	**swab**	Abstrich *m*	prélèvement *m*	мазок
S 907	**swab a bird cloacally / to**	von einem Vogel Kloakentupfer nehmen	prélever un frottis du cloaque d'un oiseau	взять пробу из клоаки птицы
	swallowing **swallowing reflex** **swamp beaver** **swamp cancer** **swamp fever**	*s.* D 91 *s.* P 26 *s.* C 877 *s.* S 846 *s.* F 233		
S 908	**swampy back**	Senkrücken *m (Rind, Schaf)*	dos *m* affaissé	сутулость, прогибание спины
S 909	**swarm**	Schwarm *m (Insekten)*	essaim *m*	рой
S 910	**swarming**	Schwärmen *n (Bienen)*	essaimage *m*, formation *f* d'un essaim	роение
S 911	**swarming**	Ausschwärmen *n (Bakteriologie)*	enrichissement *m* en essaim	распространение
S 912	**swarming method** *(salmonellae)*	Schwärmverfahren *n*	méthode *f* d'envahissement	способ роения

S 913	**swarming movement**	Schwarmbildung f (Spermien)	formation f d'essaim	скапливание, образование стаи
S 914	**sway-backed horse,** lordotic horse	Pferd n mit Senkrücken (Lordose)	cheval m avec lordose	лошадь с лордозом (провислой спиной)
S 915	**sweat / to,** to perspire, to transpire	schwitzen	suer, transpirer	потеть
S 916	**sweat,** perspiration, sudor	Schweiß m	sueur f	пот
	sweat gland	s. S 834		
S 917	**sweeny,** suprascapular paralysis, slipped shoulder (horse)	Atrophie f der Schultermuskulatur (nach Lähmung des Schulternervs)	atrophie f de la musculature des épaules	атрофия плечевой мускулатуры
	sweet itch	s. C 959		
S 918	**swell / to**	anschwellen	enfler, gonfler	набухать
S 919	**swelling,** tumefaction	Schwellung f, Anschwellung f	gonflement m, tuméfaction f	опухание, набухание, припухание
S 920	**swill**	Küchenabfälle mpl (Schweinefutter)	déchets mpl de cuisine	кухонные отходы
S 921	**swill-fed pig**	mit Küchenabfällen gefütertes Schwein n	porc m alimenté à l'aide des restes de cuisine	свинья, откормленная кухонными отходами
	swim dip	s. P 375		
S 922	**swine,** pig, hog	Hausschwein n, Sus scrofa domestica	porc m	свинья
S 923	**swine dysentery**	Schweinedysenterie f	dysenterie f porcine	дизентерия свиней
S 924	**swine erysipelas,** red fever, erysipelas	Rotlauf m	érysipèle m du cochon, rouget m du porc	рожа свиней
S 925	**swine influenza,** ferkelgrippe	Ferkelgrippe f, Influenza f der Schweine	grippe f des porcelets	грипп поросят, инфлюэнца свиней
S 926	**swine plague**	Pasteurellose f des Schweines	pasteurellose f du porc	пастереллез свиней, геморрагическая септицемия
S 927	**swine vesicular disease,** SVD	vesikuläre Schweinekrankheit f	maladie f vésiculaire du porc	везикулярная болезнь свиней
S 928	**swinge coat**	kurzes gekräuseltes Haarkleid n	pelage m court frisé	короткий кудрявый волосяной покров
S 929	**swinging leg lameness**	Hangbeinlahmheit f	boiterie f de la jambe en balancement	хромота висящей ноги
S 930	**swingleg phase**	Hangbeinphase f (Bewegungsphysiologie)	phase f de la jambe suspendue	фаза висящей ноги
S 931	**switch**	Schwanzquaste f	touffe f, toupillon m	кисть хвоста
S 932	**sylvatic cycle** (of a disease)	Wildtierzyklus m	cycle m d'un animal sauvage	цикл [заболевания] у диких животных
S 933	**symbovine fly**	symbovine Fliege f	mouche f d'étable de bovins	синбовиная муха
S 934	**sympathetic chain, sympathetic trunk**	Grenzstrang m	tronc m du nerf grand sympathique	пограничный тяж
S 935	**symphysis pelvis,** pelvic symphysis	Beckenfuge f, Symphyse f	symphyse f pubienne	спайка таза
S 936	**symptomatic treatment**	symptomatische Behandlung f	traitement m symptomatique	симптоматическое лечение
S 937	**symptomatology**	Symptomatologie f, Phänomenologie f	symptomatologie f	симптоматология, феноменология
S 938	**symptom-free**	symptomfrei, symptomlos	sans symptômes	бессимптомный
S 939	**symptoms of birth**	Anzeichen npl der Geburt, Vorzeichen npl der Geburt	symptômes mpl d'une mise bas	признаки родов, симптомы родов
S 940	**synanthrope fly,** synanthropic fly	synanthrope (mit dem Menschen vergesellschaftete) Fliege f	mouche f synanthrope	синантропная муха
S 941	**synchronization of oestrus,** oestrus synchronization	Brunstsynchronisation f	synchronisation f de l'œstrus, synchronisation des chaleurs	синхронизация охоты
	syndactylism	s. S 942		
S 942	**syndactyly,** mule-foot, syndactylism	Syndaktylie f, Zusammenwachsen n von Extremitätenendgliedern	syndactylie f	синдактилия, сращение частей конечностей
	synovia	s. S 944		
S 943	**synovial bursa**	Schleimbeutel m	bourse f muqueuse (séreuse)	слизистая сумка
S 944	**synovial fluid,** synovia	Gelenkflüssigkeit f, Synovia f	synovie f	синовиальная жидкость
S 945	**synovial villus**	Synovialzotte f, Zotte f der Gelenkinnenhaut	frange f synoviale	синовиальная ворсинка
S 946	**syringe**	Spritze f	seringue f	шприц
S 947	**systemic disease**	Systemerkrankung f	affection f systémique	системное заболевание, заболевание системы
S 948	**systemic effect**	systemische Wirkung f	effet m systémique	системное действие
S 949	**systemic treatment**	systemische Behandlung f	traitement m systémique	системная обработка, системное лечение
S 950	**systolic click**	systolischer Klick m (Herzton)	déclic m systolique	систолический звук
S 951	**systolic murmur**	systolisches Geräusch n	bruit m (souffle m) systolique	систолический шум
S 952	**systolic pressure**	systolischer Druck m	pression f systolique	систолическое давление

T

T 1	**table bird**	Masthuhn *n*	poularde *f*	откормочная курица
T 2	**table egg**	Tafelei *n*	œuf *m* de consommation	столовое яйцо
T 3	**table poultry**	Schlachtgeflügel *n*, Speisegeflügel *n*, Mastgeflügel *n*	volaille *f* d'engraissement	мясная (откормочная) птица
	tablet	*s.* L 270		
T 4	**tactile hair,** sensory hair	Sinneshaar *n*, Tasthaar *n*	cil *m* sensitif	осязательный (тактильный) волос
T 5	**taeniafuge** *(agent)*	bandwurm[ab]treibendes Mittel *n*	ténifuge *m*	средство, изгоняющее ленточных червей, тениидное средство
T 6	**taeniid cestode, taeniid tapeworm**	Täniidenzestode *m*, Täniidenbandwurm *m*	cestode *m* de ténia	тениидная цестода
T 7	**tagging**	Markierung *f* [mit Ohrmarken]	marquage *m* à l'aide de marques auriculaires	биркование ушными метками
T 8	**tail / to,** to dock [a tail]	den Schwanz kupieren	couper la queue	купировать хвост
T 9	**tail**	Schwanz *m*, Schweif *m*	queue *f*	хвост
T 10	**tail** *(dog)*	Rute *f*	verge *f*	хвост
	tail absence	*s.* T 16		
T 11	**tail biting**	Schwanzbeißen *n*	action *f* de se mordre la queue	каудофагия
T 12	**tail feather,** rectrix	Schwanzfeder *f*	plume *f* de la queue	хвостовое перо
T 13	**tail fin,** caudal fin	Schwanzflosse *f*	nageoire *f* caudale	хвостовой плавник
	tailfold test	*s.* A 287		
T 14	**tail-head,** tail-setting, root (base) of the tail *(horse)*	Schwanzansatz *m*, Schwanzwurzel *f*, Schweifrübe *f* *(Pferd)*	attache (base, racine) *f* de la queue	основа (корень) хвоста
T 15	**tailing, tail jack**	Schwanzgriff *m* *(Fixiermethode)*	prise *f* de la queue	хвостовой прием
T 16	**taillessness,** tail absence	Schwanzlosigkeit *f*	absence *f* de queue	бесхвостность
T 17	**tail mange,** chorioptic mange at the base of the tail	Steißräude *f* *(Rind)*	gale *f* du croupion	хориоптоз, кожеедная чесотка
	tail-setting	*s.* T 14		
T 18	**tailstrip / to**	bewollte Haut um den Schwanz entfernen *(Schaf)*	dégarnir la queue de la laine	удалить обросшую кожу вокруг хвоста
T 19	**taint**	Krankheitsanfälligkeit *f*	délicatesse *f* de santé	восприимчивость (предрасположенность) к заболеванию
T 20	**taint**	Kontamination *f*, Verunreinigung *f* mit Keimen	contamination *f* avec des germes	контаминация возбудителями
T 21	**taint**	Beigeschmack *m*, Geschmacksbeeinträchtigung *f* *(Lebensmittel)*	arrière-goût *m*	привкус
T 22	**tainted food**	verdorbenes (nicht einwandfreies) Lebensmittel *n*	aliment *m* gâté (pourri)	испорченный пищевой продукт
T 23	**taint in milk**	Beigeschmack *m* der Milch	arrière-goût *m* du lait	привкус молока
	take / to	*s.* D 401		
T 24	**take a X-ray picture / to,** to radiograph, to roentgenize	eine Röntgenaufnahme machen, röntgen	faire une radiographie, radiographier	делать (производить) рентгеновский снимок
T 25	**take the history / to,** to compile the anamnesis	Vorbericht erheben, Anamnese aufstellen	établir une anamnèse	собирать анамнез
T 26	**take the temperature / to**	Temperatur messen	prendre la température	измерить температуру
T 27	**take the weight off / to,** to favour	schonen *(Lahmheit)*	ménager	щадить ногу
T 28	**take up / to** *(feed)*	fressen, Futter aufnehmen	manger	есть, принимать корм
T 29	**talc**	Talkum *n (Magnesiumsilicat)*	talc *m*	магнезия, тальк
T 30	**tallow**	Talg *m*	suif *m*	сало
	tampon / to	*s.* P 2		
	tampon	*s.* S 905		
	tamponade / to	*s.* P 2		
T 31	**tamponade,** surgical pack	Tamponade *f*	tamponnement *m*	тампонада
	tampon forceps	*s.* S 564		
T 32	**tannery**	Gerberei *f*	tannerie *f*	дубильный завод, дубильня, выделочный завод
	taperpoints	*s.* R 301		
T 33	**tapeworm,** cestode	Bandwurm *m*, Zestode *m* *(Klasse Cestoda)*	ver *m* solitaire, ténia *m*	ленточный червь, цестода
T 34	**target antigen**	Zielantigen *n*, Targetantigen *n*	antigène *m* cible	целевой (направляющий) антиген
	target organ	*s.* E 168		
T 35	**tarry faeces**	teerartiger Kot *m*	fèces *fpl* goudronneuses, excréments *mpl* goudronneux	смолообразный (смолистый, дегтеобразный) кал
	tarsal bones	*s.* T 38		
	tarsal hydrarthrosis	*s.* B 362		
T 36	**tarsal joint,** hock joint	Sprunggelenk *n*, Tarsalgelenk *n*	jarret *m*, articulation *f* du pied	скакательный (тарзальный) сустав
T 37	**tarsal pad,** carpal pad	Fußwurzelballen *m*	coussinet *m* tarsien	мякиши предплюсны

T 38	**tarsus,** tarsal bones, hock	Fußwurzelknochen *mpl*, Tarsus *m*, Fußwurzel *f*, Ossa tarsi	tarse *f*	предплюсна, кости предплюсны
	tartar	*s.* D 131		
T 39	**taste bud,** gustatory bud	Geschmacksknospe *f*	bouton *m* gustatif	вкусовая луковица
T 40	**taste cell,** gustatory cell	Geschmackszelle *f*	cellule *f* gustative	вкусовая клетка
	taste papilla	*s.* G 278		
T 41	**tattoo / to**	tätowieren	tatouer	татуировать
T 42	**tattoo number**	Tätowiernummer *f*	nombre *m* de tatouage	номер татуировки
	taurindicus	*s.* Z 1		
T 43	**taxidermy**	Ausstopfen *n* von Tieren, Taxidermie *f*	taxidermie *f*	таксидермия
T 44	**taxonomic position**	taxonomische Stellung *f*	position *f* taxonomique	таксономическое положение, таксономическая позиция
T 45	**taxonomy**	Taxonomie *f*	taxonomie *f*	таксономия
	TCID	*s.* T 175		
	team	*s.* H 77		
T 46	**teaser ram**	Suchbock *m*, Testbock *m*, Probierbock *m*	boute-en-train *m*, bélier *m* bout-en-train	пробник
T 47	**teasing**	Probieren *n*, Probiersprung *m*	essai *m*	пробный скачок
	teasing board	*s.* T 48		
T 48	**teasing wall,** teasing board	Probierwand *f*	mur *m* d'essai	пробная стена
T 49	**teat,** nipple	Zitze *f*	téton *m*, trayon *m*, mamelon *m*	соска
T 50	**teat canal,** streak canal	Strichkanal *m*, Zitzenkanal *m*	canal *m* strié (du trayon)	сосковый канал
T 51	**teat canula**	Zitzenkanüle *f*	canule *f* pour trayon	сосковый мандрен
	teat cistern	*s.* T 57		
T 52	**teat cup**	Melkbecher *m*	godet *m* à traire	доильная чашка
	teatcup cluster	*s.* M 288		
T 53	**teat defect**	Zitzenmißbildung *f*	malformation *f* des trayons	уродство соски, сосковый дефект, дефект сосков
T 54	**teat dip** *(disinfection)*	Zitzentauchen *n*, Zitzenbad *n*, Reinigungsbad *n* für Zitzen	trempage *m* de la mamelle, bain *m* de nettoyage pour trayons	дезинфекция сосков погружкой *(в раствор)*, ванна для сосков
T 55	**teat lesion**	Zitzenverletzung *f*, Strichverletzung *f*	lésion *f* de la mamelle	повреждение сосков
T 56	**teat obstruction**	Zitzenverschluß *m*	obstruction *f* du trayon	закупорка соска
	teats	*s.* M 68		
T 57	**teat sinus,** teat cistern, lactiferous sinus	Zitzenzisterne *f*, Zitzenteil *m* der Milchzisterne	sinus *m* (ampoule *f*) lactophore, citerne *f* du trayon	сосковая цистерна, сосковая часть молочной цистерны
T 58	**teat tip**	Zitzenkuppe *f*	pointe *f* du trayon	верхушка соска
	teeth grinding	*s.* T 199		
	teething	*s.* D 141		
	teleangiectasis	*s.* A 374		
	telencephalon	*s.* C 314		
	"telescoping"	*s.* I 271		
	temperature	*s.* F 211		
	temperature curve	*s.* T 59		
T 59	**temperature graphic chart,** temperature curve	Fieberkurve *f*	courbe *f* de température	кривая лихорадки, температурная кривая
T 60	**temperature measurement,** thermometry	Thermometrie *f*, Fiebermessung *f*	mesure *f* de la fièvre, thermométrie *f*	термометрия, измерение температуры
	temperature regulatory centre	*s.* T 113		
	temperature rise	*s.* R 276		
T 61	**temperature survival limits**	Temperaturgrenzen *fpl* für das Überleben	limites *fpl* de température de survie	температурные границы выживания
T 62	**temporal bone**	Schläfenbein *n*, Os temporale	os *m* temporal	височная кость
T 63	**temporary parasite**	temporärer Parasit *m*	parasite *m* temporaire	временный паразит
	temporary tooth	*s.* D 49		
T 64	**tenacious mucus**	zäher Schleim *m*	mucus *m* tenace (épais)	вяжущая слизь
T 65	**tender**	schwächlich	faible, délicat	слабый, хилый
T 66	**tenderness, tenderness on pressure**	Druckschmerzhaftigkeit *f*	sensibilité *f* à la pression	болезненность при надавливании, пальпаторная болечувствительность
T 67	**tender on pressure,** painful on palpation, painful to touch	druckschmerzempfindlich	sensible à la douleur par pression	болечувствительный к надавливанию
T 68	**tender wool**	brüchige Wolle *f*	laine *f* cassable	хрупкая шерсть
	tending of animals	*s.* C 159		
	tendinous curb	*s.* T 70		
T 69	**tendon,** sinew	Sehne *f*	tendon *m*	связка
T 70	**tendon curb,** tendinous curb *(horse)*	Sehnenhasenhacke *f*	courbe *f* du tendon	связочная заячья пятка
	tendon of Achilles	*s.* A 90		
T 71	**tendon ossification**	Sehnenverknöcherung *f*	ossification *f* du tendon	окостенение сухожилия
T 72	**tendon reflex**	Sehnenreflex *m*	réflexe *m* tendineux	сухожильный рефлекс
T 73	**tendon sheath**	Sehnenscheide *f*	gaine *f* synoviale du tendon	сухожильное влагалище
	tendonstrain	*s.* S 741		

T 74	**tenesmus,** straining *(to pass faeces)*	schmerzhafter Kotdrang *m*	ténesme *m*	болезненный позыв каловыделения
T 75	**tenesmus,** straining *(to pass urine)*	schmerzhaftes Drängen *n* auf Harn, Tenesmus *m,* schmerzhafter Harndrang *m,* Harnzwang *m*	ténesme *m,* envie *f* d'uriner douloureuse, strangurie *f,* ténesme *m* vésical	болезненный позыв на мочеиспускание, потуги на мочеиспускание, тенезм
T 76	**tenotomize / to**	eine Sehne durchtrennen	couper un tendon, pratiquer une ténotomie	отсечь (пересекать) сухожилие
	tension bandage	*s.* E 356		
T 77	**tension of the abdominal wall,** abdominal tension	Bauchdeckenspannung *f*	tension *f* de la paroi abdominale	напряжение брюшной стенки
T 78	**tension suture,** relaxation suture	Entspannungsnaht *f*	suture *f* de rapprochement	расслабляющий шов
	tentative diagnosis	*s.* P 561		
T 79	**teratogenic, teratogenous**	teratogen, Mißbildungen bewirkend (erzeugend)	tératogène	тератогенный, вызывающий уроды
T 80	**term birth,** term life birth, term parturition	termingerechte Geburt *f*	mise *f* bas à terme	своевременные роды, роды в срок
	terminal stage	*s.* F 257		
	term life birth	*s.* T 80		
	term parturition	*s.* T 80		
	terrestrial snail	*s.* T 81		
T 81	**terrestric snail,** terrestrial snail	Landschnecke *f*	escargot *m* terrestre	наземный моллюск, наземная улитка
T 82	**Teschen disease**	Teschener Schweinelähmung *f,* ansteckende Schweinelähme *f,* Encephalitis enzootica suum	maladie *f* de Teschen, méningo-encéphalo-myélite *f* enzootique du porc, encéphalo-myélite *f* infectieuse	болезнь Тешена, инфекционный энцефаломиелит свиней, энзоотический энцефалит свиней
T 83	**test bull**	Prüfbulle *m*	taureau *m* d'expérience	пробник, бык-пробник
	test glass	*s.* T 92		
	testicle	*s.* T 88		
T 84	**testicular disease**	Hodenerkrankung *f*	maladie *f* testiculaire	заболевание семеников
T 85	**testicular feminization**	testikuläre Feminisierung *f*	féminisation *f* testiculaire	тестикулярная феминизация
T 86	**testicular hypoplasia**	Hodenhypoplasie *f,* Unterentwicklung *f* der Hoden	hypoplasie *f* testiculaire	гипоплазия (недоразвитие) семеников
T 87	**testing instruction, test instruction**	Prüfvorschrift *f*	instruction *f* de contrôle	инструкция испытания (для проверки)
T 88	**testis,** testicle, orchis, seminal gland, didymus, male gonad	Hoden *m,* Testikel *m*	testicule *m*	семенник
T 89	**test mating**	Testpaarung *f*	accouplement *m* d'essai	опытное (пробное) спаривание
T 90	**test of pain**	Schmerzprobe *f*	test *m* de douleur	проба на боль
T 91	**test strip,** reagent strip	Teststreifen *m*	ruban *m* pour test, ruban-test *m,* test-bande *f*	тест-лента, тест-полоска, тест-бумага
T 92	**test tube,** test glass	Reagenzglas *n*	tube *m* à essai	пробирка
T 93	**tetanus,** lockjaw	Tetanus *m,* Starrkrampf *m,* Wundstarrkrampf *m*	tétanos *m*	столбняк
T 94	**tetanus toxin**	Tetanustoxin *n*	toxine *f* tétanique	столбнячный токсин
T 95	**tetany**	Tetanie *f,* Krampfsyndrom *n*	tétanie *f*	тетанический синдром, тетания, столбнячный (судорожный) синдром
T 96	**tether / to** *(pasture)*	tüdern	mettre au piquet	пасти на привязь
	tether / to	*s. a.* T 162		
T 97	**tethered feed fence**	Freßgitter *n* mit Anbindevorrichtung	grille *f* des râteliers avec dispositif d'attache	кормовая решетка с привязью
T 98	**tethered housing**	Anbindehaltung *f*	stabulation *f* d'attache	привязное содержание
	tether stall	*s.* S 634		
T 99	**texture**	Gewebestruktur *f,* Gewebeaufbau *m*	structure *f* de tissu	структура ткани
T 100	**texture of a muscle,** muscle fibrillation	Muskelfaserung *f*	effilochage *m* musculaire	мышечная волокнистость
	TGE	*s.* T 234		
	therapeutic	*s.* D 464, R 161		
T 101	**therapeutical scheme**	Therapieschema *n*	schéma *m* de thérapie	схема (график) лечения, терапевтическая схема
T 102	**therapeutic approach**	therapeutisches Vorgehen *n*	approche *f* thérapeutique	терапевтический подход
T 103	**therapeutic efficacy**	Wirksamkeit *f* der Behandlung, Therapiewirksamkeit *f*	efficacité *f* de la thérapie	терапевтический эффект, эффективность обработки
T 104	**therapeutic index,** therapeutic range, safety margin	therapeutischer Quotient *m,* therapeutische Breite *f* (Pharmakologie)	index *m* (marge *f,* spectre *m*) thérapeutique	терапевтический индекс (диапазон)
T 105	**therapeutic level** *(of a drug)*	therapeutischer Spiegel *m*	niveau *m* thérapeutique	терапевтический уровень
T 106	**therapeutic measure**	Therapiemaßnahme *f*	mesure *f* thérapeutique	терапевтическое мероприятие
	therapeutic range	*s.* T 104		
	therapeutic result	*s.* C 973		
T 107	**therapeutics**	Therapeutik *f*	thérapeutique *f*	терапевтика
	therapeutic trial	*s.* C 488		

	therapy	s. C 982		
T 108	thermal adaptation	Temperaturanpassung f, Wärmeadaptation f	adaptation f thermale	температурная (тепловая) адаптация
T 109	thermal fogger	thermischer Vernebler m	nébulisateur m thermique	термический распылитель
T 110	thermal huddling	Schutzsuche f an Wärmequelle (Tierverhalten)	recherche f de protection auprès d'une source de chaleur	термофильность
T 111	thermal processing, heat processing (treatment)	Hitzebehandlung f (Lebensmittelhygiene)	procédé m thermal, traitement m à la chaleur	жарообработка, обработка жаром
	thermoduric germ	s. H 141		
	thermometry	s. T 60		
T 112	thermophil germ, thermophilic germ	thermophiler (wärmeliebender) Keim m	germe m thermophile	термофильный (теплолюбящий) возбудитель
T 113	thermoregulatory centre, temperature regulatory centre	Thermoregulationszentrum n	centre m thermorégulateur	терморегуляционный центр
	thermostability	s. H 139		
	thermostable	s. H 140		
	thermotolerant	s. H 140		
	thesaurosis	s. S 728		
T 114	thiamine deficiency, beriberi	Thiamin-Mangelkrankheit f, Beriberi f	béribéri m	недостаток тиамина, берибери
T 115	thick blood film	dicker Tropfen m (Blutausstrich)	goutte f épaisse	толстая капля
T 116	thick faecal smear	dicker Kotausstrich m	examen m direct épais	толстый мазок кала
T 117	thick-shelled egg	dickschaliges Ei n	œuf m à coquille épaisse	толстослойное яйцо
T 118	thigh	Oberschenkel m, Schenkel m	cuisse f	бедро
T 119	thigh-bone, femur	Oberschenkelknochen m, Femur n	fémur m	бедренная кость
T 120	thin-layer chromatography	Dünnschichtchromatographie f	chromatographie f en couche mince	тонкослойная хроматография
T 121	thin-shelled egg	dünnschaliges Ei n	œuf m à coquille fine (mince)	тонкослойное яйцо
T 122	thiocyanate, rhodanide	Thiocyanat n, Rhodanid n (veraltet)	sulfocyanate m	тиоцианат
	third eyelid	s. N 111		
	third stomach	s. O 63		
T 123	thirst	Durst m	soif m	жажда
T 124	thirsty	durstig	altéré, assoiffé	жаждущий
T 125	thoracic air sac	Brustluftsack m (Vogel)	sac m aérien thoracique	грудной воздушный мешок
T 126	thoracic aorta	Brustaorta f	aorte f thoracique	грудная аорта
	thoracic cage	s. C 371		
T 127	thoracic cavity, chest cavity	Brusthöhle f	cavité f thoracique	грудная клетка (полость)
	thoracic girdle	s. S 293		
T 128	thoracic inlet	Brusteingang m	détroit m thoracique	вход в грудную клетку
	thoracic limb	s. F 485		
T 129	thoracic vertebra	Brustwirbel m	vertèbre f dorsale	грудной позвонок
	thoracic wall	s. C 376		
	thorax	s. C 371		
T 130	thoroughbred, blood horse	Vollblut[pferd] n	pur sang m, cheval m pur sang	чистокровная лошадь
	thorough joint	s. B 50		
T 131	thread lungworm	Großer Lungenwurm m, Dictyocaulus filaria	gros ver m du poumon	диктиокаулюс, большой легочный червь
	threadworm	s. N 55		
T 132	thready pulse	fadenförmiger Puls m	pouls m filiforme	нитевидный пульс
	threatening abortion	s. I 22		
	three-day sickness	s. B 409		
T 133	three-host tick	dreiwirtige Zecke f	tique f à trois hôtes	треххозяйный клещ
T 134	three-legged lameness	Lahmheit f auf einem Bein	claudication f au niveau d'une patte	хромота одной ноги, хромота на одной ноге
T 135	threshold concentration	Schwellenkonzentration f	concentration f de seuil	пороговая концентрация
T 136	threshold stimulus	Schwellenreiz m	excitation f liminale	пороговое раздражение, пороговый стимул
T 137	threshold substance	Schwellensubstanz f (Harn)	substance f à seuil	пороговое вещество
T 138	threshold value	Schwellenwert m	seuil m d'excitabilité	пороговое количество (число)
	thriftiness	s. G 253		
	thrifty	s. F 75		
T 139	thrill	Schwirren n (bei Palpation)	frémissement m	вибрация
T 140	throat, pharynx	Rachen m, Pharynx m, Schlundkopf m	pharynx m	глотка, зев, ротоглотка
T 141	throat	Kehle f, Kehlgang m	gorge f	горло, гортань
T 142	throat bot-fly	Kehlgangsbremse f, Gasterophilus nasalis	mouche f de la gorge	гастрофилус, гортанный овод
	thrombocyte	s. P 359		
T 143	thromboembolic colic	thromboembolische Kolik f	colique f thromboembolique	тромбоэмболическая колика
	thrombus	s. B 272, C 529		
T 144	thrush (horse)	Strahlfäule f, Hornfäule f	pourriture f de la fourchette	гниение стрелки (рога)

T 145	thurl *(cattle)*	Hüftgelenk *n*	articulation *f* de la hanche, trochanter *m*	тазовый сустав
T 146	thymus, true sweetbread	Thymus *m*, Bries *n*, Kalbsmilch *f*	thymus *m*	вилочковая железа теленка, тимус
	thyroid	*s.* T 147		
T 147	thyroid gland, thyroid	Schilddrüse *f*, Thyreoidea *f*	glande *f* thyroïde	щитовидная железа
T 148	tibia, shank, shin [bone]	Schienbein *n*, Unterschenkel *m*, Tibia *f*	tibia *m*	большеберцовая (большая берцовая) кость, голень
T 149	tibial crest	Schienbeinkamm *m*	arête *f* du tibia	гребень большеберцовой кости
T 150	tick	Zecke *f*	tique *f*	клещ
T 151	tick attachment site	Anheftungsstelle *f* der Zecke, Stichstelle *f*	point *m* de fixation de la tique, point de piqûre	место прикрепления клеща, место укола
T 152	tick bite	Zeckenstich *m*	piqûre *f* de la tique	укол клеща
T 153	tick-borne disease	von Zecken übertragene Krankheit *f*	maladie *f* transmise par des tiques	переносимая клещами болезнь, клещевая болезнь
	tick-borne fever	*s.* R 266		
T 154	tick collar	Zeckenkragen *m (Hund, Katze)*	collier *m* antitiques	противоклещевой ошейник
T 155	tick control	Zeckenbekämpfung *f*	lutte *f* contre les tiques	борьба с клещами
T 156	tick-derived parasite	aus Zecken isolierter Parasit *m*	parasite *m* isolé d'une tique	изолированный из клещей паразит
T 157	tick feeding	Nahrungsaufnahme *f* bei Zecken	alimentation *f* chez les tiques	прием корма клещей
T 158	tick feeding site	Saugstelle *f* der Zecken	point *m* de sucement des tiques	место укуса (сосания) клещей
T 159	tick infestation	Zeckenbefall *m*	infestation *f* par les tiques	нападение клещей, поражение клещами
T 160	tick paralysis	Zeckenparalyse *f*, Zeckenlähme *f*	paralysie *f* à tiques	клещевой паралич
T 161	tick worry	Krankheit (Schädigung) *f* durch Zeckenbefall	envahissement *m* à tiques	заболевание поражением клещей, поражение от нападения клещей
	tidemark	*s.* B 326		
T 162	tie / to, to tether	[an]binden	attacher, lier	перевязать
	"tie"	*s.* G 75		
T 163	tie-chain	Anbindekette *f*	chaîne *f* d'attache	привязная цепь, привязь
	tie-in stall	*s.* S 634		
T 164	tiered husbandry, multistage husbandry	Etagenhaltung *f*	élevage *m* en étages	ярусное (этажное) содержание
T 165	tie the umbilical cord / to, to cut the umbilical cord	abnabeln	couper le cordon ombilical	перерезать пуповину
T 166	tight bandage, rigid bandage	fester Verband *m*	bandage (pansement) *m* fixe	плотная (тугая, крепкая) повязка
	tilted pelvis	*s.* T 172		
T 167	tilting pipette	Kipp-Pipette *f*	pipette *f* à renversement	кипп-пипетка
T 168	time of infection	Infektionszeitpunkt *m*	temps *m* d'infection	срок заражения, время инфекции
	timetable of vaccination	*s.* I 33		
T 169	time taken to milk	Melkzeit *f*	période *f* de traite	срок (время) дойки
T 170	tincture	Tinktur *f*, alkoholischer Auszug *m*	teinture *f*	тинктура, спиртная настойка
T 171	tincture of iodine, iodine tincture	Iodtinktur *f*	teinture *f* d'iode	тинктура (настойка) иода
T 172	tipped pelvis, tilted pelvis	kaudal angehobenes Becken *n*	bassin *m* soulevé vers l'arrière	каудально поднятый таз
	tippy wool	*s.* O 80		
T 173	tip spraying	Punktsprühen *n*	pulvérisation *f* par points	точечное опрыскивание
T 174	tissue culture	Gewebekultur *f*	culture *f* tissulaire	тканевая культура
T 175	tissue culture infection dose, TCID *(virology)*	zellkulturinfektiöse Dosis *f*	dose *f* infectieuse sur culture de tissus	клеточнокультурная инфекционная доза
	tissue culture vaccine	*s.* C 267		
T 176	tissue fluid	Gewebeflüssigkeit *f*	liquide *m* tissulaire	тканевая жидкость
T 177	tissue forceps	Hakenpinzette *f*, chirurgische Pinzette *f*	pince *f* à griffes	хирургический (крючковый) пинцет
T 178	tissue-invasive parasite	Gewebe invadierender Parasit *m*	parasite *m* envahissant les tissus	паразит, заражающий ткань
T 179	tissue residues	Rückstände *mpl* im Gewebe	résidus *mpl* dans les tissus	остатки в ткани
T 180	tissue smear	Gewebeabstrich *m*, Gewebeausstrich *m*	frottis *m* tissulaire	тканевой мазок
T 181	toad spots, dollar spots *(horse)*	Krötenflecken *mpl*, Talerflecken *mpl (Beschälseuche)*	taches *fpl* de crapaud	талерные бляшки, жабье пятно
	tobacco bag suture	*s.* P 734		
T 182	toe, digit	Zehe *f (Hund, Katze, Huhn)*	doigt *m*	палец
	toe crack	*s.* S 32		
T 183	toeing-knife	Stoßmesser *n*	couteau *m* de poussée	толчковый нож
T 184	toe pecking *(chicken)*	Zehenpicken *n (Untugend)*	picotage *m* des pattes	клевание ногти
T 185	tolerability evaluation	Verträglichkeitsprüfung *f*	contrôle *m* de compatibilité	испытание переносимости

	tolerable	*s.* C 656		
T 186	**tolerance** *(of a drug)*, drug tolerance	Verträglichkeit *f*	tolérance *f*	переносимость
T 187	**tolerance level,** tolerated (permissible) concentration	Toleranzkonzentration *f*, Toleranzwert *m (Toxikologie)*	valeur *f* (seuil *m*) de tolérance	предельная концентрация, толеранции, предельно допустимое число, допустимый уровень
T 188	**tolerance limit**	Toleranzgrenze *f (Toxikologie)*	limite *f* de tolérance	допустимая (толерантная) граница, допустимый порог
	tolerated concentration	*s.* T 187		
T 189	**tomography**	Tomographie *f*, Röntgenschichtdarstellung *f*	tomographie *f*	томография
	tomturkey	*s.* T 328		
T 190	**tone,** tonicity, tonus *(muscle)*	Tonus *m*, Tonizität *f*, Spannungszustand *m* der Muskeln, Muskeltonus *m*	tonus *m*, tonicité *f*, tonus musculaire	[мышечный] тонус, состояние напряженности мышц, напряженность мышц
T 191	**tongue depressor**	Zungenspatel *m*	abaisse-langue *m*	язычный шпатель
T 192	**tongue-worm**	Nasenwurm *m*, Zungenwurm *m*, Linguatula serrata	linguatule *f*	пятиустка
	tonicity	*s.* T 190		
T 193	**tonsil, tonsilla**	Tonsille *f*, Mandel *f*	amygdale *f*	миндалина
T 194	**tonsillar crypt**	Tonsillenkrypte *f*, Mandelkrypte *f*	crypte *f* amygdalienne	тонзиллярная крипта, крипта миндалины
T 195	**tonsillar ring**	Schlundring *m*, [lymphatischer] Rachenring *m*, Waldeyer-Rachenring *m*	anneau *m* lymphoïde de Waldeyer	глоточное (небное) кольцо
	tonus	*s.* T 190		
	tooth anlage	*s.* D 129		
T 196	**tooth bud,** cap stage	Zahnknospe *f (Embryologie)*	blastogenèse *f* dentaire	зачаток зуба
T 197	**tooth discolouration**	Verfärbung *f* der Zähne	décoloration *f* des dents	изменение цвета зубов
T 198	**tooth extraction**	Zahnextraktion *f*	extraction *f* dentaire	экстракция зуба
T 199	**tooth grinding,** teeth grinding	Zähneknirschen *n*	grincement *m* de dents	скрипение зубами
T 200	**tooth replacement,** second dentition, change of teeth	Zahnwechsel *m*	changement *m* de dent	смена зубов
T 201	**tooth root,** fang	Zahnwurzel *f*	racine *f* dentaire	корень зуба
T 202	**tooth socket**	Zahnfach *n*, Zahnalveole *f*	alvéole *f* dentaire	зубная альвеола (лунка)
	topical anaesthesia	*s.* S 862		
T 203	**topical application**	örtliche Anwendung *f*, topikale Applikation *f*	application *f* locale	местное применение, топикальная аппликация
	topical treatment	*s.* L 221		
T 204	**topographic anatomy**	topographische Anatomie *f*	anatomie *f* topographique	топографическая анатомия
	topping-up a dip	*s.* R 195		
	torsion fracture	*s.* S 533		
	torsion of the uterus	*s.* U 94		
T 205	**total disinfection**	Gesamtdesinfektion *f*	désinfection *f* totale	общая дезинфекция
	total dosage	*s.* T 206		
T 206	**total dose,** total dosage	Gesamtdosis *f*	dose *f* totale	общая доза
T 207	**total protein**	Gesamteiweiß *n*	protéine *f* complète	общий белок
T 208	**tough connective tissue**	straffes Bindegewebe *n*	tissu *m* conjonctif rigide	напряженная соединительная ткань
T 209	**tourniquet**	Instrument *n* zur Blutstauung, Staubinde *f*, Staustrick *m*, Aderpresse *f*	tourniquet *m*	инструмент для остановки кровотечения, кровоостанавливающие жгуты, прижатие кровеносных сосудов
	towel	*s.* D 426		
T 210	**toxaemic jaundice**	toxinbedingter Ikterus *m*, toxikämische Gelbsucht *f*	ictère *m* dû à une toxine	токси[кеми]ческая желтуха, желтуха токсином
T 211	**toxaemic shock**	Toxinschock *m*, toxikämischer Schock *m*	choc *m* toxique (causé par une toxine)	токсикемический (токсиновый) шок, шок токсином
T 212	**toxic,** toxine, poisonous	toxisch, giftig, Gift...	toxique	токсический, ядовитый
	toxicant	*s.* P 387, T 216		
	toxication	*s.* P 389		
T 213	**toxicity**	Toxizität *f*, Giftigkeit *f*	toxicité *f*	токсичность, ядовитость
T 214	**toxicity rating**	Einstufung *f* der Giftwirkung	classement *m* de l'effet de poison	классификация действия яда
T 215	**toxic neuritis**	toxische Neuritis (Nervenentzündung) *f*	névrite *f* toxique	токсический неврит, токсическое воспаление нерва
	toxicosis	*s.* P 389		
T 216	**toxic substance,** toxicant, poisonous agent	toxische (giftige) Substanz *f*	substance *f* toxique, toxique *m*	токсическое вещество
	toxin	*s.* P 387, T 217		
	toxine	*s.* T 212		
T 217	**toxinic,** toxin	Toxin..., Gift...	toxique	токсиновый
T 218	**toxitolerance**	Toxintoleranz *f*	tolérance *f* de la toxine	толерантность токсина

T 219	toy breed *(dog)*	Spielrasse *f*	race *f* de jeu, chiot *m* de ge-noux	игрушечная порода
	traberkrankheit	*s.* S 93		
	trace element	*s.* T 220		
T 220	trace mineral, trace element	Spurenelement *n*	élément *m* de trace	микроэлемент
T 221	trachea, windpipe	Trachea *f*, Luftröhre *f*	traché[-artère) *f*	трахея
T 222	tracheal cough	Trachealhusten *m*	toux *f* trachéale	трахеальный кашель
T 223	tracheal sound	Luftröhrensonde *f*, Trachea-sonde *f*	sonde *f* trachéale	трахеальный зонд
	trackerdog	*s.* S 425		
	tracking hound	*s.* S 425		
	trade in animals	*s.* A 429		
	traditional animal house	*s.* S 459		
T 224	trait	Merkmal *n (Genetik, Morpho-logie)*	trait *m*	признак
T 225	tranquilize / to; to appease; to sedate	beruhigen, sedieren, dämpfen	tranquilliser, calmer	успокоить
	tranquilizer	*s.* I 25		
	transfer host	*s.* P 77		
T 226	transfixion ligature	Durchstichligatur *f*	ligature *f* de transfixion	сквозная лигатура, сквозной шов
T 227	transgenic animal *(embryo transfer)*	transgenes Tier *n*	animal *m* transgénique	трансгенное животное
T 228	transhumance	Wandertierhaltung *f*, Transhu-manz *f*	transhumance *f*	кочевое (отгонно-пастбищ-ное) содержание живот-ных, перегонное содержа-ние скота
T 229	transient paralysis *(poultry)*	Lähmung *f* der Junghennen	paralysie *f* des jeunes poules	паралич молодых кур, пара-лич молодняка
	transillumination	*s.* R 32		
	transit host	*s.* T 231		
T 230	transitional feeding	Übergangsfütterung *f*	alimentation *f* de transition	переходное кормление
T 231	transitory host, transit host	Übergangswirt *m*, Transitwirt *m*	hôte *m* de transit	транзитный хозяин
T 232	transit time	Durchgangszeit *f*	temps *m* de transit	срок прохождения, транзит-ный срок, срок транзита
	transmissibility	*s.* I 123		
T 233	transmissible	übertragbar, übertragungsfä-hig	transmissible	трансмиссивный, передавае-мый
	transmissible disease	*s.* C 650		
T 234	transmissible gastroenteritis of pigs, TGE	transmissible Gastroenteritis *f* des Schweines, TGE	gastro-entérite *f* transmissible de porcelet, maladie *f de* Doyle et Hutchings	трансмиссивный гастроэнте-рит
	transmission electron micro-scope	*s.* D 290		
T 235	transovarial transmission, transovarian transmission	transovarielle Übertragung *f*	transmission *f* transovarienne	трансовариальная передача
	transpire / to	*s.* S 915		
T 236	transplacental passage	Plazentarpassage *f*	passage *m* [trans]placentaire	трансплацентарный пассаж, пассаж через плаценту
T 237	transplacental transmission	transplazentare Übertragung *f*	transmission *f* transplacen-taire	трансплацентарная передача
	transplant / to	*s.* G 186		
T 238	transplantation immunity	Transplantationsimmunität *f*	immunité *f* de transplantation	трансплантационный (пере-садочный) иммунитет
T 239	transplant surgery	Transplantationschirurgie *f*	chirurgie *f* de transplantation	трансплантационная хирур-гия
T 240	transport chilling	Unterkühlung *f* beim Trans-port	sous-refroidissement *m* pen-dant le transport	переохлаждение при транс-порте
T 241	transpose / to	verlagern, transponieren	déplacer, transférer	переместить, транспониро-вать
T 242	transstadial transmission	transstadiale Übertragung *f*	transmission *f* transstadiale	трансстадийная передача
T 243	transudate	Transsudat *n*	transsudat *m*	транссудат
T 244	transudation	Transsudation *f*, [eiweißarme] Flüssigkeitsausschwitzung *f*	transsudation *f*	транссудация, выделение жидкости
T 245	transverse colon *(horse)*	Querkolon *n*, Querlage *f* des Kolons, Colon transversum	présentation *f* transversale du côlon	поперечное положение тол-стой кишки
	transverse division	*s.* T 246		
T 246	transverse fission, transverse division	Querteilung *f*	scission *f* transverse	поперечное деление
T 247	transverse presentation *(foetus)*	Querlage *f*	présentation *f* transversale	поперечное положение
T 248	transverse process	Querfortsatz *m*	apophyse *f* transverse	поперечный отросток
T 249	trap an animal / to	ein Tier in einer Falle fangen	prendre un animal au piège	ловить животное в ловушке
T 250	trap-death syndrome	Syndrom *n* des Fallentodes *(Wild)*	syndrome *m* de la mort au piège	синдром ловушечной смерти

T 251	**trapped animal**	mit der Falle gefangenes Tier *n*	animal *m* pris au piège	животное, ловленное ловушкой
T 252	**trapped iron**	gebundenes Eisen *n (Stoffwechsel)*	fer *m* lié	связанное железо
T 253	**trauma, traumatic injury**	traumatischer Insult *m*, Trauma *n*	traumatisme *m*, trauma *m*	травматический инсульт, травма
	trauma	*s.* I 173		
T 254	**traumatic peritonitis**	Peritonitis *f* nach Trauma, traumatische Peritonitis (Bauchfellentzündung) *f*	péritonite *f* traumatique	перитонит после травмы, травматический перитонит
T 255	**travelling cage**	Versandkäfig *m*	cage *f* de transport, cage d'expédition	клетка для пересылки
T 256	**treat / to**	klären *(Abwasser)*	épurer, clarifier	отстоять, обрабатывать
	treat / to	*s. a.* C 979		
T 257	**treatable disease**	behandelbare Krankheit *f*	maladie *f* traitable	излечимое заболевание
	treatment	*s.* C 982		
T 258	**treatment failure**	Therapieversagen *n*, Behandlungsmißerfolg *m*	échec *m* thérapeutique	безуспешное лечение
T 259	**treatment for shock**	Schockbehandlung *f*	traitement *m* de choc	лечение шока
T 260	**treatment of choice**	Behandlung *f* der Wahl	traitement *m* au choix	лечение по выбору
T 261	**treatment of milk**	Milchbehandlung *f*	traitement *m* du lait	обработка молока
T 262	**treatment rig**	Behandlungsstand *m (Gerät)*	stand *m* de traitement	станок для обработки
T 263	**treatment trial**	Behandlungsversuch *m*	essai *m* de traitement	опыт лечения
	treat with iodine / to	*s.* I 282		
	trematocide	*s.* F 381		
	trematode	*s.* F 379		
T 264	**tremble / to,** to shiver	zittern	trembler	дрожать
T 265	**trembling**	Zittern *n*, Tremor *m*, Trepidation *f*	tremblement *m*, trépidation *f*	дрожь, тремор, трепидация
	trepan	*s.* T 266		
T 266	**trephine,** trepan	Schädelbohrer *m*	trépan *m*	трепан
T 267	**trephine,** trocar	Trokar *m (Instrument)*	trocart *m*	троакар
T 268	**trial therapy**	versuchsweise Therapie *f*	thérapie *f* d'essai	опытная терапия
	tricarboxylic cycle	*s.* K 51		
T 269	**trichina,** trichinella, trichina worm	Trichine *f*, Trichinella spiralis	trichine *f*	трихинелла
T 270	**trichina infestation**	Trichinenbefall *m*	infestation *f* trichineuse	трихинеллезная инфекция, заражение трихинеллами
T 271	**trichina larva**	Trichinenlarve *f*	larve *f* de trichine	трихинозная (трихинеллезная) личинка
	trichinaworm	*s.* T 269		
	trichinella	*s.* T 269		
	trichinellosis	*s.* T 273		
T 272	**trichinoscopy**	Trichinenschau *f*, Trichinoskopie *f*	trichinoscopie *f*	трихиноскопия, исследование на трихинеллез
T 273	**trichinosis,** trichinellosis	Trichin[ell]ose *f*, Trichinenkrankheit *f*	trichinose *f*	трихиноз, трихинеллез
T 274	**trichinous carcass**	trichinöser (mit Trichinen befallener) Schlachtkörper *m*	carcasse *f* trichineuse (infestée de trichines)	трихинозная туша, туша, пораженная трихинеллами
	trichomonacide	*s.* T 276		
T 275	**trichomonad**	Trichomonade *f*	trichomonade *f*	трихомонада
T 276	**trichomonicidal drug,** trichomonacide, antitrichomonal agent	Trichomonazid *n*, Trichomonadenmittel *n*	médicament *m* contre les trichomonades	трихомоницид, средство против трихомонад
T 277	**trichophytosis,** ringworm	Trichophytie *f*, Glatzflechte *f*, Kälberflechte *f*	trichophytose *f*	стригущий лишай, трихофития
T 278	**trichostrongyle larva**	Trichostrongylidenlarve *f*	larve *f* de trichostrongle	личинка трихостронгилид
T 279	**trigger mechanism,** releasing mechanism	Auslösemechanismus *m*	mécanisme *m* de déclenchement	толчковый механизм, релизинг-механизм
T 280	**trigger off / to,** to release	auslösen *(z.B. eine Reaktion)*	déclencher	вызывать
T 281	**trigger threshold,** releasing threshold	Auslöseschwelle *f*	seuil *m* de déclenchement	толчковый порог
	trim claws / to	*s.* P 91		
T 282	**tripe**	Kutteln *fpl*, Kaldaunen *fpl (eßbare Eingeweide)*	tripes *fpl*, boyaux *mpl*	съедобные внутренности
T 283	**tripery and guttery**	Kuttelei *f*, Raum *m* für Verarbeitung von Därmen *(Schlachthof)*	salle *f* de transformation des boyaux	помещение для переработки кишок
T 284	**triplets**	Drillinge *mpl*	trois jumeaux *mpl*, trijumeaux *mpl*	тройня
T 285	**triple vaccine**	Dreifachvakzine *f*	vaccin *m* trivalent	трехвалентная вакцина
	trismus	*s.* L 223		
	trocar	*s.* T 267		
T 286	**trocarization of the rumen**	Pansenstich *m*	piqûre *f* du rumen	прокол (трокаризация) рубца
	troche	*s.* L 270		
T 287	**trochoid joint,** pivot (rotary, rotation) joint	Drehgelenk *n*, Zapfengelenk *n*, Rotationsgelenk *n*	articulation *f* en pivot	вращающий (ротационный) сустав
	trombiculiasis	*s.* T 288		

T 288	**trombiculidiasis,** trombidiosis, trombiculosis, trombiculiasis, chiggers	Trombiculidose f, Befall m mit Larven der Herbstgrasmilbe	trombidiase f, trombidiose f	тромбидиоз, поражение личинками тромбикулид
	trombiculosis	s. T 288		
	trombidiosis	s. T 288		
T 289	**tropical fowl mite**	tropische Vogelmilbe f, Ornithonyssus bursa	mite f tropicale des oiseaux	тропический птичий клещ, орнитониссус
T 290	**tropical rat mite**	tropische Rattenmilbe f, Ornithonyssus bacoti	mite f tropicale des rats	тропический крысиный клещ
	Tropical theileriosis	s. M 175		
T 291	**trot**	Trab m	trot m	рысь
T 292	**trotter, trotting horse**	Traber m	trotteur m	рысак, рысистая лошадь
	trouble	s. D 306		
T 293	**trough**	Trog m, Futtertrog m, Krippe f	auge f	корыто
T 294	**trout**	Forelle f, Salmo	truite f	форель
	true hogs	s. T 296		
T 295	**trueness** (wool fibre)	„Treue" f der Wollfaser	«fidélité» f des fibres de laine	«верность» шерстяного волокна
T 296	**true pigs,** true hogs, Old World pigs	echte Schweine npl, Borstentiere npl, Suidae	porcs mpl purs, espèce f porcine	истинные свиньи, щетиновые животные
	true rib	s. S 685		
T 297	**true ringbone** (horse)	innere Ankylose (Schale) f	ankylose f interne	внутренний анкилоз
	truestomach	s. A 52		
	true sweetbread	s. T 146		
T 298	**trunk** (elephant)	Rüssel m	trompe f	хоботок
T 299	**trunk**	Rumpf m	tronc m	тело
T 300	**trypanocidal drug,** trypanocide, trypanosomicide	Mittel n gegen Trypanosomen, trypanozides Mittel n	médicament m contre les trypanosomes	средство против трипаносом, трипаносомоцидное средство
T 301	**trypanosomal,** trypanosomic	Trypanosomen..., trypanosomal	trypanosomal	трипаносомозный
	trypanosomicide	s. T 300		
T 302	**trypanotolerance**	Toleranz f gegenüber Trypanosoma spp.	tolérance f vis-à-vis des Trypanosoma spp.	толерантность против трипаносом
T 303	**trypanotolerant animal**	Tier n mit verminderter Empfänglichkeit gegen Trypanosoma spp.	animal m avec prédisposition réduite aux Trypanosoma spp.	животное с пониженной восприимчивостью против трипаносом
T 304	**trypsinization**	Trypsinbehandlung f	trypsination f	лечение трипсином
	Tsaneen disease	s. B 136		
T 305	**tsetse-borne disease**	von Tsetsefliegen übertragene Krankheit f	maladie f transmise par les mouches tsé-tsé	переносящиеся мухой цеце заболевания
T 306	**tsetse fly**	Tsetsefliege f, Glossina spp.	mouche f tsé-tsé	муха цеце
	tuba	s. F 33		
T 307	**tubal block,** uterine tube occlusion	Eileiterverklebung f	occlusion f utérine	склеивание (блокирование) яйцевода
	tubal pregnancy	s. A 319		
	tube	s. F 33, P 600		
T 308	**tube agglutination**	Röhrchenagglutination f	agglutination f lente	медленная (пробирочная) агглютинация
	tube feeding	s. G 47		
T 309	**tubercle bacillus**	Tuberkelbazillus m	bacille m de tuberculose	туберкулезная бацилла
T 310	**tuberculinize / to,** to tuberculize	tuberkulinisieren	tuberculiniser	туберкулинизировать
T 311	**tuberculin reaction**	Tuberkulinreaktion f	réaction f de tuberculine	туберкулиновая реакция
T 312	**tuberculin skin test**	Tuberkulinhautprobe f	test m dermique de tuberculine, tuberculination f intradermique	туберкулиновая кожная проба
T 313	**tuberculin testing**	Tuberkulinisierung f, Tuberkulosetestung f	tuberculination f	туберкулинизация, исследование на туберкулез
	tuberculize / to	s. T 310		
T 314	**tuberculous**	Tuberkulose..., tuberkulös	tuberculeux	туберкулезный
T 315	**tuberculous granuloma**	Tuberkulosegranulom n, Tuberkulom n	granulome m tuberculeux	туберкулезная гранулома, туберкулома
	tubular bone	s. L 229		
	tularaemia	s. R 2		
	tumefaction	s. S 919		
	tumoral calcinosis	s. C 28		
	tumour	s. N 62		
T 316	**tumoural growth,** tumourlike growth	geschwulstartiges (tumuröses) Wachstum n	développement m tumorale	опухолевый рост
T 317	**tumour of the ovary,** ovarian tumour	Ovarialtumor m, Eierstockgeschwulst f	tumeur f ovarienne	язва (рак) яичника
	tunica	s. C 534		
	"tunnelanaemia"	s. H 277		
T 318	**tup / to**	decken, belegen, paaren (Schafe)	accoupler	покрыть, спаривать
	tup	s. R 39		
	tup hogg	s. H 248		

	tup leg	s. H 248		
T 319	tupping / to be	bocken	être en rut	охотиться *(овца, коза)*
T 320	tupping	bockig *(Schaf)*	en chaleur	находящийся в охоте
T 321	turbid, cloudy	trüb	trouble, opaque	мутный
T 322	turbidity, cloudiness	Trübung *f*, Trübheit *f*	opacité *f*, turbidité *f*	помутнение
T 323	turbid synovial fluid	getrübte Synovia *f*, trübe Gelenkflüssigkeit *f*	synovie *f* troublée	мутная синовия (суставная жидкость)
	turbinals	s. N 15		
T 324	turbinate atrophy	Nasenmuschelatrophie *f*	atrophie *f* du cornet nasal	атрофия носовых раковин
	turbinate bones	s. N 15		
T 325	turbulent blood flow	turbulenter Blutfluß *m*	flux *m* sanguin agité	вихревое кровотечение
T 326	turkey	Pute *f*, gemeines Truthuhn *n*, Meleagridis gallopavo	dinde *f*	индейка
T 327	turkey	Putenfleisch *n*	viande *f* de dinde	мясо индейки
T 328	turkey cock, stag, tom turkey, gobber	Truthahn *m*, Puter *m*	dindon *m*	индюк, самец индейки
T 329	turkey egg kidney	Rotlaufniere *f*, Niere *f* bei septikämischem Rotlauf	rein *m* d'érysipèle septicémique	рожистая почка, почка при септицемической роже
T 330	turkey poult, poult	junge Pute *f*, Jungpute *f*	jeune dinde *f*	молодая индейка, индюшонок, молодняк индейки, индюшка
T 331	turn off / to	den Tierbestand erneuern (ergänzen)	renouveler le troupeau	возобновить стадо
	turnoff rate	s. R 193		
T 332	turnout to graze	Weideaustrieb *m*	mise *f* en pâturage, mise à l'herbe	выгон на пастбище
T 333	turnover	Umsatz *m*, Stoffumsatz *m*	échange *m*	оборот, обмен, круговорот, перемещение
T 334	tush *(horse)*	Hakenzahn *m*	croc *m*	клык
T 335	tusk	Stoßzahn *m (Elefant)*; Hauer *m*, Hakenzahn *m (Schwein)*	défense *f*	клык
	tusker	s. W 90		
T 336	twin birth	Zwillingsgeburt *f*	accouchement *m* (naissance *f*) gémellaire	рождение близнецов (двойней)
T 337	twinning, twin pregnancy	Zwillingsträchtigkeit *f*	grossesse *f* gémellaire	беременность двойней, двойневая беременность
	twist	s. P 209		
T 338	twisted stomach worm, wire (barber's pole) worm	gedrehter Magenwurm *m*, Haemonchus contortus	ver *m* d'estomac enroulé	гемонхус
	twisting of the mesentery	s. M 190		
T 339	two-host tick	zweiwirtige Zecke *f*	tique *f* à deux hôtes	двуххозяйный клещ
	two-humped camel	s. B 33		
	tying stall	s. S 634		
T 340/1	tying-up syndrome, polymyositis, exertional rhabdomyositis *(horse)*	Rennbahnkrankheit *f*, Rennbahnmyositis *f*	syndrome *m* du champ de course	гиподромная болезнь, полимиозит
	tying-up syndrome	s. a. E 254		
T 342	tylopoda	Schwielensohler *mpl*, Tylopoden *mpl*	tylopodes *mpl*	тилоподы
	tympanic membrane	s. E 5		
	tympanism	s. M 221		
	tympanites	s. M 221		
T 343	tympanous rumen	tympanischer (geblähter) Pansen *m*	panse *f* tympanisée	тимпанический (вздутый) рубец
	tympany	s. B 249		
T 344	type classification	Typeneinteilung *f*	classification *f* des types, typisation *f*	классификация типов
T 345	type of husbandry	Haltungsform *f*, Tierhaltungsform *f*	type *m* de stabulation	форма содержания животных, тип животноводческого содержания
	type of reaction	s. M 347		
T 346	type strain *(microbiology, parasitology)*	Referenzstamm *m*	souche *f* de référence	референтный штамм
T 347	type the blood group / to, to blood-group	Blutgruppe bestimmen	rechercher le groupe sanguin	определить группу крови
T 348	typhoid fever, abdominal typhus	Typhus *m*	typhus *m*, fièvre *f* typhoïde	тиф
T 349	Tyzzer's disease	Tyzzer-Krankheit *f*	maladie *f* de Tyzzer, entérite *f* due à bacillus piliformis	заболевание Тиццера

U

U 1	ubiquitous	ubiquitär, überall vorkommend (Keim)	ubiquiste	убиквитарный, везде встречающийся
	udder	s. M 65, M 68		
U 2	udder disease, mammary gland disease	Erkrankung f des Euters, Euterkrankheit f	maladie f mammaire (de la mamelle)	заболевание вымени
	udder dropsy	s. U 4		
U 3	udder health	Eutergesundheit f	santé f de la mamelle	здоровье (санитария) вымени
U 4	udder oedema, udder dropsy, caked bag	Euterödem n	œdème m du pis	водянка вымени
U 5	udder stimulation	Anrüsten n	stimulation f de la mamelle	массаж вымени
U 6	udder strike	Hautmyiasis f am Euter und Damm (Schaf)	myiase f cutanée au niveau de la mamelle et du périnée	кожный миаз на вымени и промежности
U 7	udder wash	Euterwaschung f	lavage m de la mamelle	мойка (чистка) вымени
U 8	ulcer, ulcus, sore	Geschwür n, Ulkus n, Ulcus n	ulcère m	язва
	ulcerated enteritis	s. Q 9		
U 9	ulceration	Geschwürbildung f	ulcération f	ульцерация, образование язвы
	ulcerative enteritis	s. Q 9		
U 10	ulcerative lymphangitis	ulzerative Lymphgefäßentzündung f	lymphangitis f ulcérative	ульцеративное воспаление лимфатического сосуда, ультеративный лимфангит
U 11	ulcerous lesion	geschwürige Veränderung f	lésion f ulcéreuse	язвенное изменение
	ulcus	s. U 8		
U 12	ultraheat treated milk	hocherhitzte Milch f	lait m ultrachauffé	высоконагретое молоко
U 13	ultrasonic diagnosis	Ultraschalldiagnose f	diagnostic m à l'ultrason	ультразвуковой диагноз
U 14	ultrasonography	Ultraschalluntersuchung f, Untersuchung f mit Ultraschall, Ultraschalldiagnostik f	diagnostic m à l'ultrason, consultation f à l'ultrason	ультразвуковое исследование, исследование ультразвуком, ультразвуковая диагностика, диагностика ультразвуком
U 15	ultrasterile	höchst steril	ultrastéril	высокостерильный
U 16	ultrastructure, fine structure	Feinstruktur f, Ultrastruktur f (Histologie)	ultrastructure f	ультраструктура, тонкая структура
U 17	ultrathin section	Ultradünnschnitt m	coupe f ultrafine	ультратонкий срез
U 18	umbilical cord, belly stalk	Nabelschnur f, Nabelstrang m	cordon m ombilical	пупочный канатик
U 19	umbilical hernia	Nabelbruch m	hernie f ombilicale	пупочная грыжа
U 20	umbilication	Nabeleinziehung f, Nabelbildung f	ombilication f	умбиликация, впячивание (образование, втяжение) пупка
U 21	umbilicus, navel	Nabel m	nombril m, ombilic m	пупок
	unarmed tapeworm	s. B 117		
U 22	unbound iron	freies (ungebundenes) Eisen n (Stoffwechsel)	fer m libre (non fixé)	свободное (несвязанное) железо
U 23	unbroken horse	nicht zugerittenes Pferd n	cheval m non dressé	не выезженная (обученная) лошадь
U 24	uncastrated animal, non-castrated animal, entire animal	nicht kastriertes Tier n, unkastriertes Tier	animal m non castré, animal entier	не кастрированное животное
	unconscious	s. C 728		
U 25	unctuous	ölig, fettig	huileux, graisseux	масленный, жирный
U 26	undegradable dietary protein	nicht abbaufähiges Nahrungsprotein n	protéine f nutritive indécomposable	не способный к деградации пищевой протеин, пищевой протеин не способный к разложению
	underdevelopment	s. P 517		
	underdone meat	s. R 58		
	underfeeding	s. U 30		
U 27	underline, ventral profile	untere Körperlinie f, ventrales Körperprofil n	profil m corporel ventral	вентральная линия тела, вентральный профиль тела
U 28	underlying cause of death	zugrundeliegende Todesursache f	cause f fondamentale de la mort	основанная причина смерти
U 29	undernourished	unterernährt	sous-alimenté	недокормленный
U 30	undernourishment, underfeeding, undernutrition	Unterernährung f	sous-alimentation f	недокормление, истощение
	undernutrition	s. U 30		
U 31	undershot jaw, bulldog jaw, sow mouth	Hechtgebiß n, Bulldogkopf m, Brachynathia superior	mâchoire f supérieure	прогения, щучий прикус
	undersized offspring	s. R 343		
U 32	undulating membrane	undulierende Membran f	membrane f ondulatoire	ундулирующая мембрана (перепонка, пленка)
U 33	undulating pulse	wellenförmiger Puls m	pouls m ondulé	волнообразный пульс
U 34	unengorged tick	nüchterne Zecke f	tique f à jeun	голодный клещ
U 35	unenveloped virus	nichtumhülltes (nacktes) Virus n	virus m non enveloppé	неокутанный вирус, вирус без оболочки
U 36	unevenness of the fleece	Unausgeglichenheit f des Wollvlieses	asymétrie f de la toison	неуравновешенность руна

U 37	**uneviscerated carcass** (poultry, game)	nicht ausgenommener Schlachtkörper m, unausgeweideter Schlachtkörper	carcasse f non éviscérée	непотрошенная туша
U 38	**unexplained death**	ungeklärte Todesursache f	cause f indéterminée de la mort	невыясненная причина смерти
U 39	**unfit for breeding**	zuchtuntauglich	impropre à la reproduction	непригодный для выращивания (воспроизводства)
U 40	**unfit for food**	als Lebensmittel untauglich	en tant qu'aliment impropre à la consommation	непригодный как пищевой продукт
U 41	**unfit for human consumption** (meat and other food)	genußuntauglich	impropre à la consommation	непригодный для употребления
U 42	**ungulate,** hoofed animal	Huftier n, Ungulat m	ongulé m	копытное животное
U 43	**unguligrade**	auf der Zehenspitze	sur la pointe des orteils	на верхушке пальцев
	unhealthy	s. D 192		
U 44	**unheated animal house,** uninsulated animal house	Kaltstall m	étable f froide	неотепленное (холодное) помещение
	unhygienic conditions	s. U 53		
	unicameral stomach	s. M 364		
	unicellular organism	s. P 659		
U 45	**unilateral castration**	einseitige Kastration f	castration f unilatérale	односторонняя кастрация
U 46	**unilateral microorchidism**	einseitige Kleinhodigkeit f	microorchidisme m unilatéral	односторонний микроорхидизм
U 47	**uninoculated medium**	unbeimpfter Nährboden m	milieu m de culture non inoculé	незараженная (неинокулированная) питательная среда
	uninsulated animal house	s. U 44		
	unioval twins	s. I 4		
	uniparous	s. P 592		
U 48	**uniparous**	unipar, nur einen Nachkommen gebärend	unipare	унипарный, рождающий по одному потомству
	uniparousanimal	s. P 590		
U 49	**unipolar lead**	unipolare Ableitung f (EKG)	dérivation f unipolaire	однополярный (униполярный) отдел
U 50	**unlambed ewe**	noch nicht abgelammtes Mutterschaf n	brebis f n'ayant pas encore mis bas	еще не окотившаяся овцематка
	unlike twins	s. D 359		
	unnucleated cell	s. N 143		
	unprocessed meat	s. F 549		
	unrelated to a species	s. A 277		
U 51	**unresponsiveness**	Reaktionslosigkeit f	absence f de réaction	отсутствие реакции, неподвижность
U 52	**unrestricted feeding,** feeding ad libitum, ad lib. feeding	Ad-libitum-Fütterung f, uneingeschränkte Fütterung f	alimentation f ad libitum	кормление в волью, неограниченное кормление
U 53	**unsanitary conditions,** unhygienic conditions	unhygienische Verhältnisse npl	conditions fpl non hygiéniques	негигиеничные (антисанитарные) условия
U 54	**unsaturated fatty acid**	ungesättigte Fettsäure f	acide m gras non saturé	ненасыщенная жирная кислота
U 55	**unsegmented leucocyte,** stab cell	stabkerniger Leukozyt m	leucocyte m en forme de batonnet	палочкоядерный лейкоцит
	unserved heifer	s. M 13		
U 56	**unsex / to**	Gonaden entfernen	déviriliser	удалить гонады (половые железы)
U 57	**unshod foot**	unbeschlagener Huf m	sabot m non ferré	неподкованное копыто
U 58	**unshoe / to**	Hufeisen abnehmen	déferrer	снять подковы
U 59	**unshorn sheep**	ungeschorenes Schaf n	mouton m non tondu	нестриженная овца
U 60	**unsound food**	verdorbenes Lebensmittel n	aliment m taré, produit m alimentaire taré, aliment dépravé	испорченный пищевой продукт
U 61	**unsound for mating**	deckuntauglich	impropre à la reproduction	не способный к покрытию
U 62/3	**unsoundness**	Krankhaftigkeit f, Kranksein n, Gesundheitsstörung f	trouble m de la santé	болезненность, нарушение здоровья
U 64	**unsteady gait**	unsicherer Gang m	démarche f incertaine	неуверенная походка
	unthriftiness	s. S 787		
U 65	**untreated case**	unbehandelter Fall m	cas m non traité	необработанный случай
	unweaned calf	s. S 824		
	upgrade / to	s. G 181		
U 66	**upgrading**	Aufwertung f, Verbesserung f (Tierzucht)	revalorisation f	улучшение, валоризация
U 67	**upper airway,** upper respiratory tract	obere Atemwege mpl	voies fpl respiratoires supérieures	верхние дыхательные пути
U 68	**upper canine tooth,** eye tooth	Augenzahn m, Fangzahn m, oberer Eckzahn m	canine f supérieure, dent f œillère	«глазной зуб», клык
	upper jaw bone	s. M 134		
U 69	**upper lip**	Oberlippe f	lèvre f supérieure	верхняя губа
	upper respiratory tract	s. U 67		
	upright presentation	s. V 94		
U 70	**uptake,** intake	Aufnahme f	prise f	прием
	uptake-effect	s. D 402		
	uranalysis	s. U 75		

U 71	urate nephrosis	Nierengicht *f*	goutte *f* rénale	почечная подагра
U 72	urea	Harnstoff *m*	urée *f*	мочевина
U 73	urea poisoning	Harnstoffvergiftung *f*	urémie *f*	отравление мочевиной
	uretic	*s.* D 356		
U 74	uric acid	Harnsäure *f*	acide *m* urique	мочевая кислота
U 75	urinalysis, uranalysis	Harnuntersuchung *f*	analyse *f* d'urine	исследование мочи
U 76	urinary antiseptic *(agent)*	Antiseptikum *n* für Harnwege	antiseptique *m* pour les voies urinaires	антисептик для мочевых путей
U 77	urinary calculus, urolith	Harnstein *m*	calcul *m* urinaire	мочевой камень
U 78	urinary cast, renal cast	Harnzylinder *m*, Eiweißzylinder *m (im Harn bei Nephritis)*	cylindre *m* albumineux	белковый цилиндр
U 79	urinary flow, flow of urine	Harnfluß *m*	flux *m* urinaire	мочеотделение, истечение мочи
U 80	urinary gleet	Harnröhrenausfluß *m*	écoulement *m* urétral	выделения из мочеиспускательного канала
U 81	urinary output, urine amount	Harnmenge *f*	masse *f* (volume *m*) urinaire	количество мочи
U 82	urinary stasis	Harnstau *m*	stase *f* urinaire	задержка (застой, стаз) мочи
U 83	urinary tract infection	Infektion *f* der Harnwege	infection *f* des voies urinaires	инфекция мочевых путей
	urinate / to	*s.* M 243		
U 84	urination, micturition, voiding (passing) of urine	Harnabsatz *m*, Harnentleerung *f*	miction *f*	мочеиспускание, выделение мочи, опорожнение
	urine amount	*s.* U 81		
U 85	urine bag	Harnauffangbehälter *m*	poche *f* urinaire	мочесборник
	urine cylinder	*s.* R 176		
U 86	urogenital system, urogenital tract, genito-urinary tract	Urogenitaltrakt *m*, Urogenitalsystem *n*	appareil *m* génito-urinaire	мочеполовой тракт, урогенитальная система
	urolith	*s.* U 77		
	uropoiesis	*s.* F 497		
	urtica	*s.* W 62		
	urticaria	*s.* H 243		
U 87	urticarial reaction	Urtikariareaktion *f*, urtikarielle Reaktion *f*, Nesselausschlag *m*	urticaire *m*	уртикарная реакция, крапивница, уртикарная сыпь
U 88	urtication, whealing	Quaddelbildung *f*	formation *f* d'urticaire	образование волдырей
U 89	used litter	Altstreu *f*	vieille litière *f*	старая подстилка
	used once only	*s.* D 336		
	useful animal	*s.* B 133		
U 90	useful insect	Nutzinsekt *n*	insecte *m* utile	пользовательное членистоногое, полезный инсект
U 91	uterine cavity	Gebärmutterhöhle *f*	cavité *f* utérine	полость матки
U 92	uterine horn	Uterushorn *n*, Gebärmutterhorn *n*	trompe *f* utérine	рог матки
	uterine neck	*s.* C 326		
U 93	uterine prolapse	Uterusvorfall *m*, Gebärmuttervorfall *m*	prolapsus *m* utérin, hystéroptose *f*	выпадение матки
U 94	uterine torsion, torsion of the uterus	Gebärmutterdrehung *f*, Uterustorsion *f*	torsion *f* utérine	заворот матки
	uterine tube	*s.* F 33		
	uterine tube occlusion	*s.* T 307		
U 95	utility dog	Gebrauchshund *m*	chien *m* de service	пользовательная (служебная) собака
U 96	utilization	Verwertung *f*, Nutzung *f*	utilisation *f*	утилизация, переработка

V

V 1	vaccinable	impffähig	vaccinable	способный к прививке
V 2	vaccinal	Vakzine..., Vakzinations..., Impfstoff...	vaccinal	вакци[нацио]нный
	vaccinate / to	*s.* I 181		
V 3	vaccination, inoculation, vaccine therapy	Vakzinierung *f*, Impfung *f*	vaccination *f*	вакцинация, прививка
V 4	vaccination breakdown, failure of immunization	Impfdurchbruch *m*	défaillance *f* vaccinale	вакцинационный срыв
	vaccination campaign	*s.* I 34		
V 5	vaccination certificate	Impfpaß *m*	certificat *m* de vaccination	сертификат вакцинации
	vaccination disease	*s.* D 318		
V 6	vaccination procedure	Impfverfahren *n*	procédure *f* de vaccination	способ прививки
V 7	vaccination rate	Immunisierungsrate *f*	taux *m* d'immunité	индекс иммунизации
V 8	vaccine	Vakzine *f*, Impfstoff *m*	vaccin *m*	вакцина
V 9	vaccine cold chain	Kühlkette *f* für Impfstoffe	chaîne *f* de froid pour vaccins	бесперебойная холодильная цепь для вакцин
V 10	vaccinee, animal to be vaccinated	Impfling *m*	sujet *m* à vacciner	привитое животное
V 11	vaccine efficacy	Wirksamkeit *f* eines Impfstoffes	efficacité *f* d'un vaccin	эффективность вакцины
V 12	vaccine reaction	Reaktion *f* auf Impfstoff	réaction *f* au vaccin	реакция на вакцину

V 13	**vaccine strain**	Impfstamm *m*	souche *f* de vaccin	прививочный штамм
	vaccine therapy	*s.* V 3		
V 14	**vaccine virus**	Vakzinevirus *n*	virus-vaccin *m*	вакцинный вирус
	vaccinia	*s.* B 419		
V 15	**vacuolar degeneration**	vakuoläre Degeneration *f*	dégénération *f* vacuolaire	вакуольная дегенерация
V 16	**vacuolation, vacuolization**	Vakuolisierung *f*, Vakuolenbildung *f*	vacuolisation *f*, formation *f* de vacuoles	вакуолизация, образование вакуол
V 17	**vaginal adhesion**	vaginale Verklebung *f*, Verklebung *f* in der Scheide	adhésion *f* vaginale	вагинальное срастание, склеивание влагалища
V 18	**vaginal discharge**	Scheidenausfluß *m*	écoulement *m* vaginal	влагалищное истечение (выделение)
V 19	**vaginal douche**	Scheidenspülung *f*	irrigation *f* vaginale	промывание вагины (влагалища), вагинальный смыв
V 20	**vaginal heat prolapse** *(bitch)*	Läufigkeitsprolaps *m*	prolapsus *m* des chaleurs	выпадение влагалища при течке
V 21	**vaginal mucus**	Scheidenschleim *m*, Vaginalschleim *m*	glaire *f* vaginale, mucus *m* vaginal	влагалищная (вагинальная) слизь
V 22	**vaginal smear,** vaginal swab	Scheidenabstrich *m*, Vaginalabstrich *m*	frottis *m* vaginal	влагалищный (вагинальный) отпечаток
V 23	**vaginal sponge,** intravaginal sponge	Vaginalschwamm *m*, Scheidenschwamm *m*	éponge *f* vaginale	вагинальная губка, вагинальный тампон
	vaginal swab	*s.* V 22		
	valve	*s.* C 147		
	valvular cusp	*s.* C 990		
V 24	**valvular stenosis**	Herzklappenstenose *f*	sténose *f* valvulaire	стеноз сердечных клапанов
V 25	**vampire bat**	Vampir *m*, Vampirfledermaus *f*, Desmodus rotundus murinus	chauve-souris *f* vampire	вампир
	vaporization	*s.* V 26		
V 26	**vapotherapy,** vaporization	Vaporisation *f*, Behandlung *f* mit Wasserdampf	vaporisation *f*, thérapie *f* par vaporisation	вапоризация, обработка водным паром
	variation	*s.* V 28		
V 27	**variety**	Mannigfaltigkeit *f*, Verschiedenheit *f*	diversité *f*	многообразие, разность, различие
V 28	**variety,** variation, strain *(animal breeding)*	Varietät *f*, Schlag *m*, Stamm *m*, Variation *f*, Abart *f*	variété *f*, sorte *f*, variante *f*	тип, разновидность, вариетет, склад, штамм, вид, сорт
V 29	**variolar, variolic**	pockenartig	variolique	осповидный, оспоподобный
	varroa disease	*s.* V 30		
V 30	**varroasis,** varroa disease	Varro[at]ose *f*, Varroa-jacobsoni-Infektion *f*	varroa[to]se *f*	варро[ат]оз
	vascular clamp	*s.* H 35		
V 31	**vascular disease**	Erkrankung *f* der Gefäße, Gefäßerkrankung *f*	maladie *f* vasculaire	заболевание сосудов, сосудистое заболевание
	vascular disturbance	*s.* C 433		
	vascular engorgement	*s.* H 358		
V 32	**vascularity**	Gefäßreichtum *m*	vascularité *f*	богатство сосудов
V 33	**vascularize / to**	einsprossen, hineinwachsen	vasculariser	врастать
V 34	**vascularize / to**	vaskularisieren, mit Gefäßen versorgen	vasculariser	васкуляризировать, обеспечить сосудами
V 35	**vascular permeability**	Gefäßpermeabilität *f*, Gefäßdurchlässigkeit *f*	perméabilité *f* vasculaire	пропускаемость (пермеабильность) сосуда
V 36	**vascular shunt**	Seitenverbindung *f* von Gefäßen, Gefäß-Shunt *m*	shunt *m* vasculaire	анастомозное (васкулярное) соединение сосудов
	vaseline	*s.* P 260		
V 37	**vasoconstrictive**	gefäßverenge[r]nd	vasoconstrictif	сосудосуживающий
V 38	**vasodilative**	gefäßerweiternd, vasodilatativ	vasodilatant	сосудорасширяющий
V 39	**vasodilator**	gefäßerweiterndes Mittel *n*	vasodilatateur *m*	сосудорасширяющее средство
	Vater's papilla	*s.* P 48		
V 40	**veal / to**	Kälber mästen	engraisser des veaux	откармливать телят
V 41	**veal,** baby beef	Kalbfleisch *n*	viande *f* de veau	телятина
V 42	**veal calf,** vealer, feeder (store, fat) calf	Mastkalb *n*	veau *m* d'engraissement	откормочный теленок
V 43	**veal calf production,** calf fattening	Kälbermast *f*	engraissement *m* des veaux	откорм телят
V 44	**veal carcass**	Kälberschlachtkörper *m*	carcasse *f* des veaux	туша теленка
	vealer	*s.* V 42		
V 45	**vectorability**	Fähigkeit *f*, als Vektor zu dienen	capacité *f* de s'employer comme vecteur	способность, служить переносчиком
V 46	**vector-borne infection**	vektorenvermittelte Infektion *f*	infection *f* par vecteurs	инфекция, вызванная переносчиком, векторная инфекция
V 47	**vector control**	Vektorenbekämpfung *f*	lutte *f* contre les vecteurs	борьба с переносчиками
V 48	**vector tick**	Überträgerzecke *f*	tique *f* vecteur	клещ-переносчик
V 49	**vector transmission**	Übertragung *f* durch Vektoren	transmission *f* par vecteurs	передача переносчиками

V 50	vegetable drug	pflanzliches Arzneimittel *n*, Arzneimittel pflanzlichen Ursprungs	médicament *m* à base des plantes	лекарство растительного происхождения, лекарство из растении, растительное лекарство
V 51	vegetable protein	pflanzliches Protein *n*	protéine *f* végétale	растительный протеин
V 52	vehicle-borne transmission	durch Vehikel vermittelte Übertragung *f*	transmission *f* par l'intermédiaire d'un véhicule	посредственная передача, передача переносчиком
V 53	vehicle disinfection sluice	Desinfektionsdurchfahrschleuse *f*	vanne *f* de désinfection pour véhicules	дезинфекционный пропускной пункт для автомашин
	veil	*s.* S 444		
V 54	vein, vena	Vene *f*	vène *f*	вена
	veld disease	*s.* H 127		
V 55	velogenic virus	velogenes (hochvirulentes) Virus *n*	virus *m* vélogène	велогенный (высоковирулентный) вирус
	vena	*s.* V 54		
	vena cava	*s.* C 261		
V 56	venation	Venenverteilung *f*, Venenmuster *n*	répartition *f* veinale	распределение рисунок (вен)
V 57	venation	Geäder *n (Entomologie)*	veinure *f* des ailes d'insecte	сосудистая структура [жилки] *(на крыльях насекомых)*
V 58	venereal disease, sexually transmitted disease	Deckseuche *f*	maladie *f* vénérienne	случная инфекция
	venesection	*s.* B 285		
V 59	venesection, venisection, phlebotomy	Veneneröffnung *f*, Phlebotomie *f*	phlébotomie *f*, section *f* d'une veine	раскрытие вен, флеботомия
V 60	Venezuelan equine encephalomyelitis	venezolanische Enzephalitis *f* des Pferdes	encéphalomyélite *f* vénézuélienne du cheval	венесуэльский энцефалит лошадей
	venisection	*s.* V 59		
V 61	venison, game meat	Wildbret *n*, Wildfleisch *n*	gibier *m*, venaison *m*	дичина, мясо дичи
	venison production	*s.* G 18		
V 62	venom	tierisches Gift *n*	venin *m*	животный яд
V 63	venomous animal	giftiges Tier *n*	animal *m* venimeux	ядовитое животное
V 64	venom tooth	Giftzahn *m*	dent *f* venimeuse	ядовитый зуб
V 65	venosity	venöse Beschaffenheit *f (Blut)*; venöse Anschoppung *f*, Venenblutfülle *f*; Venenreichtum *m*	vénosité *f*	венозное свойство, венозный вид; венозный застой, множество вен
V 66	venous	Venen..., venös	veineux	венозный
V 67	venous circulation	venöser Kreislauf *m*	circulation *f* veineuse	венозное кровообращение
	venouscongestion	*s.* V 68		
	venous engorgement	*s.* V 68		
V 68	venous hyperaemia, passive hyperaemia (congestion), venous engorgement (congestion)	passive Hyperämie *f*, passive (venöse) Blutfülle *f*	congestion (hyperémie) *f* passive	пассивная гиперемия, пассивное наполнение крови, венозная гиперемия, венозное наполнение крови
V 69	venous stasis test	Venenstauprobe *f*	test *m* de stase veineuse	проба зажима яремной вены, проба на венозный пульс
V 70	vent	Öffnung *f*, Auslaß *m (Darm, Abszeß)*	issue *f*	отверстие, выход
V 71	vent gleet *(poultry)*	diphtheroide Kloakenentzündung *f (mit Ausfluß)*	inflammation *f* du cloaque	дифтероидное воспаление клоаки
V 72	ventilation unit	Belüftungsanlage *f*	installation *f* de la ventilation	вентиляционная установка
V 73	vent pecking	Anpicken *n* der Kloake, Afterpicken *n*	picotage *m* du cloaque	клоачный клевок
V 74	ventral caudal myotomy, nicking *(horse)*	Einschnitt *m* an der Schwanzunterseite	myotomie *f* ventrale de la queue	разрез на вентральной стороне хвоста
	ventral cornu	*s.* V 78		
	ventral hernia	*s.* A 17		
	ventral horn	*s.* V 78		
V 75	ventral position *(of a foetus)*	untere Stellung *f*	position *f* ventrale	вентральная позиция
	ventral profile	*s.* U 27		
V 76	ventral recumbency, proneness	Festliegen (Liegen) *n* auf dem Bauch	position *f* couchée sur le ventre	вентральное залеживание, залеживание на животе
V 77	ventral sucker *(parasite)*	Bauchsaugnapf *m*	ventouse *f* ventrale	брюшная присоска
	ventricle of the heart	*s.* C 338		
V 78	ventricornu, ventral cornu (horn) *(spinal cord)*	Ventralhorn *n*	corne *f* ventrale	вентральный рог
	ventriculus	*s.* G 125		
V 79	venule	Venula *f*, Venole *f*, kleine Vene *f*	veinule *f*, petite veine *f*	венула, маленькая вена
	vermicide	*s.* A 458		
V 80	vermicide	wurmtötend, vermizid	vermicide	червеубивающий, вермицидный
V 81	vermiculous	wurmähnlich	vermiculaire	червеподобный, червеобразный, вермикулезный
	vermifugal agent	*s.* V 82		

V 82	**vermifuge** *(agent)*, vermifugal agent	wurmabtreibendes Mittel *n*, Wurmmittel *n*	vermifuge *m*	червевыделяющее (верми-фугное) средство
V 83	**vermin**	Raubzeug *n*, Raubwild *n*	bête *f* nuisible, vermine *f*	хищные
	vermination	*s.* W 132		
V 84	**verminous aneurysm** *(horse)*	Wurmaneurysma *n*	anévrisme *m* vermineux	глистная (вермикулезная) аневризма
V 85	**verminous animal**	mit Würmern befallenes Tier *n*, verwurmtes Tier	animal *m* infesté par des vers	пораженное червями животное
	verminous bronchitis	*s.* L 287		
	vermis	*s.* W 131		
V 86	**verrucose dermatitis of the foot, verrucous dermatitis of the foot** *(horse)*	Straubfuß *m*	dermite *f* à verrues du pied	веррукозный дерматит
V 87	**vertebra**	Wirbel *m*	vertèbre *f*	позвонок
V 88	**vertebral arch**	Wirbelbogen *m*	arc *m* vertébral	дуга позвонка
	vertebral canal	*s.* S 523		
V 89	**vertebral column**, spine, backbone	Wirbelsäule *f*, Rückgrat *n*	colonne *f* vertébrale, rachis *m*, épine *f* dorsale	позвоночный столб, позвоночник
V 90	**vertebral foramen**	Wirbelloch *n*, Foramen verte-brae	trou *m* rachidien	позвоночная ямка
V 91	**vertebral process**	Wirbelfortsatz *m*	procès *m* de vertèbre	вертебральный (позвоночный) отросток
V 92	**vertebrate**	Wirbeltier *n*, Vertebrat *m*	vertébré *m*	позвоночное животное
V 93	**vertebrate host**	Wirbeltierwirt *m*	hôte *m* vertébré	позвоночное животное-хозяин
	vertical illumination	*s.* D 289		
V 94	**vertical presentation**, upright presentation *(of a foetus)*	Vertikallage *f*	présentation *f* verticale	вертикальное положение
V 95	**vertical transmission**	vertikale Übertragung *f*	transmission *f* verticale	вертикальная передача
V 96	**vesical**	Gallenblasen...	vésiculaire	желчепузырный, везикулезный
V 97	**vesical**	Harnblasen...	vésiculaire	мочепузырный, везикулярный, везикулезный
V 98	**vesical calculus**, cystic calculus	Blasenstein *m*	calcul *m* vésiculaire	камень [мочевого] пузыря, везикулярный камень
V 99	**vesicant**	blasenziehendes Mittel *n*, Ve-sikant *n*	vésicatoire *m*, vésicant *m*	пузыреобразующее (нарывное) средство, везикант
	vesicle	*s.* A 536		
	vesicle gland	*s.* V 101		
V 100	**vesicular exanthema of swine**	vesikuläres Exanthem *n*, Bläs-chenausschlag *m* des Schweines, Bläschenexan-them *n*	exanthème *m* vésiculeux du porc	везикулярная экзантема (болезнь) свиней
V 101	**vesicular gland**, vesicle gland	Vesikulardrüse *f*, Samenblase *f*, Bläschendrüse *f*	glande *f* vésiculaire	везикулярная железа, семенный пузырек
V 102	**vessel**	Gefäß *n (Blut, Lymphe)*	vaisseau *m*	сосуд
V 103	**vessel patency**	Gefäßdurchgängigkeit *f*	perméabilité *f* vasculaire	проходимость сосуда
V 104	**vessel wall**	Gefäßwand *f*	paroi *f* de vaisseau	стенка сосуда
V 105	**vestibular apparatus**	Gleichgewichtsapparat *m*	appareil *m* d'équilibre	аппарат равновесия, вестибулярный аппарат
V 106	**vestibular disorder**, balance disturbance	Gleichgewichtsstörung *f*	trouble *m* de l'équilibre	нарушение равновесия
	vestibular organ	*s.* S 657		
	vestibulo-cochlear nerve	*s.* C 548		
	vestigial organ	*s.* R 310		
V 107	**veterinarian**, veterinary surgeon	Tierarzt *m*	vétérinaire *m*	ветеринарный врач, ветеринар, ветврач
V 108	**veterinarian on duty**	Bereitschaftstierarzt *m*	médecin *m* vétérinaire de garde	дежурный ветеринарный врач
V 109	**veterinary**	tierärztlich, veterinärmedizi-nisch, Tierarzt...	vétérinaire	ветеринарный
	veterinary administration	*s.* V 139		
V 110	**veterinary advisory service**	tierärztlicher Beratungsdienst *m*	service *m* de consultation vé-térinaire	ветеринарная консультационная служба
V 111	**veterinary assistant**	Assistenztierarzt *m*	assistant *m* vétérinaire	ветеринарный ассистент, младший ветеринарный врач
V 112	**veterinary care**	veterinärmedizinische (tier-ärztliche) Betreuung *f*	assistance *f* médicale vétéri-naire	ветеринарное обслуживание
V 113	**veterinary certificate**	tierärztliches Attest *n*, Veteri-närzeugnis *n*	certificat *m* vétérinaire	ветеринарный сертификат, ветеринарное свидетельство
	veterinary clinic	*s.* V 128		
V 114	**veterinary clinician**	Kliniktierarzt *m*	vétérinaire *m* clinicien	клинический ветеринарный врач, ветеринарный врач-клиницист, ветеринарный врач клиники

V 115	**veterinary code of practice**	Regeln *fpl* für den tierärztlichen Beruf, tierärztlicher Kodex *m*	code *m* de la pratique de médecine vétérinaire	ветеринарный устав (кодекс)
V 116	**veterinary diagnostics**	veterinärmedizinische Diagnostik *f*	diagnostic *m* vétérinaire	ветеринарная диагностика
V 117	**veterinary dietetics,** science of animal nutrition	Tierernährungslehre *f*	diététique *f* vétérinaire	кормление животных, наука о кормлении животных
V 118	**veterinary drug,** animal drug, veterinary medicine	Tierarzneimittel *n*	médicament *m* à usage vétérinaire	ветеринарное лекарство, лекарство для животных, ветеринарный препарат
V 119	**veterinary emergency duty**	tierärztlicher Bereitschaftsdienst *m*	service *m* vétérinaire de garde	ветеринарное дежурство
V 120	**veterinary expert evidence**	tierärztliches Gutachten *n*	attestation (expertise) *f* vétérinaire	ветеринарный акт, ветеринарное заключение
V 121	**veterinary food hygiene**	tierärztliche Lebensmittelhygiene *f*	hygiène *f* alimentaire vétérinaire	ветеринарно-санитарная экспертиза пищевых продуктов
	veterinary formula	*s.* V 136		
V 122	**veterinary healing art,** animal healing art	Tierheilkunde *f*, Tierheilkunst *f*	médecine *f* vétérinaire	ветеринария, учение о лечении животных
	veterinary hospital	*s.* V 128		
V 123	**veterinary hygiene**	Veterinärhygiene *f*	hygiène *f* vétérinaire	ветеринарная санитария (гигиена)
V 124	**veterinary hygiene inspection,** veterinary sanitary police	veterinärmedizinische Hygieneinspektion *f*	inspection *f* vétérinaire pour l'hygiène	ветеринарно-санитарная инспекция
V 125	**veterinary investigation centre**	Tiergesundheitsamt *n*, Veterinäruntersuchungsamt *n*	centre *m* de santé animale	ветеринарное учреждение по сохранению здоровья животных, ветеринарный исследовательский центр
	veterinary jurisprudence	*s.* F 489		
V 126	**veterinary liability**	tierärztliche Haftpflicht *f*	responsabilité *f* vétérinaire	ветеринарная ответственность
V 127	**veterinary malpractice**	tierärztlicher Kunstfehler *m*	faute *f* professionnelle vétérinaire	ветеринарная профессиональная ошибка
V 128	**veterinary medical clinic,** medical animal clinic, veterinary hospital, veterinary (animal) clinic	medizinische Tierklinik *f*, Tierhospital *n*	clinique *f* (hôpital *m*) vétérinaire	ветеринарная клиника, ветеринарный госпиталь
V 129	**veterinary medication,** veterinary treatment	tierärztliche Behandlung *f*	traitement *m* vétérinaire	ветеринарная обработка, ветеринарное лечение
V 130	**veterinary medicine,** veterinary science	Veterinärmedizin *f*, Tierheilkunde *f*	médicine *f* vétérinaire	ветеринарная медицина, ветеринария, ветеринарная наука
	veterinary medicine	*s. a.* V 118		
	veterinary nurse	*s.* P 81 vétérinaire	weterinarnaj medizina, weterinarij, weterinarnaj nauka	
	veterinary nurse	*s.* P 81		
V 131	**veterinary obstetrics**	tierärztliche Geburtshilfe *f*	obstétrique *f* vétérinaire	ветеринарное акушерство
V 132	**veterinary pharmacy**	tierärztliche Apotheke *f*	pharmacie *f* vétérinaire	ветеринарная аптека
V 133	**veterinary physician**	internistisch arbeitender Tierarzt *m*	vétérinaire *m* physicien	ветеринарный клиницист
V 134	**veterinary practice**	Tierarztpraxis *f*	cabinet *m* vétérinaire	ветеринарная лечебница, ветеринарный участок
V 135	**veterinary practitioner**	praktischer Tierarzt *m*	vétérinaire *m* [omni]praticien	практический ветврач
V 136	**veterinary prescription (recipe),** veterinary formula	tierärztliches Rezept *n*	prescription *f* vétérinaire	ветеринарный рецепт, ветеринарное предписание
	veterinary prescription	*s. a.* R 95		
	veterinary sanitary police	*s.* V 124		
V 137	**veterinary school**	tierärztliche Ausbildungsstätte *f*	école *f* de médecine vétérinaire	ветеринарное высшее учебное заведение
	veterinary science	*s.* V 130		
V 138	**veterinary service**	Veterinärdienst *m*	service *m* vétérinaire	ветеринарная служба
V 139	**veterinary services,** veterinary administration	Veterinärwesen *n*	administration *f* vétérinaire, services *mpl* vétérinaires	ветеринарная служба (администрация), ветеринарное управление
V 140	**veterinary slaughter**	Sanitätsschlachtung *f*	abattage *m* sanitaire	санитарный (вынужденный) убой
V 141	**veterinary specialist,** specialized (specialist) veterinarian	Fachtierarzt *m*	médecin *m* vétérinaire spécialiste	ветврач-специалист, специализированный ветеринарный врач
	veterinary surgeon	*s.* V 107		
	veterinary treatment	*s.* V 129		
	VHS	*s.* V 150		
V 142	**viability,** vitality	Lebensfähigkeit *f*	viabilité *f*, vitalité *f*	жизнеспособность
V 143	**viable foetus,** foetus capable of living	lebensfähiger Fetus *m*, lebensfähige Frucht *f*	fœtus *m* viable (capable de vie)	жизнеспособный плод
	vial	*s.* A 315		

V 144	**vibrionic abortion,** campylobacteriosis	Campylobacter-Abort *m*, Vibrionenabort *m*	avortement *m* vibrionique	вибрионный (кампилобактериозный) аборт
V 145	**vice**	Untugend *f (Tierverhalten)*	défaut *m* de caractère	плохая привичка
V 146	**vicious animal**	bösartiges Tier *n*	animal *m* méchant	злое животное
	vigorous growing	*s.* F 75		
	vigour	*s.* V 160		
V 147	**villous heart,** shaggy heart, bread and butter pericarditis, cor villosum, fibrinous pericarditis	Zottenherz *n*, fibrinöse Perikarditis *f*, Cor villosum	péricardite *f* fibrineuse	ворсинчатое сердце, фибринозный перикардит
V 148	**viraemia**	Virämie *f*	virémie *f*	виремия
V 149	**viral disease,** virus disease	Viruskrankheit *f*	maladie *f* virale	вирусное заболевание
V 150	**viral haemorrhagic septicaemia of salmonids,** VHS	virale hämorrhagische Septikämie *f* der Salmoniden	septicémie *f* hémorragique virale des salmonidés	вирусная геморрагическая септицемия лососевых
	virgin goat	*s.* G 158		
	virgin heifer	*s.* M 13		
V 151	**viridans haemolysis**	vergrünende Hämolyse *f*	hémolyse *f* verdâtre	озеленевший гемолиз
V 152	**virucidal effect**	viruzider Effekt *m*, virusabtötende Wirkung *f*	effet *m* viru[li]cide	вируцидный эффект, вирусоубивающее действие
V 153	**virulent**	virulent, krankheitserregend	virulent	вирулентный
	virulent footrot	*s.* I 122		
V 154	**virus carriage**	Virus-Keimträgertum *n*	transport (port) *m* du virus	носитель вируса, вирусоносительство
	virus disease	*s.* V 149		
	viscera	*s.* O 41		
V 155	**viscera,** intestines, entrails, bowels, guts, enteron	Eingeweide *npl*	viscères *mpl*	внутренности
V 156	**visceral gout** *(poultry)*	Eingeweidegicht *f*	goutte *f* viscérale	подагра (водянка) внутренностей
V 157	**viscerotropic**	viszerotrop, eine Affinität zu den inneren Organen aufweisend	viscérotrope	висцеротропный
	visibleto the unaided eye	*s.* M 7		
	vision	*s.* V 159		
	vision disorder	*s.* O 97		
V 158	**visual acuity**	Sehschärfe *f*	acuité *f* visuelle	визуальная острота, острота зрения
	visual disturbance	*s.* O 97		
	visual nerve	*s.* O 98		
V 159	**visual sense,** vision, ability to see	Sehvermögen *n*, Sehen *n*, Gesichtssinn *m*	vision *f*, faculté *f* visuelle	зрение
	vital energy	*s.* V 160		
V 160	**vital force,** vigour, vitality, vital energy, stamina	Lebenskraft *f*, Vitalität *f*	vitalité *f*, force *f* vitale	сила жизни, жизненная сила, живучесть, виталитет
V 161	**vital function**	Lebensfunktion *f*	fonction *f* vitale	функция жизни, жизненная функция
	vitality	*s.* V 142, V 160		
V 162	**vitalize / to**	beleben, lebendig machen	vivifier, animer	оживить
V 163	**vitalize / to**	kräftigen, stärken	fortifier, donner des forces	крепить, усилить
V 164	**vitals,** essential organs	lebenswichtige Organe *npl*	organes *mpl* vitaux	жизненно важные органы
V 165	**vital staining**	Vitalfärbung *f*	coloration *f* vitale	прижизненная окраска
V 166	**vitamin A,** biosterol, retinol	Vitamin *n* A	vitamine *f* A	витамин А
V 167	**vitelline immunity**	Eidotterimmunität *f*	immunité *f* vitelline	желточный иммунитет
V 168	**vitreous body** *(eye)*	Glaskörper *m*	corps *m* vitré	стекловидное тело
	vitreous chamber	*s.* A 562		
V 169	**vixen,** she-fox	Fähe *f*, Füchsin *f*	renarde *f*	лисица-самка, самка лисицы
V 170	**vocal cord,** vocal fold	Stimmfalte *f*, Stimmlippe *f*	pli *m* vocal inférieur	голосовая складка (губа)
V 171	**vocalization**	Lautäußerung *f*	vocalisation *f*	произношение голоса, выражение звука
V 172	**vocal ligament**	Stimmband *n*	corde *f* vocale inférieure, ligament *m* vocal inférieur	голосовая связка
V 173	**void / to**	ausscheiden, entleeren	sécréter	выделить
	voiding of urine	*s.* U 84		
	void urine / to	*s.* M 243		
V 174	**volatile**	flüchtig, volatil	volatile	летучий
V 175	**volumetric pipette**	Vollpipette *f*	pipette *f* volumétrique	пипетка с одной меткой, измерительная пипетка без деления
V 176	**vomit / to**	erbrechen	vomir	рвать
V 177	**vomit**	Erbrochenes *n*	matières *fpl* vomies	рвотная масса
	vomitic centre	*s.* E 135		
V 178	**vomiting**	Erbrechen *n*	vomissement *m*	рвота
V 179	**vomiting and wasting disease,** haemagglutinating encephalomyelitis of pigs	Coronavirus-III-Infektion *f* des Schweins, Erbrechen *n* und Kümmern *n* beim Saugferkel	infection *f* du porc à coronavirus-III	инфекция свиньи коронавирусом III
V 180	**vomitive**	Erbrechen auslösend	vomitif	вызывающий рвоту
	voracity	*s.* G 148		

V 181	**vulnerable**	anfällig, gefährdet	en danger, prédisposé, vulnérable	восприимчивый, угрожаемый, уязвимый
V 182	**vulsellum forceps**	Zervixfaßzange f	pince f à séquestre pour col de l'utérus	маточные щипцы, цервикс-цанга
	vulval cleft	s. V 184		
V 183	**vulvar clamp**	Scheidenklammer f	agrafe f vaginale	влагалищная скобка
V 184	**vulvar cleft,** vulval cleft	Schamspalte f	vulve f, fente f vulvaire	половая (срамная) щель

W

W 1	**wad / to**	auspolstern *(mit Watte)*	rembourrer	подкладывать, набить ватой
	waiting time	s. W 112		
	wakefulness	s. A 273		
	wakeful state	s. A 273		
	walk	s. S 758		
W 2	**walking cast**	Laufgips m, Gehgips m	plâtre m de marche	ходовая (передвижная) гипсовая повязка, передвижной гипс
	wall	s. Q 19		
	walled-off abscess	s. E 145		
	wandering spleen	s. F 355		
W 3	**warble**	Dasselbeule f	œstridiose f, tumeur f due aux larves de l'œstre	оводовый желвак, желвак подкожного овода
W 4	**warble**	Dassellarve f	larve f de l'œstre	[подкожный] овод
W 5	**warble fly,** ox warble fly	Hautdasselfliege f, Rinderdasselfliege f *(Familie Hypodermatidae)*	œstre m du bœuf, mouche f d'œstre	муха подкожного овода крупного рогатого скота, кожный овод
W 6	**warble fly season**	Periode f der Dasselfliegenaktivität	période f de l'activité des œstres du bœuf	период активности мух подкожных оводов
	warble maggots infestation	s. C 238		
	warbles	s. C 238		
W 7	**warble shying,** gadding *(cattle)*	Biesen n	panique f due à mouches d'œstre	«зик» скота
	wardoff the flies / to	s. R 191		
	warm-blooded	s. H 266		
	warm-blooded animal	s. H 266 a		
W 8	**warm-blooded horse,** light horse	Warmblut[pferd] n	cheval m à sang chaud	теплокровная лошадь
W 9	**warthog**	Warzenschwein n, Phacochoerus spp.	porc m verruqueux	бородавочник
	warts in cattle	s. B 417		
W 10	**wash,** washing [fluid]	Spülflüssigkeit f, Spülprobe f	liquide m de lavage	промывная жидкость, смыв
	wash	s. a. I 295		
	wash out / to	s. I 293		
W 11	**waste,** refuse, offals	Abfall m	décombres mpl	отходы, утиль
W 12	**waste air**	Abluft f	air m d'échappement	сточный воздух
W 13	**waste disposal**	Abfallbeseitigung f	enlèvement m des résidus	утилизация отходов
W 14	**waste food feeding**	Fütterung f von Abfällen	alimentation f d'ordures ménagères	кормление отходов
W 15	**waste food haulage vehicle**	Fahrzeug n zum Transport von Abfallfutter	véhicule m pour le transport d'ordures ménagères	транспорт для перевозки отходов, автоматика для транспортировки кормовых отходов
W 16	**waste gas,** exhaustion gas	Abgas n	gaz m d'échappement	отходящий газ
W 17	**waste products**	Abfallprodukte npl, Abfälle mpl	produits mpl résiduaires	отходы, отбросы
	wastewater	s. S 224		
	wasting	s. E 100, S 788		
	wasting disease	s. D 40		
W 18	**water / to**	tränken	abreuver	поить
W 19	**waterbath**	Wasserbad n	bain m d'eau	водяная баня
W 20	**water beam dissection**	Präparieren n (Freilegen n von Strukturen) mit einem Wasserstrahl	mise f à nu à l'aide de jet d'eau	выявление структур с помощью струи воды, препаровка с помощью струи воды
W 21	**water-borne infection**	durch Wasser übertragene Infektion f, wasservermittelte Infektion, Infektion über das Wasser	infection f due à l'eau, infection par l'eau	инфекция через воду, инфекция с участием воды, инфекция, переносящаяся водой, водная инфекция
	water brain	s. H 350		
W 22	**water deprivation**	Wasserentzug m	privation f d'eau	удаление (изъятие) воды
	water dispersible powder	s. W 61		
W 23	**water fowl**	Wassergeflügel n	oiseaux mpl aquatiques	водоплавающая птица
	water-hammer pulse	s. J 10		
W 24	**watering**	Tränkung f	abreuvage m, abreuvement m	водопой, поение
W 25	**watering place**	Tränke f, Tränkplatz m	abreuvoir m	поилка, водопой, водопойный пункт

W 26	**water solubility**	Wasserlöslichkeit f	hydrosolubilité f	водорастворимость
W 27	**water-soluble vitamin**	wasserlösliches Vitamin n	vitamine f soluble à l'eau	водорастворимый витамин
W 28	**watery mouth** (sheep)	wäßriges Maul n	gueule f aqueuse	водянистый рот
W 29	**wattle**	Kehllappen m	barbillon m	сережка
	wattle cholera	s. W 30		
W 30	**wattle disease,** wattle cholera (poultry)	Läppchenkrankheit f, chronische Pasteurellose f	pasteurellose f chronique	хронический пастереллез, болезнь сережек
	wave	s. S 522		
W 31	**wax moth** (bee parasite)	Wachsmotte f	mite f de cire	восковая моль
	waxy liver	s. A 322		
	waxy spleen	s. B 14		
	WBC	s. L 120		
	WBC count	s. W 69		
W 32	**weak acid**	schwache Säure f	acide m pauvre	слабая кислота
W 33	**weakness,** lack of strength, debility	Schwäche f, Lebensschwäche f, Entkräftung f, Abgeschlagenheit f	faiblesse f de vie	низкая жизнеспособность, нежизнеспособность, прострация, слабость, ослабление, изнеможение
	weak pulse	s. S 445		
	weal	s. W 62		
W 34	**wean / to**	absetzen	déposer	отнимать (молодняк от матери)
W 35	**weaned piglet,** starter (weaner) pig	Absetzferkel n	porcelet m sevré	отъемыш, отнятый поросенок
W 36	**weaned sow**	Absetzsau f	truie f sevrée	свиноматка после отъема
W 36a	**weaner,** weanling	abgesetztes Jungtier n	jeune animal m sevré	отъемыш, отнятый молодняк
	weaner pig	s. W 35		
W 37	**weaning,** ablactation	Absetzen n	sevrage m	отъем
W 38	**weaning age**	Absetzalter n	âge m de sevrage	возраст отъема
W 39	**weaning performance**	Absetzleistung f	performance f de sevrage	продуктивность отъема
W 40	**weaning-to-service period**	Zeit f von Absetzen bis Neubelegung	période f du sevrage au réemplissage	период с отъема до покрытия
W 41	**weaning weight**	Absetzgewicht n	poids m résiduel	отъемный вес, вес при отъеме
	weanling	s. W 36a		
W 42	**weanling filly**	Stutfohlen n (nach Absetzen bis ein Jahr)	pouliche f sevrée jusqu'à une année	жеребенок женского пола, кобыла
W 43	**weanling foal,** newly weaned foal	Absetzfohlen n	poulain m sevré	жеребенок-отъемыш
	weatlings	s. M 305		
	web fat	s. C 249		
W 44	**wedge gag**	Maulkeil m	bâillon m	зевник, ротовой клин
W 45	**wedge test**	Keilprobe f (Huf)	test m d'enclavage	проба на клин
W 46	**weeping eczema**	nässendes Ekzem n	eczéma m suintant	мокнущая экзема
W 47	**weight-bearing lameness**	Standbeinlahmheit f	boiterie f du pied d'appui	хромота опирающей ноги
	weight gain	s. L 207		
W 48	**weight loss**	Gewichtsverlust m	perte f de poids	потеря в весе
W 49	**weight on the hoof** (cattle)	Lebendgewicht n	poids m corporel	живой вес
W 50	**Weil's disease** (leptospirosis caused by L. ictohaemorrhagiae)	Weilsche Krankheit f	maladie f de Weil	болезнь Вайла, лептоспироз
W 51	**well** (serology)	Loch n (in Testplatte)	trou m	ямка
W 52	**well-bred**	durchgezüchtet	racé	совершенно разведенный
W 53	**well-differentiated cell**	ausdifferenzierte Zelle f	cellule f bien différenciée	окончательно дифференцированная (определенная) клетка
	wet dewlap	s. S 388		
W 54	**wet dressing**	feuchter Wundverband m	pansement m humide	влажная повязка [раны]
W 55	**wet feed,** wet mash	Feuchtfutter n, Naßfutter n	aliment m humide	влажный (увлажненный) корм
W 56	**wet feeding,** slop feeding	Naßfütterung f	alimentation f humide	жидкое кормление, кормление увлажненным кормом
W 57	**wether, wether hogg**	Hammel m	mouton m	валух, баран
W 58	**wether mutton,** mutton	Hammelfleisch n, Schafffleisch n	viande f de mouton	баранина
	wetlung	s. L 284		
	wet mash	s. W 55		
W 59	**wet pack**	feuchte Packung f	enveloppe f humide	влажный компресс
W 60	**wet plucking** (poultry)	Feuchtrupfen n	déplumage m humide	влажная ощипка перьев
W 61	**wettable powder,** water dispersible powder	Spritzpulver n, benetzbares Pulver n	poudre f à pulvériser	смачивающийся порошок, порошок для растворения
	wetting agent	s. D 182		
	Wharton's jelly	s. E 116		
W 62	**wheal,** weal, urtica	Quaddel f	plaque f œdémateuse, papule f	желвак
	wheal	s. a. H 242		
	whealing	s. U 88		
W 63	**wheat germ**	Weizenkeimling m	germe m de blé	пшеничный зародыш

W 64	whelp / to (dog)	werfen	mettre bas	щенить
	whelp	s. P 711		
W 65	whey	Molke f	petit-lait m	сыворотка
W 65a	whey agglutination test	Milchserumagglutinationstest m	test m d'agglutination au lactosérum	тест агглютинации молочной сыворотки
W 66	whipworm	Peitschenwurm m, Trichuris sp.	trichocéphale m	власоглавый червь, трихурис
	whirling disease of salmonids	s. M 492		
W 67	whirlpool bath	Wirbelbad n	bain m tourbillonnant	вихревая ванна
W 68	whistling rale, sibilant rale	pfeifendes Rasselgeräusch n	râle m sibilant	свистящий хрип
	white blood cell	s. L 120		
W 69	white blood cell count, WBC count	Leukozytenzahl f	nombre m de leucocytes	число лейкоцитов
	white blood corpuscle	s. L 120		
	white comb	s. F 511		
	white fibrous tissue	s. F 230		
W 70	white horse; grey horse	Schimmel m; Grauschimmel m	cheval m blanc; cheval m gris	белая лошадь; серая лошадь
W 71	white line (hoof)	weiße Linie f, Zona alba	bord m plantaire	белая линия
W 72	white matter	weiße Substanz f, Substantia alba (Gehirn, Rückenmark)	substance f blanche	белое вещество
	white muscle disease	s. E 223		
	white petrolatum	s. P 260		
W 73	white pulp	weiße Pulpa f, Milzfollikel m	pulpe f blanche, corpuscule m de Malpighi	белая пульпа, фолликул селезенки
W 74	white scours (newborn animals)	weiße Ruhr f	diarrhée f blanche	белый понос
W 75	white spotted kidney	Weißfleckenniere f, Fleck[en]niere f	rein m maculé	[бело]пятнистая почка
W 76	white-tailed gnu	Weißschwanzgnu n, Connochaetus gnu	gnou m à queue blanche	белохвостый гну
W 77	whitewash / to	kalken, weißen	blanchir à la chaux, enduire de chaux	известковать
W 78	white zone	Weißbereich m (Tierhygiene)	zone f blanche	[производственная] белая зона
	WHO	s. W 130		
W 79	whole blood (haematology)	Vollblut n	pur-sang m	полнокровие
W 80	whole carcass condemnation	Ganzkörperverwurf m (Schlachtkörperuntersuchung)	confiscation f de la carcasse entière	браковка целой туши
	whole-coloured animal	s. S 145		
W 81	whole milk, rich milk	Vollmilch f	lait m entier	цельное молоко
	whole milk output	s. C 663		
W 82	wholesale meat market	Fleischmarkt m, Fleischgroßhandel m	marché m en gros de viande	мясной рынок
W 83	wholesome carcass	genußtauglicher Schlachtkörper m	carcasse f saine (propre à la consommation)	туша пригодная в пищу
W 84	wholesome food	unbedenkliches Lebensmittel n	aliment m sain	безопасный (безупречный) пищевой продукт
W 85	wholesomeness of food	Unbedenklichkeit f von Lebensmitteln	salubrité f des aliments	безупречность пищевых продуктов
W 86	wide-neck measuring flask	Weithalsmeßkolben m	ballon m jaugé (de mesure) à large col	широкогорлая измерительная колба
	width of a standing	s. S 629		
W 87	wild	Wild...	sauvage	дикий
W 88	wild animal	Wildtier n	animal m sauvage	дикое животное
W 89	wild boar	Wildschwein n, Sus scrofa	sanglier m	кабан
W 90	wild boar, tusker	Keiler m	sanglier m mâle	кабан
W 91	wild dog	Wildhund m	chien m sauvage	дикая собака
W 92	wildlife	Wild n, Wildtierbestand m, wildlebende Tiere npl	gibier m	дикие животные
W 93	wildlife disease reservoir	Krankheitsreservoir n im Wild	réservoir m de maladies dans le gibier, réservoir de maladies dans la vie sauvage	резервуар (очаг) болезни у дичи
W 94	wildlife rabies	Wildtiertollwut f, Tollwut f beim Wild	rage f d'animaux sauvages, rage sauvage	бешенство диких животных, бешенство дичи
W 95	wild sow	Bache f	laie f	дикая свиноматка
W 96	wilted grass	verwelktes Gras n	herbe f fanée	вялая (засохшая) трава
W 97	windborne virus dissemination	Virusverbreitung f mit dem Wind	propagation f du virus par le vent	распространение вируса ветром
W 98	wind break	Windschutz m	brise-vent m	заслон от ветра, ветрозащитное ограждение
W 99	wind egg; shell-less egg	Fließei n, Windei n	œuf m à coquille fragile, œuf sans coquille	яйцо-свежак, яйцо-выливка, бесскорлупное яйцо
W 100	wind gall, windpuff	Galle f (Chirurgie; Sehnenscheide, Gelenk)	vessigon m	флюктуирующий острый артрит (тендовагинит)
W 101	windowless house	Dunkelstall m	étable f sombre	безоконное (темное) помещение
	windpipe	s. T 221		

	windpuff	*s.* W 100		
W 102	**wind-sucker** *(horse)*	Luftkopper *m*	happeur *m* d'air	прихватка
W 103	**wing**	Flügel *m*	aile *f*	крыло
	wing cell	*s.* P 572		
W 104	**wing lameness**	Flügellähme *f*	paralysie *f* de l'aile	неподвижность (паралич) крыльев
W 105	**wingless insect**	flügelloses Insekt *n*	insecte *m* sans ailes	бескрылое насекомое
W 106	**wing vein**	Flügelvene *f*	veine *f* alaire	вена крыла, крыловая вена
W 107	**wing web application**	Wing-Web-Methode *f*, intrakutane Applikation *f (Huhn, Taube)*	application *f* intracutanée	внутрикожная аппликация, метод Винг-Веба
W 108	**winter / to**	überwintern, einwintern *(Bienen)*	hiberner	перезимовать, ставить на зимовку
W 109	**winter coat**	Winterfell *n*	pelage *m* d'hiver	зимний покров, зимняя шкурка
	wintersleep	*s.* H 211		
W 110	**wire cerclage**	Drahtumschlingung *f*	cerclage *m* au fil de fer	проволочная перетяжка (лигатура)
	wire worm	*s.* T 338		
	withdrawal	*s.* D 153		
	withdrawal sign	*s.* W 111		
W 111	**withdrawal symptom**, withdrawal sign	Entzugserscheinung *f*	symptôme *m* d'état de manque	признаки воздержания (лишения), явления абстиненции (отвыкания)
W 112	**withdrawal time**, withholding (waiting) time	Wartezeit *f*, Karenzzeit *f*	temps *m* d'attente, temps de carence	выжидательный (карантинный) срок
W 113	**withdraw feed / to**	Futter entziehen (absetzen)	retirer l'aliment	лишить корма, снять с кормления
W 114	**withers**	Widerrist *m*	garrot *m*	холка
	withholding time	*s.* W 112		
W 115	**within-herd health analysis**	Bestandsanalyse *f* der Tiergesundheit	analyse *f* de la santé d'animaux	анализ здоровья стада
	wobbler syndrome	*s.* A 669		
	wobbles	*s.* A 669		
W 116	**wolf tooth**, supernumerary tooth	Wolfszahn *m*, Lückenzahn *m*	surmolaire *f*, surdent *f*	волчий зуб
	wood alcohol	*s.* M 223		
W 117	**wooden spleen**	Holzmilz *f (Amyloidose)*	dégénérescence *f* amyloïde de la rate	деревянная селезенка, амилоидоз
	wooden tongue	*s.* A 112		
W 118	**wood tar**, pine tar	Holzteer *m*	goudron *m* de bois	деготь
	woody tongue	*s.* A 112		
	wool ball	*s.* B 137		
W 119	**wool break**	Bruch *m* der Wollfaser	cassure *f* de fibre de laine	перелом шерстяного волокна
	wool classing	*s.* W 122		
W 120	**wool clip**	Wollertrag *m*, Schur *f*	tonte *f*	настриг, выход шерсти
	wool fat	*s.* W 123		
W 121	**wool fibre**	Wollfaser *f*	fibre *f* de la laine	волокно шерсти, шерстяное волокно
W 122	**wool grading**, wool classing, grading of the wool	Wollklassifikation *f*, Wollbonitur *f*	classification *f* de la laine	классификация (бонитировка) шерсти
W 123	**wool grease**, wool fat	Wollfett *n*	suint *m*	жиропот
W 124	**wool scouring plant**	Wollwäscherei *f*	laverie *f* pour toisons	шерстомойка, шерстомойный завод
W 125	**wool sheep**, wool-type sheep	Wollschaf *n*	mouton *m* à laine	шерстная овца
W 126	**wool tenacity**	Festigkeit *f* der Wolle	consistance *f* de la laine	прочность шерсти (шерстного волокна)
	wool-type sheep	*s.* W 125		
W 127	**worker bee**	Arbeitsbiene *f*	abeille *f* ouvrière	рабочая пчела
W 128	**work horse**	Arbeitspferd *n*	cheval *m* de trait (labour)	рабочая лошадь
W 129	**working dog**	Diensthund *m*	chien *m* de labeur	служебная собака
W 130	**World Health Organization**, WHO	Weltgesundheitsorganisation *f*	organisation *f* mondiale de la santé, OMS	Всемирная организация здравоохранения, ВОЗ
	world-wide distribution	*s.* C 840		
W 131	**worm**, vermis	Wurm *m*	ver *m*	червь
	worm count	*s.* W 133		
W 132	**worm infestation**, vermination	Wurmbefall *m*, Verwurmung *f*	infestation *f* par vers	заражение червями, очервление
W 133	**worm load**, worm count	Wurmbürde *f*	charge *f* des vers	пораженность гельминтами (червями)
	worsen / to	*s.* D 183		
	worsened condition	*s.* D 184		
W 134	**worsening**, aggravation, deterioration	Verschlimmerung *f*, Verschlechterung *f*	aggravation *f*	осложнение
	wound clip	*s.* S 898		
W 135	**wound closure**, closure *(of a wound)*	Wundverschluß *m*	fermeture *f* de la plaie, souture *f* de la blessure	закрытие раны

W 136	wound dressing	Wundverband *m*	pansement *m* pour plaie (bles-sure)	повязка
	wound edge	*s.* M 95		
W 137	wound strike, strike, blow-strike	Wundmyiasis *f*, Befall *m* mit Fliegenlarven	myiase *f* de blessure, plaie *f* à myiase	раневой миаз, поражение ли-чинками мух, вольфартиоз
	wound toilet	*s.* D 42		
	woven bone	*s.* F 227		
W 138	wrinkled skin	runzelige Haut *f*	peau *f* ridée	сморщенная кожа

X

X 1	xenobiotic substance	körperfremde Substanz *f*	substance *f* xénobiotique (étrangère au corps)	чужеродное вещество, вещество, несвойствен-ное организму, ксенобио-тическое вещество
	xiphoid process	*s.* M 214		
	X-ray / to	*s.* R 287		
X 2	X-ray, roentgen ray	Röntgenstrahl *m*	rayon *m* X	рентгеновский луч
X 3	X-ray contrast medium	Röntgenkontrastmittel *n*	moyen (produit) *m* de contraste de rayons X	рентгеноконтрастное вещество, рентгеноконт-трастная среда
X 4	X-ray department, radiologi-cal (radiology) department	Röntgenabteilung *f*	département *m* de radiogra-phie	рентгеновский отдел, радио-логический отдел
	X-ray diagnosis	*s.* R 26		
X 5	X-ray examination, radiog-raphy, radiographic exami-nation	Röntgenuntersuchung *f*	radiographie *f*	рентгеновское исследова-ние, рентгенография
X 6	X-ray film	Röntgenfilm *m*	film *m* radiographique (à rayons X)	рентгеновская пленка
	X-ray machine	*s.* X 7		
	X-ray picture	*s.* R 27		
X 7	X-ray unit, X-ray machine	Röntgenapparat *m*	appareil *m* radiographique (radiologique)	ренгеновский аппарат
X 8	xylene	Xylen *n*, Xylol *n (Lösungsmit-tel; Histologie)*	xylène *m*, xylol *m*	ксилол

Y

	yean / to	*s.* L 28		
Y 1	yearling	einjähriges Tier *n*, Jährling *m*	animal *m* d'un an	годовик, однолетнее живот-ное, годовой
Y 2	yearling colt	einjähriges Hengstfohlen *n*	poulain *m* d'un an, yearling *m*	жеребец-годовик
Y 3	yearling filly	einjähriges Stutfohlen *n*	pouliche *f* d'un an	кобыла-годовик, однолетняя кобыла
Y 4	yearly performance, 365-day performance	Jahresleistung *f*	performance *f* annuelle	годовая продуктивность
Y 5	year-round pasture	ganzjährige Weide *f*	pâturage *m* pendant toute l'année	круглогодичная пастьба, кру-глогодичное пастбище
Y 6	yeast	Hefe *f*	levure *f*	дрожжи
Y 7	yeld ewe, barren ewe	güstes (unfruchtbares) Mut-terschaf *n*, güstes Schaf *n*, güste Mutter *f*	brebis (mère) *f* stérile	яловая овца (овцематка), бесплодная (неоплодотво-ренная) овцематка
	yellow body	*s.* C 829		
	yellow fibre	*s.* E 70		
Y 8	yersiniosis, pseudotubercu-losis, cheesy gland disease	Rodentiose *f*, Pseudotuberku-lose *f*, Nagertuberkulose *f*, Yersinia-pseudotuberculo-sis-Infektion *f*	rodentiose *f*, pseudo-tubercu-lose *f* des rongeurs	родентиоз, псевдотуберку-лез, туберкулез грызунов, иерсиниоз
	yoke	*s.* F 161		
	yolk	*s.* E 64		
Y 9	yolk peritonitis	Dotterperitonitis *f*	péritonite *f* vitelline	перитонит желтка
Y 10	yolk pigment	Dotterfarbe *f*	couleur *f* du vitellus	окраска желтка
Y 11	yolk sac	Dottersack *m*	sac *m* vitellin	желточный мешок
Y 12	young cattle	Jungrind *n*	jeune bovin *m*	молодняк крупного рогатого скота, телка
	young donkey	*s.* D 384		
Y 13	young stock	Jungvieh *n*, Jungtierbestand *m*	jeunes animaux *mpl*	молодняк

Z

Z 1	**zeboid cattle,** taurindicus	Nachkommen *mpl* von Bos taurus und Bos indicus	descendants *mpl* de Bos taurus et Bos indicus	зебоидный скот, тауриндикус, потомки европейского и индийского скота
Z 2	**zebu,** oriental cattle	Zebu[rind] *n*, Bos indicus	zébu *m*	зебу
	Zenker's degeneration	*s.* Z 3		
Z 3	**Zenker's necrosis,** Zenker's degeneration	Zenkersche Muskeldegeneration (Degeneration) *f*	dégénérescence *f* vitreuse (de Zenker), nérose *f* de coagulation	некроз Ценкера
Z 4	**zero tolerance**	Nulltoleranz *f (Lebensmittelhygiene)*	tolérance *f* nulle	нулевая толерантность
	zho	*s.* D 544		
	zo	*s.* D 544		
Z 5	**zonal placentation, zonary placentation**	Plazentabildung *f* mit gürtelförmiger Anordnung der Zotten	placenta *m* avec disposition en forme de ceinture des villosités, placentation *f* zonaire	образование плаценты с поясообразным положением ворсинок, плацента с поясообразным положением ворсинок
	zoo	*s.* Z 7		
Z 6	**zoo animal**	Zootier *n*	animal *m* de zoo	зоопарковое животное
Z 7	**zoological garden,** zoo	Zoo *m*, Zoologischer Garten *m*	jardin *m* zoologique	зоопарк, зоологический сад
Z 8	**zoologist**	Zoologe *m*	zoologue *m*	зоолог
Z 9	**zoology**	Zoologie *f*, Tierkunde *f*	zoologie *f*	зоология, наука о животном
Z 10	**zoonosis, zoonotic disease**	Zoonose *f*	zoonose *f*	зооноз
	zoosadism	*s.* C 934		
	zoo-sanitary certificate	*s.* A 403		
Z 11	**zoo-sanitary regulation**	Vorschrift *f* zur Tierseuchenbekämpfung	règlement *m* zoosanitaire	инструкция по борьбе с заразными заболеваниями животных
Z 12	**zoo-sanitary situation** *(epidemiology)*	Tiergesundheitssituation *f*	situation *f* zoosanitaire	зоотехника, зоосанитарная ситуация
Z 13	**zootechny,** animal management	Zootechnik *f*	zootechnie *f*	зоотехния
	zuckerguss liver	*s.* S 837		
	zygoma	*s.* M 31, Z 14		
Z 14	**zygomatic arch,** zygoma	Jochbogen *m*	arcade *f* zygomatique	скуловая дуга

Deutsches Register

A

Aal E 40
Aalstrich D 397
Aas C 183
Aasfresser S 83
Aasgeruch O 27
abakterielle Entzündung A 2
abakterielle Krankheit A 1
Abart V 28
Abasie A 4
Abbau D 53
Abbaubarkeit D 92
abbauen C 219, D 94
abbauendes Enzym D 93
Abbaufähigkeit D 92
Abbau im Darm I 246
Abbauprozeß D 53
Abbaustoffwechsel C 218
abbeißen B 526
Abbinden L 147
abbrechen / eine Behandlung
  S 727
abbrennen S 328
Abbruch der Trächtigkeit I 237
abbrühen S 67
abdasseln R 172
Abdecker K 44
Abdecktuch D 426
Abdomen A 7
abdominale Fissur A 16
abdominale Hysterotomie A 25
abdominaler Kryptorchismus
  A 13
Abdominalträchtigkeit E 37
abdomino-vaginal A 26
abdrehen A 66
Abdrift B 321
Abdruckpräparat I 57
Abduktion A 29
abduzieren A 27
abduzierend A 28
Abfall O 39, W 11
Abfallbeseitigung W 13
Abfälle W 17
Abfälle aus Konservenfabriken
  C 76
abfallende Kruppe D 457
Abfälle tierischer Herkunft A 432
Abfallprodukte W 17
Abferkelbox F 66
Abferkelbucht F 69
Abferkelkasten F 66
abferkeln F 64
Abferkelrate F 70
Abferkelstall F 67
abflammen S 328
abfließen lassen D 420
abfließen lassen / einen Abszeß
  D 422
Abflußröhrchen D 421
Abfohlbox F 403
abfohlen F 399
Abfohlstall F 403
abfressen C 380
Abführbolus P 729
abführend P 727
abführender Gang / aus Keimdrü-
  sen G 167
Abführmittel L 89
Abführwirkung S 92
Abgangsalter A 224
Abgas W 16
abgekapselter Abszeß E 145
abgeknicktes Gefäß K 35
abgekürzter Verlauf einer Krankheit A 59
abgelammtes Mutterschaf L 32

abgelegtes Pferd R 114
abgemagertes Tier C 1a
abgerundet S 520
Abgeschlagenheit I 64, W 33
abgeschnürte Hernie S 745
abgeschnürter Bruch S 745
abgeschwächter Impfstoff A 686
abgesetztes Jungtier W 36a
abgesprengter Knochenteil
  D 176
abgestorbenes Gewebe D 200
abgestoßenes Gewebe S 391
abgestoßenes totes Gewebe
  S 189
abgestreifte Haut E 374
abgestreifte Schlangenhaut
  E 374
abgeworfenes Pferd R 114
abgezehrtes Tier C 1a
abgrenzen D 115
Abguß machen / einen M 22
Abhören E 705
Abimpfung S 792
Abiogenese S 568
abiotisch A 32
Abkalbebox C 52
Abkalbe-Konzeptions-Intervall
  C 58
abkalben C 51
Abkalberate C 55
Abkalbestall C 54
Abkapselung E 146
abkauen C 380
Abklatschmetastase C 748
Abklatschpräparat I 57
abklemmen C 446
abklingen F 12, S 806
Abklingen R 165
abklingendes Krankheitsstadium
  D 57
abknabbern C 380
abkneifen C 492
abkochen S 67
Abkochung D 50
Ablagerung D 150
Ablagerung der Aerosoltröpf-
  chen A 193
ablaichen S 493
Ablammbucht L 36
ablammen L 28
Ablammhäufigkeit L 34
Ablammung in Gruppen B 88
Ablammverluste L 35
Ablauf der Knochenbildung
  R 221
Ablegen C 203
Ablegen der Eier O 178
Ablegen embryonierter Eier
  O 180
ablehnendes Verhalten gegen-
  über Menschen bei Zwinger-
  hunden K 13
ableiten D 420
Ableitung L 95
Ablenkbrett B 37
Ablösung D 178
Ablösung einer Zecke D 179
Abluft W 12
abmagern E 99
Abmagern E 100
Abmagerung C 2, E 100
Abmelkherde F 395
abnabeln T 165
Abnabelung C 1008
abnagen C 380
abnehmen L 247
abnorme Euterverkleinerung
  M 235

abnormes Geräusch B 530
Abomasitis A 49
Abomasopexie A 50
Abomasum A 52
aboral A 53
Abort A 57
abortauslösendes Mittel A 56
Abort durch Pilze M 479
Abort haben / einen A 54
abortieren A 54
Abortivum A 56
Abort mit Fruchtverhaltung
  M 327
Abortus-Bang-Ringprobe A 60
Abpackung P 4
abpolstern C 987
Abprodukt O 39
abrahmen S 347
Abreibung der Kunde C 970
Abriß des Schnabels B 94
Abrißfraktur A 750
absamen E 65
Absamungsstand S 215
Absaugung S 832
abschaltender Reiz C 738
Abscherfraktur A 750
abschilfern D 171
abschilfernd D 173
Abschilferung D 172
Abschilferungszytologie E 329
Abschlucken D 91
abschneiden C 1005
abschnüren S 744
Abschnürung L 146
Abschuppung D 172
Abschürfung E 314
abschwächen A 684
Abschwächung A 688
abschwefeln S 841
Abschwefeln S 842
absengen S 328
Absetzalter W 38
Absetzbecken S 129
Absetzbehälter S 129
absetzen C 1005, W 34
Absetzen W 37
Absetzen der Glieder D 329
Absetzferkel W 35
Absetzfohlen W 43
Absetzfutter C 890
Absetzgewicht W 41
Absetzleistung W 39
Absetzsau W 36
Absiedlung von Krebsmetasta-
  sen C 127
absoluter Alkohol D 101
absolutes Ziegenfutter B 527
absolut tödliche Dosis I 272
absolut zu großer Fetus O 161
absondern E 316
Absonderung E 317, S 122, S 136
Absonderung eines Tieres I 311
Absonderung und Isolierung
  S 137
absorbierbares Nahtmaterial
  A 63
Absorption durch die Haut P 189
Absorptionsmittel A 65
„abspecken" S 385
abspreizen A 27
Abspreizung A 29
Absprengbruch C 392/3
Absprengfraktur C 392/3
abstammen D 164
Abstammung P 85
absterben N 41
abstoßen S 389
Abstoßen der Larvenhülle A 355

Abstoßung S 263
Abstoßung toten Gewebes S 188
Abstrich S 415, S 906
Abstrich aus der Zervix C 324
Abszedierung A 61
Abszeß abfließen lassen / einen
  D 422
Abszeßbildung A 61
Abszeß durch Pflanzenteile
  G 209
Abszeß nach Wundverschluß
  S 707
Abszeß spalten / einen L 46
Abszeß unter der Huflederhaut
  S 814
abtasten S 75
abtasten / den Bauch P 32
Abtastung durch das Rektum
  R 107
abtragen A 34
abtrennen C 1005
abtupfen S 565
Abwasser S 224
Abwasseraufbereitung S 229
Abwasseraufbereitungsanlage
  S 230
Abwasserbiologie S 225
Abwehr D 73
Abwehrfähigkeit des Wirtes
  H 316
Abwehrreaktion D 77
Abwehrreflex D 75
Abwehrverhalten D 76
Abweisung eines Parasiten P 64
abzehren E 99
Abzehrung C 2
Abzeichen M 96
abzweigen B 436
Abzweigung R 40
Acarapis woodi A 71
Acari A 70
Acarus siro F 372
Aceton A 87
Acetonämie K 21
Acetonkörper K 20
Achillessehne A 90
Achtertourenverband F 240
Ackerland A 568
Ackerpferd F 58
Ackerschachtelhalm F 234
Adamantin A 126
Adaptation A 128
adäquater Reiz S 507
Additionalwirt A 131
additive Wirkung A 132
adenoid A 133
Adenom... A 135
adenomatös A 135
Adenomatose A 134
Adenopapillomatose der Riech-
  schleimhaut des Schafes E 224
Adenose A 137
Aderhaut C 409
Aderlaß B 285
Aderlaßkanüle F 332
Aderpresse T 209
Adhäsion durch die Pleura P 363
adhäsive Herzbeutelentzündung
  A 140
adhäsive Perikarditis A 140
adhäsive Pleuritis A 141
Adipocire A 143
Adipositas A 153
Adipsie A 154
Adjuvans A 156
ad libitum A 157
Ad-libitum-Fütterung F 527, U 52
Adrenokortikoid A 166

beißen B 207, S 55
Beize M 373
Beizitze S 852
bekämpfen C 780
Bekämpfung C 782
Bekämpfung der adulten Parasiten A 168
Bekämpfung der Lagerschädlinge S 734
Bekämpfung der Larvenformen L 68
Bekämpfung einer Krankheit D 308
Bekämpfungsmaßnahme C 791
bekämpfungspflichtig S 799
Bekämpfungsstrategie C 795
bekömmlich P 25
Bekömmlichkeit P 24
Belag C 537
Belag auf Zunge F 594
belastbare Immunität S 608
Belastbarkeit für körperliche Anstrengungen E 326
Belästigung durch Fliegen F 391
Belastung C 336, P 555
Belastung durch Klima C 476
Belastungs-EKG E 325
Belastungsinfektion C 337
Belastungstest E 327
beleben A 434, V 162
belegen S 208, S 708, T 318
belegte Zunge C 535
Belegung S 209
Belegzelle P 94
Belieben / nach A 157
bellen B 59
belüften A 180
Belüftungsanlage V 72
benetzbares Pulver W 61
benigne B 134
beobachten und messen M 358
Beobachtungsstudie O 4
beregnen I 292
Beregnung I 294
Bereitschaftstierarzt V 108
Bereitungsanweisung und Abgabevorschrift S 804
Bergkrankheit H 222
Bergschaf H 225
Beriberi T 114
beruflich gefährdete Personengruppe O 19
Berufsimker B 109
Berufskrankheit O 18
beruhigen T 225
beruhigen / sich C 49
Beruhigungsmittel I 25
besamen I 202
Besamung mittels operativen Eingriffs S 870
Besamungseber S 210
Besamungsindex I 205
Besamungsstation I 204
Besamungstechniker A 629
Besatz S 709, S 713
Besatzdichte S 713
Beschädigung I 173
Beschälen S 209
Beschäler S 628
Beschälseuche D 413
Beschälstation C 866
bescheidete Larve E 194
bescheinigen A 689
Bescheinigung A 690
beschlagen I 292
beschlagen sein S 286
Beschlagschmiede F 63
beschleunigte Atmung P 46

beschleunigter Puls Q 28
beschmutzen S 449
Beschreibung eines Krankheitsfalles C 200
Beseitigung der Aerosoltröpfchen A 192
besetzen S 708
besetzt / mit Fimbrien F 251
Besiedlung C 604
bespringen M 392
Bestand F 359, H 178
Bestand an säugenden Kühen und deren Kälbern S 825
beständiger Keim F 74
Bestandsanalyse der Tiergesundheit W 115
Bestandsanamnese H 184
Bestandsaufstockung I 86
Bestandsbehandlung H 188
Bestandserneuerung H 189
Bestandserweiterung I 86
Bestandshygiene F 59
Bestandsimmunität H 185
Bestandskeulung S 631
Bestandskrankheit F 362
Bestandsneubildung R 196
Bestandsräumung H 180
bestätigen / eine Diagnose C 707
bestätigte Diagnose / durch Sektion A 720
Bestätigung der Vaterschaft S 339
bestimmen A 658
Bestimmung der Zugehörigkeit zu einer serologischen Gruppe S 199
Bestimmung des Alters A 227
Bestimmung des Eisprunges O 185
Bestimmung des Geschlechtes S 233
Bestimmung des Ovulationszeitpunktes O 185
bestrahlen I 289, R 287
Bestrahlungstherapie R 33
bestreichen / mit Iod I 282
betäuben A 338, S 785
Betäuben A 334
betäuben / mit Chloralhydrat C 397
Betäubung A 334
Betäubung mit einem Hammer H 53
Betäubungsgerät S 786
Betäubungslehre A 335
Betonspaltenboden S 365
Betrieb mit Wildnutzung G 13
betriebseigenes Futter H 261
Betriebshygiene F 59
Beugeprobe F 346
Beugereflex F 345
Beule B 363
Beurteilung A 554
Beurteilung der Schlachtkörperqualität A 661
Beurteilung eines Schlachtkörpers J 19
bewässern I 292
Bewässerung I 294
bewegen E 322
Beweglichkeit F 343, M 342

Bewegung E 323
Bewegung des Fetus F 428
Bewegung halten / in E 322
Bewegungsfähigkeit des Samens S 516
Bewegungsradius R 49
Bewegungsreflex K 34
Bewegungsstörung M 401
beweiden P 115
Beweidung G 214
Bewertung A 554
bewirkt / durch den Arzt I 1
bewirkt / durch den Tierarzt I 1
bewirkt / durch Medikamente M 168
bewollte Haut um den Schwanz entfernen T 18
bewußtlos C 728
bewußtlos werden F 26
Bewußtsein C 729
Bewußtsein / bei C 727
Bezoar B 137
Bibos banteng B 58
Biegungsbruch F 344
Biegungsfraktur F 344
Biene B 103
Bienenbrot B 104
Bienenfutter B 115
Bienengift B 125
Bienenhaltung B 120
Bienenhaus B 119
Bienenkrankheit B 105
Bienenkunde A 542
Bienenlaus B 121
Bienenmännchen D 450
Bienenmilbe A 71
bienensicher B 122
Bienenstand A 539
Bienenstock B 118
Bienentoxizität B 124
Bienentracht F 468
Bienenvolk C 607
Bienenwachs B 123
Bienenwanderhaltung M 255
Bienenweide B 115
Bienenzucht A 541
Bienenzüchtung A 541
Bierhefe B 484
Biertreber B 483
Biesen W 7
Biestmilch C 614
Bifurkation R 40
Bildung der Eischale E 62
Bildung des Zahnschmelzes A 303
Bildung von zellulären Manschetten um Gefäße C 955
biliär B 143
Biltong B 148
Binde B 55
Bindegewebe C 722
bindegewebiger Ersatz C 725
bindegewebige Umwandlung F 223
Bindegewebsgeschwulst F 224
Bindegewebshülle A 177
Bindegewebskapsel F 229
Bindegewebszelle C 723, F 222
Bindehautabstrich C 721
Bindehautkatarrh C 720
Bindemittel B 150
binden T 162
Binder B 150
Bindungsort A 120
Bindungsstelle A 120, C 632
Binneneber R 270

binokulares Gesichtsfeld B 151
Bioassay B 154
Biochemie B 158
biochemische Eigenschaft B 157
biodegradabel B 161
Biodegradation B 162
Biofernmeßtechnik B 184
Biogasanlage B 163
biogenes Amin B 153
Biohelminthe B 164
Bioindikator B 169
biologisch abbaubar B 161
biologische Bekämpfung B 166
biologische Halbwertszeit B 168
biologische Probe B 154
biologische Produkte B 173
biologische Prüfung B 154
biologischer Abbau B 162
biologischer Grenzwert B 171
biologischer Indikator B 169
biologischer Sicherheitstest B 174
biologischer Tagesrhythmus B 165
biologischer Test B 154
biologischer Vektor B 172
biologisches Toxin B 187
biologische Umweltkontrolle B 167
biologische Verfügbarkeit B 155
biologisch reversibel B 181
Biomembran B 175
Biometrie B 176
Bionik B 177
Biophysik B 178
Biopräparat B 170
Biopsie aus dem Endometrium E 163
Biopsie aus der Gebärmutterschleimhaut E 163
Biopsie für Zelluntersuchung C 1024
Biopsiegerät B 180
Biopsieprobe B 179
Bioptat B 179, E 342
biotechnisches Verfahren der Fortpflanzungslenkung B 182
Biotechnologie B 183
Biotelemetrie B 184
biotischer Faktor B 185
Biotop B 186
Biotyp B 188
Bioverfügbarkeit B 155
Biozid B 159
Biozönose B 160
bipolare Ableitung B 190
bipolare Anfärbung B 191
Bisamochse M 462
Biß B 208
Bißdurch ein Tier A 381
Bissen A 279
bissiges Pferd S 57
Bißwunde B 209
Bistouri B 203
Bitterstoff B 212
Biuretreaktion B 213
blähen I 137
Blähsucht M 221
Blähung I 138
bland B 227
Bläschenausschlag des Schweines V 100
Bläschendrüse V 101
Bläschenexanthem V 100
Blase A 536, C 1012
Blasen bedeckt / mit B 247
Blasenmole C 1018
Blasenriß B 222

Tranquillizer I 25
transgenes Tier T 227
Transhumanz T 228
Transitwirt T 231
transmissible Gastroenteritis des
　Schweines T 234
Transmissionselektronenmikro-
　skop D 290
transovarielle Übertragung T 235
Transplantat G 187
Transplantation G 188
Transplantationschirurgie T 239
Transplantationsimmunität T 238
transplantieren G 186
transplazentare Übertragung
　T 237
transponieren T 241
Transportfahrzeug für Großtiere
　F 351
transportieren / mit Lastwagen
　D 462
transstadiale Übertragung T 242
Transsudat T 243
Transsudation T 244
Traubenmole C 1018
Traubenzucker G 146
Trauma C 215, I 173, T 253
traumatische Bauchfellentzün-
　dung T 254
traumatische Peritonitis T 254
traumatischer Insult T 253
treiben D 448
Treibgang C 420, R 8
Treibjagd D 449
Treibweg S 715
Trematode F 379
Trematozid F 381
Tremor T 265
Trennzaun C 887
Trense S 421
Trepidation T 265
„Treue" der Wollfaser T 295
Trichine T 269
Trichinella spiralis T 269
Trichinellose T 273
Trichinenbefall T 270
Trichinen befallener Schlachtkör-
　per / mit T 274
Trichinenkrankheit T 273
Trichinenlarve T 271
Trichinenschau T 272
Trichinose T 273
Trichinoskopie T 272
Trichomonade T 275
Trichomonadenmittel T 276
Trichomonazid T 276
Trichomoniasis A 741, F 566
Trichophytie T 277
Trichostrongylidenlarve T 278
Trichterzitze I 279
Trichuris sp. W 66
Triel D 205
Triftweg C 243
Trinkwasser F 462
Trinkwasservakzine D 445
Trockenantigen F 538
trockene Gangrän D 489
Trockenei P 477
Trockeneis D 491
trockene Pleuritis D 496
trockener Brand D 489
trockener Husten D 482
trockener Wundverband D 484
trockenes Haarkleid S 647
trockenes Rasselgeräusch D 497
Trockenfarm D 486
Trockenfleisch B 148
Trockenfutter D 487

Trockenfütterung D 488
Trockenimpfstoff D 169
Trockenmilch P 478
Trockensalzen D 498
trockenstehende Kuh D 483
trockenstellen D 493
Trockenstellperiode D 494
Trockensubstanz D 492
Trockenvakzine D 169
Trog T 293
Trokar T 267
Trombiculidose T 288
Trommelfell E 5
Trommelschlegel D 481
Trommelsucht M 221
Tröpfcheninfektion D 454
tröpfelnder Harnabsatz D 440
Tropfpipette D 456
tropische Rattenmilbe T 290
tropische Theileriose M 175
tropische Vogelmilbe T 289
trüb T 321
trübe Gelenkflüssigkeit T 323
trübe Schwellung A 271
Trübheit T 322
Trübung T 322
Trümmerbruch C 640
Truncus pulmonalis P 698
Trunk P 466
Truthahn T 328
Trypanosoma brucei S 381
Trypanosoma-evansi-Infektion
　S 874
trypanosomal T 301
„Trypanosomenschanker" C 344
trypanozides Mittel T 300
Trypsinbehandlung T 304
Tsetsefliege T 306
Tuba auditiva E 293
Tuberkelbazillus T 309
Tuberkulinhautprobe T 312
tuberkulinisieren T 310
Tuberkulinisierung T 313
Tuberkulinreaktion T 311
Tuberkulom T 315
tuberkulös T 314
Tuberkulose C 741
Tuberkulose... T 314
tuberkulosefrei F 530
Tuberkulosegranulom T 315
Tuberkulosetestung T 313
Tubus einführen / einen I 270
Tubuseinführung in die Luftröhre
　E 174
Tubus zum Eingeben von Arznei
　M 173
tüdern T 96
Tularämie R 2
Tumor N 62
Tumorbildung N 61
Tumor der Leydigschen Zwi-
　schenzellen I 238
Tumor der Stachelzellen A 67
Tumorwachstum N 63
tumuröses Wachstum T 316
Tunga penetrans J 14
Tunica adventitia A 177
Tüpfelung S 706
tupfen S 565
Tupfer S 905
Tupferprobe nehmen/eine S 904
turbulenter Blutfluß T 325
Tylopoden T 342
Tympanie B 249, M 221
Tympanie des Luftsackes T 287
Tympanielinie B 251
tympanische Kolik F 324
tympanischer Kropf D 352

tympanischer Pansen T 343
Typeneinteilung T 344
Typhlohepatitis B 217
Typhus T 348
typisieren / den Zellkern K 2
Typisierung von Bakterien durch
　Phagen P 265
Tyzzer-Krankheit T 349

U

Übelkeit N 26
überall vorkommend U 1
überanstrengen S 737
Überanstrengung O 150
Überbein E 334
Überbelegung C 919, O 163
Überbelegung ausgelöste Krank-
　heit / durch C 920
Überbesatz O 163
Überbiß O 160
Überblick verschaffen / einen
　S 878
überdachte Mastanlage E 288
überdauern S 883
überdecktes Merkmal R 92
überdosieren O 148
Überdosierung O 147
Überdosis O 149
überempfindlich H 365
Überempfindlichkeit H 366
Überempfindlichkeitskrankheit
　H 367
Überempfindlichkeitsreaktion
　A 359, H 368
überempfindlich machen H 369
Überernährung O 156
überfärben O 162
überfüllter Kropf I 41
überfüttern O 152
Überfütterung O 156
Überfütterung mit Melasse M 354
Übergangsfütterung T 230
Übergangswirt T 231
Übergewicht O 167
übergewichtig O 1
Übergewicht verlieren S 385
Übergießen S 295
Übergießen bis zur Durchnäs-
　sung S 52
Übergröße G 105
überimpfen I 180
Überimpfung I 181a
überlagernde Fragmente eines
　Knochenbruches / sich O 159
überlasten S 737
Überleben S 880
überleben S 883
Überlebenschance C 343
Überlebensfähigkeit S 879
Überlebensrate S 881
Überlebenszeit S 882
übermäßig abweiden O 153
übermäßige Keratinbildung H 363
übermäßige Rückbildung S 848
übermäßig wachsen H 372
übermästetes Tier O 151
Übermüdung O 166
überprüfen C 781
überreif P 436
übersättigte Lösung S 853
Übersäuerung E 306
Übersichtsröntgendarstellung
　P 336
Überstand S 850
Überstand sein / im S 849
Überstreckung H 360

übertragbar T 233
übertragbare Krankheit C 650
übertragbare Krankheit / auf meh-
　rere Arten M 439
Übertragbarkeit I 123
übertragen / durch Blut H 12
übertragen / durch Luft A 188
übertragene Infektion / durch
　Milch M 270
übertragene Infektion / durch
　Stechmücken M 375
Überträgerzecke V 48
Übertragung / durch Vehikel ver-
　mittelte V 52
Übertragung durch Vektoren
　V 49
Übertragung mit der Luft A 189
Übertragung mit Erregervermeh-
　rung P 633
übertragungsfähig T 233
Übertragungsfähigkeit I 123
Übertragungsperiode C 651
Übertragungsweg M 348
Übertragung über Keimzellen
　G 96
Übertragung von Panseninhalt
　R 320
Überwachung S 875
Überwachung aus der Luft A 183
Überwachung der Tiergesund-
　heit M 359
Überwachungszone S 877
überweiden O 153
Überweidung O 154
überwintern H 209, W 108
überwinternde Larve O 169
überwinterte infektiöse Larve
　O 168
Überwinterung H 211
Überwinterungswirt H 210
Überwolle F 336
Überwurf der Ochsen G 284
überzählige Extremitätenendglie-
　der P 401
überzähliges Organ D 520, S 851
überzähliges Vieh S 873
überzählige Zitze S 852
Überzug C 536
ubiquitär U 1
übler Maulgeruch B 34
übler Mundgeruch B 34
übliche Praxis S 637
Ulcus U 8
Ulkus U 8
Ultradünnschnitt U 17
Ultraschall ansetzen S 469
Ultraschall behandeln / mit S 469
Ultraschalldiagnose U 13
Ultraschalldiagnostik U 14
Ultraschalluntersuchung U 14
Ultrastruktur U 16
Ultrastruktur der Zelle C 282
ulzerative Enteritis des Geflügels
　Q 9
ulzerative Lymphgefäßentzün-
　dung U 10
umbocken R 262
Umfang einer Population P 419
Umfangsvermehrung E 191
Umfangsvermehrung des Bau-
　ches A 15
umfassende Beurteilung des Ge-
　sundheitsstatus G 57
umfassende klinische Beurtei-
　lung des Gesundheitsstatus
　G 57
Umgebung E 211
umgehen / mit Tieren H 57

Zusatzstoff für Lebensmittel F 442
Zusatzwirt A 131
Zustand C 699
Zustand bei nicht deszendiertem Hoden C 945
Zustand der Bewußtlosigkeit C 624
Zustand vor der vollen Entwicklung P 517
Zutreter R 194
Zutreterfärse R 192
Zuverlässigkeit einer Methode R 158
zwanghafter Gang C 676
Zwanghuf C 770
Zwangsbelüftung F 472
Zwangsbewegung C 675
Zwangsentlüftung F 47
Zwangsfütterung F 473
Zwangslüftung F 472
Zwangsmaßnahme M 222
Zwangsmaßnahme durchführen / eine R 246
Zwangsmauser F 471
Zwangsstand für Rinder C 237
zweieiige Zwillinge D 359
Zweiflügler D 284

Zweigeschlechtlichkeit H 199
zweihöckriges Kamel B 33
zweijähriger Junghirsch P 571
Zweinutzungstier D 499
zweiphasige Brunst S 558
zweiphasige Tagesperiodik D 357
zweischneidiges Messer L 47
zweiten Mal gebärendes Tier / zum S 126
zweiten Mal lammende Ziege / zum S 121
zweiter Halswirbel A 753
zweiter Zwilling C 850
zweiwirtige Zecke T 339
Zwerchfell D 229
Zwerchfellbruch D 230
Zwerchfellhernie D 230
Zwerchfellnerv P 283
Zwergbandwurm D 532
Zwergwuchs D 531
Zwicke F 533
Zwickenbildung F 534
zwillingsgebärend B 189
Zwillingsgeburt T 336
Zwillingspartner C 850
Zwillingsträchtigkeit T 337
Zwinger K 10
Zwinger halten / im K 9

Zwingerhusten K 12
Zwischendesinfektion I 226
Zwischengelenkknorpel A 613
Zwischenhirn D 239
Zwischenkalbezeit C 57
Zwischenkiefer I 77
Zwischenkieferbein I 77
Zwischenklauenentzündung S 68
Zwischenklauengeschwulst C 418
Zwischenklauenspalt I 225
Zwischenklauenwarze C 418
Zwischenklauenwulst C 418
Zwischenlammzeit L 37
Zwischentragezeit C 58
Zwischenwirt I 227
Zwitter H 200
zwittrig A 300
Zwittrigkeit H 199
Zwölffingerdarmgeschwür D 519
zyanotisch C 1009
zyklische Übertragung mit Erregervermehrung C 1011
Zyklusaktivität C 1010
Zyklussteuerung C 793
Zylinderepithel C 623
Zylinderepithelzelle C 622
Zylinderzelle C 622

Zyste C 1012
Zyste einschließen/in einer E 153
Zystenakne C 1014
Zysteneinschluß E 155
Zystenmole C 1018
zystisch C 1013
zystische Degeneration C 1015
zystische Degeneration des Ovars O 143
zystischer Kropf C 598
Zystizerkose C 1016
Zystizerkus C 1017
Zytochemie C 1019
Zytodiagnostik C 1036
Zytogenetik C 1022
Zytologie C 1026
zytologisch C 1023
Zytomorphologie C 1028
zytopathischer Effekt C 1029
Zytopathogenität C 1030
Zytopathologie C 1031
Zytoplasma C 1032
zytoplasmatisch C 1033
zytoplasmatischer Einschlußkörper C 1034
Zytoskopie C 1035
Zytostatikum C 1038
zytostatisch C 1037

Französisches Register

A

abaisse-langue T 191
abandonner un animal A 3
abasie A 4
abats O 41
abattage J 13, S 369, S 370
abattage à domicile H 264
abattage après un accident E 132
abattage d'animal malade S 310
abattage de sélection S 374
abattage diagnostique D 222
abattage d'urgence E 132
abattage sanitaire V 140
abattage sélectif S 141
abattis G 107
abattoir S 373
abattoir pour mammifères R 122
abattre S 368
abcès de la plante des pieds
  B 569
abcès de suture S 707
abcès dû aux parties d'une plante
  G 209
abcès du sabot H 269
abcès encapsulé E 145
abcès enkysté E 145
abcès froid C 568
abcès mammaire M 66
abcès métastatique M 210
abcès miliaire M 262
abcès ongulaire H 269
abcès périrectal A 441
abcès sous-ongulaire S 814
abcès sous-unguéal S 814
abdomen A 7
abdomen creux G 51
abdomen ouvert B 581
abdomino-vaginal A 26
abduction A 29
abeille B 103
abeille de miel H 267
abeille mâle D 450
abeille ouvrière W 127
abiogenèse S 568
abiotique A 32
abiotrophie N 164
ablation A 35
ablation de la plèvre P 366
ablation des barbillons D 202
ablation d'un testicule non des-
  cendu C 944
ablation néonatale de la bourse
  de Fabricius N 58
abomasite A 49
abomasum A 52
abomasum /de l' A 39
abondance de viande B 114
abortif A 56
abortus-ring-test A 60
aboyer B 59
abreuvage W 24
abreuvement W 24
abreuver W 18
abreuvoir D 443, W 25
abreuvoir automatique A 716
abreuvoir multiple artificiel pour
  veaux C 34
abreuvoir pour cheval H 297
abri des insectes /à l' I 200
abri des moustiques /à l' M 376
absence de corne P 395
absence de cornes P 395
absence de l'ouverture du rec-
  tum I 53
absence de microbes S 677
absence de poils B 48
absence de queue T 16

absence de réaction U 51
absence des chaleurs après le
  sevrage P 460
absence d'oreilles E 6
absorption digestive D 265
absorption du son S 476
absorption percutanée P 189
abus de médicaments D 465
abus médicamenteux D 465
acanthome A 67
acarapiose A 68
acariasie pulmonaire P 692
acaricide A 69
acaricide en émulsion E 142
acariose A 68
acceptation de l'aliment A 72
accès de fièvre F 134
accessoire A 74
accident anesthésique A 336
accident de travail O 20
accidentel A 178
acclimatisation A 82
acclimatisation du métabolisme à
  l'exposition au froid C 569
acclimatiser /s' A 81
accommodation A 83
accomplir une expérience M 23
accouchement P 108
accouchement gémellaire T 336
accoucher G 124
accouplement M 122, M 393,
  S 209
accouplement à un âge jeune E 8
accouplement contrôlé C 785
accouplement de saison S 112
accouplement d'essai T 89
accouplement double D 411
accouplement entre animaux de
  race pure et d'animaux croisés
  G 179
accouplement tôt E 8
accoupler M 115, S 208, T 318
accoupler en retour B 5
accoutumance lente H 3
accrocher /s' C 451
accroissement des veaux C 36
accumulation A 84, A 235
accumulation de cellules névrogliques G 139
accumulation de tubercules
  névrogliques autour de cellules nerveuses dégénérées
  G 138
acétone A 87
acide A 105
acide acétique A 86
acide acétique cristallisable
  G 126
acide acétique glacial G 126
acide aminé A 304
acide ascorbique A 644
acide carbolique C 109
acide cholique B 140
acide formique F 498
acide gastrique G 35
acide gras F 109
acide gras libre F 528
acide gras non saturé U 54
acide gras saturé S 50
acide hyperacétique P 183
acide lactique L 22
acide pauvre W 32
acide phénique C 109
acide urique U 74
acidifiant A 96
acidification A 98
acidifier A 99
acidité A 102

acidité excessive E 306
acidophile A 103
acidose A 104
acidose compensatoire C 657
acidose due au diabète D 208
acidose due au jeûne S 651
acidose métabolique M 197
acidose non respiratoire N 152
acidose respiratoire R 224
acidurie A 107
acinus du foie L 195
acinus hépatique L 195
acné cystique C 1014
acné des chiens C 69
actinobacillose A 112
actinomycose de la maxillaire inférieure A 113
action antigénique A 492
action de ioder I 283
action de prendre pied P 334
action de se mordre la queue T 11
action d'éviter A 749
action d'uriner par gouttes D 440
action laxative S 92
action prolongée S 894
action purgative S 92
action résiduelle R 212
action tardive A 212
action vaccinale I 34
activité bactéricide B 27
activité catalytique C 220
activité de la mouche F 390
activité du cycle C 1010
activité enzymatique E 230
activité macrophagocytaire M 6
acuité A 121
acuité visuelle V 158
adamantine A 126
adaptabilité A 127
adaptation A 128
adaptation thermale T 108
adapter /s' A 81
additif alimentaire F 139, F 442
additionnel A 74
adénoïde A 133
adénoïdien A 133
adénomateux A 135
adénomatose A 134
adénomatose intestinale du porc
  P 422
adénomatose pulmonaire P 693
adénomatose pulmonaire du
  mouton P 693
adénopathie A 137
adhérer O 3
adhésion A 138
adhésion des thrombocytes
  P 360
adhésion fibrineuse F 217
adhésion intestinale I 244
adhésion péricardiale P 198
adhésion pleurale P 363
adhésions dans la région du col
  de l'utérus C 319
adhésion vaginale V 17
adipeux A 149
adipocellulaire A 142
adipocire A 143
adipogène A 145
adipogénie A 144
adipolyse A 147
adiponécrose F 91
adiposité A 153
adipsie A 154
adjuvant A 156
ad libitum A 157
admettre à la monte L 133
admettre à la saillie L 133

administration interne I 230
administration médicamentaire
  A 159
administration vétérinaire V 139
administrer un médicament
  A 158
admission à la monte L 134
admission pour chiens D 367
adoucissement temporaire S 891
adulticide A 172
aérer A 180
aérobie A 185
aérobiose A 187
aérogène A 188
aérosacculite A 260
affectation cutanée due aux
  larves de mouches M 483a
affectation du système digestif
  D 269
affection A 203
affection systémique S 947
affection valvulaire du cœur
  C 135
aflatoxicose A 204
agalactie A 217
agalactie infectieuse C 752
âge A 222
âge adulte A 171
âge dentaire D 128
âge de première mise bas A 232
âge de première saillie F 271
âge de réceptivité A 233
âge de réforme A 224
âge de reproduction / en R 76
âge de sevrage W 38
âge de susceptibilité A 233
âge du premier vêlage A 232
agent A 231
agent acidifiant A 100
agent antifongique F 591
agent antiinflammatoire A 496
agent antimicrobien A 498
agent antiphlogistique A 496
agent astringent A 664
agent constipant C 844
agent contre la diarrhée A 479
agent contre les amibes A 447
agent contre les cestodes A 474
agent contre les larves des
  œstres G 264
agent contre les moustiques
  C 958
agent contre les trématodes
  F 381
agent contre le tympanisme
  A 470
agent d'absorption A 65
agent d'acidification A 100
agent de désinfection et de nettoyage S 42
agent de fixation M 373
agent de fumigation pour lutte
  contre les insectes F 581
agent de liaison B 150
agent demandant la digestion
  D 259
agent de nettoyage de plaie F 387
agent d'ensilage E 196
agent diminuant la mobilité de
  l'intestin C 844
agent diminuant la sécrétion
  A 507
agent diurétique D 355
agent empêchant la nidation
  A 499
agent gustatif F 327
agent hématinique H 10
agent hémostatique H 34

D

dagues A 521
daguet P 571
daim F 34
daims F 34
danger H 90
danger d'embolie D 19
danger de mort /en L 142
danger de vie D 20
danger d'infection R 279
danger /en V 181
danger pour la santé H 117
danger pour l'homme H 333
davier G 207
débecquage B 97, D 39
débit sanguin B 280
débris de distillation B 485
débris d'incubation I 94
début D 71
début d'action hésitant D 106
début des chaleurs O 37
décalcification D 44
décalcifier D 45
décapitation à l'aide d'un coup de
    glaive S 319
décapsulation D 47
décéder D 238
déchets O 40
déchets de cuisine S 920
déchets microbiens M 232
déchirure L 8
déchirure du ménisque M 187
déchirure du périnée P 208
déclaration d'impropriété d'une
    carcasse C 696
déclaration obligatoire C 677
déclarer une maladie N 181
déclenchement O 71
déclencher T 280
déclic systolique S 950
décoction D 50
décollement D 178
décollement de la rétine D 180
décollement du placenta P 333
décollement prématuré du pla-
    centa P 515
décoloration D 51, D 302
décoloration des dents T 197
décombres W 11
décomposer D 94, M 2
décomposition D 53, R 292
décomposition postmortale
    P 439
décornage D 99
décorner D 295, P 392
découpage d'une carcasse
    C 1007a
dédoublement des bruits du
    cœurs S 561
défaillance cardiaque du côté
    gauche L 105
défaillance cardio-vasculaire
    C 156
défaillance de la circulation C 434
défaillance de la circulation péri-
    phérique P 214
défaillance du côté droit du cœur
    R 271
défaillance rénale K 28
défaillance vaccinale V 4
défaut D 70
défaut congénital I 154
défaut d'allure P 1
défaut de caractère V 145
défaut de dentition D 135
défaut de saveur F 326
défaut inné I 154

défécation D 67
défection D 70
défense D 73, T 335
défense du sanglier B 338
défense du verrat B 338
déferrer U 58
défibriner D 78
déficience alimentaire D 82
déficience en fer /en L 142
déficience héréditaire H 193
déficience immunitaire I 35
déficience pigmentaire P 302
déformation D 85
déformation articulaire A 378
déformation de la démarche P 1
dégagement d'amines vasoac-
    tives R 156
dégagement de chaleur outre
    évaporation N 133
dégagement de chaleur par éva-
    poration E 296
dégager D 341
dégager /se E 128
dégager un organe M 345
dégarnir la queue de la laine T 18
dégarnissage de l'endothélium
    E 172
dégât permanent P 232
dégât secondaire S 119
dégâts provoqués à la laine F 335
dégénération cystique C 1015
dégénération cystique de l'ovaire
    O 143
dégénération du tissu conjonctif
    F 223
dégénération en ballonnement
    B 53
dégénération granulaire A 271
dégénération mucoïdale M 415
dégénération musculaire M 488
dégénération parenchymateuse
    P 83
dégénération spongieuse S 566
dégénération vacuolaire V 15
dégénérer D 88
dégénérescence amyloïde de la
    rate W 117
dégénérescence cireuse H 345
dégénérescence de Zenker Z 3
dégénérescence vitreuse Z 3
déglutition D 91
dégradation biologique B 162
dégradation de la santé H 114
dégradation intestinale I 246
dégraissage G 219
dégraisser D 68
dégranulation D 95
degré de conception C 687
degré de mollesse de la laine de
    toison H 56
degré de puberté P 682
déhiscence de la suture D 97
déjection D 103
délicat T 65
délicatesse de santé P 497, T 19
délivrance A 209
délivrance placentaire manuelle
    M 82
délivrance retardée D 104
délivrance tardive D 104
demande de diagnostic D 217
demande de pureté P 731
démangeaison I 314
démanger I 313
démarche G 4
démarche du coq C 555
démarche guindée S 698
démarche incertaine U 64

démarche parésiée P 92
démarche raide S 690
démarche rigide S 690
démarche titubante S 620
démarche trébuchante S 783
démarquer D 115
démembrement du fœtus D 329
demi-carcasse H 46
demi-frères et demi-sœurs H 48
demi-tonte H 47
demi-vie biologique B 168
déminéralisation D 118
démyéliniser D 122
dénombrement bactérien B 19
dénombrement des œufs dans
    les fèces F 18
denrée facilement périssable
    P 218
densité de la population P 416
densité de l'os B 372
densité d'occupation S 713
dental D 127
dent de lait D 49
dentification D 138
dentine D 139
dentition D 141
dentition de lait D 48
dent œillère U 68
dent prémolaire P 525
denture B 204, S 221
denture angulaire S 253
denture complète F 575
denture irrégulière S 673
denture mélangée M 337
denture permanente P 233
denture tranchante S 253
dent venimeuse V 64
département d'approvisionne-
    ment C 225
département de radiographie X 4
département de viande à bon
    marché C 357
département en quarantaine Q 14
dépeçage d'une carcasse par in-
    sufflation d'air I 139
dépendant de la dose D 405
dépendant du sexe S 237
dépérissage par produits chimi-
    ques C 362
dépigmentation D 143
dépilation D 145
dépilatoire D 146
dépiler D 144
déplacement D 334, M 30
déplacement d'animaux A 392,
    A 423
déplacement de l'abomasum
    A 43
déplacement de la caillette sur la
    gauche L 104
déplacement de la masse corpo-
    relle dû à la marche sur un côté
    H 161
déplacement de la masse corpo-
    relle sur un côté H 159
déplacement du calibre L 276
déplacement du pénis P 178
déplacer T 241
déplétion cellulaire D 148
déplétion par électrolyte E 82
déplumage humide W 60
déplumer D 371
dépopulation D 149
dépopulation d'un troupeau
    H 180
déposer W 34
déposer des excréments D 66
déposer des larves L 76

déposer des matières fécales
    D 66
dépôt C 203, D 150
dépôt adipeux F 87
dépôt de calcium C 24
dépôt de conservation du sang
    B 264
dépôt de fibrine F 215
dépôt des gouttes aérosoles
    A 193
dépôt de substance amyloïde
    A 321
dépouille E 374
dépouiller P 156, S 349
dépourvu de colostrum C 615
dépression de croissance G 251
dératisation D 154
dérivation L 95, R 40
dérivation bipolaire B 190
dérivation sanguine D 155
dérivation unipolaire U 49
dérivé de monosaccharide M 367
dériver B 436
dermatophilose S 750
dermatophilose au niveau de la
    région distale des membres
    S 750
dermatophilose ovine L 278
dermatophyte D 160
dermatose S 352
dermique D 156
dermite à forte sécrétion séba-
    cée S 117
dermite allergique A 288, C 959
dermite allergique par inhalation
    A 289
dermite au niveau des extrémités
    par léchage A 111
dermite à verrues du pied V 86
dermite chronique au niveau de
    l'articulation tarsienne S 18
dermite chronique interdigitale
    C 418
dermite dans la région de la tête
    F 6
dermite de contact C 745
dermite du museau B 525
dermite estivale du cheval C 889
dermite exsudative du porcelet
    E 117
dermite humide du fanon S 388
dermite hyperplastique H 364
dermite mycétique M 480
dermite nécrotisante G 24
dermite nodulaire C 551, M 264
dermite photosensitive P 277
dermite photosensitive au visage
    B 328
dermite pustuleuse contagieuse
    du mouton S 755
dermite tubéreuse M 264
déroulement de la coagulation
    C 525
déroulement d'une maladie C 859
déroulement épizootique E 246
désamination D 35
descendance P 85
descendants O 45
descendants avec croissance ar-
    rêtée R 343
descendants avec rabougrisse-
    ment R 343
descendants de Bos taurus et
    Bos indicus Z 1
descendants d'un étalon G 102
descendre D 164
descente des testicules D 165
description d'un cas C 191

éradication territoriale A 572
éradiquer une maladie E 260
érafler en frottant /s' C 329
ergot D 203, E 266
ergotisme E 268
errer S 751
erreur d'exploitation animale F 114
erreur nutritionnelle N 209
erreur standard S 636
éructation E 272
éruption O 71, O 130
éruption cutanée D 471
éruption d'antitoxine A 513/4
éruption dentaire précoce P 513
éruption dentaire tardive D 105
éruption d'une maladie latente F 321
érysipèle articulaire A 614
érysipèle du cochon S 924
érythème E 273
érythème pernio C 388
érythrocytaire E 276
érythrocyte E 274
escargot aquatique A 561
escargot terrestre T 81
escarre D 58, E 276a, S 60
eschare S 60
espace aérien par animal A 262
espace épidural E 241
espace interdigital I 225
espace libre entre deux dents G 26
espèce animale S 500
espèce menacée E 156
espèce porcine T 296
essai C 488, T 47
essai d'alimentation F 166
essai d'alimentation à long terme L 240
essai de létalité dominante D 382
essai de plein champ F 232
essai de réanimation R 82
essai de traitement T 263
essaim S 909
essaimage S 910
essai par l'intermédiaire d'hôte H 311
essence E 280
essentiel I 8
estampage I 58
estérification E 283
estérifier E 284
estimation du taux de graisse B 583
estomac S 717
estomac à une cavité M 364
estomac composé C 670
estomac des ruminants R 335
étable S 610
étable à boxes libres C 952
étable à chèvres G 157
étable à porcs P 309
étable à vaches C 876
étable bâtie en solide S 459
étable d'élevage G 247
étable d'engraissement E 288
étable entravée S 634
étable froide U 44
étable libre P 172
étable libre à box C 952
étable ouverte O 79
étable pour bovins C 239
étable pour jeunes animaux A 414
étable pour mise bas C 54, F 67
étable pour traire M 287
établer S 605

étable sombre W 101
établir un diagnostic D 211
établir une anamnèse T 25
établissement d'abattage sanitaire S 35
étalon B 476, J 1, S 628
étalon cryptorchide C 946
état C 699
état aggravé D 184
état aigu d'une maladie A 122
état avancé d'une maladie A 173
état charnu B 114
état comateux C 624
état critique S 194
état de connaissance / en C 727
état de diminution de la maladie D 57
état de faim I 64
état de l'engraissement F 92
état de narcose P 338
état de nutrition N 212
état de peur A 524
état de porteur C 181
état de santé H 119
état détérioré D 184
état de viande B 114
état d'immunité S 656
état fonctionnel F 585
état général B 349, G 62
état hyperémique H 359
état immunologique I 39
état nutritionnel N 212
état œdémateux D 459
état pathologique P 138
éthologie E 286
éthologie des animaux d'exploitation F 52
étiologie A 199
étiologie multifactorielle M 425
étiologique A 197
étiopathogenèse A 200
étoile B 232
étouffer S 692
étranger F 484
étranger à l'espèce A 277
étranglement I 43
étranglement annulaire de Ranvier N 123
étranglement de Ranvier N 123
étranglement pelvien P 158
être affaibli par rapport à des infections C 674
être affecté par A 202
être agrandi E 189
être à la station de saillie S 773
être coincé B 100
être déprécié D 416
être de valeur inférieure D 416
être en chaleur B 559, H 250, H 305, S 110
être en mue M 386
être en rut T 319
être envahi par A 202
être étranglé B 100
être ferré S 286
être gravide C 32, F 401, P 293, P 504, P 712
être grossi E 189
être indiqué I 97
être opéré O 86
être pleine F 401, K 25
être prostré P 640
être surnageant S 849
étrier S 641
étude L 101/2
étude de comportement E 286
étude d'observation O 4
euthanasie P 16

euthanasier E 294
euthanasier un animal D 175
évacuation stomacale E 139
évaluation d'efficacité E 45
évaluation de l'aliment F 150
évaluation de l'animal-père S 338
évaluation du sperme S 157
évasion de la réponse immunitaire I 28
évasion de l'immunité de l'hôte I 28
éveil A 273
événement critique C 762
événement enzootique E 225
éviscération E 301
éviscérer E 299, E 321
évolution bénigne d'une maladie B 135
évolution d'une maladie C 859
exactitude A 85
examen de fertilité avant insémination P 483
examen de la section transversale C 914
examen de santé et de capacité de rendement S 477
examen de suivi F 437
examen direct épais T 116
examen en série S 97
examen général I 208
examen médical histopathologique H 240
examen parasitologique P 74
examination de l'animal d'abattage P 553
examination de l'état corporel P 285
examination de routine R 305
examination des selles S 725
examination de vente S 539
examination préliminaire P 510
examiner S 96, S 878
examiner macroscopiquement E 304
exanthème D 471
exanthème coïtal du cheval E 250
exanthème vésiculeux du porc V 100
excédent O 167
excédent de poids O 167
excipient O 51/2
exciser une plaie E 308
excitabilité E 309
excitation E 310, I 301
excitation adéquate S 507
excitation au-dessous du seuil S 800
excitation liminale T 136
excité E 312
excoriation E 314
excréments D 458
excréments goudronneux T 35
excreta S 725
excréter E 316
excrétion E 317, S 263
excrétion acide-base nette N 78
excrétion par les reins E 318
exécuter le mouvement d'abduction A 27
exentérer E 321
exfoliatif D 173
exfoliation D 172
exogène E 333
exongulation E 373
exostose E 334
exostose du métatarsien S 554
expectative moyenne de vie A 725

expérience contrôlée C 787
expérience contrôlée de terrain C 789
expérience d'alimentation F 166
expérience de contrôle C 784, C 787
expérience de contrôle de résultats C 784
expérience de plein champ F 232
expérience sous des conditions contrôlées C 787
expérience sur des animaux A 394
expérimentation sur le terrain F 232
expertise E 339
expertise vétérinaire V 120
expiration E 340
expirer E 341
explant E 342
exploitation d'une carcasse C 123
exploitation en pâturage P 119
exploitation porcine P 298
exploiter une ferme d'engraissement F 168
exploration rectale R 105
explosion F 320
exposition E 347
exposition agricole A 250
exposition provocatrice P 666
expulser le délivre C 461
expulsion de parasites par des processus immunologiques I 29
expulsion des parasites P 61
expulsion des parasites par le processus d'immunité I 29
expulsion difficile des membranes ovulaires P 328
exsudat E 369
exsudat d'inflammation I 135
exsudatif E 370
exsudation fibrineuse F 220
exsudat péritonéal P 222
exsuder E 372
extenseur de plasma B 315
extenseur du volume sanguin B 315
extension bronchogénique B 508
extension dans un territoire S 491
extension du goitre C 902
extension d'une maladie S 590
extinction de voix H 244
extirpation chirurgicale de la défense chez le sanglier D 194
extirpation chirurgicale de la trompe frontale chez les dindons D 170
extirpation de la crête D 52
extirpation des cordes vocales D 38
extirper la crête D 500
extraction dentaire T 198
extraire une dent E 365
extrait E 364
extrait aqueux E 364
extrait de viande M 150
extrait pur C 930
extrait salin S 11
extrasystole E 36
extravasation E 367
extrémité antérieure F 485
extrémité arrière H 229
extrémité postérieure H 228
extrémités de la laine S 359
extubation E 368

maladie reconnaissable D 210
maladie réfractaire R 138
maladie relative à l'âge A 223
maladie rénale N 66
maladie respiratoire R 229
maladie respiratoire chronique A 740
maladie ressemblant à la rage R 7
maladie résultée par la vaccination D 318
maladie sournoise I 206
maladies transmises par le lait M 270
maladie testiculaire T 84
maladie traitable T 257
maladie transmise par des tiques T 153
maladie transmise par les arthropodes A 606
maladie transmise par les mouches tsé-tsé T 305
maladie transmise par piqûre de moustique M 375
maladie transmissible C 650
maladie transmissible à plusieurs espèces M 439
maladie vasculaire A 371, V 31
maladie vénérienne V 58
maladie vésiculaire du porc S 927
maladie virale V 149
maladie visible O 164
malaise M 29
malandre G 220
malaria aviaire A 738
mal du coït D 413
mâle M 38, M 39
mâle non castré E 204
mâle testé en progéniture P 663
malfaçon M 56
malposition D 86
malformation congénitale de la membrane A 37
malformation des extrémités L 156
malformation des trayons T 53
malformation fœtale F 426
malignité M 46
malignité de la truie S 58
malléination M 51
mallophage B 210
mallophage du mouton S 266
mal nourrir M 52
malposition M 55
malprésentation M 57
mamelle carrée B 423
mamelle charnue F 342
mamelle déséquilibrée vers l'arrière A 666
mamelle morte B 246
mamelles M 68
mamelon T 49
mammaire M 65
mammalien M 63
mammifère M 62
mammite M 112
mammite à corynobactérie pyogènes S 845
mammite bovine B 414
mammite contragieuse S 755
mammite due à E. coli C 584
manchette C 954
manchette cellulaire périvasculaire P 228
manchon C 954
mandibule M 72
mandrin G 271
manège de traite R 293
mangeoire F 153, F 159, M 79

mangeoire automatique S 147
manger T 28
manifestation de pétéchies P 254
manifestation phénotypique d'un caractère G 69
manipulation de sexes S 238
manque de calcium C 25
manque de conduite de surveillance M 326
manque de danger S 8
manque de lait A 217
manquer D 453
maquillage des chevaux F 27
marbrure M 88
marché à bestiaux S 716
marché aux bestiaux L 193
marché en gros de viande W 82
maréchalerie F 63
maréchal-ferrant F 62
marge thérapeutique T 104
marquage à la cautérisation par congélation F 536
marquage à l'aide de marques auriculaires T 7
marquage d'animaux A 406
marquage des animaux E 20
marquage des animaux par coupure des bouts d'oreilles E 20
marquage sur le dos d'un animal B 12
marque P 123
marqué antigéniquement A 487
marqué au radioiode R 31
marque colorée C 618
marque de brûlure B 439
marquer L 1
marquer à l'oreille E 19
marques M 96
marqueur C 884
marqueur chromosomique C 412
marsupial M 99
marteau H 52
masculinisation M 100
masque à respiration R 223
masque de protection R 223
masque facial F 3
massage cardiaque H 124
masse de contenu de l'estomac et des intestins G 280
masse de l'œuf L 179
masser M 103
masse urinaire U 81
mastication M 107
masticatoire C 379
mastiquer C 378
mastiquer en faisant du bruit M 444
mat de fixation pour porcs H 251
matériel de bandage B 56
matériel d'élevage B 477
matériel de pansement B 56
matériel de suture S 901
matériel de suture absorbable A 63
matériel suppuré F 389
matière grasse laitière B 582
matière grise G 230
matière incubée I 89
matières vomies V 177
matité cardiaque M 136
matrice unguéale N 1
maturation M 127
maturation folliculaire F 436
maturité M 132
maturité retardée L 82
maturité sexuelle S 245
mauvais appétit P 407
mauvaise condition P 408

mauvaise couvée E 289
mauvaise haleine B 34
mauvais emplumement P 409
mauvaise prognose P 412
mauvaise santé I 13
mauvaises conditions de stabulation P 410
mauvaises conditions d'exploitation P 410
mauvaises conditions d'hygiène P 411
mauvais traitement M 60
maxillaire inférieur M 72
maximum de la production laitière P 141
méat de fistule F 290
mécanisme d'action M 163
mécanisme de déclenchement T 279
mécanisme de la conduction de l'excitation nerveuse C 704
mécanisme de sécrétion S 125
mécanisme hormonal feed-back H 281
méconium M 164
médecine des invertébrés I 278
médecine des primates P 588
médecine d'urgence C 897
médecine vétérinaire V 122, V 130
médecine vétérinaire clinique C 489
médecine vétérinaire pour animaux aquatiques A 560
médecin-vétérinaire-chef S 170
médecin vétérinaire de garde V 108
médecin vétérinaire praticien P 481
médecin vétérinaire spécialiste V 141
médian M 192, M 193
médicament M 464
médicament à action modérée M 260
médicament à base des plantes V 50
médicament à effet rapide R 52
médicament à effet spécifique S 504
médicament antiprotozoaire A 503
médicament au choix R 164
médicament à usage externe R 163
médicament à usage vétérinaire V 118
médicament cardiaque C 131
médicament contre les maladies rénales N 64
médicament contre les trichomonades T 276
médicament contre les trypanosomes T 300
médicamenteux M 168
médicament homologué O 43
médicament homologué à l'emploi D 476
médicament injectable I 165
médicament liquide L 180
médicament non soumis à ordonnance O 165
médicament prêt à l'emploi R 79
médicament protégeant le foie L 198
médicament psychotrope P 680
médicaments miscibles M 324
médicaments non miscibles I 23

médicament sur ordonnance P 543
médicament très efficace H 220
médication permise P 238
mélanger B 238
mélanger les espèces animales C 639
mélangeur de sang B 290
mélioidose M 181
membrane basale B 77
membrane cellulaire C 273
membrane de l'œuf E 61
membrane du tympan E 5
membrane extérieure O 137
membrane hyaline H 344
membrane nictitante N 111
membrane ondulatoire U 32
membraneux M 182
membre antérieur F 485
membre inférieur H 228
membre postérieur H 228
ménager T 27
mener D 448
meneur B 131
méninge B 429
méningite spinale S 526
méningoencéphalite infectieuse du cheval B 397
méningo-encéphalo-myélite enzootique du porc T 82
mercurialisme M 189
mère d'un géniteur G 197
mère du taureau B 566
mère étalon E 98
mère stérile Y 7
mésalliance M 325
mésencéphale M 245
mésentère M 191
mésonéphros M 195
mesure coercitive M 222
mesure d'asepsie A 649
mesure de défense C 791
mesure de la fièvre T 60
mesure de lutte C 791
mesure de maintien de la vie L 141
mesure d'hygiène S 37
mesure d'urgence E 131
mesure préventive P 567
mesure protective P 649
mesure thérapeutique T 106
métabiose C 635
métaboliser M 206
métabolisme M 202
métabolisme acide-base A 92
métabolisme basal B 75, B 76
métabolisme de faim F 78
métabolisme de la flore de la panse R 329
métabolisme repos B 76
métabolisme respiratoire R 232
métabolite M 204
métacarpe C 78
métalbumine P 672
métastase de contact C 748
métastase de goutte C 748
métastase lymphogène L 303
métatarse C 78, M 216
métatarsien M 215, P 112
métazoaire M 218
métencéphale M 220
méthanol M 223
méthode biotechnique de contrôle de la reproduction M 182
méthode d'application M 346
méthode d'attache pour vaches C 288
méthode de coloration S 622

Russisches Register

А

абазия А 4
абактериальное воспаление А 2
абдоминальная гистеротомия А 25
абдоминальная трещина А 16
абдоминальный криптархизм А 13
абдомино-вагинальный А 26
абдоминоскопия L 54
абдукция А 29
абиотический А 32
абомазит А 49
аборальный А 53
аборигенная овца L 220
аборигенная порода L 50, Р 593
аборигенный I 98
аборт А 57, I 237
абортивное средство А 56
абортивум А 56
абортированный эмфизематозный плод Е 138
абортировать А 54
аборт от грибов А 479
аборт с задержанием плода М 327
абсолютно смертельная доза I 272
абсолютный корм для коз В 527
абсолютный спирт D 101
абсорбированная доза А 64
абсорбирующее средство А 65
абсорбция через кожу Р 189
абсцедирование А 61
абсцесс вследствие частиц растений G 209
абсцесс вымени М 66
абсцесс копыта Н 269
абсцесс под подошвой копыта S 814
абсцесс после зашивания раны S 707
абсцесс шва S 707
аварийное животное С 216
авиарный моноцитоз А 739
авиохимическая обработка А 184
авирулентность А 746
авирулентный А 747
авитаминоз А 748
австралическая дикая лошадь В 531
автовакцина А 722
автогенная вакцина А 708
автозит А 721
автоинфекция А 709
автоклав А 707
автоклавировать А 706
автолиз А 711
автолитическая ткань А 712
автоматика для транспортировки кормовых отходов W 15
автоматическая кормушка S 147
автоматический дренч-пистолет D 432
автоматический пистолет для задавания в рот D 432
автоматический прибор для прививки А 715
автоматический шприц М 423
автоматическое кормление А 714
автономная нервная система А 717
автопоилка А 716

автотомия S 151
автофагия А 718
агалактия А 217
агар варенной крови С 402
агглютинационный тест А 238
агглютинационный тест на пластинках Р 357
агглютинация А 237
агглютинация на предметном стекле S 382
агглютинин А 239
агглютинировать А 236
агент А 231
агент колики С 580
агломерация А 235
агональный А 246
агрессивность А 241
агрохимикаты А 248
адаптационное заболевание А 129
адаптационное поведение А 130
адаптация А 128
адвентиция А 177
адгезивное воспаление сердечной сумки А 140
адгезивный перикардит А 140
адгезивный плеврит А 141
адгезия плевры Р 363
адгезия тромбоцитов Р 360
аддитивное действие А 132
аденовирусная инфекция овец Е 224
аденоз А 137
аденоматоз А 134
аденоматозный А 135
аденопапилломатоз овец Е 224
аденопатия А 137
адипогепатический А 146
адипсия А 154
адреналиный А 161
адренокортикальный А 165
адультицид А 172
адъювант А 156
азокраситель А 754
азокраска 754
азот N 117
азотемия А 756
азотнокислое серебро L 279
азотсодержащий N 118
акантома А 67
акарапис А 71
акарицид А 69
акарицидный препарат А 69
акароз А 68
аквариумная рыба А 559
акклиматизация А 82
акклиматизация к холоду С 569
акклиматизироваться А 81
аккомодация А 83
аккумуляционная болезнь S 728
аккумуляция А 84
аккуратность А 85
акт С 200
акт выписки R 100
активированная жижа А 115
активированный жидкий навоз А 115
активированный уголь А 114
активная гиперемия А 118
активная иммунизация А 119
активное вентилирование F 472
активное место А 120
активность макрофагов М 6
активность мухи F 390
активность цикла С 1010
активность энзима Е 230

актинобациллез А 112
актиномикоз нижней челюсти А 113
актиномикозные гранулы S 843
акушерская веревка С 56
акушерский О 5
акцессорный А 74
алеутская болезнь норок А 274
алиментарная подагра N 210
алиментарный А 278
алкализация А 282
алкалоз А 284
алкогольное брожение А 272
аллергенный А 285
аллергизация S 177
аллергическая внутрикожная проба А 286
аллергическая реакция Н 368
аллергический альвеолит F 56
аллергический дерматит А 288, С 959
аллергический ингаляционный дерматит А 289
аллергическое воспаление кожи А 287
аллергическое заболевание Н 367
аллергия Н 366
аллергия артроподными аллергенами А 604
аллергия пищевыми продуктами F 443
альбинизм А 267
альбинос А 268
альвеолярный макрофаг А 299
альвеолярный рак А 298
амбарный вредитель S 733
амбарный клещ F 469
амблиома В 385
амебное средство А 447
амебный А 312
амебоидное движение А 313
американская норка М 322
американский гнилец М 49
амилоидная печень А 322
амилоидное отложение А 321
амилоидоз А 323, W 117
амилоидозная селезенка S 9
амилоидоз селезенки В 14
аминогруппа А 306
аминокислота А 304
аминосахар А 307
аммиак А 308
аммиачное отравление А 309
амнион А 310
амниотическая жидкость Р 329
амниотическая полость А 311
амниотический мешок А 311
ампула А 315
ампула прямой кишки А 316
ампула семяпровода А 317
ампутация пальцев D 187
ампутировать А 34, А 320
анаболический А 324
анаболический стероид А 325
аналептик А 341
анализ, зависящий от хозяина Н 311
анализ здоровья стада W 115
анализировать А 658
анализ корма F 140
анализ походки G 2
анализ состояния здоровья стад А 314
анализ хромосом С 413
анальгезия А 345
анальгетик А 346

анальгия А 345
анальная атрезия А 339
анальная железа А 348
анальная фистула А 344
анальный мешок А 352
анальный плавник А 342
анальный рефлекс А 351
анамнез А 356
анамнез стада Н 184
анамнестическая реакция А 357
анаплазмоз А 360
анасарка А 361
анастомоз А 363, В 587
анастомозное соединение сосудов V 36
анатом А 366
анатомический зал А 365
анатомия А 367
анафилаксия А 359
анафилактический шок А 358
анаэробная бактерия А 329
анаэробная дизентерия ягнят L 31
анаэробная инкубация А 331
анаэробная инфекция А 332
анаэробная камера А 330
ангиология А 370
ангиосклероз А 372
ангиоспазм А 373
ангорская коза А 376
ангорская кошка А 375
ангорский кролик А 377
андрогенез А 369
аневризм аорты А 526
анемическая бледность А 328
анемический А 327
анемия А 326
анемия вследствие потери крови Н 27
анемия недостаточности железы I 287
анемия серповидных клеток S 309
анестезиология А 335
анестезировать хлоралгидратом С 397
анестезия А 333
анкилоз А 436
анкилостома Н 276
анкилостомозная анемия Н 277
ановагинальная щель А 445
аномалии постановки конечностей Р 452
аномалия ампулы А 318
аномалия положения М 55, М 57
аномалия развития D 196
аномалия связанная с половыми хромосомами S 239
аномалия связанная с полом S 240
анорексигенный А 443
анорексия А 444
аноректальная фистула А 442
анорхид А 439
анорхидное животное А 439
антагонизм лекарств D 468
антагонист кальция С 26
антгельминтик А 458
антгельминтик для овец О 174
антгельминтик для собак С 70
антгельминтический А 457
антгельминтная резистентность А 459
антгельминтный А 457
антенна А 450
антибактериальное действие А 463
антибиограмма А 468

В

гнить D 257, P 743
гниющий P 745
гной P 737
гнойная клетка P 738
гнойная рана S 858
гнойное воспаление S 860
гнойное воспаление легких P 750
гнойно-некротическая ткань P 744
гнойный P 736, P 756
гнойный возбудитель P 757, S 43
гнойный гепатит P 750
гнотобионт G 152
гнотобиотика G 154
гнотобиотическое содержание животных G 153
гнус M 247
гнус кулициды M 374
говядина B 106
говяжий жир B 116
годовая продуктивность Y 4
годовик S 257, Y 1
годовой Y 1
голая порода A 295
голень T 148
голова H 92
голова крупного рогатого скота L 204
голова медузы M 180
головка H 94
головка кости C 705
головная вошь H 96
головная присоска O 107
головное предлежание A 456
головокружение G 108
голодание S 650
голодать S 652
голодная гипергликемия F 77
голодная яма P 55
голодное животное F 73
голодный ацидоз S 651
голодный клещ U 34
голодный метаболизм F 78
голодный обмен F 78
голодящий F 72
голосовая губа V 170
голосовая связка V 172
голосовая складка V 170
голубка S 599
голубь P 295
голубятник L 225
гомогенный состав H 265
гон R 346
гонадукт G 167
гончая собака H 337, R 12
гонять D 448
Гоппегартенский кашель E 253
горбатость K 53
горбатый рог B 400
горбатый скот H 334
горб на основе рога B 398
горечь B 212
горизонтальная передача H 279
горло D 205, T 141
гормональная регуляция H 282
гормональное возвратное переключение H 281
гормональное равновесие H 280
гормональный баланс H 280
гормон коры надпочечника A 166
гормон метаболизма M 203
гормонная железа E 161
гормон обмена веществ M 203
гормон роста M 203

горная болезнь H 222
горная овца H 225
гороховая добавочная кость A 75
гортанный овод T 142
гортань D 205, T 141
горячая примочка S 789
госпитализация H 307
госродствовать S 564
готовить среду P 355
готовность к спариванию R 75
готовое лекарство R 79
готовый для жарения пищевой продукт R 77
готовый корм C 637
Граафов-фолликул G 177
градуированная посуда G 183
грамвариабельный G 196
грамнегативный G 192
грамнеопределенный G 196
грамотрицательный G 192
грампозитивный G 193
грамположительный G 193
граница боли P 20
граница выявления L 159
граница застоя крови B 251
граница между суставным хрящем и костной подкладкой B 326
граница минерализации M 314
граница слизистой оболочки M 407
границе лихорадки / на S 795
гранулезная клетка G 206
гранулема G 204
грануломатозное воспаление кишки G 205
грануломатозный энтерит G 205
гранулоцит G 202
гранулоцитарный лейкоз G 203
грануляционная ткань G 201
график лечения T 101
гребень C 893
гребень большеберцовой кости T 149
гребень гривы C 892
гребень грудной кости C 162
гребень лобковой кости B 491
гребень стрелки C 967
гребешок лобковой кости B 491
грибковая гранулома M 481
грибковое заболевание F 588
грибковый аборт M 479
грибной M 478
грива M 75
грипп лошадей E 253
грипп поросят S 925
грифельная кость S 550
гроздевой занос C 1018
грубая дезинфекция D 324
грубокостный H 147
грубошерстная овца C 175
грубый корм R 296
грудная аорта P 126
грудная водянка H 353
грудная закрутка C 375
грудная зараза E 251
грудная клетка C 371, T 127
грудная кость S 686
грудная полость T 127
грудная стенка C 376
грудной плавник P 146
грудной позвонок T 129
грудобрюшный нерв P 283
грудогорбый зебу C 373
грудь B 448, C 371

грузить животных E 102
грузовик для перевозки животных F 351
грунт F 366
группа животных с общими родителями S 306
группа животных с одним или несколькими общими признаками C 519
группа крови B 283
группа лиц, подвергающихся повышенному профессиональному риску O 19
группа овец M 464
группа однородно заболевших животных D 307
группа равесников B 197
групповая случка G 245
групповое исследование C 565
групповое образование C 520
групповое поведение G 241
групповое содержание G 242
групповой бокс G 243
групповой окот B 88
групповой отел B 256
грыжа H 201
грыжа брюшной стенки A 17
грыжа межпозвоночного диска D 304
грызун R 283
грызущая часть верхней челюсти D 136
грязелечение P 469
губа L 171, L 172
гунтер H 336
гусак G 22
гусенок G 174
гусиная птица A 446
густая сеть волокон F 185
густая шерсть H 148
густо заселенный D 126
гусятина G 170

Д

давать молоко L 16
давать приют H 62
давить S 738
давление P 555
давление ликвора C 313
давящая атрофия P 556
давящая повязка E 278, P 557
давящий некроз P 558
далеко зашедший случай заболевания A 173
дальнейшее распространение заболевания S 590
дать прогноз P 616
дача лекарств A 159
дача лекарственных веществ M 169
дача препаратов дигиталиса D 271
дача сверх дозы O 147
дача через кожу P 190
двенадцатиперстная папилла P 48
двенадцатиперстный D 516
дверь для собак D 367
двигаться S 722
двигаться E 322
движение E 323
движение желудка S 721
движение кишечника I 252, P 219
движение плода F 428
движение рубца R 321
движение фетуса F 428

движение эмбриона F 428
двойная кормушка D 410
двойневая беременность T 337
двойнеродящий B 189
двойное покрытие D 411
двойное уродство D 520
двойной перелом D 409
двойной слепой тест D 407
двугорбый верблюд B 33
двукратный запуск в случку D 411
двукрылые D 284
двукрылый D 285
двуполость H 199
двустворчатый клапан M 334
двухкрылое, отлагающее способное к окукливанию личинки P 719
двухлетний молодой олень P 571
двухполый A 300
двухполюсное отведение B 190
двухствольный РНК D 412
двухсторонняя кормушка D 410
двухустка F 379
двухфазная суточная периодичность D 357
двухфазная течка S 558
двуххозяйный клещ T 339
двухяйцевые близнецы D 359
двухяйцевые двойни D 359
дегазировать D 190
дегельминтизация D 96
дегельминтизировать D 206
дегенеративная артропатия D 90
дегенеративное заболевание D 89
дегенеративное заболевание суставов D 90
дегенерация мускула M 488
дегенерировать D 88
дегидратация D 102
дегидрировать D 100
деготь W 118
деградативный энзим D 93
деградация D 53
дегрануляция D 95
дегтеобразный кал T 35
дежурный ветеринарный врач V 108
дежурство в помещении S 607
дезакаризовать D 114
дезаминация D 35
дезинсекция D 326, D 327
дезинфекционная ванна для сапог B 394
дезинфекционное средство D 322
дезинфекционное средство на базе хлора C 401
дезинфекционный пропускной пункт для автомашин V 53
дезинфекция D 323
дезинфекция рук D 325
дезинфекция сосков погрузкой T 54
действенная доза E 41
действие M 163
действие животных токсинов E 210
действие, зависящее от дозы D 406
действующая доза E 41
действующее на нервную систему вещество N 96
действующее начало A 76

закон все или ничего A 293
закон Менделя M 186
законодательство лекарственных веществ D 475
закон охраны животных P 644
закон по лекарственным веществам D 466
закон по обращению с опасными веществами C 790
закон по пищевым продуктам F 457
закрутить O 9
закрутка для свиней P 300
закрутка на голень L 108
закрученный хвост S 99
закручивание семяпровода S 514
закручивать S 744
закрывать глаза шорами B 241
закрытая зона E 151, I 312, Q 14
закрытая зона пастбища E 150
закрытая кастрация C 862
закрытая популяция C 509
закрытие раны W 135
закрытие раны всеслойным швом A 291
закрытие фермы M 402
закрытое руно C 505
закрытый перелом костей C 506
закрытый район E 149
закрытый шов B 575
закрыть B 253
закрыть стерильно D 425
закукливание P 717
закупоривающий тромб O 12
закупорить B 253, C 732, O 9
закупорка C 733
закупорка дыхательных путей A 264
закупорка зоба I 41
закупорка кишки I 253
закупорка пищеводного желоба O 32
закупорка рубца R 318
закупорка соска T 56
закупорка сычуга A 45
закупорка яйцевода O 171
зал вскрытия D 344
залегшая корова R 113
залеживание H 112
залеживание в боковом положении F 319
залеживание на животе V 76
залеживание при родах P 106
заливать M 391
заливать парафином E 103
заливка E 104
замедление R 250
замедленная смертность S 393
замедленное заживление ран D 107
замедленные роды B 425, D 104
замедленный R 251
замедленный рост R 253
замедлить R 249
замена повязки D 437
заменитель жидкости F 378
заменитель корма S 811
заменитель крови B 304
заменитель молока M 293
заменитель плазмы P 347
замещающая терапия S 812
замещение электролита E 84
«замок» G 75
замораживающая способность спермы S 158
замораживающий микротом C 942, F 543

замораживающий срез F 570
замороженная сперма F 571
замороженное мясо F 569
замороженный F 567
заморыш R 340
занесение I 269
занимать S 708
заново классифицировать R 97
заносить S 397
заносить заразное заболевание I 268
заносить инфекцию I 268
занос крови H 17
запавший живот G 51
запал C 419
запаленность C 419
запаленный P 735
запальный желоб H 146
запах O 26
запах дыхательного воздуха B 454
запах из рта B 34
запах хряка B 341
запечатанная ампула S 107
запечатывать S 83
записать R 98
заплеснеть M 385
заповедник G 17, N 21
заповедник птиц B 194
запоздалая компликация L 79
запоздалые роды D 104
заполнить марлей P 2
запор B 254, C 733, C 807, I 44
запорная колика I 45, O 10
запор ободочной кишки C 603
запор, обусловленный кормом D 243
запор, обусловленный лекарством D 474
запор подвздошной кишки I 9
запор прямой кишки I 53
запор сычуга A 45
запрещение выпуска собак C 792
запрягать H 75
запряжное животное D 427
запускать D 493
запустевать O 3
заражаемость I 113
заражать I 112
заражаться A 109, I 112
заражение I 114
заражение блохами F 331
заражение вирусом лейкоза L 125
заражение лейкозным вирусом L 125
заражение паразитами P 71
заражение трихинеллами T 270
заражение червями W 132
зараза P 244
зараза пресноводных угрей F 551
зараза с общим источником C 649
заразиться C 769
заразная агалактия C 752
заразное воспаление копытцев овец I 122
заразное воспаление печени собак C 753
заразное воспаление препуция S 260
заразное заболевание C 650, C 754, E 243, I 119
заразное заболевание, исходящее из одной точки P 386

заразный I 116
заразный агент C 750/1
заразный бурсит птиц B 580
заразный метрит кобылы C 756
зарастать O 3
зарез N 35
зародыш G 81
зародышевая клетка G 19
зародышевая оболочка F 427
зародышевый E 114, F 420
зародышевый диск G 91
зародышевый лист G 98
зародышевый пузырь G 99
зародышевый слой G 95
зародышевый центр G 90
зарождение P 604
засаливать S 20
засекание D 321
заселение C 604, I 177
заселять S 708
заслонка E 380
заслон от ветра W 98
засоленное мясо S 23
засоленный продукт питания S 22
засолить S 20
засоренная шерсть C 846
засохшая трава W 96
застой крови C 716, H 17
застой крови в печени L 196
застой молока M 67
застой мочи U 82
застойная индурация I 108
застойная печень S 655
застойная почка E 187
застойное уплотнение I 108
застой семя S 511
застой спермиев S 511
застрявший на маклоках плод H 234
затрата корма F 145
затрата энергии E 179, E 184
затрудненное дыхание P 46
затруднение глотания D 254
затруднение дыхания S 291
затруднение яйцекладки E 47
затылок C 894, N 7, O 15
затылочная закрутка N 39
затылочная кость O 14
затылочная связка N 185
затылочные перья H 5
затылочный бугор O 16
затылочный укол N 38
затягивать S 744
затяжная смертность S 393
затяжные роды D 104
затянувшиеся роды D 104
затянутое наступление действия D 106
зафиксированное положение R 245
захват коленной складки F 317
зацеп C 163
зацеп собаки C 163
зачаток зуба T 196
защитная зона P 565
защита D 73
защита антибиотиками A 465
защита видов P 646
защитная зона I 312
защитная маска R 223
защитная одежда P 643
защитная одежка для животных A 387
защитная повязка P 647
защитная реакция D 77
защитное мероприятие P 649
защитное поведение P 648

защитный башмак B 532
защитный покров копыта B 393
защитный прибор R 223
защитный рефлекс P 650
защищать C 987
заяц H 71
заячья губа H 72
звездная клетка S 668
звездная клетка Купфера K 52
звездовидная клетка S 668
звездочная клетка A 665
звероводство P 597
звукопоглощение S 476
здоровая шерсть S 478
здоровым выменем / со H 88
здоровье вымени U 3
здоровье животных A 402
здравоохранение H 112
зебоидный скот Z 1
зебу H 334, Z 2
зев P 271, T 140
зевная щель C 474
зевник M 398, W 44
зеленые мясные мухи G 225
зеленый корм G 226
зеркальце хоботка D 301
зернистая дегенерация A 271
зернистая клетка G 200
зернистость G 189
зерно C 300
зерновой корм G 190
зерновой корм расщепленный щелочью C 256
зерновые C 300
зерноед G 199
зерноядное животное G 199
«зик» скота W 7
зимний покров W 109
зимняя спячка H 211
зимняя шкурка W 109
зимовка H 211
златоглазка D 64
зловредность свиноматки S 58
злое животное V 146
злой S 56
злокачественная катаральная горячка крупного рогатого скота M 47
злокачественная опухоль M 50
злокачественное заболевание M 48
злокачественность M 46
злокачественный гнилец M 49
злокачественный отек B 219
злоупотребление лекарственных веществ D 465
зменный яд S 422
знахарство Q 4
знахарь Q 3
знахарь животных A 401
зоб C 900, G 161
зобная ложка S 572
зобное голубиное молочко C 903
зобное молочко C 903
зобообразующий G 162
золотистый хомяток S 164
золотоглазый овод D 64
зона H 49
зональная проба Геда H 101
зона надзора S 877
зона роста кости P 291
зонд P 600
зондирование P 599
зондировать P 598
зоолог Z 8
зоологический сад Z 7
зоология Z 9

К

конечный орган E 176
конина H 293
конкурирующее поведение A 247
конный E 248
конный завод S 774
коновал K 44
консервативное лечение C 731
консервация пищевых продуктов P 548
консервирование пищевых продуктов P 548
консервирование холодом C 941
консервированная кровь B 57
консервировать пищевые продукты C 980
консервирующее средство P 549
консервное мясо C 819
консервный корм C 75
консистенция кала F 17
конская вошь H 303
конский волос H 295
конституционный C 734
конституция животного C 735
консультация C 736
контагиозная плевропневмония крупного рогатого скота B 418
контагиозная плевропневмония лошадей E 251
контагиозная эктима C 755
контагиозное вещество C 750/1
контагиозность I 115
контагиозность I 116
контагиозный метрит кобылы C 756
контагиозный метрит лошадей C 756
контактная аллергия C 746
контактная сверхчувствительность C 746
контактное животное I 84
контактный дерматит C 745
контактный инсектицид C 747
контактный метастаз C 748
контактный яд C 749
контаминация C 761
контаминация возбудителями T 20
контаминировать C 758, C 759, S 449
контаминирующий возбудитель C 757
контраиндикация C 776
контрактивные протеины C 772
контрактура C 774
контракционная способность C 773
контракция мышц M 461
контрастная окраска C 857
контрастная рентгенография C 779
контрастное вещество C 777
контрастное средство C 777
контрастно красить C 856
контрастный рентгеновский снимок сустава A 597
контролированная окружающая среда C 786
контролированная случка C 785
контролированное покрытие C 785
контролированное спаривание C 785
контролированный опорос C 788

контролированный опыт C 787
контролированный полевой опыт C 789
контролированный эксперимент C 787
контролировать C 781, M 358
контролировать молоко R 99
контроль заболеваний D 319
контрольное животное C 783
контрольный опыт C 784
контрольный эксперимент C 784
контроль племенной продуктивности свиньи P 304
контроль продуктивности P 196
контузить F 26
конфискат O 40
конфискация C 695
конфисковать C 694
концевая артерия E 157
концевая колба по Краузе E 158
концевая пластинка E 176
концентрат C 684, E 280
концентраты C 683
конъюнктивный C 719
конюшня H 302
копроантитело C 802
копростаз C 807
копрофагия C 806
коптить окорок G 20
копченая свинина C 983
копченое мясо S 416
копченый окорок G 21
копытная ванна F 175
копытная гниль B 411
копытная дичь H 271
копытная кость C 562
копытная подушка D 270
копытное животное U 42
копытные башмаки S 211
копытные клещи H 273, H 274
копытные ножницы C 455
копытный венчик N 1
копытный гвоздь H 300
копытный мякиш H 151
копытный нож D 429
копытный скребок H 272
копытный сустав C 564
копытный хрящ C 563
копыто H 268
копыто парнокопытных C 450
копыто с отслоенной стенкой S 283
копытце C 450
копытцевый сустав C 564
копьевидный нож L 47
кора головного мозга C 310
кора мозжечка C 304
кора надпочечников A 162
корда L 283
корень брыжейки R 290
корень волоса H 41
корень зуба T 201
корень легких L 282
корень мезентерия R 290
корень хвоста T 14
коринебактериальный мастит S 845
кориум C 812
коричневая жировая ткань B 523
коричневый собачий клещ B 524
корка S 60
корковое поле N 70
корковый C 839
корм F 138, F 162, F 439, F 441

корма, богатые кальцием C 30
корм без раздражающих или стимулирующих веществ B 228
корм, богатый жиром H 217
корм, богатый клетчаткой H 219
корм богатый энергией E 180
корм высокого качества для мелких домашних животных P 522
корм для животных F 138
корм для завершения откорма F 264
корм для коз B 527
корм для мелких животных P 255
корм животного происхождения F 171
корм из комбикормовых заводов C 637
корм из консервов C 75
кормилица F 504, F 505
кормить с избытком F 385
кормление в волью U 52
кормление животных A 396, V 117
кормление зеленым кормом F 548
кормление из ведер B 537
кормление кухонными отходами G 29
кормление новорожденных молоком с медикаментами G 5
кормление отходами G 29
кормление отходов W 14
кормление сухим кормом D 488
кормление травой F 548
кормление увлажненным кормом W 56
кормоавтомат S 147
кормовая диарея D 244
кормовая добавка F 174
кормовая кальцификация N 207
кормовая площадка F 159
кормовая приманка F 154
кормовая промышленность A 397
кормовая решетка F 161
кормовая решетка с привязью T 97
кормовая рыба F 156
кормовая цепь F 447
кормовое зерно F 418
кормовое место F 159
кормовое обызвествление N 207
кормовое поведение F 158
кормовой автомат A 713
кормовой заменитель S 811
кормовой коэффициент F 167
кормовой понос D 244
кормовой рацион F 172, M 140
кормовой рацион одного дня N 200
кормовой режим F 157
кормовой яд F 160
кормовые средства F 162
кормодобавка F 139
кормораздатчик A 713
кормохранилище F 142
корм по компьютерной программе C 680
корм своего хозяйства H 261
корм с добавлением медикаментов M 171
корм с долей животной ткани B 152

корм с низким pH A 93
корм собственного производства F 61
кормушка F 153, F 161, M 79
корнеальный рефлекс C 818
корневой канал P 701
корнетбиф C 819
корнцанг S 564
коробка для опороса F 66
коробкообразное вымя B 423
корова C 510, C 868, R 187
корова в конце лактации C 872
корова в постоянной охоте B 556
корова-кормилица F 503
корова перед сухостойным периодом C 872
корова повторно пришедшая в охоту R 187
корова после родов P 447
корова с инконтиненцией молока L 97
корова с недержанием молока L 97
корова с постоянным истечением молока L 97
коровник C 876
коровье молоко C 874
королева Q 24
корона зуба C 923
коронарный C 823
короткий кудрявый волосяной покров S 928
коротковолосый S 289
коротконосовая бычья вошь S 292
короткороговый скот S 290
корраль C 833
корральное содержание C 834
корридорная болезнь C 837
корыто M 79, T 293
косвенная перкуссия M 166
космополитическое распространение C 840
косое положение L 85
косолапая постановка C 871
косолапая постановка ног C 871
косолапость C 871
кости предплюсны T 38
кости черепа S 361
костная заячья пятка B 387
костная зола B 375
костная киста B 371
костная мука B 375
костная ткань B 389
костнохрящевой перелом O 128
костные клещи B 376
костные щипцы B 376
костный O 126
костный болт B 380
костный воск B 383
костный гвоздь P 313
костный лоскут B 374
костный мозг B 379
костный осколок S 553
костный распатор B 373
костный родовый путь B 386
костный таз B 388
костный уголь A 386
костный шов S 897
костный шпат B 381
костоправление C 532, R 199
костоеда зубов D 132
косточка B 378
кость лицевого черепа F 5
кость пальцев стопы P 269
костяк S 346

малярийный комар A 438, M 34
малярийный москит M 34
малярия птиц A 738
маляция M 28
мандибула M 72
мандибулярный шов M 74
мандрин G 271
манежное движение C 430
манеры жеребца S 780
манжета C 954
маринованное мясо S 23
маркер хромосом C 412
маркирование животных A 406
маркировка на спине B 12
маркировка на спине животного B 12
маркировочный карандаш для
животных M 97
марлевый тампон G 52
марля A 647
маскированный гранулоцитоз
M 102
маскулинизация M 100
масленный U 25
масличное семя O 49
масляная вакцина O 46
масляно-эмульсионная вакцина
O 47
массаж вымени U 5
масса желудочно-кишечного
содержимого G 280
массаж сердца H 124
масса тела S 360
масса чистой шерсти C 465
массивное животноводческое
помещение S 459
массировать M 103
массовая гибель M 104
массовая обработка M 105
массовая прививка M 106
массовое заболевание F 362
массовое лечение M 105
массовое содержание животных I 221
массовый аборт A 58
массовый падеж M 104
мастикация M 107
мастит M 112
мастит, вызванный синегнойной
палочкой S 845
мастит крупного рогатого скота
B 414
маститное молоко M 111
масть C 618
материал для исследования
S 27
материнская линия F 191
материнская линия происхождения D 348
материнское свойство M 380
материнальное антитело M 116
материнальный иммунитет M 119
матка D 15, E 302, Q 24
матководство Q 25
матководоведение Q 25
матовая кожа D 506
матовый волосяной покров
D 506
маточная клетка M 377, S 669
маточная клетка лимфоцита
L 304
маточная культура S 710
маточная опухоль P 584
маточное антитело M 116
маточное влияние M 118
маточное животное D 15
маточное осеменение I 259
маточные щипцы V 182

маточный волос M 378
маточный зев M 399
маточный иммунитет M 119
матрасный шов M 126
мать быка B 566
мать племенного животного
G 197
маховое перо F 349
мацерация M 4, M 28
мацерированный плод M 3
мацерировать M 1, M 2
машина для сортировки пле-
менных яиц H 82
машинное доение M 5
медвежелапый C 800
медианная линия M 249
медианный M 192, M 193
медикамент D 464
медикаментозная обработка
M 169
медикаментозная терапия
M 169
медикаментозное лечение
M 169
медикаментозные корма M 171
медикаментозный M 168
медицина беспозвоночных
I 278
медицина обезьяноподобных
P 588
медицина приматов P 588
медицинская вата M 170
медицинская зоология M 167
медицинская книжка H 113
медицинская марля M 172
медицинский чай D 50
медицинское пойло D 431
медленная агглютинация T 308
медленное капельное вливание
D 446
медленное наступление
действия D 106
медленное привыкание H 3
медленно загнать D 463
медленно протекающие роды
B 425
медоносная пчела H 267
медуллярные пучки почек M 179
Международное Эпизоотичес-
кое Бюро I 235
Международный Зоосанитар-
ный Кодекс I 236
межклеточная жидкость I 257
межклеточная ткань I 241
межклеточное вещество I 224
межклеточный рак I 238
межкопытная щель I 225
межкопытцевая флегмона
B 411
межкопытцевый папилломатоз
C 418
межокотный период L 37
межотелочный период C 57
межпозвонковый диск I 242
межпозвоночный диск I 242
межсуставной хрящ A 613
межчелюстная кость I 77
мезогенный вирус M 194
мезонефроз M 195
мезотелиальная клетка M 196
мезоэструс M 226
мейбомит C 334
меконий M 164
меланжер крови B 290
мелиоидоз M 181
мелкая галька в желудке птиц
G 232
мелкая собака M 316

мелкий рост S 408
мелкое жвачное S 413
мелкое животное S 402
мелкое лабораторное животное S 412
мелкое опытное животное
S 412
мелкокапельное брожение
F 565
мелкоклеточная анемия M 233
мелкоклеточная инфильтрация
S 406
мельничные отходы M 305
мембрановидный M 182
мембранозное выстилание
C 534
мембранозный M 182
менделизация M 185
мензурка G 183
менять волос M 386
мера борьбы C 791
мера сохранения жизни L 141
мерин G 54
меркуриализм M 189
мерная ложка M 145
мертвая ткань D 200
мертвое вымя B 246
мертворождение S 695
мертворожденное животное
D 29
мертворожденный S 697
мертвые плоды-мумификаци-
ранние эмбриональные
смерти-синдром бесплодия
S 696
мертвый плод S 695
мертвый сосок B 244
мерцание предсердий A 674
мерцательный эпителий C 429
места кормежки F 159
местная анестезия F 231
местная блокада F 231
местная порода L 50
местное воспаление L 218
местное воспаление брюшины
L 219
местное выпадение волос
A 294
местное лечение L 221
местное обезболивание A 333,
F 231, L 216
местное применение T 203
местный анестетик L 217
местный лимфатический узел
R 142
место выплода B 466
место действия S 342
место для купания лошадей
H 297
место инъекции I 171
место обитания B 186, H 1
место перелома костей F 524
место прикрепления A 680
место прикрепления клеща
T 151
место продажи условно годно-
го мяса C 357
место реакции A 120
место связи A 120, C 632
место соединения A 120
место сосания клещей T 158
место укола T 151
место укуса B 211
место укуса клещей T 158
место шва S 109
метаболизировать M 206
метаболизм M 202
метаболит M 204

метаболический ацидоз M 197
метазоон M 217
метакарпальный экзостоз S 554
металлическая ушная бирка
E 18
металлоискатель F 200
метальбумин P 672
метанол M 223
метастазирование M 213
метастазировать M 209
метастатический абсцесс M 210
метастатический узел M 212
метастатическое обызвествление M 211
метать K 32
метацестода M 207
метеоризм I 138, M 221
метиловый спирт M 223, M 224
метис M 357
метить L 1
метод аппликации M 346
метод Винг-Веба W 107
метод вскрытия сердца F 507
метод глубокого заморажива-
ния D 59
метод декантирования D 46
метод обработки M 346
метод покровного стекла C 864
метод прививки R 304
метод сливания D 46
методы содержания животных
H 340
метоэструс M 226
мех F 593
механизм гормональной связи
H 281
механизм действия M 163
механизм кондукции C 704
механизм потока раздражения
C 704
механизм секреции S 125
механический переносчик
M 162
мех норки M 323
мечевидный отросток M 214
мечение I 58
мечение животных E 20
мечение животных отрезанием
верхушек уха E 20
мечение холодным таврением
F 536
меченый радиоактивным иодом
R 31
мешок для сбора кала F 16
миазис M 483a
миазная муха B 318
миазная экзема C 889
мигательная перепонка N 111
миграция антигена A 490
миграция в электрофорезе E 91
миграция животных A 412
миграция лейкоцитов L 121
миграция личинок L 70
мигрирующая личинка L 72
микоз F 588
микоплазмозная пневмония
M 477
микоплазмоз птиц A 740
микотическая гранулома M 481
микотический дерматит M 480
микотоксикоз M 482
микроб M 229
микробная порча M 232
микробное переваривание
M 231
микробный M 230
микролитровая пипетка M 234
микромастия M 235